운동처방론과 스포츠영양학을 기초로 한

비만운동처방론

운동처방론과 스포츠영양학을 기초로 한

비만운동처방론

韓國體育大學校 運動處方室 教授
社)韓國運動指導協會 會長
醫學博士 成 東 鎭 著

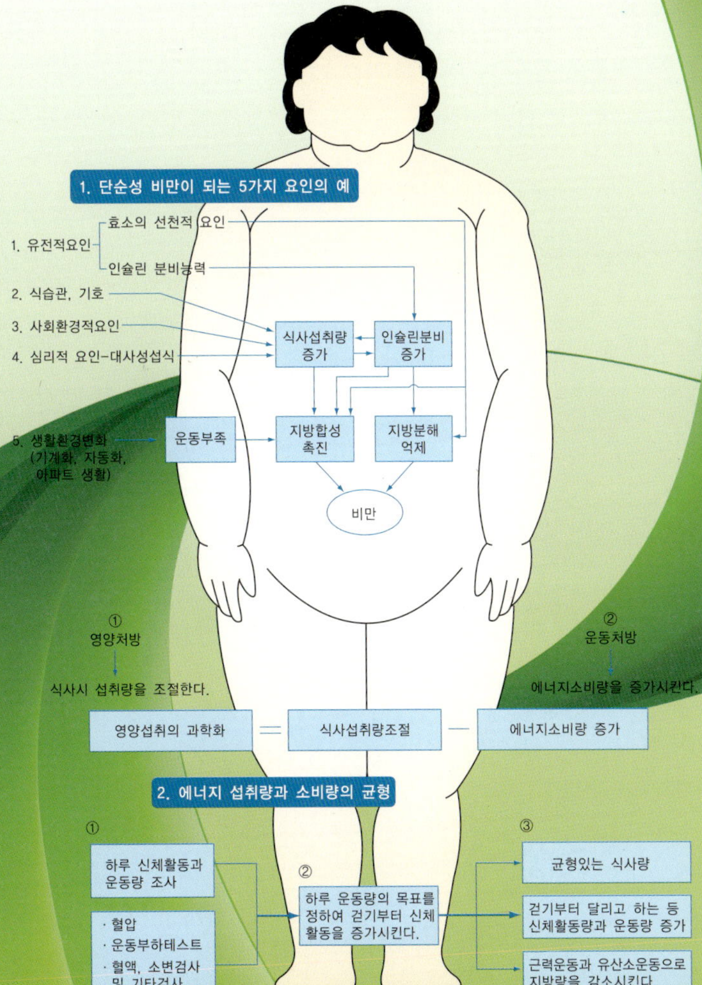

KOREA 고려의학

이 책을 출판하면서

이 책은 비만가운데에 조절성 비만(Regulatory Obesity)과 대사성 비만(Metabolic Obesity)을 제외한 단순성 비만자가 일상생활을 통하여 평소 하루에 총에너지 섭취량과 에너지소비량의 불균형에서 오는 비만과 비만증을 예방하고 현재 과체중으로 인한 비만관리에 관심이 있는 대상자를 위하여 과학적인 비만관리를 목적으로 본서를 기술하였다.

필자가 근번 책을 출판하게 된 동기는 지난 2007년도 우리나라의 국민들의 건강을 책임지고 있는 관계 기관에서 "우리나라 건강이슈" 10가지를 발표하였다. 이 가운데에 4번째가 우리나라 국민들이 7년 사이에 에너지섭취량이 31Cal가 증가되어 소아청소년의 비만이 12%, 성인 비만은 31.7%로 매년 0.75%씩 증가된다고 보고 하였다.

이어서 2009년에는 우리나라 모기관에서 국민의 대다수가 과체중인 것으로 언론을 통하여 발표하였다. 이러한 현상에 대하여 반드시 그렇다고는 말할 수 없으나 국민들에게 현실적으로 오해의 소지가 발생할 수도 있다고 생각되어 본서를 출판하게 된 동기가 되었다.

현재 세계보건기구인 WHO나 서구사회 특히 미국등지에서 비만 판정 기준을 사용하고 있는 "체질량지수" BMI(Body Mass Index, kg/m^2)에 의한 비만판정기준은 그동안 국제사회에서 널리 이용되어 왔다. 그러나 아시아계 특히 일본이나 우리나라 등지에서 사용한다는 것에 문제가 있다고 생각된다.

일본에서의 한 연구보고에 의하면 일본사람들의 비만자는 약 3% 정도가 비만자로 최근 연구보고되고 있다. 비만판정 기준은 국가나 민족에 따라서 생활환경과 신체의 특성이 다르기 때문에 자국민에 대한 비만판정 기준을 독창적으로 개발하고 사용하고 있는 것이 국제적인 현실이다. 우리나라도 체질량지수에 의한 비만판정 기준은 참고사항은 될지 몰라도 앞으로 우니라라 사람에 맞는 비만판정 기준에 관한 연구가 필요하다.

한 예로써 비만으로 인한 체중관리를 운동처방사나 운동지도사가 실시 할때에 보통은 영양과 운동요법을 병행하여 실시하고 있다. 이때 운동요법 가운데에 신체활동이나 운동을 실시 할 경우에 가장 중요한 것이 운동강도의 설정이다.

운동강도를 설정할 때는 운동강도의 종류가 여러 가지가 있겠으나 그중에 대표적인 것이 개인의 최대심박수를 이용하는 경우가 많다. 이 최대심박수는 국가와 민족에 따라 전부 다르기 때문에 각 국가별로 자국국민에 대한 최대심박수 공식을 연구개발하여 사용하는 것이 일반적인 국제적 추세이다.

그런데 우리나라에서는 1970년대 미국심장의학회가 창설될 당시에 연구개발된 공식을 40년이 지난 오늘날 까지도 일부에서 사용되고 있다고 하는 것이다. 또한 우리나라 사람들에 맞는 비만판정 기준도 마찬가지로 앞으로 연구개발되어야 한다.

이상과 같은 이론성에 의거 지금까지 우리나라에서 체질량지수인 BMI방법에 의한 비만판정 기준보다도 이 책에서 비만검사종류와 방법을 여러 가지로 기술하였다. 그중에 "신체조성상태"검사 방법 중에 하나인 신체밀도법(Brozek)에 의한 추정공식을 이용하여 비만도검사를 실시한 결과에 의거 비만판정 기준을 설정하여 비만을 과학적으로 관리 할수 있도록 기술한 것이 본서의 특징이라고 말할 수 있다.

본서에서 기술된 비만도 검사방법과 비만판정 기준에 대한 객관도(측정자 간에 오차), 타당도(검사수치에 대한 오차), 신뢰도(측정자내 오차)에 대한 문제가 있다고 한다면 현대과학에서 비만검사 방법 중에 최첨단적인 장비인 MRI(자기공명영상법)나 CT(컴퓨터 단층영상법) 등 기타 여러 가지 방법에 의한 비만도 검사를 실시하고 있는 의료기관을 이용해 볼 것을 권장한다.

참고로 본서에 의한 체중감량목표를 정할 때에는 항상 인간의 생리적한계의 Fat%가 5%이라고 하는 점과 인간의 생명을 유지하기 위한 최소한의 에너지기초대사량을 유지시키기 위해서 감량계획을 작성되어야 한다는 것과 신체의 영양에 균형 즉, 단백질, 지방질, 탄수화물, 무기질에 대한 적정한 균형을 유지시켜야 한다는 것을 비만운동처방시에 주의사항 혹은 숙지사항으로 제시한다.

끝으로 이 책에서 기술된 내용 가운데에는 필자가 신장 171cm, 체중 100kg이 넘었을 때 필자의 전공인 운동처방론과 스포츠영양학 그리고 필자의 경험과학을 총동원하여 체중20kg 감량에 성공하였던 방법과 내용을 기술하였다. 본서에서 기술된 내용이 절대적인 방법이라고는 말하지 않는다.

운동처방사나 운동지도사 그리고 비만에 관심 있는 모든 분들에게 참고자료로서 본서의 내용을 제공할 뿐이다. 본서에서 기술된 내용을 "비만운동처방론"이란 주제로 출판을 하여주신 고려의학 최병진 사장님과 관계자 그리고 긴긴 장마와 혹서에서 원고집필에 헌신적으로 협조한 한국체육대학교 운동처방실 김병찬군에게 심심한 사의를 표합니다.

2009년 산들바람부는 처서

한국체육대학교 운동처방실 교수 의학박사 **성동진**

목 차

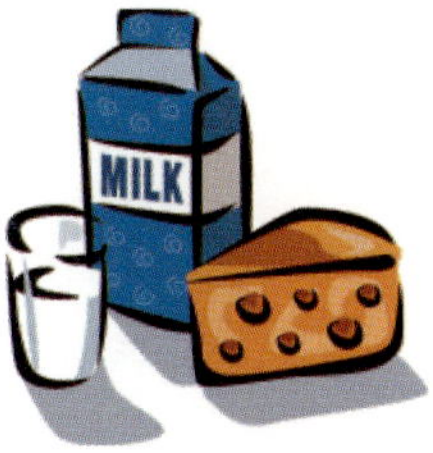

제2장 비만예방을 위한 각종 에너지 대사이론성 29

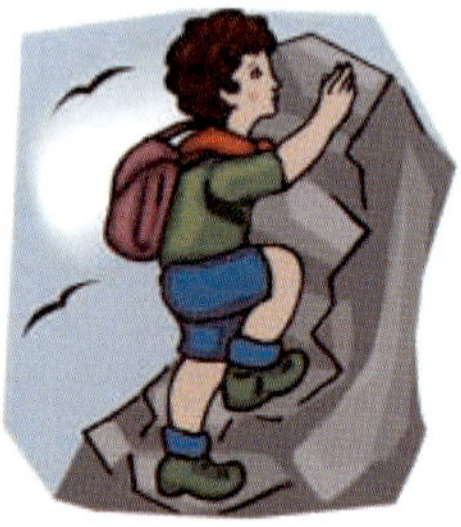

제3장 일상생활과 운동 시 에너지소비량을 계산하는 방법 51

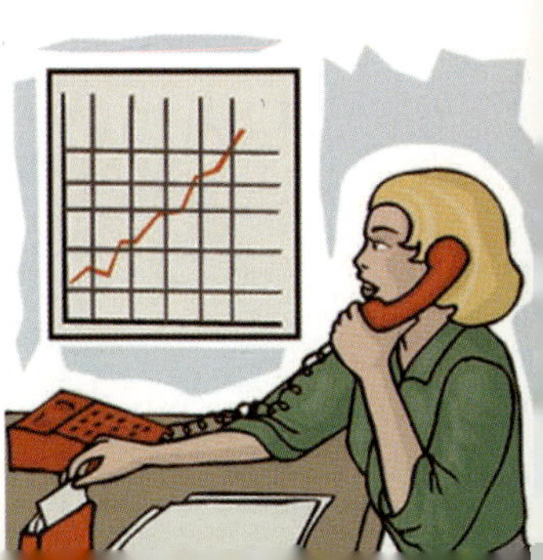

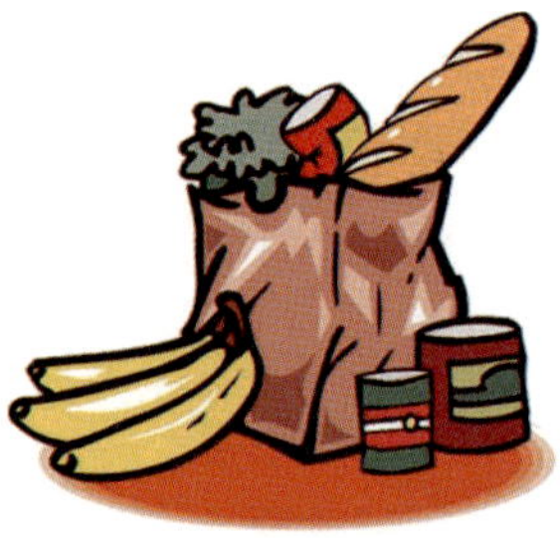

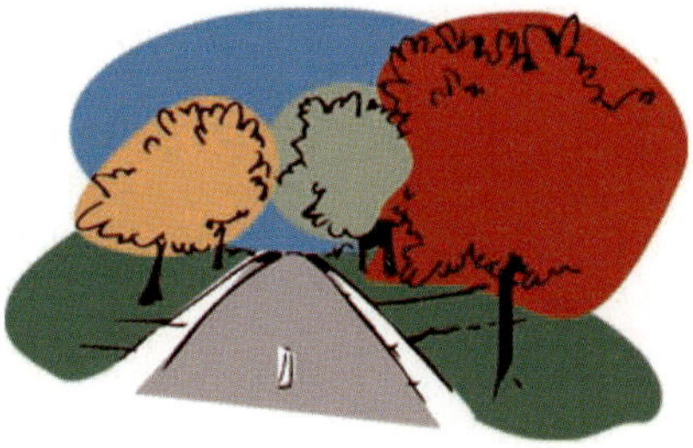

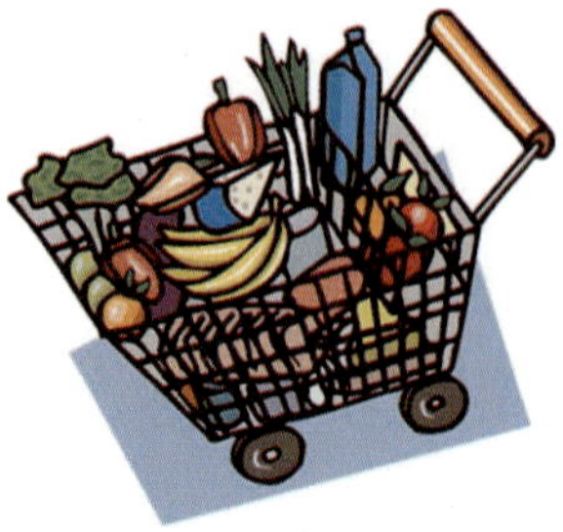

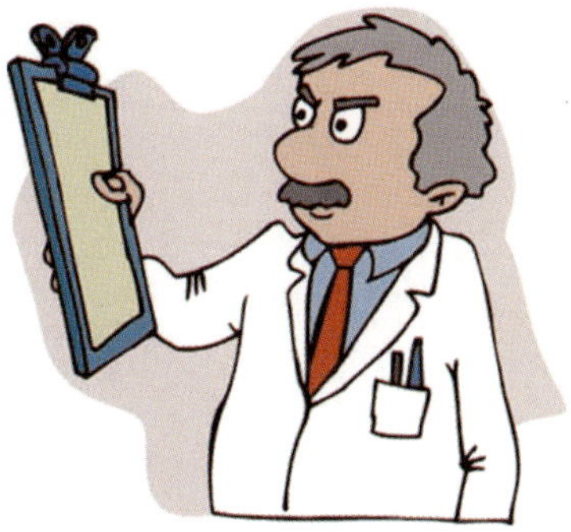

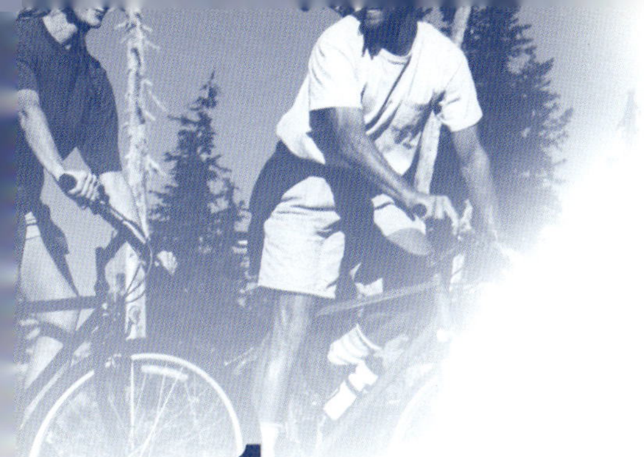

제 1 장 비만의 개요

1. 비만과 비만증의 정의

비만(Obesity)이란? 인체의 체격가운데에 신체조성상태중 체지방량, 활성조직량, 뼈의 치밀도 가운데에 신체의 지방조직 및 여러 가지 인체 내의 장기조직에 지방이 비정상적으로 증가된 상태라고 정의한다. 그리고 비만증이란 비만과 구별 된다. 비만이라고 판정 받은 자(Body Mass Index, BMI가 25kg/m^2 이상) 가운데에 ① 건강에 장해가 있는 자, ② 내장지방형 비만자 가운데에 건강 상 어떠한 장해를 일으킬 수 있는 리스크가 높다고 판단 된 자의 경우에는 비만증이라고 정의한다. 그동안 국제적인 연구결과에서 허리둘레가 남성 85cm, 여성 90cm 이상과 상반신에 비만이 의심되어 복부내장지방 단면적이 100cm^2 이상인 내장지방형 비만인 자를 비만증이라고 정의한다.

아시아에서의 비만 판정기준은 BMI가 18.5 미만은 저체중, 18.5~22.9이면 이상체중(적정체중), 23~24.9이면 과체중, 30.0 이상이면 고도비만으로 판정한다. 그러나 비만 판정기준은 이용자에 따라서 다르나 보통은 다음 표 1-1에서의 표준체중을 이용하여 산출 된 비만도를 이용하여 비만의 판정기준에 이용되고 있다.

표 1-1. WHO/NHLBI 및 일본에 의한 비만 판정 기준 BMI(Body Mass Index)의 치(kg/m^2)

비만의 분류	WHO/NHLBI	일 본
Underweight	-18.4	- 18.4
Normal	18.5 - 24.9	18.5 - 24.9
Preobese /Overweight	25.0 - 29.9	
Obesity I	30.0 - 34.9	25.0 - 29.9
Obesity II	35.0 - 39.9	30.0 - 34.9
Obesity III	40.0 -	35.0 - 39.9

세계보건가구인 WHO와 미국의 비만학회의 NHLBI와 그리고 일반 비만학회를 포함한 각국의 비만 학회 등에서 간단하게 계산이 될 수 있도록 하는 비만판정기준과 또한 국제적으로 비교가 쉽게 BMI를 가지고 비만판정에 이용할 수 있도록 연구 개발되고 있다. BMI를 이용하여 비만판정기준을 국제적으로 이용하는 것은 다음과 같은 이유이다. 첫째, 신체의 체격 중 신장과의 상관이 없다(신장에 의해서 수치가 대부분 변화되지 않는다). 둘째, 신체의 체지방률과의 상관이 비교적 높다.

셋째, 이상과 같은 연구결과에서의 그동안 국제적으로 오랫동안 사용된 질병등과의 관계에 관한 연구보고가 많기 때문이다. 이상과 같이 그동안에 국제적인 연구결과를 표 1-1에서는 WHO/NHLBI 및 일본에 의한 BMI(kg/m^2)의 수치판정기준과 표 1-2에서 BMI와 인종간 체지방률(%)을 표 1-3에서는 아시아 각국과 백인에 의한 BMI와 체지방률(%)에서 산출한 아시아인의 BMI의 한계를 나타내었다. 그러나 BMI를 이용하여 비만을 판정할 경우에는 BMI는 신체의 지방량만이 아니고 제지방량도 반영되고 이상체중(적정체중)으로 분류한 사람가운데에 있어서도 체지방률과 내장지방량에도 문제가 있다.

Hannan의 연구에 의하면 BMI 20kg/m^2인 사람에 있어서 체지방률 95%의 신뢰도에 있어서 사춘기 여성의 경우에는 18~33%, 성인 여성의 경우는 13~32%로 그 차이가 대단히 큰 것으로 보고 되고 있기 때문에 이상체중(적정체중)가운데에 있어서도 체지방 혹은 내장지방이 많은 생활습관병의 리스크훽터를 가진자가 많은 것이 문제점이다. 또한 BMI의 경년적으로 신체조성상태의 변화를 반영되고 있지 않는 것도 또한 문제다. 예를 들면, 어린이의 경우는 신체의조성상태가 매년 변동되고 있다는 것이 문제로 지적 할 수가 있다. 일본에서 WHO와 같이 비만판정기준을 적용할 경우에는 일본인들에 비만자의 비율을 약 3% 정도 밖에 되지 않는다. 우리나라의 경우도 마찬가지로 1997~2007년까지 체질량지수(BMI)에 의한 연구조사결과에서 남자에서는 1997년 평균 BMI 22.9kg/m^2에서 2007년에는 BMI 23.9kg/m^2로 늘어 났으며 여자는 평균 BMI 22.3kg/m^2에서 BMI 23.0kg/m^2으로 늘어났다고 보고되고 있다.

우리나라에서도 국민 대다수가 적정체중을 유지하지 못하고 과체중 현상으로 보고되었다고 하는 문제는 WHO에서 사용되고 있는 체질량지수(BMI)에 의한 비만판정 기준보다는 일본과 같이 우리나라 독자적인 비만판정기준이 마련되어야 하며 WHO에서 제시하는 비만판정기준을 제고할 필요가 있다고 생각된다. 그렇기 때문에 일본도 일본나름대로의 독창적인 비만판정기준을 채택하고 있으며 일본이나 중국에서는 비만판정기준을 WHO의 기준보다는 낮은 한계치를 즉, 낮은 기준치를 제안하고 있다 일본에서의 기준은 BMI 23~25kg/m^2를 Ar risk로 하고 있다. 이러한 배경에는 BMI와 체지방률과의 관계가 아시안

인과 미국이나 유럽사람과 다르기 때문이라고 생각된다. 이러한 것을 표 1-2에서 BMI와 인종간 체지방률에 대한 비교와 표 1-3에서 아시아 각국과 백인에 의한 BMI와 체지방률과의 관계에서 산출한 아시아인의 BMI의 한계치를 나타내었다. 일본인과 미국인과 비교할 때 복부피하지방량에 비교할 때 미국인은 복부내장지방량이 많다. 그리고 이러한 내용에는 인슐린 분비능력과 생리적인 문제가 국가와 민족간에 그 차이가 있다고 생각된다.

표 1-3에서의 Overweight와 Obesity에서의 방법 1이란 백인에 의한 BMI = 25 혹은 35kg/m^{2}를 적용하며 아시아인의 체지방률에서 계산된 BMI수치를 말한다. 또한 방법 2란 BMI를 종속변수, 성, 연령, 체지방률과 대상집단(국가)을 독립변수로 한 같은 분석에 의해서 구한 BMI를 말한다. 앞에서 설명한 바와 같이 이웃 일본에서 WHO와 같은 BMI에

표 1-2. BMI와 인종간 체지방률의 비교(숫자는 체지방률 %)

BMI	여성			남성		
	흑인	일본인	백인	흑인	일본인	백인
20 ~ 39세						
18.5	20	25	21	8	13	8
25	32	35	33	20	23	21
30	38	40	39	26	28	26
40 ~ 59세						
18.5	21	25	23	9	13	11
25	34	36	35	22	24	23
30	39	41	41	27	29	29
60 ~ 79세						
18.5	23	26	25	11	14	13
25	35	36	38	23	24	25
30	41	41	43	29	29	31

표 1-3. 아시아인 각국과 백인과의 BMI에 의한 체지방률 관계에서 계산된 아시아인의 BMI의 한계치

대상집단	Overweight		Obesity	
	방법 1	방법 2	방법 1	방법 2
중국	24	25	29	30
홍콩	23	22	27	27
인도네시아	24	22	26	27
일본	25	24	30	29
싱가폴	22	23	27	27
타이(도시)	25	23	30	28
타이(농촌)	27	25	31	30

의한 기준으로 비만을 판정하게 되면 일본국민들에 비만자의 비율은 약 3% 정도가 된다.

우리나라는 2005년도부터 보건복지가족부에서 체질량지수 25% 이상인 자가 남자는 36%, 여자 29.9% 국민전체가 32.4%가 비만이라고 발표하여 국민들에 비만문제를 국가가 나선다고하며 그 대책으로 첫째, 국민들의 식생활개선, 둘째, 신체활동과 운동량증가, 셋째, 의료적 접근방법으로 비만관리 인프라를 구축하여 국민들의 비만문제를 해결한다고 발표하였으나 2007년도까지 우리나라에서의 연구한 하나의 결과에서는 국민모두가 과체중이라고 2009년도에 한 기관에서 발표되고 있으나 이러한 연구결과는 BMI에 의한 우리나라의 비만판정 기준에 한 문제점으로 지적할 수 있다고 생각된다.

한편 복부비만 기준에서는 중심형 비만(central obesity)의 판정을 각 국가와 민족에 따라서 정하는 복위 즉, 허리둘레로 정하여 사용되고 있다. 이것은 체격, 체형이 국가와 민족간에 차를 고려한 것이다. 또한 어린이에 의한 비만 판정기준은 그동안 사용된 체격지수의 문제는 비만판정 기준과 연령에 따라서 변동되기 때문에 유아기에 의한 BMI가 초등학교 입학 이후는 Rohrer's index(참고)를 주로 사용해 왔다.

참고 $\left[\text{Rohrer's index } \frac{\text{체중}}{\text{신장}^3} \times 10^7 \text{ (충질지수)}\right]$

참고로 WHO에서 제시하는 BMI가 22.0kg/m^2 정도일 때는 나병률은 적다고 보고된다. BMI(Body Mass Index)란 신장과 체중을 이용하는 방법, BMI = 체중(kg)÷신장^2(m)이다.

예) 체중 70kg, 신장 175cm인 경우 BMI = 70 ÷ 1.75^2 = 22.87kg/m^2 이다.

그러나 국제적인 흐름에서는 BMI의 퍼센트(%)곡선을 이용하고 있다. 국제적으로는 Cole TJ, et.al의 연구보고와 또는 미국에서의 CDC(Centers for Disease Control and Prevention)을 작성하여 퍼센트(%)곡선을 이용되고 있다. 이 곡선에서 90~95%의 수치를 비만의 판정기준으로 삼고 어린아이에 있어서도 비만증의 진단기준으로 채택하고 있다. 또한 표준체중의 50% 이상을 비만 기준으로 삼고 있다. 그러나 필자는 비만판정기준을 운동처방 측면에서의 비만기준을 일반적으로는 신체내의 축적지방이 5% 정도가 생리적 한계로 이용한다.

운동처방에서 말하는 신체내의 신체조성상태중 지방량의 5%를 생리적인 한계로 제시하는 것은 인체내의 신경계, 골격근, 심근, 혈관, 골 전체에 포함되어 있는 최소한의 일상생활을영위 하기 위한 필요불가결한 지방량을 말하고 이것은 아프리카 사막에서 사는 부시맨(원시족)정도의 피하지방량을 말한다. 그리고 국제적인 스포츠 선수의 경우에는 신체 내의 축적지방 5~10% 정도가 적정체중 또는 이상체중이라고 말하며 일반인의 경우에는 신체 내의 축적지방 10~20% 정도의 지방량을 유지하는 것을 적정체중이라고 말한다. 또한 스포츠 선수의 경우는 신체 내의 축적지방 5~10% 정도의 신체내의 축적지방량을 유지하는 것을 기초체력을 유지한다고 말하며 일반인의 경우에는 25~30% 이상 축적지방량을 유지하고 있는 것을 비만이라고 정의하며 남녀의 차이는 여자가 약 10% 정도가 축적지방량이 많다.

남자 일반인의 경우 축적지방이 25% 이상인 비만자는 보통 신체내의 지방대사의 이상에서 심장, 혈관계, 대사계, 간장, 흉곽계의 복강내 복벽 등의 지방에 의해 흉강이 압박되어 폐순환에 장해가 되어 만성기관지염, 폐염 등을 일으킬 수가 있으며 성기능장해, 감염에 의한 인체저항력에도 문제가 되어 화농성질환에 걸릴 수 있다고 연구보고되고 있다.

또한 일반적으로 그림 1-1에서 신체 내의 축적지방량과 세포액의 비율에서 나타나는 바와 같이 단순하게 체중이 무겁다고 해서 비만이라고는 말할 수가 없다. 그림 1-1에서의 신체지방량과 세포액의 비율을 보면 신체내의 지방량은 표준체중(적정체중 혹은 이상체중)의 경우 지방은 10~20%, 세포외액은 15~20%, 세포내액은 40~46%, 세포고형분

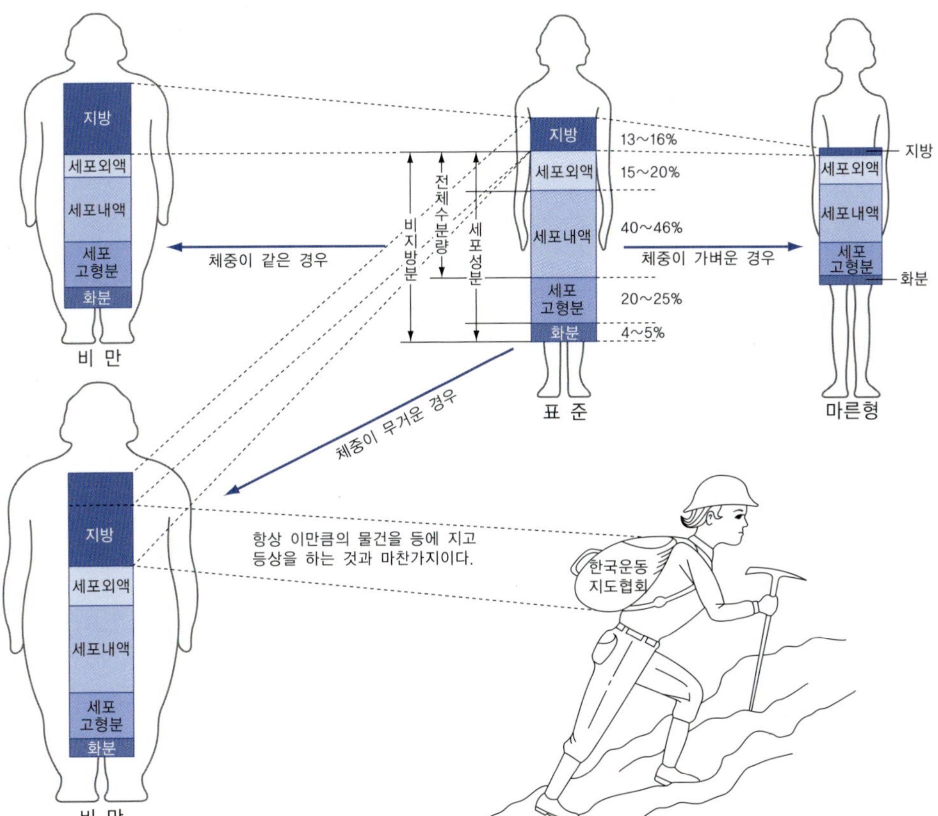

그림 1-1. 신체 내의 축적지방량과 세포액의 비율

은 20~25%, 회분은 4~5% 정도를 말한다. 그리고 세포성분은 60~71% 정도이며 신체전체의 수분량은 55~66%정도 비지방성분은 79~96% 정도를 말한다.

이상과 같이 기술한 결론에서는 같은 체중일 경우에는 지방량이 많은 것을 비만이라고 말하고 지방량이 적은 것을 세신형 또는 마른형이라고 말한다. 필자는 이상과 같은 국제적인 이론성에 의거 WHO에서 제시하는 BMI에 의한 비만판정기준에 의한 비만운동처방작성을 배제하고, 단순성 비만의 경우에는 신체조성상태를 검사하여 신체밀도와, Fat%와 지방량 그리고 제지방 문제를 가지고 이 책에서 다음과 같이 기술한다.

오늘날 국민건강증진 차원에서 국민들의 비만문제가 우리나라 주요 건강 이슈가 되어 있는 이상 국민건강증진을 시키기 위하여 비만에 관한 구체적인 정책이 마련되어야 된다고 생각한다.

2. 비만의 생리

단순성 비만이라고 말 하는 것은 일반적으로 전신의 지방조직에 지방이 과잉으로 축적되는 것을 말한다. 이 지방의 과잉축적은 어떠한 경우에 있어서도 그 원인은 결과적으로 음식물의 과잉 섭취 즉, 하루 중에 총에너지 섭취가 하루 중에 소비되는 총에너지 소비량이 적기 때문에 생기는 것이다. 또한 단순성 비만이 되는 원인은 하루에 총에너지섭취와 하루 중에 총에너지 소비의 밸런스가 하루에 5Kcal 정도 오버라고 할때에 1년이면은 지방 2kg의 지방이 인체에 축적된다. 그렇다면 이 과잉으로 섭취하는 에너지 섭취는 어떠한 경우에 생기는가 그 원인은 먼저 식욕의 이상항진과 하루에너지 소비의 저하(일상생활에서 신체활동의 감소), 생체의 에너지 대사상태의 변화, 식습관, 심리적 및 각종 스트레스 등 여러 가지 인자가 단순성 비만이 되는 원인이다.

비만의 생리를 식욕의 조절과 신경성인자로 나누어 기술한고, 다음 장에서는 비만의 원인에 대하여 3가지 종류로 나누어 기술한다.

1) 식욕의 조절

일상생활에서의 공복감, 식욕, 만복감을 지배하고 있는 신경중추는 시상하부에 있는 섭취중추(외측핵)와 만복중추(복내측핵)이다. 이 양중추를 한마디로 식욕중추라고 말한다. 다시 말하면, 섭취중추가 자극을 받아서 흥분하면 공복감을 느껴서 음식물의 섭취를 촉진하고 만복이 되면은 만복중추가 흥분해서 섭취중추의 작용을 억제하여 음식물의 섭취를 멈추게 한다. 이것은 동물실험에서도 만복중추를 전기적으로 혹은 화학물질에 의해 파괴되면 섭취중추가 억제되지 못하여 음식물을 많이 섭취하게 되어서 비만이 된다.

섭취중추가 파괴되면 음식물을 섭취하지 못하게 된다는 것이 그동안의 연구결과에서 증명되었다. 이와 같은 양 중추의 상호작용에 따라 사람은 하루의 에너지 소비에 알맞은 에너지 즉, 음식물을 섭취하게 되고 또한 체중을 조절하게 되는 것이다. 이 양중추는 신경활동에도 영향을 주고 또한 이러한 신경의 시그널을 보내고 있는 인자가 무엇인가 라고 하는 것이 문제가 되며 이 기구의 매카니즘은 아직까지도 현대과학으로 해명되어 있는 것은 아니지만 일반적으로는 다음과 같은 인자로 생각되어지고 있다.

(1) 체액성분의 변화(화학적인자)

식욕중추 즉, 섭취중추와 만복중추는 체액의 화학물질의 변동을 감지하는 것에 의하여 주로 양중추가 조절된다는 것이 일반적인 견해이다.

① 혈중포도당의 영향

음식물을 섭취한 후에는 혈중의 혈당치가 증가하나 이때에는 동맥의 혈액중에 혈당농도의 상승도가 정맥중에 있는 혈당농도 보다도 크게 되는 것을 말한다. 즉, 동정맥의 혈당의 수치의 차이가 크게 되는 것이 만복중추에 있는 혈당 감수성 뉴런(Neuron)을 흥분시켜서 만족감을 일으키고 이 만복중추의 흥분이 섭식중추의 활동을 억제해서 음식물을 섭취하는 것을 멈추게 한다.

음식물 섭취 후 시간이 경과되어 혈당이 신체내에서 이용되어져서 혈당치가 낮아지고 동정맥 혈당의 차이가 작아져서 혈당치가 0에 가까워지면 이 혈당의 저하가 섭식중추에 있는 혈당 감수성 뉴런을 흥분시켜서 공복감을 생기게 한다. 이것이 Mayer(1953년)의 식욕의 조절에 관한 학설이다. 최근에는 Mayer가 말한 것처럼 혈당치의 상승에 의한 만복중추의 흥분이 섭식중추의 활동을 억제 한다기 보다는 섭식중추에도 혈당의 상승을 감지하여 섭식중추의 활동을 저하시킨다고하는 뉴런이 있다고 하는 것도 밝혀졌다.

즉, 혈당의 상승은 만복중추를 흥분시켜서 만복감을 생기게 하는 동시에 섭식중추에 대해서는 그 활동을 억제하여 음식물을 섭취하는 것을 정지시킨다는 것이다. 또한 섭식 후의 혈당의 상승에 따라서 생기는 인슐린(Insulin)의 분비증가는 만복중추에 작용하여 만복중추의 흥분을 증가시킨다고 한다.

② 혈중유리지방산의 영향

음식물 섭취 후 시간이 경과함에 따라서 혈당치가 저하되어 가면 혈중의 유리지방산(FFA)농도가 상승하게 된다. 이 혈중유리지방산의 증가가 섭식중추의 활동을 상승시켜

서 공복감을 생기게 하는 한편 만복중추에 대해서는 억제하는 작용으로 되는 것이 증명되었다.(Kennedy)

즉, 섭식중추의 흥분은 혈당치가 저하되는 것보다는 유리지방산의 증가에 의한 것이라고 생각된다. 이상에서 말한 혈중의 혈당치 및 유리지방산의 변동에 따른 식욕조절의 기구는 섭식에 의해서 혈액속의 혈당치가 증가하면 만족감을 느끼게 하여 음식물의 섭취를 조절한다던가 멈춘다던가 하고 이 혈당이 에너지로 이용되어서 감소하게 되면 이것을 대신하여 에너지원으로써 지방조직에서 지방산이 혈액속에 동원되어 혈당치를 증가시켜 섭식중추를 흥분시키고 식욕을 일으키어 음식물을 섭취 할 수 있도록 하는 에너지의 소비와 섭취의 상태를 잘 나타나게 되어 에너지 대사와의 관계에서 체중을 조절하는 것으로 생각할 수 있다.

(2) 신경성 인자

식욕중추의 조절은 주로 앞에서 말한 체액성분의 변화에 의해서 이루어지며 또한 대뇌의 피질의 상위 중추나 그밖에 각종 인자에 의해서도 영향을 받게 된다.

① 상위 중추에서의 영향

대뇌의 신피질의 대뇌 전두엽은 섭식중추와 관련되어 있다. 전두엽이 만일 파괴된다면 동물에서는 음식물을 많이 섭취하게 되고 전두엽을 자극한다면 음식물의 섭취가 억제된다는 것은 이미 알려진 사실이며 전두엽은 섭식중추에 대해서 억제하는 작용을 하고 있다. 또한 식욕, 성욕, 분노, 공포 등 정동적 반응의 억제계로서 알려져 있다. 대뇌 변록계에 있는 편도핵은 만복중추에 대해서는 활동적으로 음식물의 섭취를 억제하는 작용을 한다. 다시 말하면 분노나 불안 등 정동적 감성은 섭식 행동에 영향을 주는 것이다.

② 감각에서의 영향

미각, 후각, 시각, 촉각 등 감각계에서의 자극도 감각중추를 매개로 하여 시상하부의 섭취와 만복중추에 전달되어 식욕에 관계한다.

③ 소화관에서의 영향

음식물섭취에 따른 위장의 신전은 미주신경을 통해서 만복중추를 흥분시켜 섭식중추를 억제한다. 그러나 위장의 기아수축은 양 중추의 영향을 주지 않는다. 또한 입에서 씹는 것이나 음식물을 입에서 목으로 넘어가는 연하반사운동도 만복중추에 신경의 시그

널을 보내서 만복중추의 흥분에 관계한다.

④ 환경온도의 영향

한냉환경에서는 열생산을 증가시키기 위하여 식욕이 생기고 고온환경에서는 체열의 증가를 막기 위하여 음식물의 섭취량이 줄어드나 이것은 체온조절 중추에서의 식욕중추에 간접적인 영향을 받는다고 생각된다. 이상에서 식욕중추는 혈당상승, 혈중유리지방산의 상승, 혈중 인슐린증가 등의 체액성의 인자를 감수하여 활동함과 동시에 감각수용기에서의 자극에 영향을 받고 또한 대뇌 신피질이나 대뇌 변록계 즉, 편도핵에서의 자극을 받아 종합적으로 조절된다.

3. 비만의 원인

비만을 일으키는 원인에 대해서 Mayer는 다음과 같이 분류하고 있다.

1) 조절성 비만(Regulatory obesity)

시상하부의 조절중추에 문제가 생기어 일어나는 것이며 주로 만복중추의 이상에 따라 음식물의 섭취량이 요구량(에너지소비량)보다 많아졌을 때에 생기는 비만을 말한다.

2) 대사성 비만(Metabolic obesity)

지방조직자체의 선천적 혹은 후천적인 대사이상에 의하여 생기는 비만을 말한다. 이것은 주로 효소나 호르몬의 변동과 관계가 있다. 또한 임상적으로는 첫째, 뇌질환에 따른 시상하부의 영향에 의한 장해나 내분비 이상에 생기는 증후성 비만 또는 수반성 비만과 둘째, 병적 증상을 수반하지 않는 일반적인 경우를 말한다. 이것을 단순성 비만으로 분류하고 있다. 본서에서는 단순성 비만에 대해서 다음과 같이 기술한다. 단순성비만에 원인에 대해서 요약하여 기술하면 다음 그림 1-2에서 단순성 비만의 원인을 나타내었다. 먼저 유전적인 체질, 운동부족, 식사패턴, 정신적, 사회적인자 등으로 나누며 이러한 원인에 의하여 종합적으로 관계되어 단순성비만이 된다.

3) 단순성 비만의 원인

단순성비만의 원인을 다음 그림 1-2에서 5가지 원인으로 나타내었으며 그 원인에 대한 구체적인 이론성을 다음과 같이 기술한다.

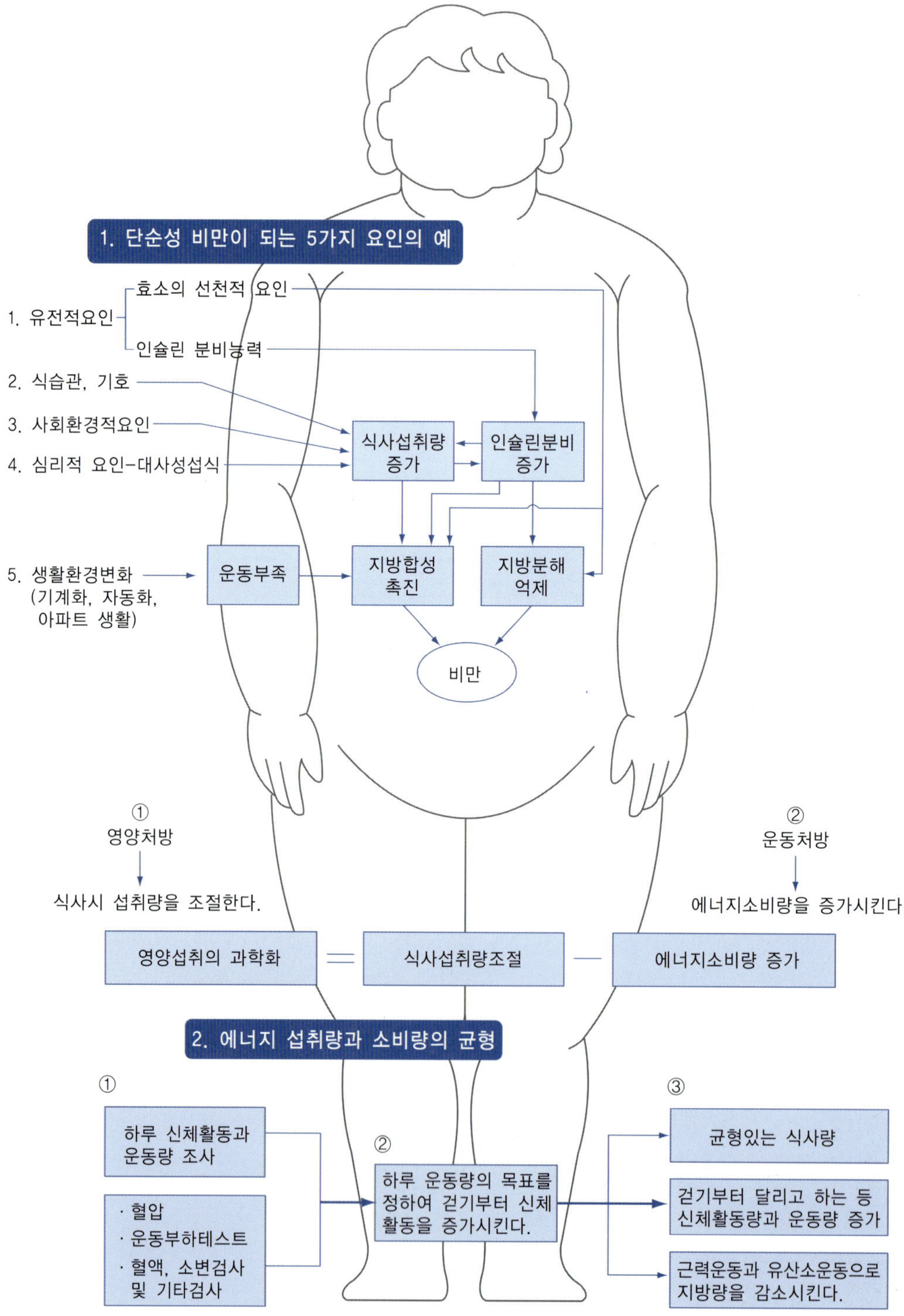

그림 1-2. 단순성 비만의 원인

(1) 유전적 체질

일반인의 경우에 있어서는 하루 총에너지 섭취와 하루 중의 총에너지 소비의 균형은 단기적으로는 체중에 변동이 생기면서도 장기적으로는 체중이 조절되어 에너지의 균형을 유지하여 체중은 일정한 범위 내에서 유지되는 것이다. 그러나 사람에 따라서는 살이 찌는 사람과 살이 찌고 싶어도 살이 찌지 않는 사람이 있다고 하는 것은 사회에서 경험하는 바이다. 비만의 유전성에 대해서는 가족내 비만 발생률에서 그동안 연구조사한 결과가 많으며 이 연구 결과에 의해서 발표된 내용은 양친이 비만일 때에는 비만이 되는 자녀의 비만의 유전성에 대하여 가족내의 비만발생률에서 본 비만발생률은 양친 비만의 자녀는 70% 전후가 된다.양친 비만인 자식이 비만 발생 빈도가 높다고 연구 보고되고 있다.

양친이 비만인 경우는 70% 전후가 비만이고 비만인 부모에 의한 비만 발생률도 양친 비만의 경우는 60% 전후로 발생하고 편비만일 때는 30% 전후로 나타난다고 연구보고되었다. 또한 쌍생아에 대한 조사에서는 비만도와의 상관은 일란성인 경우에는 r=0.8 정도 이란성인 경우는 r=0.6 정도 이며 생활환경이 다를 때에는 그 상관도도 낮아진다고 한다. 그러나 비만의 가족성 발현에 대한 비만은 가정의 식습관과 생활환경에 따른 영향이라고 생각되며 엄밀하게는 유전적 체질과 후천적과의 비만의 영향과의 구별은 곤란하다고 생각된다. 유전과 환경과의 관계에 대해서는 비만의 유전력은 약 30% 정도이며 환경과의 관계는 약 70% 정도 추정된다고 연구 발표되고 있다.

비만의 유전적 체질의 기구는 뇌의 시상하부에 있는 식욕중추의 감수성과 지방조직 대사와 효소계와 호르몬계 또는 소화기의 기능에도 관계가 있다고 생각된다. 이러한 것에 대해서는 비만인 동물을 이용한 연구가 진행되고 있으나 아직까지는 이 기구에 대해서는 충분하게 해명되어 있지 않고 있다. Payne의 연구보고에 따르면 비만이 되기 쉬운 사람과 비만이 되기 힘든 사람에 있어서는 조직에서의 에너지의 배분이용이 다르다고 연구 보고하였다. 비만이 되기 힘든 사람은 음식물의 섭취 에너지를 활성조직(LBM)에 30% 정도 지방조직에 70% 정도의 비율로 이용된다. 그러나 비만되기 쉬운 사람은 각각 그 비율이 3%와 97%의 비율로 이용된다고 한다. 이것은 지방세포의 수와 세포의 비대와의 관계가 있다고 생각된다.

(2) 운동부족

일상생활에서의 에너지총섭취량과 소화흡수율에 대해서 특별한 변화가 없고 일상생활에서의 신체활동량과 작업량, 또는 운동량이 줄게 되면은 에너지섭취량은 상대적으로 많게 되어 장기적인 신체활동과 운동부족은 곧 비만으로 이어진다. 하루에 약 50cal의 에너지섭취량과 에너지소비량과의 차이가 난다면 과잉으로 섭취된 50cal가 축적 지방으로써 인체 내에 저장된다고 한다면 한 달 동안에는 체중가운데 지방은 약 170g이 증가되고 1년 동안에는 약 2kg의 지방이 증가된다는 결론이다.

한 예로써 국가가 경제의 고도성장에 따라서 국민들은 비만자가 증가하게 된다는 것은 국민들에 인체의 노동력에 대한 기계화, 자동화에 의한 고도산업사회의 발달에 의한 인간의 노동량의 저하와 가정과 일상생활에서의 신체활동의 저하와 직장에서의 작업량의 저하, 또는 교통기관의 발달에 따른 보행량 감소등에 기인한다. 여기에다가 한층 더 문제가 되는 것은 식사내용에 대한 변화가 있기 때문이라고 생각한다. 이것은 일상생활의 식사도 그동안 주식이 주로 곡류에서 육류, 생선류, 가공식품 등 고단백질, 고지방식으로 변하여지고 있는 경향이다.

또한 노동량이 낮아지고 일상생활이 편안한 신체활동으로 옮겨가면 인간의 기초대사는 저하되고 또한 기계화, 자동화된 고도산업사회의 결과에서 신체활동이 부족하여 운동부족 현상이 나타나 만성적운동부족증을 일으킨다. 하루의 총 에너지 섭취량의 과잉의 원인은 가공식품과 고단백질, 고지방식으로 에너지섭취가 촉진된다. 따라서 하루의 총 에너지 섭취량이 많아지고 신체활동량이 적게 되어 에너지 섭취와 에너지 소비의 양극화가 되어 결국은 운동부족으로 인한 비만이 된다.

(3) 식사패턴

하루의 식사횟수와 비만과의 관계는 하루 중 같은 에너지섭취량이라도 하루에 식사의 횟수가 적고 한번에 많이 섭취하는 식사 즉, 폭식으로 인한 에너지의 섭취량이 많을 때(gorging)가 여러번 식사를 나누어서 식사의 횟수를 많게 하는 것(nibbling)보다도 비만되기 쉽다고 하는 것이 동물실험에서 발표된 이후에 최근에 들어와서 비만관리를 위하여 식사횟수에 대하여 중요시 하게 되었다. 하루의 식사의 횟수가 적고 한번에 많이 섭취하는 경우가 비만 발생이 하나의 이유가 된다고 하는 것은 인슐린분비 증가에 의한 지방합성계의 활성이 상승되고 에너지 이용의 효율화 다시 말하면 하루에 2번 식사를 하는 경우가 특이동적 작용에 따른 에너지 손실량은 하루에 3번 섭취하는 경우보다도 적다. 즉, 특이동적 작용이 절약되기 때문이라고 추측할 수 있다. 즉, 비만자의 식사 패턴특징으로써 비만자는 저녁의 식사와 야간의 간식에 많은 양에 에너지를 섭취하는 경우가 많다고 연구 보고되고 있다.

그러나 인간의 경우에 대해서는 이러한 이론성을 부정하는 연구 발표도 있다. 또한 앞에서 기술한 비만자의 식사의 특징으로써는 비만자는 식사량을 많이 섭취하는 것과 또한 야간에 간식을 많이 섭취하는 사람이 많고 이러한 식습관의 경우에 비만 발생의 원인이 된다고 하는 것을 "night-eating syndrome" 즉, 비만은 야간에 이루어진다고 연구보고(Stunkard의 보고)한 이론성은 인체의 생체리듬에 관한 연구에서도 생체의 대사기능은 주간에 있어서는 이화작용이 항진하는 상태에 있고 야간에서는 동화작용(수복작용)이 항진하는 상태로 있다는 것으로 알려져 있으며 밤에 고칼로리 섭취는 인슐린의 분비를 높이고 글루카곤(glucagon)의 분비를 저하시켜서 지방의 합성을 촉진된다고 생각된다. 이러한 점에서 비만은 밤에 만들어진다고 말할 수가 있다. 고지방식이 비만증이 되기 쉽다고 하는 것은 동물실험에서도 나타났다.

이상과 같은 이론성에서 저녁식사에 절식과 아침식사에 많은 양에 섭식하는 식습관은 또한 비만을 조장하는 식사방법이라는 것을 알아야 한다. 위장을 비어 놓으면 소장에서의 흡수율이 높아지기 때문에 하루식사 3식을 기본으로 하여 간식 2회 정도가 적당하다고 생각되나 이것 또한 개개인에 사회적 환경에 문제가 있다고 생각된다. 아침, 점심, 저녁식사를 고르게 섭취하고 식사방법을 과학적으로 할 필요가 있다.

예를 들면, 일상적인 식사에 의한 가공식품과 고지방식에서는 에너지양이 높기 때문에 에너지의 과잉섭취가 되기 쉽고 축적지방을 증가시키게 되기 때문에 식품성분표를 참고로 하여 저지방, 저칼로리의 식사형태등을 말한다. 최근에 비만자의 증가는 일상생활에서의 신체활동과 운동량의 저하와 아울러 고지방 식사와 가공식품의 섭취량의 증가에 따르는 식사 패턴의 변화가 하나의 원인이 된다고 생각된다. 일상적인 식사에서 칼로리가 많은 술을 섭취하는 경우에 에너지 과잉섭취로 말미암아 음주습관 또한 비만이 되는 하나의 원인도 될 수 있다.

(4) 정신적, 사회적 인자

비만 발생의 원인에 대하여 정신적인 면에서도 많은 연구가 보고되고 있다. 사람이 각종 스트레스나 불안 그리고 고민이나 슬픔과 심신증이 있는 사람들은 정상적인 사람보다도 오히려 식욕을 억제하도록 작용하나 사람에 따라서는 욕구불만이 섭식행동으로 이어져 비만자가 되기 쉽다. 이상의 원인으로 사람에 따라서는 식욕을 항진시키어 앞장에서 기술한 "night-eating syndrome"도 정신적인 것과의 관계에서 각종 사회생활에서의 각종의 스트레스와 심신증과 우울증 등에 의한 비만과의 관련이 있다고 보고된다. 또한 어머니가 자식의 불만에 대해서 먹고 싶은 것이라던가 맛이 있는 것을 주어서 어린이를 달래는 어머니의 과잉보호 행위는 자식에게 정신적인 스트레스인 동시에 이러한 정신적인 스트레스를 식사로 위로하는 습관을 만들어서 어린이들에게 비만의 한 요인이 된다고도 말할 수 있다. 또한 일부사회계층에서의 자식사랑과 가족사랑을 음식물로 대처하여 하루의 식사내용을 고단백질, 고지방식 가공식품 등으로 섭취하게 하는 음식물의 섭취 형태는 한마디로 자식을 사랑하는 것이 아니고 자식을 사육하는 방법이라고 필자는 혹평하고 싶다.

이와 같이 정신적 영역에 따른 음식물 섭취 행동은 생리적 공복감에 따르는 것이 아니라 감각적인 반응에 의한 것이다. 또한 경제적이나 문화적인 생활의 수준이 높은 사회적환경이 일상생활시의 신체활동이나 노동과 식습관과의 관계가 비만의 발생 빈도와 관계가 있다는 것을 그림 1-3에서 과식에 의한 비만발생인자와의 관계에 나타내었다.

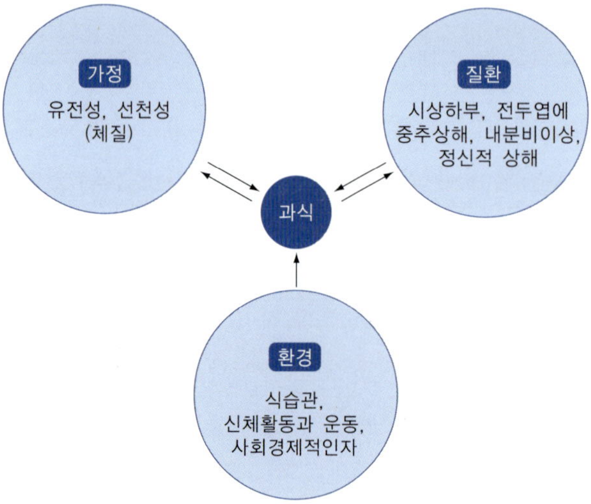

그림 1-3. 과식에 의한 비만발생인자와의 관계

4. 비만과 지방세포

신체내의 지방조직의 증가는 지방세포의 수와 지방세포자체의 크기로 크게 2가지로 나눌수가 있다. 즉, 먼저 비만은 지방세포수와 그 크기와 관계된다. 지방세포수는 성인의 경우 약 300억 개정도이다. 비만자의 경우는 약 400~600억 개 정도가 된다. 지방세포는 세포의 0.5~1% 정도이다. 중량은 20% 전후이며 비만자의 경우에는 보통 30~40% 정도가 된다. 지방세포의 직경은 10~200μm정도로 다양하다. 한 개의 지방세포는 0.5~0.9μg~1.2μg 정도이다. 지방세포의 형성과정은 간세포가 지방세포로 분화하는 과정에서 지방세포의 증식은 태아기 2개월, 유아기는 6개월, 사춘기 전후로 나누어진다.

임신기에 있어서 지방세포의 증식은 전구지방세포의 증식에 따른 것이며 성인에 있어서는 지방함량이 증가되고 지방세포가 비대해진다. 그러나 지방세포수는 증가하지 않는다. 음식을 과잉섭취하게 되면 지방세포내 지방함량이 증가하나 지방세포가 1.2μg/세포의 한계가 지나면 지방세포 형성과정과 성숙지방세포의 분열증식이 관여된다고 생각된다. 지방세포수는 인간의 경우에 임신 30주 후경부터 1세까지 급속하게 증가하고 그 후부터는 조금씩 증가해간다. 한편 지방세포의 크기는 6세까지 급속하게 커지며 그 이후부터는 서서히 커진다고 한다.

비만과 지방세포의 관계를 보면 1세까지에 비만이 된 사람을 보면 그 후에 비만이 된 사람보다도 지방세포가 많고 소화기에 비만이 된 성인들의 비만자에게서는 지방세포수가 많다고 한다. 사춘기 이후에 발생한 비만자는 지방세포수는 정상이고 세포의 크기가 비대한다고 한다. 즉, 세포하나하나의 세포당의 중성지방량(Triglyceride)이 현저하게 증가되고 있다.

일반적으로 볼 수 있는 단순성비만자의 경우는 지방세포의 비대에 의한 것이라 말 할 수 있다. 이상에서 소아기 중과 유아기에서의 영양의 과잉 섭취는 지방세포수를 증가시켜 장래 비만증으로 이어지는 원인이 되며 유아기에 비만체질이 형성하게 된다. 비만이 발생하여 일단 증가한 지방세포수는 후에 치료로서 지방세포수가 감소되지 않고 세포의 크기만 작게 된다. 따라서 소아기에 비만이 된 사람은 후에 치료하는 것은 곤란하며 성인의 비만 치료는 체중이 정상적으로 되돌아가면 비대세포도 정상적으로 되돌아간다는 점에서 비교적 용이하다고 생각된다.

다음으로 비만자에서의 생화학적면과 지방조직의 대사에 대해서 생각해보면 지방세포의 비대를 수반하는 비만자에게서는 당을 투여한 후나 공복시에 혈중 혈당 농도 및 인슐린농도가 정상자와 비교해서 높은 것으로 연구보고 되고 있다. 인슐린분비의 증가는 지방합성을 촉진한다. 이 고인슐린 혈청이 비만체질이나 비만자에게서 비만촉진의 중요한 인자가 된다고 생각되고 있다. 이 경우에 지방합성제의 항진은 주로 당질에서의 지방합성에 유래하는 것이다.

또한 비만자에게서는 근과 간과 지방조직의 인슐린에 의한 감수성이 저하된다. 이것은 조직에 의한 당의 산화를 저하시켜 당을 지방합성으로 전환되기 때문이다. 비대된 지방세포에서는 유리지방산의 혈중에서 동원이 항진되기 때문에 비만자는 공복시 혈중 유리지방산의 농도가 정상인 사람보다는 높다는 것을 알 수가 있다. 이 혈중유리지방산의 증가도 고인슐린의 작용에 의해서 지방합성에 이용되게 된다. 또한 혈중유리지방산의 증가는 앞에서 기술한 바와 같이 섭식중추의 활동을 촉진시켜서 식욕을 높이기도 한다. 이상과 같이 비만경향이 있는 사람이나 비만체질자에 있어서는 비만이 촉진되기 쉬운 신체의 상태가 된다고 말 할 수가 있다.

5. 비만검사종류와 방법

비만도 검사를 실시하기 위한 종류와 방법 가운데에는 CT나 MRI 그리고, BMI 등을 이용하고 있으나 이 책에서는 먼저 신체조성(body composition)상태를 검사하는 방법을 채택하였다. 신체조성상태란 신체의 조직과 기관 혹은 분자와 원소에 의해서 구성되어지나 이것을 연구목적에 의해서 신체구성요소를 정량적으로 밝힌다던가 그 상대적 비율로 알아보기 위해서는 운동처방과 해부학, 생화학, 영양학, 인체계측학 등이 비만검사의 기초가 된다.

이것을 직접적으로 측정을 하기는 불가능하기 때문에 간접적인 방법으로 최근에 개발되고 있다. 생화학적방법으로는 신체조성을 구성하고 있는 수분, 단백질, 지방, 무기질 등 4개 항목으로 나누어 분석한다. 간접적인 방법으로는 신체조성상태를 검사한다. 신체조성상태를 알 수 있는 방법은 맨 먼저 체코슬로바키아의 Matiegka로부터 신체조성상태를 연구하기 시작하였다. 그는 사람의 physical efficiency를 추정하기 위해서는 인체를 측정하는 방법으로는 불충분하기 때문에 근작업에 직접 관련있는 모든기관과 조직의 질과 양을 밝히는 것이 필요하다고 생각하였다.

신체조성에 관련되는 요소로서는 골과 근과 피부와 피하지방과 기능적인 관점에서 본 인간의 신체를 다음과 같은 공식으로 나타내었다. 신체 = 골 + 근 + 피부와 피하지방으로 나누었다. 그러나 현재까지의 비만도 검사방법으로 이용되고 있는 방법을 지지 않고 있다. 그 후 신체조성 상태의 검사방법은 다양하게 개발되었다. 신체의 신체조성상태를 전신적으로 검사하는 방법으로는 신체 밀도법, 수분법, 칼륨법등이 있으며 최근에는 인피던스방법을 이용해서 신체조성상태를 추정하는 방법이 널리 이용되고 있다.

한편, 신체를 국소적으로 신체조성상태를 파악하는는 방법은 X-ray법, 초음파법, 켈리퍼법(피하지방두께) 등이 이용되고 있다. 최근에는 CT와 MRI를 가지고서 신체조성상태의 연구도 행하여지고 있다. 최근에는 Forbes에 의한 신체조성상태의 과학적인 검사방법(Human Body Composition)에 의한 신체의 비만도의 검사방법을 다음과 같이 기술한다.

1) 전신적으로 신체조성상태(비만)를 검사하는 방법

신체전체에서 신체조성상태를 알아서 비만을 검사하는 방법은 여러 가지가 있다. 그러나 신체전체에서의 신체조성상태를 구하는 방법마다 전부 장·단점을 가지고 있다.

국제적으로 널리 보급되고 있는 방법중에 하나가 신체의 밀도법(체적내에 있는 질량 Densitometry)과 수분법(Hydrometry), 칼륨법, 생체전기법(Bioelectric Method), Creatine법 등이 있다.

2) 신체를 국소적으로 신체조성상태를 검사하는 방법

X-ray법, 초음파법, 피하지방두께(캘리퍼), CT법, MRI법 등으로 신체조성상태를 검사한다. 이 가운데 일상적으로 누구나 접근하기 쉬운방법중에 하나인 피하지방두께를 측정하여 비만도를 알아보는 방법을 다음과 같이 소개하고자 한다. 이 방법은 여러 가지 장·단점이 있으나 먼저 문제점에 대해서 다음과 같이 기술하고자 한다. 전신적 혹은 국소적으로 신체의 조성상태를 검사하여 비만도를 알아내는 방법에 대해서는 2가지다 장단점이 있다고 생각된다. 먼저 전신적 검사 방법에 대한 장단점을 검토하면 다음과 같다.

(1) 전신적 비만도 검사방법에 대한 문제점

① 신체밀도법(Densistometry)

㉠ 밀도와 비중

밀도란 체적내에 있는 질량(일정한 부위에 얼마만큼 지방이 들어 있는가를 말한다)을 말한다. 비중이란 물체의 무게와 이와 같은 부피의 섭씨 4도의 물무게와의 비율을 말한다.

살아 있는 사람의 비중을 최초로 측정한 사람은 1933년 Boyd에 의해서 연구하기 시작하여 1942년에 Beehnke의 연구에 의해서 정리되었다. 그리고 Keys와 Brožek와 Rathbum과 Pace 등이 공식을 만들어 오늘날까지 사용할 수 있도록 정리하였다.

기본적인 이론은 아르키메데스의 원리를 이용하는 것이다. 아르키메데스는 2200년경 그리시아의 수학자로서 순금의 금관에 은을 섞어 왕관을 만들려고 하는 “왕관” 제작에 실패한 결과에서 사람의 신체도 지방과 제지방체중(Lean Body Mass, LBM) 의 2가지 요소에 의하여 이루어진다고 생각했다. 즉, 체중을 W, 그 밀도를 D로 정하고 제지방인 LBM은 무게 X로 하고 밀도가 A, 지방의 무게가 Y로 하고 밀도는 B로 된다고 하였다. 그리고 밀도는 체중을 체적에서 제외한 것으로 다음과 같은 공식을 만들었다.

이러한 이론성에 의하여 신체의 밀도를 다음과 같은 공식으로 정리하면

$$D = \frac{X + Y}{(X/A) + (Y/B)}$$ 이 된다.

이 공식을 청년과 성인용, 사춘기용, 고령자용등으로 나누어 공식을 만들어 오늘날까지 사용하고 있다. 이 밀도공식에 의한 신체의 밀도는 중량을 체적에서 제하는 것에서 계산된다. 살아 있는 사람의 밀도를 구하는 것은 그 측정이 상당히 어렵다.

이러한 방법으로써의 먼저 사람의 체적을 알아내는 것이다. 그리하여 오늘날 이러한 방법의 문제를 해결하기 위하여 사람이 물속에 들어가 체적을 알아내는 방법 중에 하나가 수중체

중칭량법(underwater-weighing method)과 수치환법(water displacement method)이다.

물속에서 밀도를 검사하는 수중체중칭량법에서는 최대호출의 상태에서 수중에 들어가 체중(수중체중)를 측정하고 체중과 수중체중과의 차를 측정시의 수온에서의 물의 밀도로 제하는 것에서 체적을 구한다. 수치환법에서도 최대호출의 상태에서 피검자를 물속에서 검사하나 그때 증가된 물의 양에서 체적을 구하는 방법이다. 수중체중칭량법은 10ml 단위로 측정하나 수치환법에서는 100ml 단위밖에 측정할 수 없다. 그리하여 수치환법보다도 수중체중칭량법이 널리 보급되어져 있으나 측정상 문제점이 많아 실용화에는 어려운점이 많다.

② 수분법(hydrometry)

1950년경부터 Pace와 Rathbun이 전신의 수분량(total body water, TBW)이 지방에는 수분이 대부분 없다는 것에서 전신의 수분량이 LBM(전신에서의 지방을 제외한량)에 차지하는 비율이 일정하다는 것에서 TBW를 측정하여 LBM(제지방량)과 지방량을 산출하는 방법을 생각해 낸 것이 수분법이다. 이 수분법을 이용하여 비만도를 측정하는 방법은 중수 혹은 antipyrine 을 이용하여 측정하는 방법이다.

③ 칼륨법(Kalium)

칼륨법은 칼륨은 세포내액 중에서의 중요한 양이온이며 신체내의 칼륨의 대부분이 근섬유와 간의 세포등의 세포내에 존재한다. 세포외액 중에 있는 칼륨양은 대단히 적다. 그렇기 때문에 전신의 칼륨양을 측정하는 것에서 세포내액의 양을 추정한다던가 또한 body cell mass을 구할 수가 있다. 칼륨양의 측정에는 K^{40}와 K^{42}가 이용된다. K^{42}는 인공적동위원소로 반감기가 짧다던가 부정확한 점이 있어 오늘날에는 자연의 방사성동위체로 되어 있는 K에 의하여 측정하고 있다. K^{40}은 전 칼륨 가운데에 0.0118%를 점하고 있어 K^{40}의 측정 시에는 human counter를 사용하나 그 장치 또한 간단하지 않다. 칼륨양에서의 LBM의 산출식은 다음과 같다.

$$\text{LBW(kg)} = \frac{\text{전신의 칼륨양(mEg)}}{68.1(\text{mEg} \times \text{kg}^{-1})}$$

④ 생체전기법(Bioelectric method)

최근에 간편하게 이용되고 있는 방법중에 하나가 생체 전기법이다. 그 발단은 19세기말 전기생리학 발달단계의 초반부터이다. 1970년경부터 근육량과 세포외액이 지방보다도 큰 전기적 에너지가 통한다는 성질을 생각하여 고안한 방법이다.

이 생체전기법에는 TOBEC(Total Body Electrical Conductivity)법과 BI(Bioelectrical Impedance)법이 있다. 이러한 방법은 손과 발 부위에 전극을 붙이어 전기를 통하게 하여 인체의 impedance(직류에 의해 자기감응에 일어나는 저항 기호는 Z)를 측정한다.

⑤ 크레아틴법(creatinine)

1938년경 Talbot가 인체내의 근량의 추정법으로써 인체의 근에 있는 크레아틴을 지표로 하여 신체내의 근량을 추정하였다. 크레아틴은 근의 대사산물로서 하루당 소변에서 배출되는 양을 정양적으로 하여 체중 1kg당의 배출양(mg)을 크레아틴 계수로 나타내었다. 이것을 근량의 지표라고 생각했다. Talbot는 보통아동, 비만아, 세신아동의 체중가운데에 있는 근량은 25, 37, 55%라고 연구보고 하였다. 또한 근량의 추정법으로써 동위원소(creatine-c)와 근바이옵시(Biopsy)를 겸용한 방법으로 근량은 20.8에서 40.3kg였으며 LBW의 50~60%였다고 보고 하였다.

⑥ 지방량과 LBM(LBW)

신체조성상태 연구에서는 체중을 구성하고 있는 지방량과 제지방(LBM)과를 절대양으로 하고 또한 체중에 대한 상대의 양을 구한다. 그리고 지방량은 영양상태와 음식물의 섭취상태를 반영하는 것을 목표로 하였다. 비만이 오늘날에 사회적 문제로 대두되고 있는 현 상황에서는 여러 가지 주의할 점도 있다. LBM은 신체조성상태에서 근과 골에서 구성되어지기 때문에 체력을 발휘하기 위한 실질적 부분이라고 생각된다. 또한 LBM은 근(골격근)의 양을 나타내는 지표가 된다.

(2) 국소적으로 신체조성상태를 측정하여 비만도를 검사하는 방법

신체조성상태를 국소적으로 측정하여 비만도를 검사하는 방법은 최근에 측정방법으로 CT법과 MRI를 이용하여 신체조성상태를 정밀하게 측정하고 있다. 여기에서는 먼저 1973~1980년도에 걸쳐서 의료계에서 시작된 CT(컴퓨터 단층영상법)과 MRI(자기공명영상법)를 이용하는 검사방법이다. 그리고 1930년부터 시작된 X-ray 검사방법도 있다. 1960년도에 개발된 초음파법 등과 함께 1951년부터 현재까지 널리 보급되어 사용되고 있는 캘리퍼법(피하지방두께) 등과 또는 20cm의 줄자 등을 이용하여 언제, 어디서나, 누구나 다 간단하게 비만도를 검사하는 방법 등을 다음(p. 20 ④)과 같이 간단하게 소개한다.

① CT법(컴퓨터 단층영상법)와 MRI(자기공명영상법)

최근 의료장비로써 의료진단을 위하여 사용되고 있는 CT(computerized Tomography) 컴퓨터나 단층영상법과 MRI(Magnetic Resonance Image)자기공명영상법 등이 있다. CT법은 인체의 횡단면을 따라가면서 X-선을 투사하여 조직에 의한 X-선의 흡수도의 차이를 컴퓨터에 의해 영상으로 처리하는 방법이다. 이 방법은 Hounsfield가 처음에 전완과 대퇴의 조성과 복강내부의 지방과 피하지방의 비율을 밝혀내는데 주로 목적을 두고 검사하기 시작하였으나 그 후부터는 체지, 체간, 머리의 단층 촬영에서 전신의 지방량을 추정하기 위하여 사용되고 있다. MRI방법은 NMR현상(원자핵이 磁場中에서 특정파장이 전자파 에너지를 공명흡수하여 다음에 이것을 전자파로써 방출하는 현상)을 응용하여 인체의 단면상을 알아내는 검사방법이다.

② X-ray선법

1930년경부터 신체의 국소에서의 신체조성상태를 측정하는 방법으로서 X-ray선법에 의한 검사방법은 옛날부터 실시해 왔다. 신체조성 연구에 의한 X-ray에 대한 역할에 대해서는 Garn이 처음으로 검사하기 시작하여 신체내부의 지방층의 촬영을 하는데 성공하였다. 그 후 근과 골의 종단면의 검사에도 사용되고 있다.

③ 초음파법

1960년경 X-ray선법이 신체의 체질을 종단면으로 신체의 지방을 측정한 것에 대하여 초음파법에서는 각 조직의 횡단면을 검사하게 되었다. 초음파법은 X-ray에 의한 투사로 인체에 나쁜 영향이 없다고 하는 이로운점도 있다. 초음파법이란 15,000Hz 이상의 주파수가 있는 음파이다. 이 초음파를 일정방향으로 발사하여 조직의 경계등에서 반사되는 그 성질이 신체조성상태의 연구에 이용되었다. 예를 들면, 남자에 있어서 전완에서는 11.2%, 근에서는 80.9%, 골에서는 7.9%, 여자의 경우는 21.9%, 70.9%, 7.2%였다고 일본학자에 의해서 연구보고 되어 오늘날까지 사용되고 있다.

④ 캘리퍼법이나 줄자를 이용하여 피하지방 두께 검사방법

이미 앞에서 기술한대로 WHO나 최근 미국등지에서 이용하고 있는 지방량검사방법 중에 하나인 체질량지수인 BMI방법은 미국사회와 같은 서구사회에서는 통용될 수 있다고 생각되나 이웃 일본이나 우리나라와 같은 국가에서는 필자의 생각으로는 문제가 있다고 생각된다. 체질량지수인 BMI에 의한 지방량검사는 비만관련 운동처방에 기초자료로써는 참고사항은 될지 몰라도 실제로도 한국과 같은 사회에서 응용하기에는 문제점이 있다고 판단되어 신체조성상태검사방법 중에 하나인 신체밀도법에 의한 추정공식을 이용하는 방법을 필자가 채택하여 다음과 같이 기술한다.

캘리퍼법에 의한 신체의 피하지방량을 검사하는 방법은 캘리퍼나 20cm 줄자를 이용하는 검사방법으로써 먼저 가장 간편하고 실용적으로 누구나 어디에서나 비만도를 간단하게 검사 할 수 있는 아주 간편한 방법 중의 하나이다. 또한 캘리퍼법에 의한 비만도를 검사 할 수 없을 경우에는 가장 간단하게 주변에서 흔히 볼 수 있는 줄자(20cm자)를 이용하여 비만도를 검사하는 방법이다. 다음 그림 1-4와 같이 캘리퍼에 의한 피하지방 검사방법을 이용하여 비만도 측정검사를 할 수가 있다.

이때에 측정검사에 대한 객관성(측정자간의 오차) 타당성(측정수치에 대한 오차), 신뢰성(측정자내 오차)에 문제가 있다고 생각되면 다시 그림 1-5와 같이 20cm 줄자 등을 이용한다. 그리고 다음 2가지에 중점을 두고 확인 할 수가 있다. 첫째는 피하지방두께 검사와 둘째는 신체의 지방량을 검사하여 신체의 밀도를 검사하고 그 검사결과에 의한 신체밀도를 추정공식(그림 1-10과 그림 1-11)에 의하여 비만도를 확인 할 수 있다.

피하지방두께를 상완과 견갑골하부를 그림 1-4와 같이 캘리퍼나 그림 1-5와 같이 20cm 줄자를 이용하여 비만도를 측정하는 방법을 나타내었다.

㉠ 피하지방두께(표피+진피) 검사의 의미

피하지방두께의 검사의 의미는 먼저 상완과 견갑골 밑의 피부를 손가락으로 잡고(상완 또는 견갑골 하부) jaw가 잡는 압력이 10g·mm의 압력이 되도록 하여 엄지손가락과 검지손가락으로 상완과 견갑골 하부의 각각 피부를 그림 1-6에서의 피하조직의 모식도를 참고한다. 이때 검사기구는 캘리퍼를 가지고 그림 1-6에서 나타낸 바와 같이 피하조직의 모식도와 같이 캘리퍼를 이용한다. 이때 피부를 잡은 상완이나 견갑골의 피부의 부위에서 1cm 떨어진 곳에 캘리퍼나 줄자를 이용하여 검사한다. 피부두께는 피부와 지방의 두께를 합한 수치가 그림 1-6에 나타난 피하지방두께가 된다. 그러나 자칫 잘못하면은 오해의 소지가 생길 수가 있다. 피부는 그림 1-7 피부두께의 모식도와 같이 표피 + 진피 + 피하지방조직을 합한 것이기 때문이다. 캘리퍼에서의 측정치라고 하는 것은 이 3가지를 합한 것이기 때문에 실제로는 피부두께(표피 + 진피)인 것이다.

당초 캘리퍼를 이용하여 피하에 있는 피하지방 축적량을 정확하게 검사하여 피하지방조직의 두께를 측정하는 것은 불가능하다. 그래서 이러한 오해의 소지는 영어로 skinfold thickness로 표기하며 결과적으로 피부를 잡고서 그림 1-6과 그림 1-7에서 나타난 바와 같이

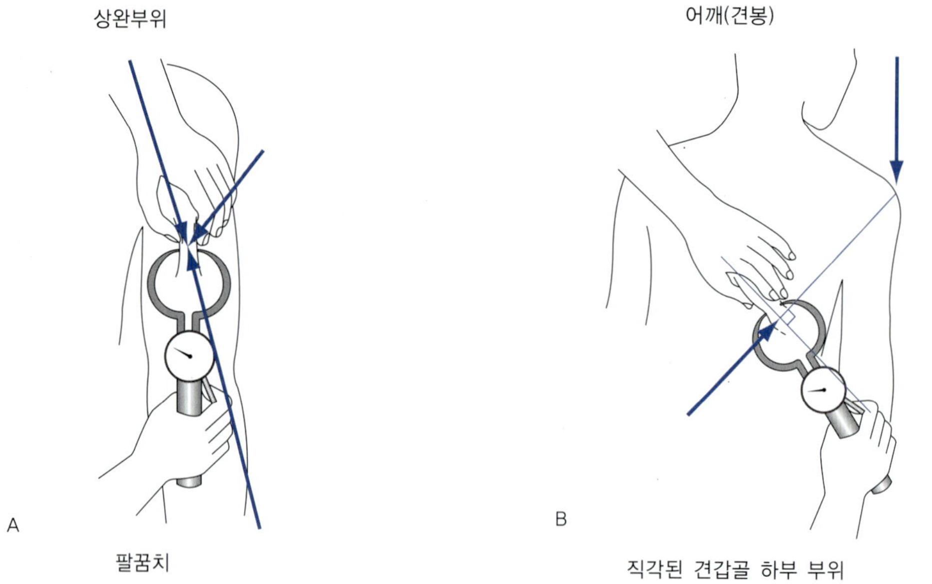

A. 상완배부에서 피지 두께 검사하는 방법
오른쪽 어깨견봉과 팔꿈치 사이 중간에서 상완을 엄지와 검지로 그림과 같이 잡고 잡은 손톱에서 1cm 떨어진 곳에 캘리퍼나 줄자로 피부의 두께를 측정한다.

B. 견갑골하부에서 검사하는 방법
어깨견봉에서 견갑부위를 그림과 같이 직각부위를 엄지 손가락과 검지로 잡고 잡은 손톱에서 1cm 떨어진 곳에 캘리퍼나 줄자로 피부의 두께를 측정한다.

위 그림 A와 B의 측정 방법을 이용하여 20cm줄자를 이용하여 피지 두께를 검사한다.

그림 1-4. 캘리퍼에 의한 피하지방검사방법

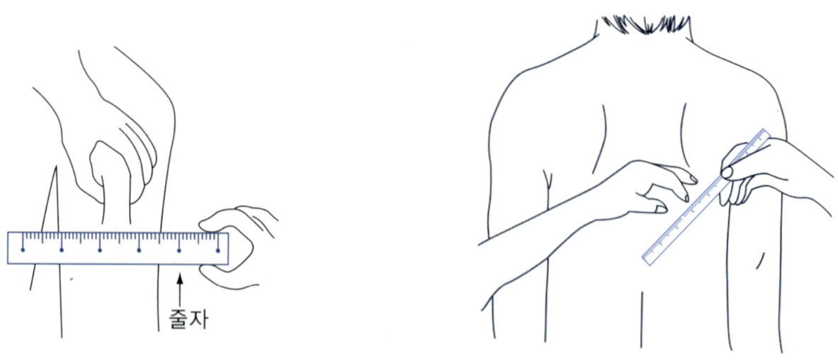

A. 상완에서 검사　　B. 견갑골에서 검사

그림 1-5. 줄자를 이용하여 피하지방 검사방법

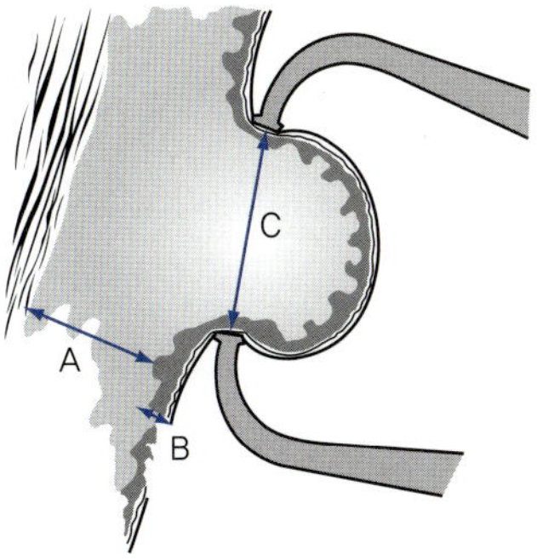

A : 피하지방조직
B : 피부(표피+진피)
C : 캘리퍼에 의한 피하지방 두께

그림 1-6. 피하조직의 모식도

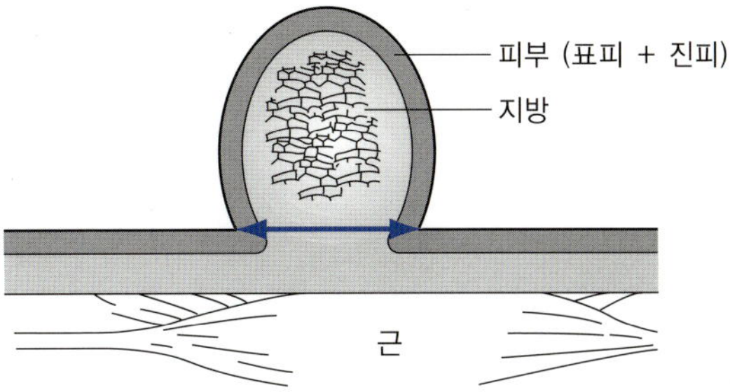

피하지방 두께란? 캐리캘리퍼나 손으로 집은 압력으로 압축된 퍼부위의 피부를 잡고 캘리퍼나 줄자로 피부 두께(피지 후)를 측정한 결과 〈단위는 mm〉

그림 1-7. 피부 두께(피하지방 두께)의 모식도

피부의 두가지층(피부 + 지방)으로 된 피부의 두께를 검사하는 것을 말한다. 한국어로 표기한다면 피지 후를 피부두께로 표현 할 수 있다고 생각된다.

그림 1-6에서의 C는 캘리퍼에 의한 측정치 소위 피하지방의 두께이며, A는 대부분의 피하지방 조직의 두께인 것이다. 실제로 캘리퍼나 줄자를 이용하여 비만도를 검사 할 경우에는 본서에서는 피하지방조직의 두께와 피부 두께 즉, 피지 후의 두께를 확실하게 구별하여 피지 후 즉, 피부두께를 상완과 견갑골 부위를 3회정도 검사하여 그 검사의 평균치를 mm단위로 하여 비만 검사 공식(그림 1-10과 그림 1-11)에 의하여 비만도를 검사한 후에 그 결과로 비만을 판정하여 비만운동처방을 실시한다.

㉡ 신체밀도법에 의한 추정공식

피부지방두께 즉, 피지 후를 앞장에서 기술한 캘리퍼나 줄자를 이용하여 검사한 결과를 가지고(상완+견갑부위) 비만도 추정 공식을 이용하여 신체의 지방량은 밀도법에 의해서 구한다. 전신의 지방량을 구하는 방법은 여러 가지 방법이 있겠으나 본서에서는 가장 간편하게 누구나 어디에서 비만도를 검사 할 수 있는 방법을 위해서 캘리퍼나 줄자를 이용하는 방법을 가지고 기술하는데 이때에 측정 검사 시에 유의점에 대해서는 다음과 같다.

캘리퍼의 규격의 통일성과 피부를 잡는 방법과 캘리퍼를 이용하는 방법은 Brožek에 의한 검사방법을 소개한다. 이 검사방법에 있어서 측정 검사시에 기본적인 사항에 대한 문제점에 대해서는 1953년까지는 keys와 Brožek에 의해서 정리가 되었다. 이 검사방법은 캘리퍼의 압력은 $10g \cdot mm^{-2}$ 이며 손끝으로 잡는 피부의 분량(jaw)의 면적은 $20 \sim 40mm^2$ 정도이다. 실제적으로 이용 할 때에는 시중에서 시판되는 캘리퍼는 이 기준에 맞추어서 만들어진 것이다.

피부의 상완이나 견갑골의 피부를 손끝으로 잡은 측정부위에서 1cm 떨어진 부위에서 엄지손가락과 검지로 잡아 올려 검사부위에 확실하게 캘리퍼나 20cm줄자로 검사한다. 이때 어느 정도 깊고 또는 잡는 그 부위의 두께에 따라서 다르기 때문에 검사의 수치가 일정 할 수가 없다. 또한 최소한의 검사 부위는 상완배부(Triceps)와 견갑골하부(Subscapula)이다. 일반적으로 일반인들이 검사 할 경우에는 객관도, 타당도, 신뢰도에 문제가 생길 수가 있기 때문에 검사자 개인내의 측정치의 재현성과 측정자 상호간의 측정치의 수치에 대한 차이가 문제가 된다. 이 문제점을 줄이기 위하여 다음과 같이 검사방법을 소개한다.

a. 먼저 검사방법에 대한 연습을 충분히 할 것, b. 검사는 최소한 3회 정도 실시하여 평균치를 검사수치로 할 것, c. 검사부위를 정확하게 결정할 것, d. 캘리퍼를 이용할 때는 그 압력의 정확도를 체크 할 것, e. 중회귀 (重回歸) 공식에 의한 추정식을 이용할 경우에는 정밀도가 높은 공식을 이용할 것 등이다. 그리고 피하지방 검사를 한 후에 신체밀도의 추정공식에서 비만도를 판정한다.

이 책에서 캘리퍼(皮脂厚計)나 줄자에 의한 검사결과에서 얻어지는 피하지방두께가 갖는 의미는 전신의 지방량을 추정 할 수 있다고 하는데 있다. 피하지방량을 추정하는 추정공식은 1951년 Brožek와 keys가 최초로 사용하였으나 이들이 사용한 추정식에서는 신체밀도가 아니고 신체비중(물체의 무게와 이와 같은 부피의 섭씨 4도씨의 물의 무게의 비)이었다. 이 공식의 사용목적은 주로 청년과 중년 남자를 대상으로 하였으며 1962년에는 Sloan들이 젊은 여성을 대상으로 회귀직선식을 만들어 사용하였다.

1970년대에는 청년들만이 아니고 집단에서 만들어진 추정공식등을 사용하였다. 1980년대에 들어와 18세에서 55세의 여자들에 대한 추정공식을 이용하였다. 필자의 입장에서는 20cm 줄자나 캘리퍼를 가지고 일반인들이 누구나 어디에서나 간단하게 본인의 비만도를 쉽게 판정하는 공식을 소개한다면 오른쪽팔의 상완의 피하지방두께와 견갑골하부에서 피하지방두께를 측정한 값(mm)에서 체중당 체지방비(%)를 구하는 회귀방정식과 회귀직선을 이용하여 비만도를 판정하는 방법을 다음과 같이 소개한다.

팔의 상완부와 견갑골하부부위의 값(mm)을 남녀별, 연령별의 회귀방정식에 의한 피하지방두께의 값을 대입하여 계산함으로서 신체의 밀도가 구해지고 이 신체의 밀도를 체지방 산출공식에 대입함으로써 신체내의 피하지방량을 구할 수가 있다. 이것을 알아보기 쉽게 나타낸 계산공식을 그림 1-10과 그림 1-11에서 소개한다.

남자 신체밀도는 그림 1-10에서, 여자 신체밀도는 그림 1-11로 나누었으며, 그림 1-10과 1-11에 나타난 공식은 연령별로 Brožek(1963)에 의한 공식이다.

예를 들면, 그림 1-8과 그림 1-9와 같이 캘리퍼나 줄자를 이용하여 남자 20세, 체중 70kg인

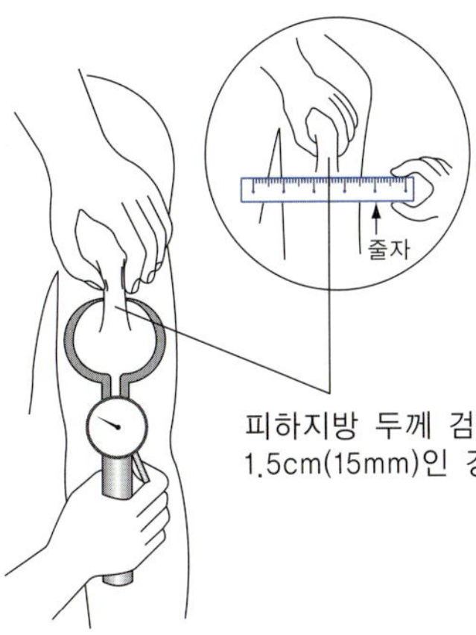

그림 1-8. 상완배부 검사방법

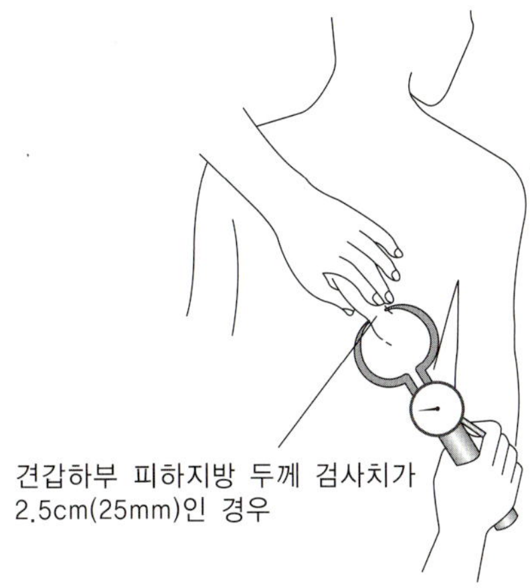

그림 1-9. 견갑골하부 검사방법

경우 그림 1-8과 그림 1-9와 같이 3회 정도 검사를 실시한 그 평균치가 상완배부에서의 피하지방검사치가 1.5cm(15mm)이고, 견갑하부피하지방두께의 검사치 2.5cm(25mm)가 검사결과의 평균치라고 한다면, 그림 1-10에서 남자용 신체밀도를 구하는 공식의 20세 이상에서의 신체밀도 공식은 D=1.0913 − 0.00116X 의 공식을 이용한다.

이때 X는 상완의 피하지방두께와 견갑부위의 피하지방두께를 합 한것이기 때문에 위 그림 1-8과 그림 1-9에서 상완의 평균치는 15mm, 견갑부위의 평균치는 25mm이므로 X = 상완 + 견갑부위의 검사결과에서 15mm + 25mm = 40mm가 총 피하지방 두께가 된다.

이 결과 수치를 아래 신체밀도의 산출공식에 대입하면

D=1.0913 − 0.00116 × 40mm(상완 15mm + 견갑 25mm = 40mm)을 곱하면

그 결과 위의 공식에서 D=1.0913 − 0.0464가 된다.

그 다음 위의 공식에서 D=1.0913 − 0.0464을 빼어 계산하면 그 결과 1.0449가 신체밀도 D가 된다. 이렇게 하여 남자 20세 체중 70kg인 사람의 신체밀도를 구할 수가 있다.

그 다음에 신체밀도가 계산되었다고 한다면 이 사람의 지방량을 구하는 공식은 그림 1-10에서 신체전체의 피하지방량을 구하는 공식은 아래공식을 이용한다. 그 공식은

남자 F(%) = (4.570÷신체밀도(D) - 4.142) × 100이므로 앞에서 구한 신체밀도가 1.0449이므로 위의 공식에 대입하면 4.570÷1.0449 - 4.142 = 0.23162가 된다. 0.23162에다가 100을 곱하면 지방량 Fat(%) = 약 23%가 된다. 앞에서 남자 20세의 체중 70kg인 사람의 지방량은 23%가 된다. 그리고 이 사람의 경우 체중 70kg 속에 지방량(kg)이 어느 정도인가를 계산한다면 아래 공식 ①과 ②를 이용한다. 그리고 제지방량은 즉, 신체내의 근육량은 ③과 같이 계산 할 수가 있다

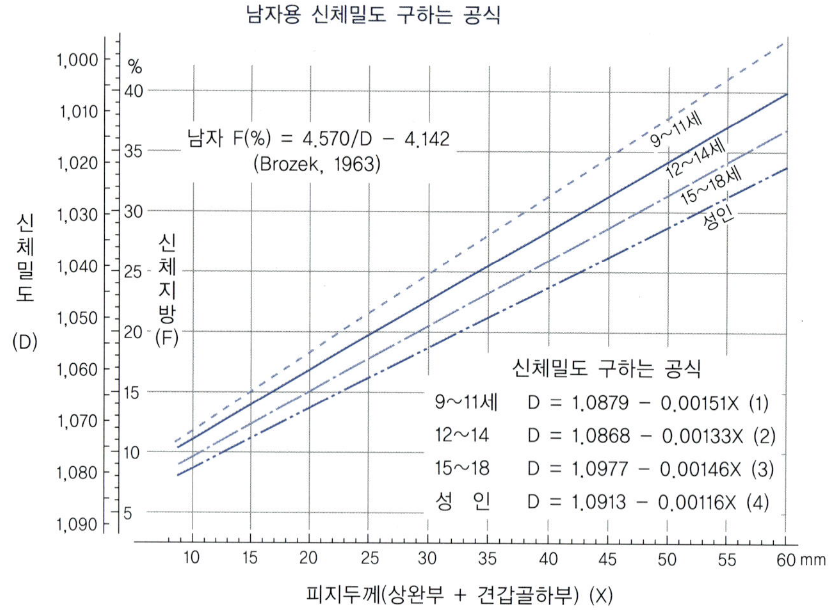

그림 1-10. 피지 두께에서의 체밀도 및 체지방의 견적(남자)

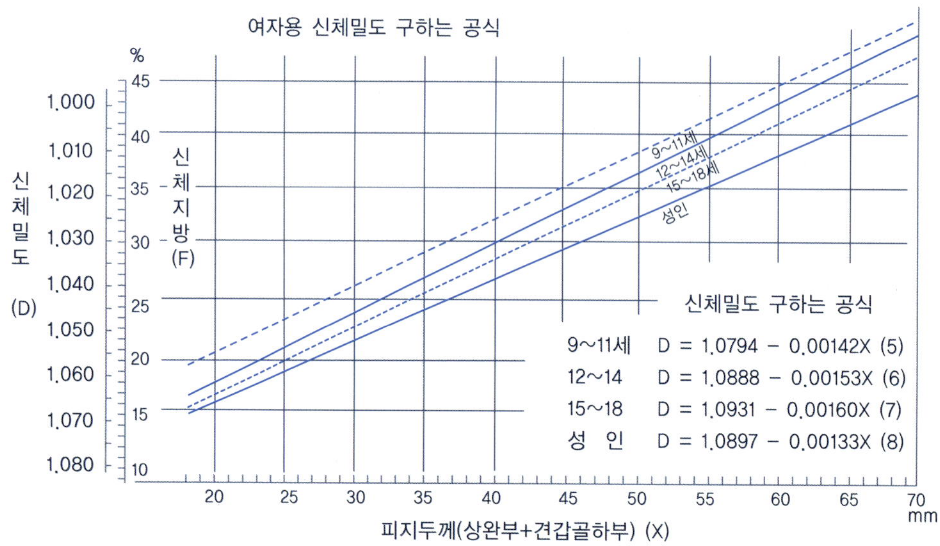

그림 1-11. 피지 두께에서의 체밀도 및 체지방의 견적(여자)

① 신체내의 지방량% Fat(%) = (4.570÷신체밀도〈D〉 − 4.142) × 100

② 신체내의 지방량(kg) = $\frac{\text{체중 70kg} \times \text{Fat} = 23\% \text{ 이므로}}{100}$ =16.1kg가 된다.

③ 신체내의 근육량(LBM) = 체중 70kg − 지방량 16.1kg이므로 = 53.9kg이 신체 내의 근육량 kg이 된다.

여자는 남자와 같이 그림 1-11 을 이용하여 신체조성상태를 구한다.

앞에서 기술한 남자용 및 여자용 신체밀도 구하는 공식을 구하여 Fat(%)과 지방량(kg)과 활성조직량 즉, 제지방량(LBM)을 계산한 다음 최후로 비만도를 판정하는 아래의 기준을 표 1-4에 나타내었다. 그리고 일반적으로 신체지방비에 의한 비만의 판정 기준은 표 1-5에 신체지방비에 의한 비만의 판정 기준을 나타내었다.

표 1-4. 피하지방 두께에서의 비만의 판정기준표

성별	연령의 분류 (세)	경도의 비만		중도의 비만		고도의 비만	
		피지두께 (mm)	체지방 (%)	피지두께 (mm)	체지방 (%)	피지두께 (mm)	체지방 (%)
남자	6~8(세)	20	20	30	25	40	30
	9~11	23	20	32	25	40	30
	12~14	25	20	35	25	45	30
	15~18	30	20	40	25	50	30
	성인	35	20	45	25	55	30
여자	6~8(세)	25	25	35	30	45	35
	9~11	30	25	37	30	45	35
	12~14	35	25	40	30	50	35
	15~18	40	30	50	35	55	40
	성인	45	30	55	35	60	40

표 1-5. 신체지방 비에 의한 비만의 판정기준

	경정도 비만	중정도 비만	고도의 비만
남자(전연령)	20%~	25%~	30%~
여자 14세 이하	25%~	30%~	35%~
여자 15세 이상	30%	35%	40%

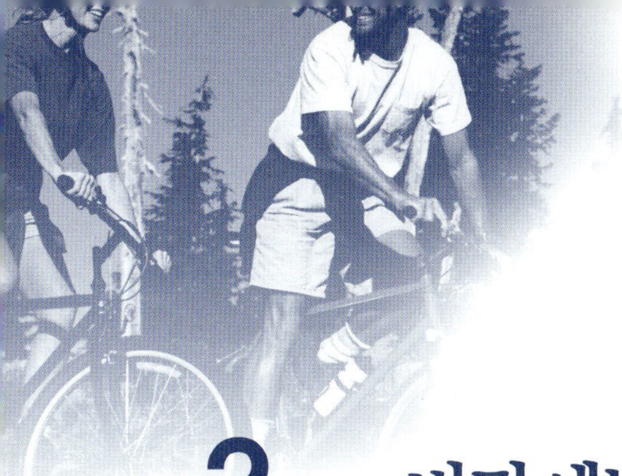

제 2 장 비만예방을 위한 각종 에너지 대사이론성

1. 비만예방과 각종 에너지 대사

비만을 예방하기 위한 비만에 관련된 기초적인 이론성에 대한 개요를 제1장에서 설명하였다. 제2장에서는 하루의 신체의 에너지 대사량을 계산할 수 있는 각종 에너지대사에 관련된 이론성에 대하여 기술한다. 이 책에서 말하는 비만운동처방을 실시하기 위한 단순성 비만은 주로 에너지섭취와 에너지 소비의 균형을 의미하기 때문이다. 에너지의 섭취와의 에너지소비의 불균형으로 적정체중을 유지하지 못할 때는 일상생활에서 우리 주변에 어느 곳이나 어느 장소에서 손쉽게 존재하고 있는 20cm의 줄자나 일선 보건소에서 사용하고 있는 비만검사기구를 가지고 1개월에 3회 정도 정기적으로 신체조성상태를 측정하여 검사하여 본다.

그 다음에는 신체의 각종에너지 대사에 관한 기본적인 이론을 이해한 다음에 본인이 하루에 어느 정도 에너지를 섭취와 소비하고 있는가를 검사하여 본다. 예를 들면, 하루에 에너지 소비량과 섭취량의 차이가 50cal 정도 많다고 할 경우에는 1년이면은 체중 가운데에 2kg 정도의 지방량이 늘어나게 된다. 그리하여 항상 에너지 소비량과 섭취량의 밸런스를 맞추는 것이 본서에서 말하는 단순성 비만예방에 포인트라고 말 할 수 있다.

▣ 하루에너지 대사량을 추정하는 방법

하루에너지 대사량을 간단하게 추정하는 방법은 먼저 섭취한 음식물이 신체 내에서 당질, 지질, 단백질의 열원 영양소가 체내에서 분해하는 과정에서 발생하는 에너지가 생명을 유지하고 일상생활에 활동을 하는 데에 어떻게 이용되어지고 있는가에 대하여 실제적인 면에서 이해를 하여야 한다. 일상생활에서 섭취된 음식물은 신체 내에서 복잡

한 화학변화를 일으키어 신체 내에서 분배되는 과정에서 에너지가 발생하며 최종적으로는 물과 탄산가스가 되어(이화작용) 배출되는 한편 일부는 신체의 조직성분에 합성(동화작용)되어 이용된다.

이와 같이 신체내에서의 물질대사가 화학반응이 되는 것을 물질대사라고 말한다. 또한 음식물이 분해되는 과정에서 발생하는 에너지는 조직세포의 활동과 외적인 일을 하기 위하여 에너지로서 또한 체온을 유지하기 위하여 열에너지로서 이용된다. 그밖에 일상생활 시 이야기할 때나 말할 때 사용되는 에너지로써도 이용된다. 그리고 근수축과 신경흥분시에 일어날때의 활동전류발생을 위한 전기적 에너지로서 이용된다 또는 일상생활에서 말하고 듣고, 보기 위한 여러가지의 에너지로서 여러 가지 형태의 에너지로 교체되어 이용된다. 또한 발육 발달기에는 발육성장을 위하여 조직세포의 증생과 소모한 조직세포의 재생을 위하여 에너지로서 이용된다.

이러한 에너지가 변환되는 현상을 에너지대사(Energy Metabolism)라고 말한다. 즉, 물질대사를 에너지로 변환이 계속 되는 것을 에너지대사라고 말한다. 생물의 에너지 대사에 있어서도 외부에서 섭취한 에너지와 생체 내에서 이용된 소비에너지와의 사이에는 평형관계가 이루어지며 이것을 에너지 불변의 법칙이라고도 한다. 이것도 에너지대사를 이해하는데 중요한 것이다. 이상과 같은 의미에서 에너지 대사는 생리적기능 이외에서 다음과 같이 분류 할 수가 있다.

즉, 생명을 유지하기 위한 기초대사와 일상생활에서의 작업과 운동을 하기 위한 작업대사, 또는 운동대사 그리고 수면을 취하는 수면대사, 음식물을 섭취하여 신체내에서 항진하는 대사(특이동적작용), 작업에 들어가기 전에 또는 신체활동을 실시하기 전에 안정상태에 의한 안정대사 그리고 성장기에 의한 조직의 신생을 위하여 필요한 성장대사, 임신수유기에 의한 임신, 수유기대사 등이다. 본서에서는 에너지 대사의 기본이 되는 기초대사, 수면대사, 안정대사, 운동대사로 한정하여 비만운동처방을 위하여 기초대사부터 아래와 같이 기술하고자 한다.

1) 기초대사

기초대사란 인간이 생명을 유지하기 위한 최소한의 에너지대사를 의미하는 것이다. 생체의 에너지대사는 일상생활에서의 일과 신체활동 시 또는 음식물의 섭취와 또한 일상생활에서의 환경에 대한 추위와 더위에 견디어 낼 수 있는 여러 가지의 일상생활에서의 상태가 환경조건에 의하여 항상 변화되는 것이다. 이러한 외적인 여러 가지 환경조건에 의한 영향을 전부 제외한 것을 말한다. 즉, 기초대사는 단순히 생명을 유지하기 위하여 최소한으로 필요한 생리적 에너지대사를 기초대사라고 말한다. 인간의 기초대사를 측정할 때에는 섭취한 음식물을 완전히 소화 흡수된 직후 12~16시간에서의 아침 공복 시와 대 · 소변을 본 후 쾌적한 환경온도 조건하에서 조용하게 수면을 취하지 않은 각성의 상태에서 측정한다. 따라서 기초대사는 정확하게 말하면 각성시의 생리적 최소한의 에너지대사라고 말할 수 있다. 이와 같이 기초대사의 상태에 있어서 신체내의 각 기관은 어느 정도의 에너지를 소비하고 있는 가 즉, 신체 내에서 기초대사가 이루어지는 것을 아래 표 2-1에 나타내었다.

표 2-1. 신체 각 내부 기관에서의 기초대사에 의한 에너지 소비 열량

신체 내의 기관	에너지소비열량 (Cal/분)	%	Cal/g/분
전 신	1,200	100	0.016
근 육	456	38.0	0.018
간 장	149	12.4	0.057
위 장	91	7.6	0.032
신 장	90	7.5	0.171
비 장	76	6.3	0.032
심 장	53	4.4	0.083
뇌	36	3.0	0.036
췌 장	16	1.3	0.069
혈 액	13	1.1	0.002
타 액 선	8	0.7	0.056

위 표 2-1에서 신체 내에서의 에너지소비가 가장 많은 기관은 골격근에 의한 에너지 소비가 전체 에너지소비의 약 1/3차지하고 있다. 다음으로는 간장, 위장, 신장에 의한 에너지 소비가 많다. 그러나 이것을 각 신체 내의 기관별로 1kg당으로 보면 신장에 의한 에너지소비가 가장 많으며 골격근에 의한 에너지 소비의 약 10배에 달한다.

다음으로는 심장, 췌장, 간장, 타액선에 의한 에너지 소비가 높다. 에너지소비가 높다고 하는 것은 신체 내의 제기관에서의 활동성이 높다는 것을 의미한다. 이러한 결과에서의 기초대사는 같은 계절에서도 일정한 조건하에서 측정된 경우에 있어서도 또는 같은 사람에 있어서도 상당히 안정되어 있다(통계적으로 ±15% 이내). 그러나 개인 간에 있어서는 체격, 성별, 연령별, 직업 등에 따라서 각각 다르며 그밖에도 계절과 영양상태에 있어서도 변화된다.

(1) 기초대사와 신체표면적과 체중과 근육량과의 관계

기초대사는 체중과 신체표면적과 신체내의 근육량에 의해 각각 다르다. 또한 신체가 크고 작은 것에 의해서도 각각 다르다. 기초대사는 신체 표면적에도 비례한다고 말하는 것은 옛날부터 알려져 왔다. 또한 이론적으로는 신체의 열의 발산은 그 대부분이 신체 피부를 통하여 약 90%가 행하여진다. 따라서 기초대사를 계산하는데 있어서는 신체표면적 당으로 기초대사를 계산하는 방법이 그동안 널리 이용되어져 왔다. 그동안에 신체 표면적 당으로 에너지 기초대사를 계산하는 이유는 다음과 같은 이유에서 였다.

① 기초대사와 신체표면적 및 체중과의 상관은 어느 쪽의 경우에 있어서도 그 상관계수는 0.6에서 0.8의 범위 내에서 큰 차이가 없다.

② 체중당의 기준치가 개인의 기초대사량과 에너지소비량을 산출하는 것에서 신체표면적을 따로 구할 필요가 없어서 간편하다.

③ 그러나 일부의 각국에서는 체중당의 표시법이 널리 이용되어지고 있다. 그리하여 이러한 점에서기초에너지대사를 구하는데 있어서 실용적으로 누구나 편리하고 간편하게계산하기 위하여 체중당으로 기초대사를 계산하고 있다.

그러나 이론적으로 기초대사는 신체내의 지방과 뼈 등의 에너지대사활동에서는 낮다. 이것은 불확실성 조직을 제외한 것이며 에너지대사활동이 왕성한 근육과 신체 내의 장기의 실질적 조직인 근육량과 비례한다고 생각한다.

이러한 이론성에 의하여 신체의 조성상태를 구하여 신체의 비만도를 알아보기 위한 방법중에 신체밀도측정법, 신체수분측정법, 신체칼륨측정법 등이 개발되어 신체 내의 체지방량, 근육량의 추정이 가능하며 근육량과 기초대사와의 관계를 검토한 결과는 신체의 표면적과 체중에서 근육량이 기초대사와의 관계가 높다는 것이 그동안의 많은 연구자에 의해서 연구 보고되어 왔기 때문이다. 예를 들면, 신체의 표면적과의 상관계수는 0.805이다. 지방을 제외한 근육량(fat-free body mass, lean body mass)과의 상관계수는 0.885이다. 그리고 신체의 표면적과의 상관계수는 0.85이고, fat-free body mass와의 상관계수는 0.92로 나타났다.

또한 그동안의 연구자의 연구결과에 의하면 신체의 표면적과의 상관계수는 0.62이며 체중과의 상관계수는 0.61, 또한 fat-free body mass와의 상관계수는 0.67로 보고 되었다. 한편 기초대사를 근육량으로 나타낼 때와 또는 신체지방량에서 보정할 때에는 기초대사의 연령과 성별에 의한 차이를 제외시킨다는 연구 보고도 있다.

이상과 같이 기초대사와 근육량과의 통계학적으로의 상관도가 매우 높은 것으로 알려져 있다 그러나 기초대사를 근육량으로 표시 하는 데에는 신체내의 근육량을 정확하게 산출하는 간단한 방법과 간단하게 에너지 기초대사를 산출한다는 문제가 또한 남아 있는 것이다.

(2) 기초대사의 기준치와 개인의 기초대사를 구하는 방법

기초대사를 쉽게 알아볼 수 있는 연령별, 성별로 나타내는 것이 그림 2-1, 그림 2-2 에 나타내었다. 다음 표 2-2에서는 연령별, 성별, 체중당으로 기초대사의 기준치를 나타내었다. 그림 2-1에서는 연령과 남녀의 1일 24시간당 기초대사를 나타내었다. 그리고 다음 표 2-2에서는 1일당 남, 여별로 소비되는 1일 기초대사기준치를 나타내었다.

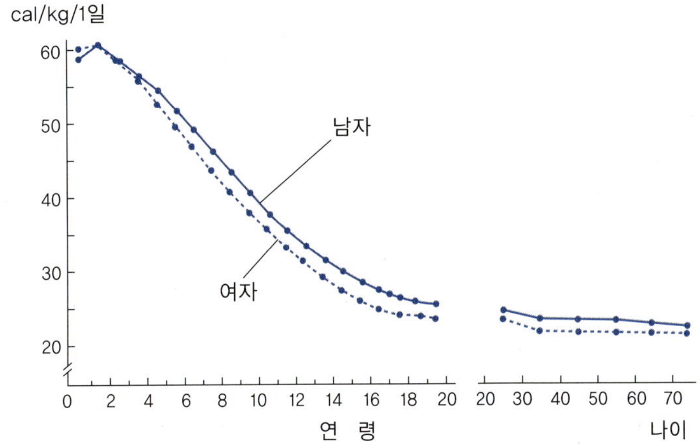

그림 2-1. 1일 24시간당 기초대사의 기준치(Cal/kg/1일)곡선

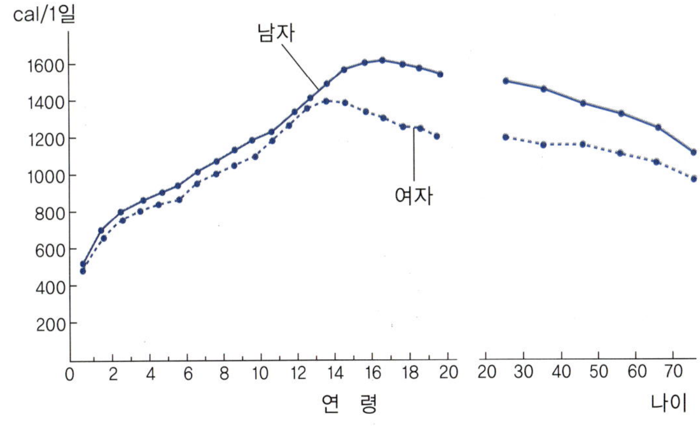

그림 2-2. 체중당 1일기초대사기준치(Cal/1일) 곡선

표 2-2. 연령별, 성별 기초대사의 기준치

연령	남자			여자		
	Cal/m²/1시간	Cal/kg/24시간	Cal/24시간	Cal/m²/1시간	Cal/kg/24시간	Cal/24시간
0개월 ~ 2 ~ 6 ~	48.7	59.5	459	48.4	60.6	438
1세 ~	53.6	59.9	674	52.6	59.9	645
2 ~	56.2	58.8	794	55.1	58.4	764
3 ~	57.2	57.2	876	55.6	56.5	834
4 ~	56.5	54.4	923	54	51.9	854
5 ~	55.1	51.0	960	51.6	48.4	883
6 ~	52.9	48.6	1,019	49.5	46.1	935
7 ~	51.1	45.6	1,067	47.6	42.9	978
8 ~	49.3	42.6	1,113	46.2	40.2	1,030
9 ~	47.5	39.7	1,156	44.8	37.6	1,086
10세	46.2	37.3	1,210	44.1	35.6	1,168
11 ~	45.3	35.3	1,284	43.1	33.3	1,249
12 ~	44.5	33.3	1,377	42.2	31.2	1,322
13 ~	43.5	31.2	1,470	41.2	29.3	1,368
14 ~	42.6	29.5	1,552	39.8	27.6	1,373
15 ~	41.7	28.1	1,597	38.1	25.9	1,341
16 ~	41.0	27.2	1,614	36.9	24.9	1,311
17 ~	40.3	26.4	1,607	36	24.2	1,282
18 ~	39.6	29.5	1,590	35.6	24.0	1,264
19 ~	38.8	25.4	1,560	35.1	23.8	1,239
20세	37.5	24.3	1,505	34.3	23.4	1,201
30세	36.5	23.1	1,452	33.2	22.0	1,167
40세	35.6	22.7	1,382	32.5	21.2	1,138
50세	34.8	22.4	1,317	32.0	20.9	1,100
60세	33.7	22.1	1,240	31.5	20.9	1,046
70세	32.3	21.6	1,147	31.0	21.1	983

앞에서 표 2-2와 그림 2-1, 그림 2-2를 이용하는 방법을 기술하면, 예를 들어 50세 체중 60kg의 남자의 에너지기초대사량을 표 2-2와 그림 2-1, 그림 2-2를 이용하여 계산한다면 표 2-2에서 50세의 경우는 1,317Cal가 에너지기초대사가 된다. 그리고 하루 체중 1kg당 소비되는 칼로리는 22.4Cal/kg이며 체표면적당 소비되는 칼로리는 34.8Cal/m^2/1시간 이다. 그림 2-1에서는 연령과 하루 체중 1kg당 소비되는 칼로리 곡선과 그림 2-2에서의 하루당 소비되는 기준치를 이용하면 개인의 기초대사를 추정하는데에 용이하고 또한 에너지의 기초대사를 계산할 때와 에너지 소비량을 산정할 때에 참고자료가 된다.

(3) 신체표면적을 이용하여 에너지기초대사를 구하는 방법

신체의 표면적에서 에너지 기초대사를 구하는 것은 일본의 후지모도(藤本) 공식에서 6세 이상 성인들을 대상으로 하는 산출하는 공식은 다음과 같다.

$A = W^{0.444} \times H^{0.663} \times 88.83$(A는 신체표면적 cm^2, W는 체중kg, H는 신장cm)

위의 후지모도 공식을 이용하여 신체의 표면적당으로 에너지대사를 구하는 방법은 다음과 같다.

먼저 위의 공식에서 $A = W^{0.444} \times H^{0.663} \times 88.83$의 공식에서 대상자의 체중이 19kg이고 신장이 115cm일 경우에 W = 19kg, H=115cm를 위의 공식에 대입한다면 다음과 같이 된다.

① $W=19^{0.444}$ =0.444(log1.9+log10)

=0.444(0.278+1)

=0.567가 된다.

그러므로 0.567=logX이므로 X=3.690이 된다.

② H^{115} =0.663(log1.15+log100)

=0.663(0.0606+2)

=1.366이 된다

그러므로 1.366=logX이므로 1+0.366= logX가 된다.

그리고 log10+log23.20은 0.366=logX가 되므로

X = 2.320 즉, X =23.20이 된다. 그러므로 이 공식을 정리하면

A = 3.690 × 23.20 × 83.83 = 7604.5cm^2가 되므로 신체표면적은 0.760m^2가 된다.

이 공식을 log로 풀어서 일일이 계산하기에는 실용성이 부족하다고 생각되어 다음 그림 2-3에서 신체의 표면을 신장과 체중을 이용하여 개개인의 신장과 체중만을 알아서 본인

의 왼쪽 표의 신장에서 오른쪽 표의 체중과 연결하여 중앙에서 마주치는 교차지점이 본인의 신체의 표면적이 된다.

에너지기초대사를 계산하는 방법은 표 2-3에서 신체의 표면적을 이용하기 위하여 신장과 체중을 사용하여 신체의 표면적을 구하는 방법의 예는 먼저, 표 2-3에서 신장이 115cm,

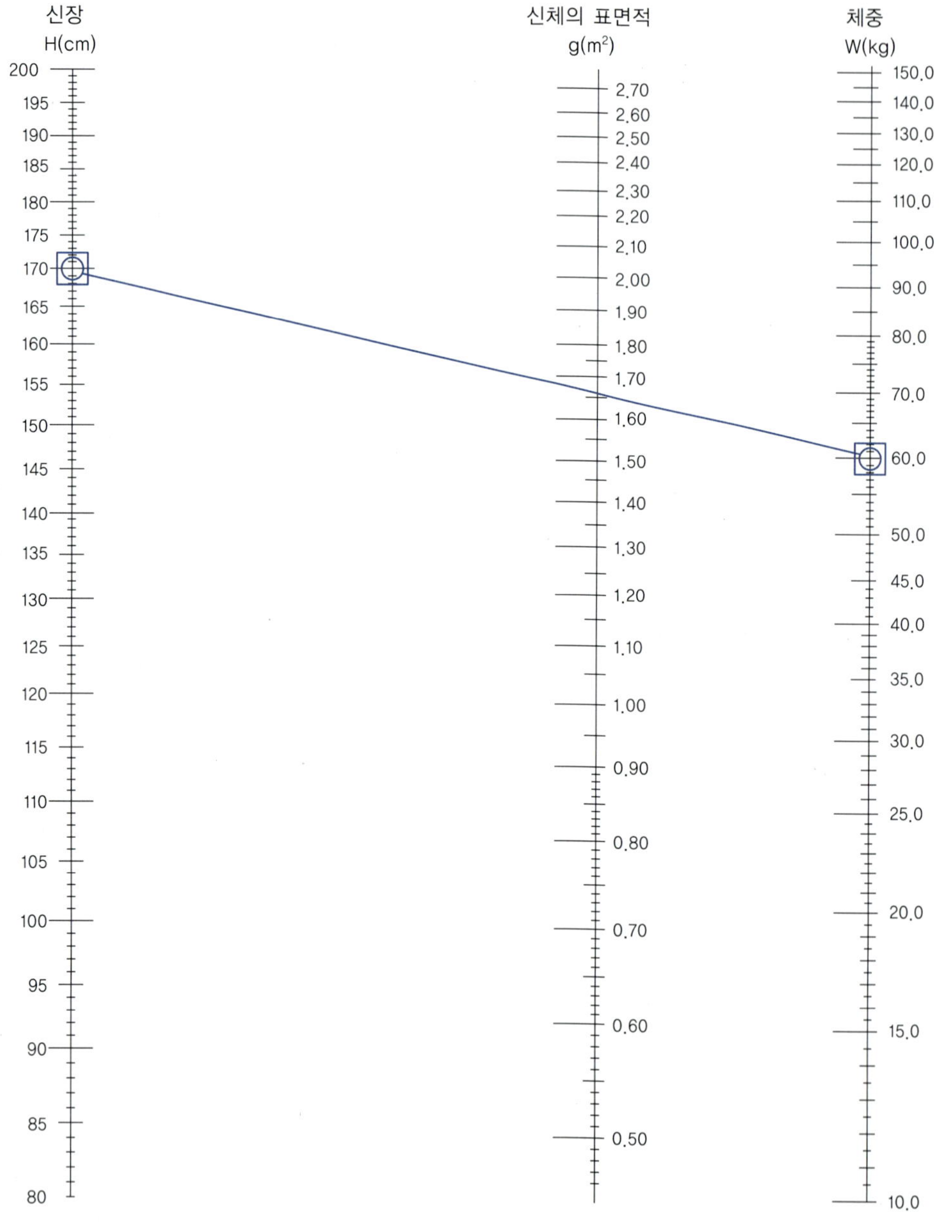

그림 2-3. 단신체의 표면적을 간단하게 알 수 있는 표(6세 이상 성인용)

표 2-3. 신체의 체표면적을 구하는 표 (단위 m^2) (체표면적 구하는 공식 $A = W^{0.444} \times H^{0.662} \times 88.83$에서 구함)

신장cm \ 체중kg	19	21	23	25	27	29	31	33	35	37	39	41	43	45	47	49	51	53	55	57	59	61	63	65	67	69	71	73	75	77	79	81	83
115	0.763	0.800	0.831	0.862	0.892	0.921	0.948																										
117	0.772	0.807	0.840	0.872	0.902	0.931	0.959																										
119	0.781	0.816	0.850	0.882	0.912	0.942	0.970																										
121	0.789	0.825	0.859	0.892	0.922	0.952	0.981																										
123	0.798	0.834	0.869	0.901	0.933	0.963	0.992																										
125	0.806	0843	0.878	0.911	0.943	0.973	1.002	1.031	1.058	1.064	1.110																						
127	0.815	0.852	0.887	0.921	0.953	0.983	1.013	1.041	1.069	1.096	1.122																						
129	0.823	0.861	0.896	0.930	0.963	0.994	1.023	1.052	1.080	1.107	1.133																						
131	0.832	0.870	0.906	0.940	0.972	1.004	1.033	1.063	1.091	1.118	1.145																						
133	0.840	0.878	0.915	0.949	0.982	1.014	1.044	1.074	1.102	1.130	1.156																						
135	0.849	0.887	0.924	0.959	0.992	1.024	1.055	1.084	1.113	1.141	1.168	1.194	1.220	1.245	1.269	1.293	1.316	1.338	1.360														
137	0.857	0.895	0.933	0.963	1.002	1.034	1.065	1.095	1.124	1.152	1.179	1.205	1.232	1.257	1.281	1.305	1.329	1.351	1.374														
139	0.865	0.904	0.942	0.977	1.011	1.044	1.075	1.106	1.135	1.163	1.191	1.217	1.244	1.269	1.294	1.318	1.341	1.364	1.387														
141	0.874	0.913	0.951	0.987	1.021	1.054	1.086	1.116	1.146	1.174	1.202	1.229	1.255	1.281	1.306	1.330	1.354	1.377	1.400														
143	0.882	0.922	0.960	0.996	1.030	1.064	1.096	1.127	1.156	1.185	1.213	1.241	1.257	1.293	1.318	1.343	1.367	1.390	1.413														
145				1.005	1.040	1.073	1.106	1.137	1.167	1.196	1.224	1.252	1.278	1.306	1.330	1.355	1.379	1.403	1.426	1.449	1.471	1.493	1.515	1.536	1.557	1.577	1.597	1.617					
147				1.014	1.050	1.083	1.116	1.147	1.178	1.207	1.236	1.264	1.291	1.317	1.343	1.363	1.392	1.416	1.440	1.463	1.485	1.507	1.529	1.550	1.571	1.592	1.612	1.632					
149				1.024	1.059	1.093	1.126	1.158	1.188	1.218	1.247	1.275	1.302	1.329	1.355	1.380	1.405	1.429	1.452	1.476	1.499	1.521	1.543	1.564	1.586	1.606	1.627	1.647					
151				1.033	1.069	1.103	1.136	1.168	1.199	1.229	1.258	1.286	1.314	1.341	1.367	1.392	1.417	1.442	1.465	1.489	1.512	1.534	1.553	1.578	1.600	1.621	1.641	1.662					
153				1.042	1.078	1.113	1.146	1.178	1.209	1.240	1.269	1.297	1.325	1.352	1.379	1.404	1.430	1.454	1.478	1.502	1.525	1.548	1.570	1.592	1.614	1.635	1.656	1.676					
155								1.188	1.220	1.250	1.280	1.309	1.337	1.364	1.391	1.417	1.442	1.467	1.491	1.515	1.538	1.561	1.584	1.606	1.628	1.649	1.670	1.691	1.711	1.731			
157								1.199	1.230	1.261	1.291	1.320	1.348	1.376	1.402	1.429	1.454	1.479	1.504	1.528	1.551	1.575	1.597	1.620	1.642	1.663	1.684	1.705	1.726	1.746			
159								1.209	1.241	1.272	1.302	1.331	1.359	1.387	1.414	1.441	1.466	1.492	1.516	1.541	1.564	1.588	1.611	1.633	1.655	1.677	1.698	1.720	1.740	1.761			
161								1.219	1.251	1.282	1.313	1.342	1.371	1.399	1.426	1.453	1.479	1.504	1.529	1.553	1.577	1.661	1.624	1.647	1.669	1.691	1.713	1.734	1.755	1.775			
163								1.229	1.261	1.293	1.319	1.353	1.382	1.410	1.438	1.465	1.491	1.516	1.542	1.566	1.590	1.614	1.637	1.660	1.683	1.705	1.727	1.748	1.769	1.790			
165											1.334	1.364	1.393	1.422	1.449	1.476	1.503	1.529	1.554	1.579	1.603	1.627	1.651	1.674	1.696	1.719	1.741	1.762	1.786	1.805	1.825	1.846	1.866
167											1.345	1.375	1.404	1.433	1.461	1.488	1.515	1.541	1.567	1.592	1.616	1.640	1.664	1.687	1.710	1.733	1.753	1.776	1.798	1.819	1.840	1.860	1.881
169											1.356	1.386	1.416	1.444	1.473	1.500	1.527	1.553	1.579	1.604	1.629	**※1.653**	1.677	1.701	1.724	1.746	1.769	1.790	1.812	1.833	1.854	1.875	1.896
171													1.427	1.456	1.484	1.512	1.539	1.565	1.591	1.617	1.642	1.666	1.690	1.714	1.737	1.760	1.782	1.805	1.826	1.848	1.869	1.890	1.910
173													1.438	1.467	1.496	1.524	1.551	1.578	1.605	1.629	1.654	1.679	1.703	1.727	1.751	1.774	1.796	1.819	1.840	1.862	1.883	1.904	1.925
175															1.507	1.535	1.563	1.590	1.616	1.642	1.667	1.692	1.716	1740	1.764	1.787	1.810	1.832	1.855	1.876	1.898	1.919	1.940
177															1.518	1.547	1.574	1.602	1.628	1.654	1.660	1.705	1.729	1.753	1.777	1.801	1.824	1.846	1.869	1.890	1.912	1.933	1.955
179																1.558	1.586	1.614	1.640	1.667	1.692	1.718	1.742	1.767	1.791	1.814	1.837	1.860	1.883	1.905	1.926	1.948	1.969
181																		1.626	1.652	1.679	1.705	1.730	1.755	1.780	1.804	1.828	1.851	1.874	1.896	1.919	1.941	1.962	1.984
183																		1.637	1.664	1.691	1.717	1.743	1.768	1.793	1.817	1.841	1.864	1.887	1.910	1.933	1.955	1.977	1.998
185																				1.703	1.730	1.755	1.781	1.806	1.830	1.854	1.878	1.901	1.924	1.947	1.969	1.991	2.013
187																				1.714	1.748	1.768	1.794	1.819	1.843	1.867	1.891	1.915	1.938	1.961	1.983	2.005	2.027
189																						1.781	1.806	1.831	1.856	1.881	1.905	1.928	1.952	1.975	1.997	2.019	2.041
191																						1.793	1.819	1.844	1.869	1.894	1.918	1.942	1.965	1.988	2.011	2.033	2.056
193																						1.805	1.832	1.857	1.882	1.907	1.931	1.955	1.979	2.002	2.025	2.048	2.070

※ : 남자 20세, 신장 169cm, 체중 61kg일 때 신체의 표면적은 1.653m^2이다.

체중이 50kg인 사람인 경우에 체표면적은 앞에서 산출한 0.760m²가 된다. 이 사람의 나이가 만약에 7세인 경우는 앞의 표 2-2에서 7세 남자의 1일당 m²당 기초대사가 51.1Cal이기 때문에 에너지기초대사를 구하면

A= 51.1 × 0.76(신장이 115cm, 체중이 50kg) × 24시간

= 약 932Cal가 에너지기초대사가 된다.

A= 에너지기초대사가 된다.

(4) 체중을 이용하여 간단하게 에너지 기초대사를 간단하게 구하는 방법

앞의 표 2-2에서 연령별, 성별 에너지 기초대사 기준치를 기초로 하여 본인의 체중을 체중당 기초대사에 곱한 것이 하루당 에너지기초대사량이 된다. 이 방법은 신체의 체표면적으로 에너지기초대사를 구하는 에너지 기초대사보다도 간편하다. 그러나 이 방법에 의하여 체중이 약 70kg 이상인 경우에는 체표면적에 의한 에너지기초대사를 구한 것보다는 에너지 기초대사량이 약간 많은 경향이 있다. 그렇기 때문에 체중 70kg 이상인 경우는 다음과 같은 공식으로 체중을 이용하여 에너지기초대사량을 구하는 것이 신체의 체표면적에서 구하는 수치와의 일치성이 매우 높다. 참고로 정확하게 체중을 이용하여 성인들의 에너지기초대사를 구하는 남자와 여자의 공식은 다음과 같다.

남자 : Cal/하루 = 14.1 × 본인의 체중(kg) + 620

여자 : Cal/하루 = 10.8 × 본인의 체중(kg) + 620

이 공식을 이용하여 남자 50세, 체중 80kg일 경우 하루의 에너지 기초대사량은

A = 14.1 × 본인의 체중 80kg + 620

= 약 1748Cal 정도가 하루의 에너지기초대사량이 된다.

A= 체중당의 에너지기초대사가 된다.

표 2-2에서의 연령별, 성별 에너지기초대사기준치를 이용하는 경우 50세인 경우 앞의 표 2-2에서 연령별, 성별 기초대사의 기준치에서 22.4cal/kg24시간이므로 본인의 체중 80kg인 경우는 약 1792Cal정도가 하루의 에너지기초대사량이 된다.

2) 운동이나 중노동자들의 에너지기초대사

운동이나 중노동을 하는 사람들은 일반인보다도 에너지기초대사가 약 5~10% 정도 높다. 이러한 이유는 운동이나 중노동을 하는 경우는 일반인보다도 에너지기초대사가 높다고 하는 것은 앞장 그림 표 2-1에서 신체 각 내부의 모든 기관에서의 기초대사에 의한 에너지 소비 열량을 고려 할 때에 근육량의 열소비량이 신체 내의 에너지소비량 중에서 가장

많기 때문에 근육량이 많은 사람이 에너지기초대사량이 높은 것으로 나타났기 때문이다.

그리고 이것은 에너지 대사 활성이 높은 근조직량이 체중당으로 계산할때에 큰 것과 운동이나 노동에 의하여 증가되어가는 근조직의 대사항진성에 의한 것으로 생각된다. 그리하여 운동이나 중노동을 하는 경우는 보통사람보다도 약 5% 정도 더하여 에너지기초대사량을 계산하는 것이 타당하다고 생각된다.

3) 수면대사

에너지기초대사는 위에서 기술한 바와 같이 사람이 각성하고 있을 때 인간의 생리적으로 최소한의 대사를 말하는 것이다. 수면을 취하고 있을 때의 에너지대사는 기초대사보다도 어느 정도 낮게 된다. 그동안 연구자들에 의하여 실험한 결과에 의하면 사계절을 통한 수면대사는 기초대사의 5~7%(평균6%)가 감소하였다고 보고 된다.

수면대사의 수치는 에너지소비량등을 계산을 할 때에는 편의상 기초대사에서 10% 정도를 줄여서 일반인들에게 이용되어진다. 수면중 에너지대사가 기초대사보다도 5~10% 정도 적다고 하는 이유는 수면중에는 골격근이 이완되고 맥박수도 감소하며 말초혈관등은 확장되어 부교감신경이 긴장상태가 되어 전체의 에너지대사가 저하되기 때문이다.

4) 섭취한 음식물의 특이동적작용

음식물을 섭취한 후에 신체 내에서 대사가 항진하며 그 항진이 섭취한 음식물 가운데에 당질, 지질, 단백질 등의 각각의 영양소에 의하여 전부 특이적으로 다르다. 특히 단백질 섭취 후에 가장 크기 때문이다. 음식물 섭취에 의한 대사의 항진을 특이동적작용(Specific Dynamic Action의 약자로 SDA)이라고 말한다. 이 특이동적작용은 단백질을 단독으로 섭취하는 경우에는 섭취열량의 30% 정도가 되며 당질은 5%, 지질은 약 4% 정도이다.

다음 그림 2-4에서 특이동적작용에 의한 증가열량의 기초대사를 넘는 비율(%)를 나타내었다. 고단백질식사인 경우는 SDA(특이동적작용)가 최고치가 달하는 경우는 식사한 후에 4~6시간(섭취열량의 35~38%수준)이며 그 후에 급속히 저하하여 식사 12시간이 지나도 기초대사까지는 되돌아오지 않는다. 여기에 반하여 보통식사의 경우에는 식사 후 2시간 전까지 상당히 높으며(식사 섭취열량의 약 30%) 그 이후에는 급속히 저하되어 식사 후 8시간 경에 보통 기초대사의 수준이 된다.

보통식사의 경우에는 시간적인 경과에 따라서 안정시의 대사를 측정할 때에 참고가 된다. 특이동적작용의 원인은 아직까지도 명확하지 않으나 음식물의 소화흡수에 의한 대사항진과 신체 내에서의 화학반응에서 오는 결과라고 생각된다.

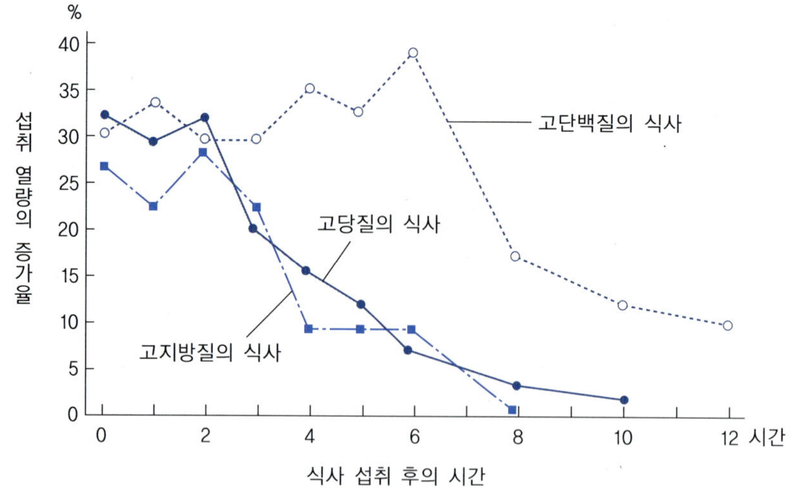

그림 2-4. 특이동적작용에 의한 증가열량의 기초대사를 넘는 비율(%)

단백질의 경우는 탈아미노 작용과 요소의 형성과정에 의한 에너지이며 당질의 경우에는 포도당과 글리코겐과의 중간반응에서 오는 열에 의한 것으로 기술 할 수가 있으며 지질의 경우에는 아직까지도 밝혀지지 않았다.

특이동적작용은 다음과 같은 성질을 가지고 있다.

① 특이동적작용에서 발생되는 에너지는 근육운동(노동)의 에너지로는 이용되어지지 않는다.

② 특이동적작용에 의한 대사항진은 음식물 섭취한 후 열량에 비례한다.

이상과 같은 특이동적작용은 운동에너지에 이용되어지지 않기 때문에 열에너지로서 추운환경에서는 체온유지에 도움이 되는 것이다. 또한 특이동적작용은 더위로 인하여 상실된 에너지에 있어서도 그 상실된 양 만큼을 섭취하지 않으면 안되는 열량에서 10%를 더 가산하게 된다.

5) 안정 시의 에너지대사

안정 시의 에너지대사는 음식물을 섭취하지 않은 기초대사의 상태에서 육체적과 정신적으로 다 안정을 유지한 쾌적한 상태에서 의자에 조용히 앉아 있는 각성의 상태를 안정 시의 에너지대사라고 말할 수가 있다. 이 경우에 신체 내에서 에너지가 항진하는 기초대사의 약 10% 정도를 말한다. 이것은 쾌적한 상태에서 의자에 앉아 각성의 자세를 유지하기 위하여 골격근의 긴장이 기초대사의 상태보다도 증가되었기 때문이다. 그러나 운동

시의 에너지대사를 측정하기 전에 측정된 안정 시의 에너지대사는 음식물을 섭취한 보통의 각성 상태에서 의자에 앉아있는 것을 안정 시의 에너지대사라고 말한다.

따라서 이 경우에는 안정시의 에너지대사는 특이동적작용에 의한 에너지대사항진량을 포함한 것이 된다. 이 상태에서의 안정 시의 에너지대사량은 실제로 측정한 결과에 의한 기초대사의 약 20%를 더한 것이다. 이 수치가 일반적으로 에너지소비량을 실용적으로 계산하게 된다. 또한 안정 시의 에너지대사를 측정하는 경우에는 음식물의 식사 직후의 특이동적작용에 영향을 피하기 위하여 식사 후 2시간 이후에 안정 시의 에너지대사를 측정한다.

6) 운동 시의 에너지대사

운동과 노동에 의하여 항진하는 에너지대사를 운동대사 또는 노동대사라고 말한다. 운동 시의 에너지 대사와 각종 노동시의 에너지대사를 측정하는 목적은 운동과 노동의 강도를 판정하기 위한 것이다. 각종 직업에 종사하는 사원들의 직업 내용에 따라 에너지대사를 산출하고 각종직업에 의한 최적한 노동조건을 결정하기 위하여 필요한 것이다. 또한 운동이나 스포츠에 의한 운동능력의 판정과 운동생리 기능의 연구에 없어서는 안 될 중요한 준거가 되는 것이다.

(1) 에너지대사율(RMR)

여러 가지의 신체의 동작과 노동과 운동시의 에너지 소비량을 나타내는 것을 에너지대사율(relative metabolic rate, RMR)이라고 한다. 에너지대사율을 나타내는 공식은 다음과 같다.

$$RMR = \frac{\text{작업 시의 에너지소비} - \text{안정 시의 에너지 소비}}{\text{기초대사}} = \frac{\text{노동대사}}{\text{기초대사}}$$

위의 식을 다음 그림 2-5에 에너지대사의 구성에 나타난 에너지대사의 내용을 기술하면 작업시의 측정한 총에너지 소비(기초대사 + 안정시에 증가된 대사 + 노동대사)에서 안정상태에서 측정한 에너지 소비(기초대사 + 안정시에 증가된 대사)의 차를 빼면 노동에서 소비된 에너지 즉, 노동대사를 알 수가 있다. 이 노동대사를 기초대사에서 뺀 수치가 에너지대사율 즉 RMR이다. 에너지대사율은 노동시의 에너지의 대사량이 기초대사의 몇 배가 되는가를 나타내는 지수를 말한다.

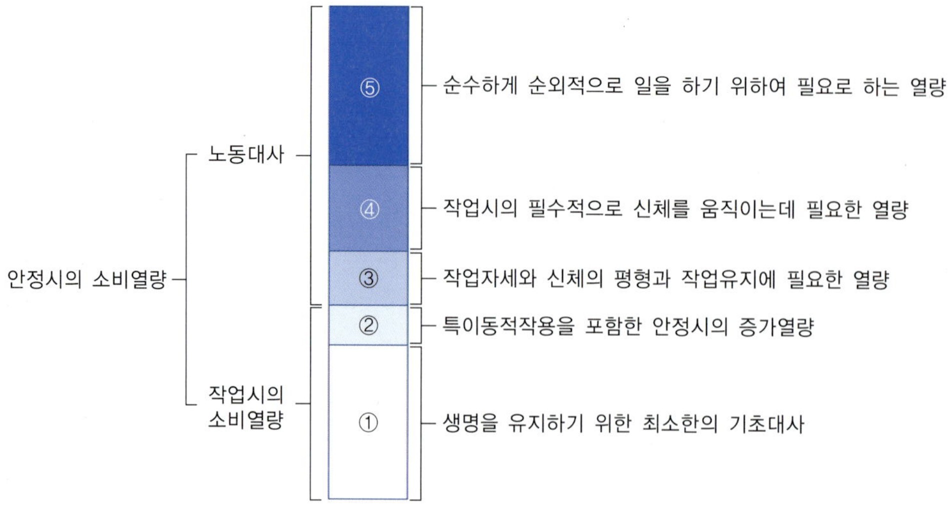

그림 2-5. 에너지대사의 구성

노동대사량을 기초대사량으로 나누는 이유는 그 동작의 내용을 자세하게 그림 2-5에너지대사의 구성 내용에서 나타난 3가지의 요소에서 성립되는 것을 알 수가 있다.

그 하나는 작업의 시작 하는데 있어서 신체의 평형상태를 유지하기 위하여 가벼운 근육의 긴장 즉, 작업의 자세 유지를 위한 에너지의 소비가 위 그림 2-5에 ③에 해당되는 것이며 두 번째는 작업을 할때에 필수적으로 신체를 움직이는 공간에서 소비되는 에너지가 ④가 된다. 세 번째는 작업 즉, 일 그 자체를 하기 위한 순수하게 순외적으로 소비되는 에너지가 ⑤이다.

그런데 세 가지 요소가운데에 ③과 ④, 특히 ④의 부분은 똑같은 동작을 하여도 신체의 크기에 대하여 에너지가 소비되는 것은 차이가 있다. 따라서 노동대사에 있어서도 개인차를 나누어 체격과 남녀성차를 고려하지 않고 획일적으로 하나의 지수로 노동대사를 나타내는 것을 에너지대사율이라고 한다. 이런 의미에서 에너지대사율은 각종 노동과 운동시의 에너지소비와 그 강도를 비교하는데 작업현장에서나 운동시에 편리하게 이용된다.

(2) RMR 즉, 에너지대사율에 영향을 주는 인자

에너지대사율은 앞에서 기술한 바와 같이 일반적으로 신체 내의 항상성에 관계가 있는 것이며 항상 일정한 수치를 나타내는 것은 아니다. 일상생활이나 운동 또는 작업시에 일에 숙련도나 운동할 때의 연습하는 정도와 체력에서 근에 들어 가는 힘에 정도와 운동하는 방법 또는 작업과 운동 성질에 따라서 영향을 주는 것이다.

숙달을 요하는 노동과 운동에서는 그 숙달도에 영향을 주게 되며 동일한 작업과 또는 동일한 운동을 수행하는데 있어도 숙련자는 미숙련자보다도 에너지를 적게 소비하게 된다.즉, 에너지의 효율이 좋으며 숙련자의 에너지대사율은 미숙련자보다도 비교적 낮게 된다. 이러한 이유는 숙련자는 사용하는 근군의 사용이 효율적으로 작용하며 나머지의 근육을 사용하는 것이 적게 되기 때문이다. 숙련자는 근육도 발달하여 근육과 관절이 유연성도 좋으며 또한 원활한 신경 지배를 하고 있는 것으로 생각된다.

숙련자와 미숙련자와의동일한 작업에서 에너지 효율의 차이는 약 20% 정도로 사료된다. 그리고 무거운 물건을 들어 올린다던다가 물건을 운반하는 등의 중량형의 노동 작업과 근력을 요하는 작업이나 운동에 있어서는 신체의 체력에 영향을 준다. 이와 같이 작업에서는 똑같은 일의 양을 행하는 사람이 체력이 있는 사람이다. 에너지대사율은 체력이 약한 것에 비하여 낮게 된다. 또한 같은 작업에 있어서도 의지에 의해 힘을 사용하는 방법에 있어서도 에너지대사율은 다르다.

이상에서 에너지대사율의 측정에 있어서는 위에서 말한 여러가지점을 고려하는 것과 또한 에너지대사율의 이용에 있어서도 대상의 특성과 운동이나 작업의 성질 등에 유의할 필요가 있다.

(3) 일상생활의 에너지대사율과 에너지 소비량

일상생활에 있어서 신체활동에 의한 에너지대사율과 에너지소비량을 표 2-4에서 일상생활시의 에너지 대사율과 에너지 소비량을 나타내었다. 일상생활시의 신체활동은 보통 RMR(에너지대사율)은 약 0.5 이하 정도가 되며 가정생활에 있어서 가사의 일이나 작업중 많은 것은 약 1.0~3.0 정도이다. 정신적인 일이나 작업에 있어서의 에너지대사율은 적기 때문에 기초대사의 4~5% 정도로 증가된다. 그러나 이러한 증가도 정신적 작업시에 의한 신체의 작은 신체활동이라고 생각되어지며 이러한 활동을 제외한 경우에는 뇌신경만의 활동이라고 생각된다. 이러한 활동을 제외한 경우에는 뇌신경만의 활동 등에 의한 에너지대사의 증가는 대부분 나타나지 않는다.

따라서 일상생활시의 공부나 연구, 독서, 필기, 계산등의 정신적작업시의 에너지대사율은 그 활동으로 인한 신경의 피로를 가져온다고 하여도 대단히 적은 것이기 때문에 에너지대사율은 약 0.2 정도에 불과하다. 이러한 수치도 그때그때의 동작에 오히려 좌ㄸ우되는 것으로 생각된다.

표 2-4. 일상생활시의 에너지대사율과 에너지 소비량

일상생활의 활동	에너지대사율 (RMR)	에너지소비량 (Cal/kg/분)
1. 수면	기초대사의 90%	0.0170
2. 식사	0.4	0.0269
3. 옷 입는 동작	0.5	0.0287
4. 보통 보행	2.1	0.0570
5. 산보	1.5	0.0464
6. 계단오르기	6.5	0.1349
7. 계단내려가기	2.6	0.0658
8. 버스승차	1.0	0.0375
9. 보통의 속도로 자전거타기	2.6	0.0658
10. 자동차운전	0.5	0.0287
11. 휴식, 담화	0.2	0.0233
12. 목욕	2.3	0.0606
13. 식사준비 및 설거지	1.6	0.0481
14. 청소 쓸기	2.1	0.0676
닦기	2.2	0.0587
전기청소기	3.5	0.0818
15. 세탁 전기세탁기	1.7	0.0499
손빨래	1.2	0.0410
빨래정리	2.2	0.0587
다리미질	1.5	0.0464
16. 침구 이불펴기	3.5	0.0818
이불개기	4.9	0.1065
17. 재봉틀사용	0.5	0.0287
18. 문단속	2.3	0.0605
19. 독서 (읽고 보고)	0.2	0.0233
20. 취미, 오락	0.5	0.0287
21. 책상에서 사무	0.6	0.0304
22. 쇼핑	1.6	0.0481
23. 구두닦이	1.1	0.0393
24. 화분 가꾸기	2.0	0.0552
25. TV체조등 가벼운 운동	3.0	0.0729

(4) 운동 시의 에너지대사율과 에너지소비량

각종 신체활동과 운동 시의 에너지대사율과 에너지소비량을 표 2-5에 나타내었다. 또한 참고로 운동이나 신체활동 시에 이용하는 방법을 표 2-5에서 하나의 예로 기술하였다.

표 2-5. 각종 스포츠의 에너지대사율과 에너지 소비량을 구하는 공식 〈Cal/kg/분〉

스포츠 종목		에너지 대사율 (RMR)	에너지 소비량 (Cal/kg/分)
보행	분속 60m	1.9	0.0534
	70	2.4	0.0623
	80	3.1	0.0747
	90	4.0	0.0906
	100	5.0	0.1083
	110	6.4	0.1331
	120	8.5	0.1703
체조	V 체조	2~5	0.0552~0.1083
	준비체조	2~4	0.0552~0.0906
	안 마	23	0.4269
	평행봉	27	0.4977
	철 봉	37	0.6747
	도 마	75	1.3473
	링	26	0.4800
	체 조	24	0.446
달리기	달리기 100m	205	3.6483
	400	95	1.7013
	1,500	30	0.5506
	10,000	17	0.3207
	건강마라톤	15.6	0.2959
	연습 단거리	5.1	0.1105
	중거리	7.7	0.1561
	장거리	6.7	0.1384
던지기	포환던지기	54~65	0.9756~1.1703
	원반던지기	58~70	1.0464~1.0588
	헤머던지기	89~134	1.5951~2.3916
	창던지기	100	1.7898
	던지기 연습	4.4~9.0	0.0977~0.1277
도약	멀리뛰기	65~116	1.1172~2.0730
	삼단뛰기	126~165	1.0464~1.0588
	높이뛰기	99~125	1.5951~2.3916
	창높이뛰기	68~78	1.7898
	도액 연습	4.6~6.1	0.0977~0.1791
수영	경 기 100m 크 롤	47	0.8517
	1,500m 크롤	21	0.3915
	100m 배 영	45	0.8160
	100m 평 영	40	0.7278
	100m 버터플라이	56	1.0110
	원 영	6~8	0.1260~0.1614
미식축구	라 인	6.8	0.4402
	빽	7.0	0.4437
	팀 평 균	6.7	0.4419

스포츠 종목		에너지 대사율 (RMR)	에너지 소비량 (Cal/kg/分)
수영(일반학생)	최대 스피드 (50m) 크 롤	34	0.6212
	평 영	20	0.3738
	배 영	27	0.4977
	모자비영	19	0.3561
	가벼운 스피드 (50m) 크 롤	20	0.3738
	평 영	10	0.1968
	횡 영	8	0.1614
보트	경기 1마일	24	0.4446
	2,000m	22	0.4092
	연 습	6.8	0.4401
보트(에이트)	No work	6.6	0.1366
	Light Paddle	10.0	0.1068
	Lowpitch Paddle	12.0	0.2322
	Four work	12.4	0.2393
	Paddle	17.1	0.3255
	Start dash	26.9	0.4959
	연습 6시간의 편균	5.3	0.1136
야구	시 합 투 수	5.5	0.1172
	포 수	4.5	0.0995
	내야수	2.3	0.0605
	외야수	1.8	0.0517
	팀평균	2.7	0.0676
	연 습 투 수	5.1	0.1101
	포 수	4.6	1.1012
	야 수	3.6	0.0835
축구	시 합 (70분) 전 위	7.5	0.1526
	후 위		
	골키퍼	1.5	0.0464
	팀평균	6.4	0.1331
	연 습	3.7~6.9	0.0853~0.1719
축구 대학팀	연습시합 F W	10.9	0.2127
	H B	11.9	0.2304
	G K	3.9	0.0888
하키 대학팀	연습시합 F W	10.3	0.2021
	H B	9.9	0.1950
	G K	5.1	0.1101
럭비	시 합 (70분) 전 위	11.5	0.2234
	후 위	10	0.1968
	골키퍼	11	0.2145
	팀평균	7.6	0.1552
	연 습 전 위	6.9	0.1719
	후 위		
역도	프 레 스	88	1.577
	스 네 치	104	1.8606
	쩍 크	104	1.8606

표 2-5. 각종 스포츠의 에너지대사율과 에너지 소비량을 구하는 공식 〈Cal/kg/분〉(계속)

스포츠 종목		에너지 대사율 (RMR)	에너지 소비량 (Cal/kg/分)
농구	시합	10.9	0.2127
	남자연습시합	13.5	0.2588
	여자연습시합	11.4	0.2215
배구	시합 3세트	2	0.0552
	(9인제) 3세트	2	0.0552
	(6인제) 3세트	7	0.1437
	남자난타연습	7~13	0.1437~0.2499
	여자난타연습	8~15	0.1491~0.2583
테니스	남 싱글	10.9	0.2127
	더블	7.7	0.1561
	여 싱글	8.6	0.1589
	더블	6.3	0.1214
정구	남 전위	45	0.0995
	후위	7.0	0.1437
	여 전위	3.2	0.0709
	후위	6.1	0.1181
배드민턴	남 싱글	6.6	0.1366
	더블	5.3	1.1136
	여 싱글	5.1	0.1018
	더블	3.3	0.0725
	연습	7.4	0.1393
탁구	대학생	7.3	0.1490
아이스하키 (시합 70분)	전·중위	4.9~5.9	0.1065~0.1242
	골키퍼	2.0	0.0552
	팀평균	4.5	0.0995
코스터 롤러	남자연습	3~5	0.0906
	여자연습	6.6~8.3	0.1410
스피드 스케이트	500m	54	0.9756
	1,500	25	0.4623
	5,000	17	0.3207
	10,000	15	0.2853
수상스키	연습	7	0.1328
스키	보행	3.3~6.5	0.0782~0.1348
	경사 5°	6.0~7.4	0.1260~0.1508
	직활강	6.9~10.9	0.1242~0.2127
	스라롬	23.4	0.4310

스포츠 종목		에너지 대사율 (RMR)	에너지 소비량 (Cal/kg/分)
유도	시합	10~16	0.1968~0.3030
승마	같이걷기	1.7	0.0499
	멀리걷기	7.4	0.1508
	거기	9.7	0.1915
	장애	17.4	0.3278
	마장연습	5.3	0.8018
	장애물연습	4.6	0.1012
등산	2,000m 정도 등산 (중간~정상까지)	7.4	0.1508
	1,500m 정도 등산	4.8	0.1048
사이클	평지시속 10km	3.4	0.0800
	평지시속 15km	5.7	01207
	고개 10km	7.2	0.1472
	고개 15km	13.6	0.2605
	내리막길	0.4	0.0269
도로걸기 자전거	38km/h	12.5	0.2410
헬스운동	덤벨운동	11~14	0.2234
	바벨운동	6.8~10.5	0.1402~0.2057
	복근운동	7.6	0.1543
	평균	9.4	0.196

신체활동이나 운동 시의 에너지소비되는 소비칼로리 계산(예)

체중 60kg의 남자가 1분당 속보로 90m 정도 20분간 걸었을 때에 소비되는 에너지는
체중 60kg × 20분간 운동시간 × 1분당 소비되는 칼로리는 0.0906 칼로리/kg/분이기 때문에 20분간 속보를 하였을 때에 소비되는 총소비칼로리는 108.72칼로리가 된다.
또한 예로 건강증진 체조를 5분간 실시 했다고 한다면
체중 60kg × 5분 × 0.1083칼로리/kg/분이기 때문에
체중 60kg × 5분 × 0.1083칼로리/kg/분으로 계산하면 총 32.49칼로리가 5분 동안 건강증진체조로 소비한 총칼로리가 된다.

住 : 1) 일본 스포츠맨의 영양학, 야마오까에서 일부 인용
2) cal/kg분 당계산 방법은 나가미에 신사지에서 일부 인용

(5) 건강마라톤시에 에너지소비량을 계산하는 방법

일상생활에서 적정체중을 유지하지 못하여 비만이 되는 경우와 건강증진을 위하여 신체활동이나 운동을 실시하는 목적은 보통은 만성적 운동부족을 해소하고 이상체중을 유지하여 건강증진에 목적으로 신체활동이나 운동을 실시한다. 이때 운동의 종류 가운데에 대표적인 운동이 전신적운동이다. 또한 전신적 운동 가운데에는 유산소적 운동과 무산소적 운동이 있으며 그리고 유산소적 운동과 무산소적 운동을 혼합하여 실시하는 운동의 종류가 있다.

제2장에서는 앞장에서 이미 기술한 에너지에 대한 기초대사등을 기술하였다. 그리고 일상생활과 운동시에 에너지 소비량을 검사하는 방법도 기술해왔다. 보통 일반인 가운데에 건강마라톤대회 참가 시에 참고로 에너지 총 소비량을 계산하는 방법을 다음과 같이 소개한다. 건강마라톤대회에 참가하는 자는 보통 전신운동 중에 유산소적 운동이다. 전신적 운동은 주로 유산소적 운동을 중심으로 인체내의 지방량의 조절과 혈관 및 근육과심장 부위까지도 지방이 축적되는 것을 예방하기 위한 목적으로 전신적 운동을 실시한다. 이때 신체 각 부위의 지방을 연소시키기 위하여 신체내의 에너지의 소비가 어느 정도인가 또는 신체의 에너지 가운데에 탄수화물이 어느 정도 보유하고 있는 가를 참고로 다음 표 2-6에서 인체내의 당질의 보유량과 에너지 소비관계를 나타내었다.

표 2-6. 인체내의 당질보유량과 에너지 관계(체중 70kg 성인 남자의 경우)

간장 글리코겐	6.0% : 108g(간장 중량 1.8kg)
근육 글리코겐	0.7% : 245g(근육 중량 35kg)
세포외액의 글리코스 (혈액과 조직 간액)	0.1%　10g(전량 10ℓ)
인체 당질의 총보유량 합계	363g
에너지 치	363g × 당질1g당 4Cal이므로 총 1,452Cal보유

자료출처 : 스포츠 영양학(성동진 2001년 고려의학)과 H · A · Harper, o.w. Rodwell, Review of physiological chemistry, P.260

위 표 2-6에서 체중 70kg의 성인 남자의 인체 내의 당질 보유량과 에너지 관계에서 남자체중이 약 70kg 정도인 사람의 경우에는 당질의 에너지보유량은 총 1,452cal 정도로 나타났다. 앞에서 말한 신체내의 에너지는 지방과 탄수화물이다. 이때 신체내의에 지방량의 검사는 신체조성상태를 검사하는 방식에 의해서 검사하고 신체내의 탄수화물양은 표 2-6을 참고한다. 신체내의 지방량을 검사하여 적정체중을 유지하기 위해서는 먼저 신체활동이나 운동을 통하여 지방을 연소시키기 위하여 최대의 상대적 운동강도가 젊은 사람의 경우 약 60~80% 정도로 유산소적 운동을 실시하는데 이 운동의 강도는 운동실시시의 감각적으로 말할때는 피로를 느끼지 않은 정도의 주관적 운동강도를 말하며 이때 1분당 140m 이상 달리게 되면은 주로 인체내의 당질이연소비율이 높게 된다. 인체내의 당질이 고갈되는 상태를 알아보기 위해서는 호흡상(다음 장에서 기술)으로 알 수가 있다.

참고로 앞 장 표 2-5 각종 스포츠의 에너지 대사율과 에너지 소비량을 구하는 공식 가운데에 달리기 항목에서 건강 마라톤대회 출전시 에너지 소비량은 1분당 체중 1kg당 0.2959Cal이므로 150분간 달렸을 때의 에너지 소비량 계산은

0.2959Cal × 체중 70kg × 150분(달린 시간) = 3,106Cal를 소비했다는 결과이다.

그러면 앞 표 2-6에서 체중 70kg의 남자의 당질보유량은 1452Cal이므로 당질은 인체내에서 부족하게 되는 경우도 있다. 당질이 부족하면 스피드가 떨어지고 생리적인 한계가 온다. 그렇기 때문에 일부 건강마라톤대회나 마라톤에 출전하는 사람들이 당질을 신체내에 축적하기 위하여 식이요법등을 이용하나 이것은 사람에 따라서 부작용이 생기므로 주의하지 않으면은 안된다. 그리고 신체내의 축적지방을 소비하기 위해서는 운동의 강도가 높아지면 높아질수록 탄수화물을 인체내에서 많이 사용하는 비율이 높아지게 된다.

다시 말하면 앞에서 말한 달리는 사람에 따라 다를 수도 있지만 보통 1분당 140m 이상 달리게 되면 운동강도가 높아지게 때문에 탄수화물 위주로 소비되는 고강도로 달리는데 이때에 달리는 데에 필요한 탄수화물의 영양소가 주로 소모 되기 때문에 달리는 데에 인체내에 탄수화물이 고갈되어(표 2-6 인체내의 당질 보유량과 에너지관계에서 총 에너지 보유량은 1,452Cal이기 때문에)달리는데 지장을 줄 수가 있기 때문에 지방을 연소시키기 위해서는 분당 140m 이하로 달릴 필요가 있다고 생각된다. 또한 걷기 등의 운동의 예를 들면, 걷기운동을 보통운동강도로 걸을 때 20분 정도 경과되면 당질과 지방과 소비되는 연소비율은 약 50% 정도가 되기 때문에 걷는 경우에는 20분 이상을 걸어야 지방의 연소비율이 서서히 상승되어 간다. 또한 앞장 표 2-5에서 각종 스포츠의 에너지 소비량을 구하는 공식에서의 헬스운동등을 실시 할 때의 경우 에너지 소비량을 계산하는 방법은 헬스운동시의 평균에너지소비량계산공식은 1분당 체중1kg당 에너지평균소비량이 0.1962Cal이기 때문에 체중 70kg인 남자가 10분간 헬스운동을 실시하였을 때의 평균에너지 소비량을 계산하면 0.1962칼로리 × 체중 70kg × 운동 실시 시간 10분 = 약 137Cal가 에너지소비량이 된다. 에너지소비량과 에너지대사율 등은 운동시에 나타난 단위시간당 운동의 강도를 나타내는 것이며 운동이 전신적이고 또한 빠르고 강하면 강할수록 운동에 관여하는 근섬유의 수와 근수축의 빈도가 많아져 에너지대사율과 에너지소비량이 많게 된다. 참고로 다음 표 2-7은 전신적 운동에 의한 운동의 속도와 체중

1kg당 1분당 소비되는 에너지 소비량관계를 나타내었다. 이 표 2-7은 달리고 걷는 등의 전신적운동을 통하여 에너지소비량을 간편하게 계산할 수 있도록 연구한 것이다.

표 2-7에서 걷고 달리는 것에 의한 운동속도와 에너지소비 칼로리에 관계되는 내용은 일본체육과학센터에서 의학적, 과학적으로 실험에 의하여 체육과학센터방식에 의한 일본국민들에 국민건강증진을 위하여 연구한 내용이다. 이것을 필자가 참고로 사용하는 것은 걷고 달리는데 필요한 에너지소비량을 운동현장에서 간단하게 응용 할 수 있다는데 있다. 여기에 나타난 수치는 누구나 똑같이 걷고 달리는 운동의 속도가 같다고 할 때에 운동 중 소비되는 소비 칼로리도 같다고 말하는 전제하에 작성된 것이다. 엄밀하게 말하면 똑같은 운동속도에 있어서도 에너지소비 칼로리는 개인차가 있으며 그것은 걷고 달리는 방법에 있어서 좋은 폼과 동작이 좋고 나쁜 것에 의한 에너지효율도 달라지나 표 2-7에 있어서는 일반적인 사람들이 비만운동처방을 위하여 운동을 할 때에 누구나 손쉽게 활용할 수 있는 것이 본 내용의 특징이다. 예를 들자면, 체중 70kg인 사람이 1분 동안에 140m 정도로 조깅을 하여 10분 동안 달렸다고 한다면 표 2-7에서 에너지소비량은 107Cal를 소비하였다고 말할 수가 있다.

표 2-7. 전신적 운동에 의한 운동속도와 에너지소비량 관계

걷고 달리는 속도	체중 1kg당 1분간에 소비되는 칼로리	체중별로 10분간 걷고 달리는데 소비되는 칼로리						
		40kg	50kg	60kg	70kg	80kg	90kg	100kg
60 산보	0.078	31	39	47	55	62	70	78
80 속보	0.097	39	49	58	68	78	87	97
100 급보	0.115	46	58	69	81	92	104	115
120 강보	0.134	54	67	80	94	107	121	134
140 완주	0.153	61	77	92	107	122	138	153
160 주행	0.187	68	86	103	120	137	154	171
180 주행	0.19	76	95	114	133	152	171	190
200 주행	0.209	84	105	115	146	167	188	209
220 주행	0.227	91	114	136	159	182	204	227
240 주행	0.246	98	123	148	172	197	221	246
260 주행	0.265	106	133	159	186	212	237	265
280 주행	0.283	113	142	170	198	226	255	283
300 주행	0.302	121	151	181	211	242	272	302

자료출처 : 운동처방론(성동진, 고려의학, 2005년)과 일본건강체력육성재단자료 일부 인용

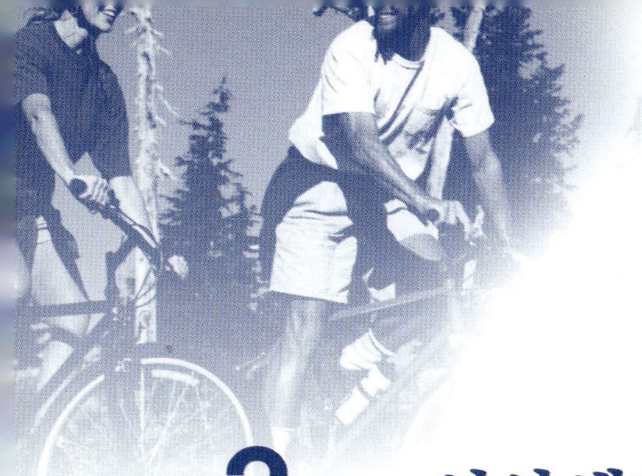

제 3 장 일상생활과 운동 시 에너지소비량을 계산하는 방법

제1장에서는 비만의 개요와 제2장에서는 비만예방을 위한 각종 에너지대사의 이론성을 기술하였다. 제3장에서는 비만운동처방 시에 에너지에 관한 기초지식과 일상생활과 운동시 에너지소비량에 대한 이론성을 이해하고 개개인의 에너지소비량을 정확하고 구체적으로 계산 할 수 있는 능력과 방법을 기술하였다. 하루의 신체활동과 운동시에 있어서 시간당, 분당, 에너지소비량을 조사하는 방법은 다음과 같다.

1. 에너지에 관한 기초지식

1) 비만운동처방에서 말하는 에너지 용어의 개념

비만운동처방에서 말하는 1칼로리는 대문자칼로리와 소문자 칼로리를 사용하는데 대문자 Cal는 15℃의 물 1ℓ를 16℃까지 올리는데 필요한 열량을 말하며 소문자 cal은 15℃의 물 1cc를 1℃만 올리는데 필요한 열량을 나타낼 때 사용한다. 운동처방과 영양에서의 칼로리는 대문자를 사용하며 구체적으로는 탄수화물 1g이 연소할 때는 4.1cal이며, 지방 1g은 8~9Cal, 단백질 1g은 4.3Cal로 나타내며 산소 1ℓ의 연소율은 앞에서 말한 1ℓ의 산소가 글리코겐을 산화시키는데 호흡상 RQ는 1.0이 되며 이때에 칼로리는 5.07Cal가 된다.

(1) 호흡상이란(Respiratory Quotient, RQ)

일정기간내에 섭취된 산소의 양과 신체내에서 배출된 탄산가스양의 용량비(CO_2/O_2)를 호흡상(RQ)이라고 말한다. R.Q를 알게 되면 비만운동처방시에 당질과 지방, 단백질이 인체내에서 연소의 상태가 어느 정도 소모되고 있는가를 알 수가 있다. 즉, 지방 단백질, 탄수화물의 영양소의 연소의 비율을 알 수가 있다.

신체내에서의 탄수화물, 단백질, 지방의 연소 비율을 알기 쉽게 나타내면 보통 RQ는 0.7 ~ 1.0사이로 변동한다. RQ가 1.0~이상이면 신체내에서 탄수화물이 100% 사용되고 지방은 제로가 되어 일반적으로 생리적인 한계라고 말한다. 최근에는 1.21 정도까지도 RQ가 변동된다고 연구보고되고 있다. 예를 들면, 인체내에서 당질이 연소될 때의 RQ는 다음과 같은 반응식으로 나타내어 호흡상이 1.0이 된다. 즉,

$C_6H_{12}O_6 + 6O_2 = 6CO_2 + 6H_2O$

$$\therefore \qquad RQ = \frac{6CO_2}{6O_2} = 1.0 \text{ 이 된다.}$$

지질이 연소될 때의 R.Q.는 팔미틱산(palmitic acid)을 연소시키는 경우 0.703이 된다.

$2C_{51}H_{98}O_6 + 145O_2 = 102CO_2 + 98H_2O$

$$\therefore \qquad RQ = \frac{102CO_2}{145O_2} = 0.703 \text{ 이 된다.}$$

단백질이 연소할 때는 그 대사 총 산물로써 요중으로 배출되는 질소 1g(체내 단백질 대사량 6.25g)당 일 때 산소 5.923ℓ를 소비하고 CO_2는 4.754ℓ를 발생하기 때문에 RQ = 0.80이 된다.

$$\therefore \qquad RQ = \frac{4.754\ell CO_2}{5.923\ell O_2} = 0.80 \text{ 이 된다.}$$

실제는 요중질소량(Ng)에 6.25(단백질 16%)이므로 단백질 1g당의 생리적 연소열량은 4.1Cal이므로 단백질연소에 의한 열량이 된다. 당질과 지질의 연소열량을 구할 때는 전산소섭취량과 전탄산가스배출량에서 단백질의 연소에 필요한 산소량과 발생탄산가스양을 각각 그 차이를 빼고 당질과 지질이 연소 할 때 필요한 산소량과 발생탄산가스양을 구한다. 이 산소와 탄산가스의 비를 비단잭질호흡상이라고 말한다. 즉, 비단백질호흡상은 요중배출되는 N양 1g당 산소가 5.923ℓ를 소비하고 탄산가스는 4.754ℓ를 발생하기 때문에 비단백호흡상은 다음과 같이 구한다.

$$\text{비단백호흡상} = \frac{\text{전탄산가스량}\ell - \text{배출Ng} \times 4.754\ell}{\text{전산소량}\ell - \text{배출Ng} \times 5.923\ell} = 0.80 \text{ 이 된다.}$$

이것을 다음 표 3-1에서 비단백질호흡상과 발생열량에 나타내었다.

예를 들면, 비단백 호흡상은 안정시에는 0.85 ~ 0.86 정도가 되는데 표 3-1에서 비단백 호흡상이 0.85가 되면 당질이 50.7%, 지질이 49.3%가 발생열량비이며 이때 산소 1ℓ당 발생하는 칼로리는 4.862칼로리가 되고 비단백호흡상이 1.00일 경우에는 당질을 100% 사용하고 지질은 0이 되며 이때 산소 1ℓ당 발생하는 열량 칼로리는 5.047칼로리로 계산된다.

표 3-1. 비단백호흡상과 발생열량(Zuntz-Schumburg-Lusk)

비단백호흡상	발생열량비(%)		산소 1ℓ당 발생열량 Cal
	당 질	지 질	
0.707	0	100.0	4.686
0.71	1.10	98.9	4.690
0.72	4.76	95.2	4.702
0.73	8.40	91.6	4.714
0.74	12.0	88.0	4.727
0.75	15.6	84.4	4.739
0.76	19.2	80.8	4.751
0.77	22.8	77.2	4.764
0.78	26.3	73.7	4.776
0.79	29.9	70.1	4.789
0.8.0	33.4	66.6	4.801
0.81	36.9	63.1	4.813
0.82	40.3	59.7	4.825
0.83	43.8	56.2	4.838
0.84	47.2	52.8	4.85
0.85	50.7	49.3	4.862
0.86	54.1	45.9	4.875
0.87	57.5	42.5	4.887
0.88	60.8	39.2	4.900
0.89	64.2	35.8	4.911
0.9.0	67.5	32.5	4.924
0.91	70.8	29.2	4.936
0.92	74.1	25.9	4.948
0.93	77.4	22.6	4.961
0.94	80.7	19.3	4.973
0.95	84.0	16.0	4.985
0.96	87.2	12.8	4.998
0.97	90.4	9.58	5.010
0.98	93.6	6.37	5.022
0.99	96.8	3.18	6.035
1.00	100.0	0	5.047

표 3-1에서 비단백호흡상과 발생열량에서 비단백 호흡상이 높아지면 주로 신체내에서 당질을 사용하고 비단백호흡상이 낮아지면 신체내에서 주로 지질이 이용된다. 안정시의 비단백호흡상은 0.85~0.86 정도이며 운동강도가 높아질수록 비단백 호흡상은 크게 되어 운동처방시 RQ를 가지고 운동강도나 인체내에서의 지방과 탄수화물의 연소비율을 알아 비만운동처방시에 기초자료로 이용된다.

2. 호흡상(Respiratory Quotient, RQ)의 변동

호흡상은 위에서 설명한 바와 같이 열원영양소의 연소비율과 운동강도를 알수 있는 것이다. 예를 들면, 신체내에서의 당질을 많이 소비하게 되면 RQ는 높게 되며 지질의 소비가 많게 되면 운동강도가 낮게 된다. 또한 운동강도에 의하여 당질의 연소가 항진하면 운동의 강도가 높게 된다. 그러나 인체내에서의 이 3대영양소의 연소비율을 나타내는 한 신체내의 생리적상태와 운동의 성질 및 운동의 강도 등에 의해서는 항상 변화되는 것이다. 다음에 RQ의 변동에 영향을 미치는 인자에 대하여 아래와 같이 설명한다.

(1) RQ가 높게 되는 경우

① 장시간 계속할 수 없는 격한 근 활동시에는 젖산이 혈중에 증가하며 그것이 혈중의 탄산염에 의하여 중화되며 그때 CO_2가 유리하여 호기중에 많이 배출되는 결과 생리학적 한계에서는 RQ는 1.0 이상이 된다.

② 호흡이 억제되는 운동(턱걸이 100m질주 등)에서는 운동 종료 직후 혈중에 과잉으로 용해된 CO_2를 배출하기 때문에 RQ는 1.0 이상이 되며 격할 때는 2.0까지도 달한다.

③ 체중이 증가하여 갈 경우 체내의 당질에서 지방으로써의 전환이 왕성하게 될 경우에는 RQ는 1.0 이상이 된다. 그 이유는 조직의 가운데에 산소를 많이 포함한 당질이 산소가 적은 지질으로 변화하기 때문에 그 반응에 필요한 외부에서의 산소 보급이 적어져 그 결과로 산소의 섭취량에서 CO_2의 호출량이 많게 되기 때문이다. 이 반응을 단순한 식으로 나타낼 때는 다음과 같다.

$$\underset{\text{포도당}}{\underline{4C_6H_{12}O_6 + O_2}} = \underset{\text{palmitic acid}}{\underline{C_{16}H_{32}O_2 + 8CO_2 + 8H_2O}}$$

(2) RQ가 낮게 되는 경우

① 근활동의 회복기에 있어서는 운동중에 산생된 젖산이 상실되어 가고 혈액의 CO_2를 결합하는 정도가 증가되기 때문에 호출되는 CO_2는 감소하여 RQ는 저하한다.

② 기아 및 절식에 있어서는 지질 및 단백질이 소비가 되기 때문에 RQ는 저하한다.

③ 당뇨병에 있어서는 당질의 연소가 장애를 받아 지방의 연소가 크게 되기 때문에 RQ는 낮게 된다. 이상과 같이 호흡상은 여러 가지의 인자에 의해서 영향을 받기 때문에 호흡상을 가지고 운동처방에 이용할 경우는 주의가 필요하다.

※ 참고로 호흡상(RQ)을 계산식으로 나타내면 다음과 같다. 평소 공기중의 O_2의 농도는 20.93%, CO_2의 농도는 0.03%, 질소는 79.04%이다. 운동 중에 호기가스 농도 중 O_2가 18.37%, CO_2가 2.31%, N가 79.32%일 경우에 RQ의 계산식은 질소는 체내에서 이동하지 않기 때문에 호기흡기량은 변하지 않고, 단 O_2와 CO_2의 비율이 변하므로 다음과 같은 공식에 의하여 호흡상을 계산 할 수가 있다.

먼저 호기중의 가스의 비율을 환산하면 $20.98\% \times \dfrac{79.32(\text{호기})}{79.04(\text{평소})} = 21.00\%$ 이 된다.

그러므로 O_2의 소비량은 21.00% − 8.37% = 2.63% 가 된다.

그 다음에는 5분간의 O_2소비량을 계산하면 5분간의

$$\text{호기량}(38.6\ell) \times \frac{2.63CO_2\text{의 소비량}}{100} = 1.00\ell \text{ 가 된다.}$$

그리고 5분간의 CO_2 생산량은 2.31(호기)% − 0.03(평소)= 2.28 가 된다.

$$\text{그러므로 5분간의 호기량}(38.6\ell) \times \frac{\text{5분간의 }CO_2\text{생산량 2.28}}{100} = 0.88\ell \text{ 가 된다.}$$

$$\text{그 결과} \quad RQ = \frac{\text{5분간의 }CO_2\text{생산량}(880m\ell)}{\text{5분간의 }O_2\text{소비량}(1020m\ell)} = 0.80 \text{ 이 된다.}$$

즉, 표 3-1에 단백질호흡상과 발생열량에서 RQ가 0.86일 때에 신체내에서 당질은 54.1%, 지질은 45.9%의 비율로 에너지가 사용된다는 의미이며 이때에 산소 1ℓ당 발생열량은 4.875Cal가 된다.

1) 소비칼로리량 METs와 RMR

① 에너지소비칼로리의 개념

에너지소비칼로리는 신체운동에 의해서 생기는 전체의 총 에너지소비의 양을 측정하는 직접열량 측정방법과 산소섭취량과 이산화탄소배출량 및 요중 질소배출량에서 열생산량을 계산하는 간접열량 측정방법 등 2가지가 있다. 그러나 직접 에너지열량을 측정하는 방법에는 엄밀한 측정 조건이 필요하게 되어 일반적으로 실제 현장에서 측정하기에는 상당히 어려움이 따른다. 따라서 일반적으로는 간접열량측정법을 이용하게 된다.

이러한 간접열량측정 방법에서는 산소 1ℓ에서의 소비칼로리가 앞장에서 말한 RQ가

1일 경우에 산소 1ℓ당 발생열량을 5.04kcal에 상당하는 발생열량을 기초로 산소 1ℓ당 에너지 소비량으로 계산한다. 엄밀하게는 신체내에서 연소하는 영양소가 발생하는 열량이 다르기 때문이다. 호흡상이 0.707일 경우에는 산소 1ℓ당 4.686칼로리가 발생열량이며 호흡상이 1.00일 경우에는 5.047칼로리가 산소1ℓ당 발생열량이 된다. 운동 중에 호흡상은 1.0 전후가 되기 때문에 산소 1ℓ당 약 5kcal로 계산하여도 운동 중 칼로리는 크게 변하지 않기 때문에 간접적으로 에너지소비량을 계산하는 것이 일반적이며 최근에는 에너지소비칼로리를 국제적으로 널리 이용되는 MRTs를 가지고 에너지소비칼로리양을 계산하는데 구체적으로는 아래와 같이 기술한다.

② METs(메츠 Metabolic equivalents 또는 Metabolic unit)를 이용한 에너지 소비량

METs에서 말하는 에너지소비칼로리란 운동 중의 산소섭취량이 안정시의 산소섭취량에 몇 배가 되는가를 나타내는 단위 또는 운동의 강도의 단위로 사용한다던가 신체활동의 양을 나타내는 하나의 단위로써 신체활동의 운동강도(METs)에 신체활동시에 운동실시 시간(시간)을 곱한 것을 말한다. 보다 강한 신체활동일수록 짧은 운동시간을 1 exercise라 한다. 예를 들면, 3METs의 신체활동을 1시간 동안 행할 경우에는 3Mets × 1시간 = 3exercise(METs × 시간)라고 말한다. 6METs의 신체활동을 30분간 행하였을 경우에는 6METs × 1/2시간 = 3exercise(METs × 시간)가 된다.

참고로 1exercise의 신체활동량에 상당하는 에너지 소비량은 개인의 체중에 의해서 다르게 된다. 구체적으로는 다음 표 3-2에서 1 exercise의 신체활동에 상당하는 체중별 에너지소비량을 나타내어 결과로 산출할 수가 있다. 이 공식에서 산출된 체중별의 에너지 소비량을 다음과 같이 확인 할 수 가 있다. 위에서의 간이환산공식은 다음과 같이 계산 할 수가 있다. 에너지 소비량(kcal) = 1.05 × exercise (METs × 시간) × 체중(kg)으로 계산하여 에너지 소비량을 다음 표 3-2와 같이 계산하였다.

표 3-2. Exercise의 신체활동에 상당하는 체중별 에너지소비량

체중	40kg	50kg	60kg	70kg	80kg	90kg
에너지소비량	42kcal	53kcal	63kcal	74kcal	84kcal	95kcal

위 간이환산공식에서 신체활동의 단위를 kcal로 이용되지 않는 이유는 일반적으로 에너지소비량으로써 이용되는 단위 kcal를 이용하는 경우에 개인의 체중에 따라서 각각 차이

가 나기 때문이다. 예를 들면, 체중 40kg인 사람과 체중 80kg인 사람에서는 같은 내용의 신체활동과 운동을 행하는 경우에 있어서도 소비되는 에너지는 2배의 차이가 생기기 때문이다. 또한 생활습관병 예방을 하기 위한 신체활동과 운동은 개인의 체중에 관계 없이 나타나기 때문에 운동처방에서는 METs와 exercise 라고 말하는 단위를 이용하게 된다.

위에서 간이 환산공식에서의 에너지 소비량 1.05라고 하는 숫자는 기초대사율(Relative Metabolic Rate, RMR)의 수치를 나타낸다. 이 1.05라고 말하는 숫치를 구하기 위해서는 기본적인 이론성은 산소 1ℓ를 섭취했을 때의 호흡상(지질 : 4.686kcal, 당질 : 5.047kcal)의 수치와 관계가 된다. 다시설명하면 안정상태의 RMR은 분자가 0이 되며 또한 안정시의 산소섭취량은 0.25ℓ/분으로 기초대사량(BMR)은 그동안의 연구보고에서 0.83배로 알려져 있으므로 이 연구보고를 근거로 한다. 따라서 RMR시의 에너지소비칼로리는 다음과 같이 구 할 수 있다. 즉, 0.25ℓ/분 × 0.83 × 약 5kcal/ℓ = 1.03kcal/분이 되기 때문에 이때의 약 5kcal라고 말하는 것에 주목할 필요가 있다. 1.05라고 말하는 결론을 이해할 수 가 있다.

위에서 말하는 호흡상은 지질의 호흡상은 4.686이기 때문에 위의 식에 지질의 호흡상 수치를 넣으면 0.25ℓ/분 × 0.83 × 4.686kcal/ℓ = 0.97이라는 숫자가 RMR이 된다. 그러나 당질의 호흡상은 5.047이기 때문에 위의 식에 당질의 호흡상 수치를 넣으면 0.25ℓ/분 × 0.83 × 5.047kcal/ℓ = 1.04725가 되기 때문에 현장에서 에너지 소비량을 구 할 때에는 1.047을 반올림을 하게 되면 1.05라고 하는 수치를 이용하게 된 결과에서 1.05라는 숫자를 사용하였다. 또한 1METs의 계산은 운동시 산소섭취량 ÷ 안정시 산소섭취량으로 계산 할 수가 있는데 1METs는 안정시의 산소섭취량이며 3.5mml/kg/분으로 계산 한다. 체중 60kg의 사람이 6METs의 운동을 20분간 행하였을 때의 산소 소비량과 에너지소비칼로리는 다음과 같이 구 할 수가 있다.

산소섭취량은 3.5mml/kg/분 × 6METs × 20분 × 60kg = 25.200mml = 25.2ℓ가 되며 에너지의 소비칼로리는 25.2ℓ × 5kcal/ℓ = 126kcal가 된다. 여기에서 METs의 수치는 체중 1kg × 1시간당의 에너지 소비량을 나타낸다.

예를 들면, 6METs의 운동은 6kcal/kg/시간의 에너지소비를 소비하는 운동강도가 된다. 따라서 위에서의 계산을 간단하게 정리하면 6kcal/kg/시간 × 1/3시간 × 60kg = 120kcal로 계산된다. 운동처방시에 감량을 목표로 할 때 운동에서는 에너지 소비 칼로리를 아는 것이 중요하기 때문에 METs에 의한 운동의 강도를 파악하기 위해서는 용이하다.

3. 하루 총에너지소비량을 시간별로 조사하는 방법

하루 24시간을 총 1분당으로 계산하면 1440분이 된다. 하루 1440분에 대한 시간별, 분별, 에너지 소비량을 아래 그림 3-1에서 하루의 신체활동과 운동실시 시간에 대한 시간별로 조사하는 조사표와 이에 따른 조사방법을 나타내었다. 그 결과에서 아래의 그림 3-1에서 일상생활시 하루신체활동과 운동실시 시간에 대한 시간별로 행동조사를 실시할 때에 참고로 각종 운동강도와 추정공식을 비고란에 다섯 가지 정도를 소개하였다. 그림 3-1에서 소개한 다섯 가지 공식을 이용하여 하루 중 에너지가 소비되는 총칼로리가 어느 정도인가를 확인하고, 다음 제4장에서는 하루에 음식물을 통하여 에너지를 어느 정도 섭취하여야 하는 가를 조사하는 방법을 기술하였다. 결론적으로 하루총에너지소비량을 계산한 후에 하루에 총에너지섭취량을 조사한 결과가 단순성 비만운동처방에 준거가 된다.

그림 3-1. 하루의 신체활동과 운동 실시에 대한 시간조사표 (예)

성명 : 홍길동 신장 : 175cm	나이 : 20세 체중 : 70kg	취미 : 달리기 일상생활 및 운동종목(건강마라톤)	조사일 : 2009년 8월 1일 장소 : 올림픽경기장
아침 기상 7시 행동조사 심박수 혈압 에너지소비량	10분 20분 30분 40분 50분 60분 아침 기상7시에서 취침 전까지 활동사항을 1분당으로 기입		아침 기상7시에서 취침 전까지 활동사항을 1분당으로 기입 행동조사시에 심박수 측정기를(폴라) 착용시키어 행동시에 심박수를 측정한 다음에 심박수와 에너지소비량 관계식을 이용하여 에너지소비량을 산출한다.
오전 8시 행동조사 심박수 혈압 에너지소비량	10분 20분 30분 40분 50분 60분		일상 및 운동 중 에너지소비량과의 관계식에서 에너지소비량을 산출하는 공식은 다음과 같다.
오전 9시 행동조사 심박수 혈압 에너지소비량	10분 20분 30분 40분 50분 60분		공식 ① 최대심박수 구하는 공식 Y= 205-0.49x x=연령, Y= 최대심박수
오전 10시 행동조사 심박수 혈압 에너지소비량	10분 20분 30분 40분 50분 60분		② 60세 이상 운동중 에너지소비량구하는 추정공식 Y= 0.0127x - 0.515 Y= VO_2〈1분간)소비량(ℓ) ÷ 체중 x= 운동중 심박수
오전 11시 행동조사 심박수 혈압 에너지소비량	10분 20분 30분 40분 50분 60분		③ 12분간 달린 후 최대산소섭취량 구하는 추정공식 Y=0.02122x -7.237 x= 12분간 생리적한계에서 달린 거리 Y= mℓ/kg/분 즉, 최대산소섭취량

그림 3-1. 하루의 신체활동과 운동 실시에 대한 시간조사표 (예) (계속)

성명 : 홍길동 신장 : 175cm	나이 : 20세 체중 : 70kg	취미 : 달리기 일상생활 및 운동종목(건강마라톤)	조사일 : 2009년 8월 1일 장소 : 올림픽경기장

시간	10분	20분	30분	40분	50분	60분
오후 12시						
오후1시						
오후 2시						
오후 3시						
오후4시						
오후5시						
오후 6시						
오후 7시						
오후 8시						
오후 9시						
오후 10시 취침						

※ 참고 칼로리/kg/분 × 시간 × 체중 = 소비칼로리
를 이용할 수도 있다.
위의 공식은 기초대사 및 일상, 운동 시 소비되는 칼로리계산법을 참고한다.

10시부터 다음날 6시 50분까지 8시간 취침

④ 12분간 달리기 위에서 최대산소섭취량과 AT구하는 추정공식

1)VO_{2max}=0.019×1(×1=m) - 0.56×2(나이 + 17.93(SD=3.64㎖/kg/분)

2) VO_{2AT}=0.021×1(m) - 0.52×2(나이) - 0.75.(SD=0.381㎖/kg/분)

⑤ METs는 운동시 산소 섭취량 ÷ 안정시 산소섭취량이므로 1 METs는 안정시의 산소섭취량이 3.5㎖/kg/분으로 계산한다.
체중60kg의 사람이 6METs의 운동을 20분간실 시하였을 때 산소 소비량과 소비칼로리는 다음과 같이 계산한다.

1) 산소소비량은 3.5㎖/kg/분 × 6METs × 20분 × 체중 60kg = 25.200㎖ = 25.2ℓ

2) 소비칼로리는 25.2ℓ × 5kcal/ℓ = 126Kcal이다.

4. 하루의 일상생활시의 에너지소비량 계산방법(예)

비만운동처방을 위해서는 앞의 그림 3-1에서 하루의 일상생활 중의 에너지소비량과 운동 중 행동을 조사하는 방법의 예를 기술하였다.

에너지소비량과 에너지섭취량의 불균형은 과체중 즉, 비만이나 체중감소를 가져와 건강상 문제가 되기 때문에 먼저 하루 중에 에너지소비량을 계산하는 방법은 일상생활 가운데에 하루 24시간 동안 생활행동과 운동시간을 분당 시간당으로 추정하여 행동시간 조사법(motion and study)에서 time study에 의하여 행동별 소비시간과 행동별 에너지 소비량을 계산하여 총 하루 24시간 즉 1,440분에 대한 하루의 에너지소비량을 다음 방법에 의하여 계산한다.

하루 24시간 중의 일상생활시에 에너지소비량의 계산은 보통 기상에서부터 옷 입고 식사하고 휴식, 담화, 낮잠, 보행, 속보, 계단오르기, 전철이용, 쇼핑, 세탁, 사무, 입욕, 청소 등과 운동실시등 하루 중 일상생활에서 필요한 본인의 시간표를 앞의 그림 3-1에서 하루의 신체활동과 운동 시에 대한 행동조사방법 같이 작성하여 하루의 일상생활 중의 에너지소비량을 계산한다. 보통 사람의 경우는 하루에 8시간 수면을 취하고 8시간은 일을 하고 8시간은 식사 및 일상생활과 운동 후에 휴식을 취한다. 이러한 일상적 행동에 따라

하루는 24시간이므로 × 1시간은 60분이므로 하루의 총시간을 분으로 환산하면 1,440분이 하루의 총 분이 나온다. 이 분으로 환산하는 이유는 운동처방이나 스포츠영양학에서는 기본적으로 시간은 분당으로 사용하기 때문이다. 하루의 1,440분 가운데 수면시간이 8시간이라고 하면 480분이 되고 식사 및 일상생활과 휴식시간이 8시간이라고 한다면 또한 480분이 된다. 또한 일이나 혹은 운동 등이 총 8시간이라면 480분이어서 하루는 총 1,440분이된다.

하루의 총 1,440분 가운데에서 건강마라톤이나 조깅 등으로 달리는 운동의 시간이 150분이라고 한다면 이 150분을 빼면 1,290분이 나머지의 일상생활이 된다. 이때에 이 1,290분에 대한 에너지소비량은 제2장에 표 2-2에서 연령별, 성별기초대사의 기준치와 표 2-4에서 일상생활시의 에너지 소비량의 계산과 그리고 표 2-5의 내용을 참고하여 체중1kg당 1분당 에너지 총소비량을 계산하면 된다.

제2장 표 2-5에서의 각종 스포츠의 에너지소비량을 구하는 공식을 참고한다면 제3장 예에서 만일, 피검자가 건강마라톤이나 조깅을 실시한 시간이 150분이라면 150분 동안 건강마라톤에 출전하여 소비한 에너지소비량은 다음 내용과 같이 계산 할 수가 있다.

오후 2시부터 2시간 30분(150분) 동안에 건강마라톤 대회에 출전하였을 경우 총에너지

소비량을 계산한다면 제2장의 표 2-5 각종 스포츠의 에너지소비량을 산출하는 공식에서 1분 동안 체중1kg당 에너지소비량은 0.2959Cal 이므로 0.2959Cal × 150분 운동시간 × 체중70kg 이므로 약 3,106Cal가 건강마라톤대회에 출전하여 소비된 총 에너지소비량이 된다.

또한 수면대사를 계산한고 하면 에너지 기초대사량에 90%가 수면대사이므로 기초대사량이 체중 1kg당 1분당 0.0163Cal이므로 0.0163Cal × 0.9% = 0.01467Cal가 수면대사가 된다. 이 사람의 수면대사는 0.01467Cal × 480분(수면시간) × 체중70kg 이므로 약 493Cal가 수면 중에 소비된 에너지소비량이 된다.

이 사람의 경우 수면대사 8시간의 소비칼로리 493Cal + 건강마라톤대회에서소비한 3,106Cal + 식사 및 일상생활과 휴식시간 810분에 대한 에너지 소비량을 시간조사표를 만들어 표 2-4에서의 일상생활시의 에너지 소비량과 표 2-5에서의 각종 스포츠에 의한 에너지 소비량을 계산하는 공식을 참고하여 하루중의 총에너지 소비량을 계산한다.

수면대사 493Cal와 건강마라톤 대회에서 소비한 3,106Cal와 나머지 에너지소비 Cal는 하루 중 24시간 1,140분에 대한 시간조사표에 의하여 계산하면 하루 중에 소비한 에너지 총소비량이 계산된다. 보통사람은 2835Cal 정도가 하루 에너지소비량이다. 운동 중에 에너지소비량을 조사하는 방법은 행동조사법에 의한 운동 중에 의한 시간조사법에 의해서 다음그림 3-2와 같이 조사 할 수가 있다. 다음 제4장에서는 하루 중의 음식물 섭취에 의한 총 에너지섭취량을 조사하는 방법을 기술한다.

1) 운동 시의 에너지소비량검사 시의 검사자와 피검사자의 참고사항

운동 시의 시간조사의 원칙은 검사자가 피검사자(대상)의 행동을 감시 추적해서 기록하는 방법이다. 앞장에서의 보통의 일상생활 시 행동을 검사 하고, 그림 3-2에서의 운동 시 에너지소비량 시간검사방법은 운동시 시간조사법에 의해 운동 중 에너지 소비량을 검사하는 방법이다.

일반인을 대상으로 운동 시의 에너지소비량을 검사 하는 경우에는 편의적으로 피검자를 불러 기록하는 방법을 일단 사전에 설명해서 이해시킨 다음 피검자 자신이 하루의 일상생활을 본인이 기록하는 방법으로 한다. 운동을 실시하는 사람을 대상으로 하는 경우에는 운동 시간 내의 시간조사법은 운동동작의 변화가 많기 때문에 검사자가 필히 동작에 대한 내용에 대하여 이를 유의하지 않으면 안된다.

정확하게 운동 시간 이외의 일상생활시간에 대해서는 피검자에게 본인이 기록하는 직접 기록 방법에 대하여 설명한 후에 피검자 자신이 기록하는 것도 좋다. 운동시간 이외의 자유시간 안에서 조사할 때는 운동실시자의 전원을 대상으로 하는 것도 좋다. 또한 검사자로서는 한팀의 일원을 훈련시켜 조사하게 하는 방법도 좋은 방법 중에 하나이다. 이것은 스포츠에 관한 지식을 가지고 있는 것이 좋기 때문이다.

2) 운동 시의 조사일과 예비지식

운동시의 조사일은 운동에 지장을 주지 않는 날을 택하여, 대표적으로 운동을 실시하는 날로 택한다. 또, 운동 내용은 계절과 스케줄에 의하여 다르기 때문에 그 선정에도 주의해야한다. 시간조사법을 실시하는 데에는 이미 실시하고 있는 운동에 대하여 그 종목과, 행하는 방법, 시간적 배분등에 대하여 예비지식을 가지고 이것을 정리해 볼 필요가 있다.

3) 운동실시동작의 관측법과 기록법

조사용지에는 여러 가지의 방식이 있으나 일반적으로 간편한 방법으로써 시간조사표의 예를 그림 3-2에서 농구선수의 운동시간조사법을 나타내었다. 즉, 앞장의 하루일상생활시 행동조사 시의 조사기록표를 이용한다. 추적조사에 있어서는 이 용지를 기록판에 붙이고 기록판 머리에서부터 기록한다. 기록의 시간단위는 일반적으로 시간당 1분 단위로써 Stop Watch를 이용하여 계측한다.

4) 운동에 대하여

① 운동실시시간 중에 약간의 시간차이에 의해서 에너지에 소비가 큰 차이를 나타내는 격한 동작의 경우에는 1분을 다시 세분화하여 초단위로 관측하여 기록한다.

② 운동에 대해서는 운동의 명칭을 명확히 기입하여 움직이는 신체의 부위, 자세, 힘이 들어가는 방법, 속도 등을 주의 깊게 기록하며, 기구를 사용하는 경우는 기구의 명칭, 중량, 이동거리 등을 초단위로 기입한다.

③ 동작의 분석에 있어서는 너무 자세하게 하나하나의 동작을 추적하지 않고 하나의 동작 종목으로써 운동시간을 분이나 초단위로 기입한다.

④ 같은 동작이 반복되어 길게 운동이 실시 할 때에도 그 횟수와 운동의 소요시간을 기록한다. 또한 몇 명이 한 조가 되어 교대로 하나의 운동의 동작을 연습할 때는 그 사람수도 기입하여 둔다.

⑤ 하나의 운동종목이 여러 개의 동작단위로 되어 있는 경우는 그 요소동작의 시간적 배분을 측정하여 그 시간을 분이나 초의 단위로 기록한다.

⑥ 주위환경 조건에도 주의해야 한다. 예를 들면, 마라톤과 자전거레이스의 경우는 도로상태, 장애물의 유무, 경사 등을 기입한다.

⑦ 운동시간 등에서 기록할 때에는 보행에도 주의를 하여야 하며, 천천히 걷는다던가 보통으로 걷는다던가 빠르게 걷는다던가 뛴다던가 등을 구별하여야 하며, 그 보행거리, 경사, 계단 등도 기입한다.

⑧ 연습시간 내의 휴식을 하는 동안에 그 휴식은 앉아서 휴식 또는 서서 휴식, 대기 등으로 구별한다.

⑨ 조사하는 운동시의 기본적인 동작에 대해서는 그 내용을 조사용지의 비고 난에 기록하여 놓고 동작을 나타내는 기호도 정하여 놓고 기호를 가지고 기입하는 것도 편리하다.

그림 3-2. 운동시 시간조사법 (농구 남자선수의 예) 〈장소 : 00실내농구장〉

성명 : 김말동	나이 : 20세	취미 : 달리기	조사일 : 2009년 8월 1일
신장 : 185cm	체중 : 70kg	종목 : 농구	직 장 : ○○○ 농구단

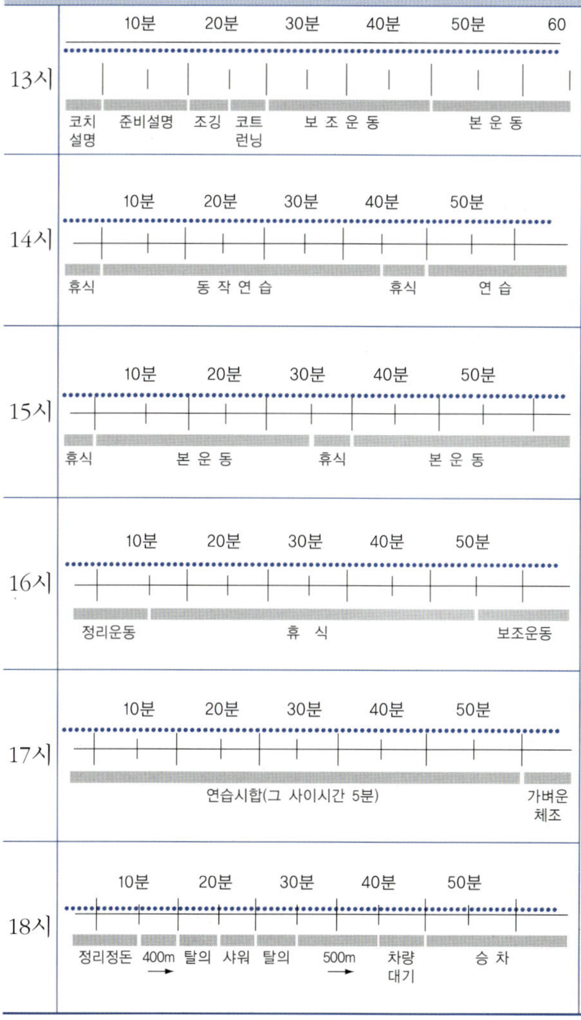

설 명

행동조사시에 심박수 측정기를(폴라) 착용시키어 행동시에 심박수를 측정한 다음에 심박수와 에너지소비량 관계식을 이용하여 에너지소비량을 산출한다.

일상 및 운동 중 에너지소비량과의 관계식에서 에너지소비량을 산출하는 공식은 다음과 같다.

공식

① 최대심박수 구하는 공식

Y= 205-0.49x

x=연령, Y= 최대심박수

② 60세 이상 운동 중 에너지소비량구하는 추정공식

Y= 0.0127x - 0.515

Y= VO_2〈1분간)소비량(ℓ) ÷ 체중

x= 운동 중 심박수

③ 12분간 달린 후 최대산소섭취량 구하는 추정공식

Y=0.02122x - 7.237

x= 12분간 생리적한계에서 달린 거리

Y= mℓ/kg/분 즉, 최대산소섭취량

④ 12분간 달리기 위에서 최대산소섭취량과 AT구하는 추정공식

1) VO_{2max}=0.019x1(x1=m) - 0.56x2(나이) + 17.93(SD=3.64mℓ/kg/분)

2) VO_{2AT}=0.021x1(m) - 0.52x2(나이) - 0.75. (SD=0.381mℓ/kg/분)

⑤ METs는 운동시 산소 섭취량 ÷ 안정시 산소섭취량이므로 1 METs는 안정시의 산소섭취량이 3.5mℓ/kg/분으로 계산한다.

체중60kg의 사람이 6METs의 운동을 20분간실시하였을 때 산소 소비량과 소비칼로리는 다음과 같이 계산한다.

1) 산소소비량은 3.5mℓ/kg/분 × 6METs × 20분 × 체중 60kg = 25.200mℓ = 25.2ℓ

2) 소비칼로리는 25.2ℓ × 5kcal/ℓ = 126Kcal이다.

예를 들면, 또 보행과 휴식에 대해서는 다음과 같은 기호정하여 놓고 아래와 같은 기호를 이용하는 것이 편리하다. 기호의 예는 다음과 같다.

걸음(⇝), 보통걸음(→), 빠른걸음(↛), 달리기(⇏), 계단오르기(⌋ 5, ⌐⌊ 5v),
경사5도(↗ 5, 5), 앉아서 휴식(⊥), 서서 휴식(/) 등.

운동시간 이외의 생활행동에 대하여는 자유로운 일상생활 활동의 활동시간을 다음과 같이 분리하여 작성하는 것도 하나의 예이다.

① 기상, 수면
② 식사(식후의 휴식과 이야기는 별도 기입)
③ 옷차림(세면, 화장, 조발, 탈의, 용변 등으로 나눈다.)
④ 통학, 통근(보행과 물건을 들고 걸어 갈 때 등을 구분한다.)
⑤ 보행, 비틀거리며 걷는 것, 산보, 보통걸음, 빠른걸음, 뛰는 것 등으로 구별한다.
(보행거리, 경사도, 계단 오르내리는 것을 기입한다.)
⑥ 휴식, 담화(누운 자세, 앉은 자세, 선 자세, 편한 자세로 나눈다.)
⑦ 입욕(욕탕안과 욕탕밖에서 때밀기)
⑧ 가사(밥짓기, 세탁, 쓸기, 닦기, 가정에서의 잡일 등의 내용을 기입한다.)
⑨ 교양(공부, 독서, 신문잡지, 라디오, TV 등으로 나눈다.)
⑩ 취미, 오락(그 내용을 명기한다.)
⑪ 쇼핑(왕복, 그 밖의 행동을 기록한다.)
⑫ 육아(어린이를 돌본다.)
⑬ 스트레칭, 체조(종류, 내용, 정도를 기입한다.)
⑭ 레크리에이션(등산운동, 속보운동)
⑮ 그 밖의 용건(내용을 기입한다.)

그리고 외출할 때는 메모 용지를 가지고 기록할 수 있도록 한다.

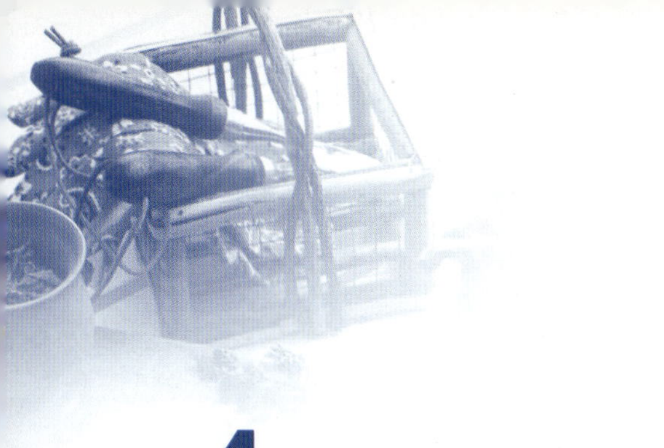

제 4 장 하루에너지 총섭취량 조사법

1. 하루 총 에너지섭취량의 진단

제3장에서 하루일상생활 시와 운동 시에 에너지 소비량에 관한 기초지식과 하루에너지 총소비량을 정확하고 구체적으로 조사하는 방법을 각각 나누어서 기술하였다. 일상생활 시와 운동시에 하루중에 총에너지 소비량을 산출하는 방법을 이해 한 후 다음에는 제4장에서는 하루에 어느 정도의 음식물을 섭취한 결과를 가지고 하루에 총에너지가 섭취되는 가를 진단하고 계산할 수 있는 방법을 기술하였다. 하루 에너지총섭취량을 정확하게 조사하기 위해서는 먼저 본서에 식품성분표에 나타난 총 식품의 종류 17가지와 식품성분표 총 1,080가지의 식품을 식품 1개당 100g당 100Cal로 되어 있는 식품을 각각 모형으로 만들어 수요자에게 제시하고 이 식품 속에 들어있는 식품성분표 1,080가지 가운데에 하루에 섭취한 음식물의 식품모형이 15개라고 한다면 1,500Cal를 섭취하였다는 의미가 된다.

그리고 이때에 그 식품가운데에 들어 있는 단백질, 지방, 탄수화물, 기타 등의 칼로리 등에 대한 총칼로리를 집게 한 다음 그 식품의 성분을 분석한다면 수요자가 하루 중에에 섭취한 음식물이 칼로리 섭취 위주로 영양을 섭취하는가 또는 영양섭취에 불균형을 이루는가 등을 곧 알 수가 있다. 이것을 좀 더 과학적으로 신속하게 현장에서 진단하기 위해서는 식품 종류 17가지와 이에 따른 식품성분표 100g당 100Cal로 되어 있는 1,080개의 식품성분표를 각각 컴퓨터에 저장하여 자동적으로 하루중에 음식물 섭취에 의한 에너지섭취가 어떻게 이루어지는가 또는 영양섭취에 불균형으로 섭취하고 있는 가를 알 수 있도록 하는 것도 하루의 에너지 섭취량을 진단하는데 참고가 된다.

에너지 섭취진단 목적은 앞장에서 에너지소비량을 계산하고 또한 하루에 에너지섭취량을 분석하여 에너지소비와 섭취의 균형을 유지시키는데 에너지섭취량 진단에 목적이 있다. 비만운동처방 시에 식생활을 자유롭게 하고 신체활동이나 운동으로 에너지를 소비시킨다고 하는 이론성은 문제가 있다고 생각된다. 이유는 하루에 에너지를 섭취한 만큼 하루 종일 에너지를 신체활동이나 운동으로 소비할 수가 없고 여분의 에너지는 지방축적으로 이어져 결국 비만이나 비만증으로 이어지기 때문이다.

식품모형 1개 가운데에 그 식품을 식품종류별로 17가지로 나누어 식품 1개당 에너지 100g 당 100칼로리를 기준으로 한 각종 식품성분분석표 총 1,080개를 식품을 종류별로 나눈다면 ① 곡류와 그 제품, ② 감자류 및 전분류, ③ 당류, ④ 두류 및 콩제품, ⑤ 종실류, ⑥ 채소류, ⑦ 버섯류, ⑧ 과실류, ⑨ 육류, ⑩ 난류, ⑪ 어패류, ⑫ 해조류, ⑬ 유류, ⑭ 유지류, ⑮ 음료 및 주류, ⑯ 조미료류, ⑰ 기타 등으로 나눈다. 식품의 종류와 식품성분표를 표 4-1로 나타내었다. 이 성분표를 기준으로 하여 100g당 100Cal로 계산된 식품 가운데에 1개당 식품성분표를 분석한 다음 음식물로 섭취된 각종 영양섭취량에 대한 것을 조사 할 수 있도록 다음 표 4-2에서 음식물섭취조사와 그 기재방법을 한 예로 나타내었다. 이 양식에 의거 기재한 후 하루 음식물 섭취량을 Cal로 계산한다. 이때 영양섭취량을 조사할 때에 식품성품표에서 식품명마다 각 영양소(당질, 지방, 단백질, 칼슘, 철, 비타민류)의 섭취량에 대하여 비교적 정확하게 조사하여야 한다. 이때에 전문적인 영양사에 도움을 받는 것도 바람직하다.

1) 식품의 종류 17가지와 식품성품표

표 4-1 식품의 종류와 식품성분표(Food Composition Table) 총 1,080개

참고 : 식품성분표 1,080개 가운데에

1. 알칼리성분은 칼슘, 마그네슘, 철성분 등이 많이 들어 있는 식품
2. 산성식품은 인, 염소, 유황 등이 많이 들어 있는 식품
3. 항산화비타민 : Vitamin E.(α -tocopherol)
   VitaminC.(cascorbic acid)
   β -carotene

① 곡류 및 그 제품(CEREALS AND GRAIN PRODUCTS) 번호 1~101번까지
② 감자류 및 전분류(STARCH AND STARCH ROOTS) 번호 102~141번까지
③ 당류 및 그 밖의 당 제품(SUGAR SYRUPS AND SWEETS) 번호 142~170번까지
④ 두류 및 그 밖의 콩 제품(PULSE AND PULSE PRODUCTS) 번호 171~204번까지
⑤ 종실류 및 그 밖의 종실류 제품(SEEDS AND NUTS) 번호 205~236번까지
⑥ 채소류(VEGETABLES) 번호 237~373번까지
⑦ 버섯류(FUNGI AND MUSHROOMS) 번호 374~388번까지
⑧ 과실류(FRUITS) 번호 389~468번까지
⑨ 육류 및 그 밖의 육류제품(MEAT AND PRODUCTS) 번호 469~537번까지
⑩ 난류(EGGS) 번호 538~544번까지
⑪ 어패류(FISHES AND SHELLFISHES) 번호 545~928번까지
⑫ 해조류(SEAWEEDS) 번호 929~978번까지
⑬ 유류 및 그 밖의 유류제품(MILK AND MILK PRODUCTS) 번호 979~996번까지
⑭ 유지류(OILS AND FATS) 번호 997~1,012번까지
⑮ 음료 및 주류(BEVERAGES) 번호 1,013~1,052번까지
⑯ 조미료류(SEASONINGS) 번호 1,053~1,070번까지
⑰ 기타(MISCELLANEOUS) 번호 1,071~1,080번까지

표 4-1 식품의 종류와 식품성분표(Food Composition Table) 총 1,080개

① 곡류 식품의 종류와 식품성분표

(곡류 및 그 제품(CEREALS AND GRAIN PRODUCTS) 번호 1~101번까지)

참고 : 1. 알칼리성분 : 칼슘, 나트륨, 칼륨, 마그네슘, 철 성분 등이 들어 있는 식품
2. 산성식품 : 인, 염소, 유황 등이 들어 있는 식품
3. 항산화비타민 : Vitamin E(α -tocopherol)
Vitamin C(cascorbic acid)
β -carotene

번호 Item No.	식품명 Food and Description	영 명 English Name	학 명 Scientific Name	가식부분 100g당 (per 100g edible portion) 에너지 Food Energy	수 분 Moisture	단백질 Protein	지질 Fat	탄수화물 Carbohydrate 당질 Non-fibrous	섬유 Fiber	칼슘 Calcium 알카리성	인 Phos-phorus 산성	철 Iron 알카리성	비타민 Vitamin A 총비타민 Total	자료출처 Source of Date
				Kcal	%	g	g	g	g	mg	mg	mg	I.U.	
1	개피떡	Gaepiddok (Shell-shaped rice pastry with stuffing)		196	50	5.2	0.4	43	0.3	20	47	1	0	국('79)
2	건빵	Biscuits for military		382	7.7	13	4.2	73	0.6	29	125	3.7	0	국('77)
3	고량미	Great millet		345	13.8	10.1	3.7	67.8	3.3	36	213	3.6	0	국('77)
4	곰보빵	Bread, dock Marked		376	16.1	9.2	9.4	63.7	0.3	67	94	1.3	0	국('79)
5	귀리	Oats, whole grain	Avena sativa	317	12.5	13	6.2	54.7	10.6	55	320	4.6	0	Japan ('82)
6	기장	Prosomillet, Milled	Panicum miliaceum	357	12.6	11.1	1.4	73	0.5	14	129	2.1	0	국('77)
7	냉면 인스턴트	Buckwheat vermicelli, instant		348	8.8	11.1	1.6	72.3	0.6	12	170	3.7	0	국('80)
8	도넛츠	Doughnuts		391	23.7	4.6	18.6	51.4	0.1	40	190	1.4	0	USDA
9	도넛츠 가루	Doughnut powder		379	9.3	11.8	5	71.8	0.5	15	235	0.7	0	국('79)
10	라면	Instant Fried noodle		454	3.8	9.3	18.1	36.5	0.3	58	127	1.8	0	국('77)
11	마카로니 마른것	Macaroni, dried		369	10.4	12.5	1.2	75.2	0.3	27	162	2.9	0	USDA
12	마카로니 생것	Macaroni, raw		378	12	13	2.2	77	0.2	18	120	1.5	0	Japan ('82)
13	메밀	Buckwheat, whole grain	Fagopyrum esculentum	275	11.8	12.9	2.4	64.1	6.5	36	34	3	0	국('77)
14	메밀가루	Buckwheat flour		361	13.5	12.1	3.1	68.5	1	17	400	2.8	0	Japan ('82) 65~70% extraction
15	메밀국수, 마른 것	Buckwheat noodle, dried		292	10.5	10.2	1.5	66	2.5	169	240	3	0	국('77)

참고 : 1. 체액의 산, 염기 평행작용을 일정하게 유지[pH(수소이온농도) 7.4(7.35~7.45)]시키기 위한 알칼리성분의 식품과 산성식품의 균형 있는 식사 섭취로 항상성(Homeostasis) 유지를 위한 참고자료.

2. 혈중의 칼슘을 일정하게 조절 해주는 Calcitonin호르몬 또는 Thyrocalcitonin과 Parathyroid호르몬이다. 신체가 산성화 되었을 때 즉, 알칼리의 혈액(pH 7.35~7.45)이 되면 부갑상선이 자극되어 parathyroid hormon(PTH)의 산생이 항진되어 골의 파골세포에 영향을 주어 골에서 칼슘이 나와 혈액을 산성화시킨다.(원인 : 인이 많이 들어 있는 산성 식품의 섭취, 탄산가스, 젖산 등 운동에 의한 대사산물의 축적. 여성 에스트로겐(estrogen)호르몬의 감소 등으로 골다공증에 하나의 원인)

3. Calcitonin호르몬은 갑상선이 자극되어(칼슘농도 8.0~10mg/dℓ정상 범위) 골의 골아세포에 작용하여 칼슘을 골에 침착시키는 호르몬

표 4-1 식품의 종류와 식품성분표(Food Composition Table) 총 1,080개

① 곡류 식품의 종류와 식품성분표

(곡류 및 그 제품(CEREALS AND GRAIN PRODUCTS) 번호 1~101번까지)

참고 : 1. 알칼리성분 : 칼슘, 나트륨, 칼륨, 마그네슘, 철 성분 등이 들어 있는 식품
2. 산성식품 : 인, 염소, 유황 등이 들어 있는 식품
3. 항산화비타민 : Vitamin E(α-tocopherol)
Vitamin C(cascorbic acid)
β-carotene

번호 Item No.	식품명 Food and Description	영 명 English Name	학 명 Scientific Name	가식부분 100g당 (per 100g edible portion) 에너지 Food Energy	수 분 Moisture	단백질 Protein	지질 Fat	탄수화물 Carbohydrate 당질 Non-fibrous	섬유 Fiber	칼슘 Calcium 알카리성	인 Phosphorus 산성	철 Iron 알카리성	비타민 Vitamin A 총비타민 Total	자료출처 Source of Date
				Kcal	%	g	g	g	g	mg	mg	mg	I.U.	
16	메밀국수, 삶은 것	Buckwheat noodle, dried		132	68.0	4.8	1.0	25.8	0.2	9	80	0.8	0	Japan ('82)
17	메밀묵	Buckwheat starch jelly		60	84.6	2.7	0.2	11.9	0.3	13	156	0.4	0	국('77)
18	밀	Wheat, whole grain	Triticum asetivum	355	11.8	12	2.9	69	2.5	71	390	3.2	0	국('77)
19	밀가루, 강력분 (1등품)	Wheat flour, strong (First grade)		348	13.7	13.8	1	70.9	0.2	13	119	0.8	0	농영('86)
20	밀가루, 박력분 (1등품)	Wheat flour, weak (First grade)		351	12.8	8.7	0.8	77.3	0.2	17	81	1.4	0	농영('86)
21	밀가루, 중력분 (1등품)	Wheat flour, medium (First grade)		350	13.3	10.4	1.1	74.6	0.2	12	101	1.4	0	농영('86)
22	밀국수	Wheat noodle		330	13.7	9.8	1.3	69.7	0.3	41	120	1.9	0	국('77)
23	밀쌀	Wheat, highly milled		350	12.3	9.1	1.3	75.4	0.9	47	189	3.6	0	국('77)
24	밥, 쌀밥	Cooked rice		139	65	2.7	0.2	31.7	0.2	10	-	0.2	0	밥의 분량 쌀의 2.4로 계산
25	밥, 보리밥	Cooked rice with 30% barley		142	64.2	2.9	0.3	32.6	0.2	10	60	0.3	0	30%보리
26	백설기	Baeksolgi (Plain steamed rice bread)		241	39.3	4.3	0.3	55.3	0.3	3	62	1	0	국('80)
27	보리, 겉보리	Barley, whole grain		322	13.8	10.6	1.8	68.2	2.9	43	360	5.4	0	국('77)
28	보리, 납작보리	Barley, pressed		332	13.5	10.5	1.7	71.1	1.8	44	240	3.2	0	국('77)
29	보리, 볶은보리	Barley, roasted		339	8.2	12.7	2.6	69	5.1	26	402	18.9	335	농영('83)
30	보리, 쌀보리	Naked barley, milled		338	14	10.2	2	72.2	0.7	40	140	2	-	보전('74)

참고 : 1. 체액의 산, 염기 평행작용을 일정하게 유지[pH(수소이온농도) 7.4(7.35~7.45)]시키기 위한 알칼리성분의 식품과 산성식품의 균형 있는 식사 섭취로 항상성(Homeostasis) 유지를 위한 참고자료.
2. 혈중의 칼슘을 일정하게 조절 해주는 Calcitonin호르몬 또는 Thyrocalcitonin과 Parathyroid호르몬이다. 신체가 산성화 되었을 때 즉, 알칼리의 혈액(pH 7.35~7.45)이 되면 부갑상선이 자극되어 parathyroid hormon(PTH)의 산생이 항진되어 골의 파골세포에 영향을 주어 골에서 칼슘이 나와 혈액을 산성화시킨다.(원인 : 인이 많이 들어 있는 산성 식품의 섭취, 탄산가스, 젖산 등 운동에 의한 대사산물의 축적.여성 에스트로겐(estrogen)호르몬의 감소 등으로 골다공증에 하나의 원인)
3. Calcitonin호르몬은 갑상선이 자극되어(칼슘농도 8.0~10mg/dℓ정상 범위) 골의 골아세포에 작용하여 칼슘을 골에 침착시키는 호르몬

표 4-1 식품의 종류와 식품성분표(Food Composition Table) 총 1,080개

① 곡류 식품의 종류와 식품성분표

(곡류 및 그 제품(CEREALS AND GRAIN PRODUCTS) 번호 1~101번까지)

참고 : 1. 알칼리성분 : 칼슘, 나트륨, 칼륨, 마그네슘, 철 성분 등이 들어 있는 식품

2. 산성식품 : 인, 염소, 유황 등이 들어 있는 식품

3. 항산화비타민 : Vitamin E(α -tocopherol)

Vitamin C(cascorbic acid)

β -carotene

번호 Item No.	식품명 Food and Description	영 명 English Name	학 명 Scientific Name	가식부분 100g당 (per 100g edible portion) 에너지 Food Energy	수 분 Moisture	단백질 Protein	지질 Fat	탄수화물 Carbohydrate 당질 Non-fibrous	섬유 Fiber	칼슘 Calcium 알카리성	인 Phos-phorus 산성	철 Iron 알카리성	비타민 Vitamin A 총비타민 Total	자료출처 Source of Date
				Kcal	%	g	g	g	g	mg	mg	mg	I.U.	
31	보리, 할맥	Cut-polished barley		349	10.5	9.8	1.2	77	0.5	-	-	-	0	농영('82)
32	보리, 미숫가루	Parched barley powder		353	8.5	11.5	2.4	71.4	3.8	69	278	3.2	0	국('77)
33	보리쌀	Barley milled	Hordum vulgare	323	14.8	10.3	1.9	68.4	2.6	40	360	4	-	국('77)
34	비스킷, 딱딱한 것	Biscuits, hard		450	2.5	6.6	12.9	76.7	0.1	30	70	0.5	10	Japan ('82)
35	비스킷, 부드러운것	Biscuits, soft		493	2	5.4	21.2	70.1	0.1	27	55	0.4	0	Japan ('82)
36	빈대떡 가루	Mungbean powder		345	10.4	23.6	0.9	60.5	0.2	25	499	4.2	0	국('79)
37	삶은국수	Boiled noodle		116	72	2.6	0.3	24.8	0.1	5	25	0.3	0	Japan ('76)
38	셈베이	Biscuits japanese type		410	3.2	8.3	5.5	81.8	0.6	16	88	0.2	0	국('79)
39	송편 (검정콩속)	Songpyon (Pine-flavored rice pastry with black soybean)		185	52.1	4.4	1	41.8	0.1	32	-	-	-	보전('74)
40	송편 (팥고물속)	Songpyon (Pine-flavored rice pastry with small red bean)		205	45.7	6	0.3	44.6	-	31	-	-	-	보전('74)
41	수수	sorghum, whole grain	Sorghum bicolor	336	12	10.3	4.7	69.5	1.7	9	330	3	0	Japan ('82)
42	수수 도정한 것	Sorghum, milled		365	12.5	9.5	2.6	73.9	0.4	6	210	1.5	0	Japan ('71) 70~80% extraction
43	수수경단	Sorghum ball cake		207	45.6	8.3	0.7	41.8	-	44	-	-	-	보전('74)
44	시루떡	shiruddok (Steamed rice bread with shredded red bean)		203	47.7	7.7	0.4	42.2	0.8	2	71	2.7	0	국('80)
45	식빵	Loaf bread		298	26.1	11.2	1.4	59.7	0.5	14	77	1.2	0	국('77)

참고 : 1. 체액의 산, 염기 평행작용을 일정하게 유지[pH(수소이온농도) 7.4(7.35~7.45)]시키기 위한 알칼리성분의 식품과 산성식품의 균형 있는 식사 섭취로 항상성(Homeostasis) 유지를 위한 참고자료.

2. 혈중의 칼슘을 일정하게 조절 해주는 Calcitonin호르몬 또는 Thyrocalcitonin과 Parathyroid호르몬이다. 신체가 산성화 되었을 때 즉, 알칼리의 혈액(pH 7.35~7.45)이 되면 부갑상선이 자극되어 parathyroid hormon(PTH)의 산생이 항진되어 골의 파골세포에 영향을 주어 골에서 칼슘이 나와 혈액을 산성화시킨다.(원인 : 인이 많이 들어 있는 산성 식품의 섭취, 탄산가스, 젖산 등 운동에 의한 대사산물의 축적, 여성 에스트로겐(estrogen)호르몬의 감소 등으로 골다공증에 하나의 원인)

3. Calcitonin호르몬은 갑상선이 자극되어(칼슘농도 8.0~10mg/dℓ정상 범위) 골의 골아세포에 작용하여 칼슘을 골에 침착시키는 호르몬

표 4-1 식품의 종류와 식품성분표(Food Composition Table) 총 1,080개

① 곡류 식품의 종류와 식품성분표

(곡류 및 그 제품(CEREALS AND GRAIN PRODUCTS) 번호 1~101번까지)

참고 : 1. 알칼리성분 : 칼슘, 나트륨, 칼륨, 마그네슘, 철 성분 등이 들어 있는 식품
2. 산성식품 : 인, 염소, 유황 등이 들어 있는 식품
3. 항산화비타민 : Vitamin E(α-tocopherol)
Vitamin C(cascorbic acid)
β-carotene

번호 Item No.	식품명 Food and Description	영 명 English Name	학 명 Scientific Name	가식부분 100g당 (per 100g edible portion) 에너지 Food Energy	수 분 Moisture	단백질 Protein	지질 Fat	탄수화물 Carbohydrate 당질 Non-fibrous	섬유 Fiber	칼슘 Calcium 알카리성	인 Phos-phorus 산성	철 Iron 알카리성	비타민 Vitamin A 총비타민 Total	자료출처 Source of Date
				Kcal	%	g	g	g	g	mg	mg	mg	I.U.	
46	쌀,백미, 다수계	Rice, Highly milled Indica cross japonica		364	11.6	8.2	0.8	78.4	0.4	5	119	3.3	0	다수계쌀 4품종의 평균치
47	쌀, 백미, 일반계	Rice, Highly milled japonica		366	11.7	6.8	1	79.6	0.4	5	100	3.7	0	일반계쌀 4품종의 평균치
48	쌀, 낙동	Rice, Naktong		366	11.7	7.1	1	79.4	0.3	4	107	2.6	0	농영('83)
49	쌀, 밀양 30	Rice, Miryang 30		366	10.7	8	0.5	79.6	0.3	5	-	6.4	0	농진('80)
50	쌀, 섬진	Rice, Somjin		363	12.2	6.7	0.7	79.7	0.3	4	98	2.5	0	농영('83)
51	쌀, 유신	Rice, Yushin		363	12.3	8.2	1.2	77.3	0.4	26	121	2	0	국('77)
52	쌀, 진흥	Rice, Chinhung		368	10.4	7	0.5	81.1	0.3	6	-	6.6	0	농진('80)
53	쌀, 추청 (아끼바레)	Rice, Chuchong		362	12.5	6.3	0.8	79.5	0.5	5	94	3.1	0	농영('83)
54	쌀, 칠분도미	Rice, 70%polished rice		363	12.3	6.9	1.1	78.8	0.3	24	175	0.9	0	국('77)
55	쌀, 태백	Rice, Taebaek		365	11.4	7.8	0.6	79.4	0.4	4	126	2.7	0	농영('83)
56	쌀, 통일	Rice, Tongil highly milled		358	14	5.9	1.3	78	0.2	27	43	0.3	0	국('77)
57	쌀, 통일 7분도미	Rice, Tongil 70% polished rice		356	14.4	7.8	1.9	74.6	0.6	32	52	1.2	0	국('77)
58	쌀, 풍산	Rice, Pungsan		364	11.9	8.6	0.9	77.8	0.4	5	111	2.2	0	농영 ('83)
59	쌀, 현미	Brown rice		362	11	7.2	2.5	76.8	1.3	41	284	2.1	0	국('77)
60	쑥개피떡	Greenish colored rice cake with small red bean, newmoon shape		189	52.2	5.2	0.4	41.2	0	30	-	-	20	보전('74)
61	약식	Glutinous rice mixed with honey dates chestnuts		237	41.3	4.4	1	52.6	0.3	6	24	0.9	72	국('80)

참고 : 1. 체액의 산, 염기 평형작용을 일정하게 유지[pH(수소이온농도) 7.4(7.35~7.45)]시키기 위한 알칼리성분의 식품과 산성식품의 균형 있는 식사 섭취로 항상성(Homeostasis) 유지를 위한 참고자료.

2. 혈중의 칼슘을 일정하게 조절 해주는 Calcitonin호르몬 또는 Thyrocalcitonin과 Parathyroid호르몬이다. 신체가 산성화 되었을 때 즉, 알칼리의 혈액(pH 7.35~7.45)이 되면 부갑상선이 자극되어 parathyroid hormon(PTH)의 산생이 항진되어 골의 파골세포에 영향을 주어 골에서 칼슘이 나와 혈액을 산성화시킨다.(원인 : 인이 많이 들어 있는 산성 식품의 섭취, 탄산가스, 젖산 등 운동에 의한 대사산물의 축적, 여성 에스트로겐(estrogen)호르몬의 감소 등으로 골다공증에 하나의 원인)

3. Calcitonin호르몬은 갑상선이 자극되어(칼슘농도 8.0~10mg/dℓ정상 범위) 골의 골아세포에 작용하여 칼슘을 골에 침착시키는 호르몬

표 4-1 식품의 종류와 식품성분표(Food Composition Table) 총 1,080개

① 곡류 식품의 종류와 식품성분표

(곡류 및 그 제품(CEREALS AND GRAIN PRODUCTS) 번호 1~101번까지)

참고 : 1. 알칼리성분 : 칼슘, 나트륨, 칼륨, 마그네슘, 철 성분 등이 들어 있는 식품
2. 산성식품 : 인, 염소, 유황 등이 들어 있는 식품
3. 항산화비타민 : Vitamin E(α -tocopherol)
Vitamin C(cascorbic acid)
β -carotene

번호 Item No.	식품명 Food and Description	영 명 English Name	학 명 Scientific Name	가식부분 100g당 (per 100g edible portion) 에너지 Food Energy	수 분 Moisture	단백질 Protein	지질 Fat	탄수화물 Carbohydrate 당질 Non-fibrous	섬유 Fiber	칼슘 Calcium 알카리성	인 Phos-phorus 산성	철 Iron 알카리성	비타민 Vitamin A 총비타민 Total	자료출처 Source of Date
				Kcal	%	g	g	g	g	mg	mg	mg	I.U.	
62	엿기름	Malt		247	9.2	27.9	9.7	47	2.1	65	1200	6.6	0	Japan ('82)
63	오우트 밀가루	Oatmeal powder		372	11.5	13.5	5.6	66.5	1.1	30	360	3.4	0	Japan ('82) 50~60% extraction
64	옥수수, 말린 것	Corn, dried		336	13.1	9.6	3.8	69.1	2.9	25	345	2.1	472	농영('86)
65	옥수수, 볶은 것	Corn,roasted		366	7.6	8.9	3.9	76.6	1.8	-	292	11.5	506	농영('84)
66	옥수수, 광옥 말린 것	Corn,kwangok, dried		342	12.6	11.1	3.5	70	1.1	20	650	14	400	농진('81)
67	옥수수, 백옥 생 것	Corn, immature white variety, raw	Zea mays	188	51.6	4.9	1.7	40.3	0.7	16	159	0.8	0	국('77)
68	옥수수 수원19 말린 것	Corn, suwon 19, dried		334	12.9	10.9	3.7	67.9	3.1	23	377	2.6	496	농영('86)
69	옥수수, 제천옥 말린 것	Corn, chechonok, dried		334	13.4	9.3	3.5	69.3	3	26	339	2.2	468	농영('86)
70	옥수수, 찰옥수수 생 것	Glutinous corn, raw		183	53.4	4.2	1.9	38.6	1.1	7	136	0.9	-	국('82)
71	옥수수 횡성옥 말린 것	Corn, hoengsongok dried		340	13.1	8.8	4.1	69.9	2.7	26	318	1.6	453	농영('86)
72	울면, 인스턴트	Wulmyon, instant		430	6.8	13.2	15.5	59.3	0.3	52	109	1.5	360	국('77)
73	웨하스, 감귤	Tangerine-wafer		484	4.3	6.5	22.7	36.5	2.6	27	56	0.5	0	국('79)
74	웨하스, 크림	Cream-wafer		500	3.2	7.6	24.4	62.6	1.8	21	46	0.4	0	국('80)
75	율무쌀	Job's tears	Coix lacrymajobi	365	10.4	21.3	3.7	61.1	2	151	-	6.8	0	국('77) salt 0.02%

참고 : 1. 체액의 산, 염기 평행작용을 일정하게 유지[pH(수소이온농도) 7.4(7.35~7.45)]시키기 위한 알칼리성분의 식품과 산성식품의 균형 있는 식사 섭취로 항상성(Homeostasis) 유지를 위한 참고자료.

2. 혈중의 칼슘을 일정하게 조절 해주는 Calcitonin호르몬 또는 Thyrocalcitonin과 Parathyroid호르몬이다. 신체가 산성화 되었을 때 즉, 알칼리의 혈액(pH 7.35~7.45)이 되면 부갑상선이 자극되어 parathyroid hormon(PTH)의 산생이 항진되어 골의 파골세포에 영향을 주어 골에서 칼슘이 나와 혈액을 산성화시킨다.(원인 : 인이 많이 들어 있는 산성 식품의 섭취, 탄산가스, 젖산 등 운동에 의한 대사산물의 축적. 여성 에스트로겐(estrogen)호르몬의 감소 등으로 골다공증에 하나의 원인)

3. Calcitonin호르몬은 갑상선이 자극되어(칼슘농도 8.0~10mg/dℓ정상 범위) 골의 골아세포에 작용하여 칼슘을 골에 침착시키는 호르몬

표 4-1 식품의 종류와 식품성분표(Food Composition Table) 총 1,080개

① 곡류 식품의 종류와 식품성분표

(곡류 및 그 제품(CEREALS AND GRAIN PRODUCTS) 번호 1~101번까지)

참고 : 1. 알칼리성분 : 칼슘, 나트륨, 칼륨, 마그네슘, 철 성분 등이 들어 있는 식품
2. 산성식품 : 인, 염소, 유황 등이 들어 있는 식품
3. 항산화비타민 : Vitamin E(α -tocopherol)
Vitamin C(cascorbic acid)
β -carotene

번호 Item No.	식품명 Food and Description	영 명 English Name	학 명 Scientific Name	가식부분 100g당 (per 100g edible portion) 에너지 Food Energy	수 분 Moisture	단백질 Protein	지질 Fat	탄수화물 Carbohydrate 당질 Non-fibrous	섬유 Fiber	칼슘 Calcium 알카리성	인 Phos-phorus 산성	철 Iron 알카리성	비타민 Vitamin A 총비타민 Total	자료출처 Source of Date
				Kcal	%	g	g	g	g	mg	mg	mg	I.U.	
76	율무죽	Job's tears, gruel		44	89.5	0.5	0.4	9.5	0	11	9	0.5	0	국('79)
77	인절미 (콩고물)	Injolmi (Cubed rice cake coated with soybean flour)		225	43.9	6.8	1	47.1	0.2	20	45	1	0	국('79)
78	인절미 (팥고물)	Injolmi (Cubed rice cake coated with small red bean flour)		211	46.5	6.5	0.3	45.6	0.2	14	52	1.1	0	국('79)
79	절편	Jolpyon (Plain cubed rice cake)		215	40.6	4	0.3	48.9	-	37	-	-	-	보전('74)
80	조	Foxtailmillet, whole grain	Setaria italica	355	10.6	10.1	3	72	2.5	51	410	2.8	0	국('77)
81	조, 도정한 것	Foxtailmillet, milled		364	12.5	10.5	2.7	72.4	0.5	11	190	2	0	Japan ('82) 70~80% extraction
82	중국국수	Chinese wheat noodle		284	33	8.4	1.4	56	0.1	15	60	0.7	0	Japan ('82)
83	증편	Chungpyon (fermented and steamed rice bread)		191	50.7	3.9	0.4	12.9	-	38	-	-	-	보전('74)
84	자장면, 인스턴트	Chajangmyon, instant		462	6.5	9.6	20	60.8	0.4	32	98	1.8	186	국('77)
85	차수수	Glutinous sorghum		368	11.1	9.6	2.1	75.8	0.3	9	192	1.7	0	국('77)
86	차조	Glutinous millet		366	12.1	9.3	3.1	73	0.9	15	217	2.2	0	국('77)
87	찰시루떡	Glutinous rice cake with small red bean powder		206	39.9	6.8	0.4	43.8	-	32	-	-	-	보전('74)

참고 : 1. 체액의 산, 염기 평행작용을 일정하게 유지[pH(수소이온농도) 7.4(7.35~7.45)]시키기 위한 알칼리성분의 식품과 산성식품의 균형 있는 식사 섭취로 항상성(Homeostasis) 유지를 위한 참고자료.

2. 혈중의 칼슘을 일정하게 조절 해주는 Calcitonin호르몬 또는 Thyrocalcitonin과 Parathyroid호르몬이다. 신체가 산성화 되었을 때 즉, 알칼리의 혈액(pH 7.35~7.45)이 되면 부갑상선이 자극되어 parathyroid hormon(PTH)의 산생이 항진되어 골의 파골세포에 영향을 주어 골에서 칼슘이 나와 혈액을 산성화시킨다.(원인 : 인이 많이 들어 있는 산성 식품의 섭취, 탄산가스, 젖산 등 운동에 의한 대사산물의 축적. 여성 에스트로겐(estrogen)호르몬의 감소 등으로 골다공증에 하나의 원인)

3. Calcitonin호르몬은 갑상선이 자극되어(칼슘농도 8.0~10mg/dℓ정상 범위) 골의 골아세포에 작용하여 칼슘을 골에 침착시키는 호르몬

표 4-1 식품의 종류와 식품성분표(Food Composition Table) 총 1,080개

① 곡류 식품의 종류와 식품성분표

(곡류 및 그 제품(CEREALS AND GRAIN PRODUCTS) 번호 1~101번까지)

참고 : 1. 알칼리성분 : 칼슘, 나트륨, 칼륨, 마그네슘, 철 성분 등이 들어 있는 식품
2. 산성식품 : 인, 염소, 유황 등이 들어 있는 식품
3. 항산화비타민 : Vitamin E(α -tocopherol)
Vitamin C(cascorbic acid)
β -carotene

번호 Item No.	식품명 Food and Description	영 명 English Name	학 명 Scientific Name	가식부분 100g당 (per 100g edible portion) 에너지 Food Energy	수 분 Moisture	단백질 Protein	지질 Fat	탄수화물 Carbohydrate 당질 Non-fibrous	섬유 Fiber	칼슘 Calcium 알카리성	인 Phos-phorus 산성	철 Iron 알카리성	비타민 Vitamin A 총비타민 Total	자료출처 Source of Date
				Kcal	%	g	g	g	g	mg	mg	mg	I.U.	
88	찹쌀	Glutinous rice milled	Oryza glutinosa	344	13.2	8.7	1.2	74.7	1.2	42	250	1.3	0	국('77)
89	찰쌀경단	Glutinous rice ball cake		218	45.2	7	0.4	46.6	0	40	-	-	0	보전('74)
90	찹쌀 미숫가루	Parched glutinous rice powder		392	5.1	9	1.7	83.2	0.4	39	83	2	0	국('77)
91	카스테라	Sponge cake		317	26	7.8	4.5	61.2	0	54	97	1.3	0	국('79)
92	칼국수, 인스턴트	Wheat noodle, instant		328	12.4	11.2	0.5	69.6	0.4	23	125	2.9	109	국('80)
93	크래커	Cracker		486	3.5	10.2	22	61.7	0.6	98	172	1.1	0	국('80)
94	튀김가루	Frying powder		343	12.4	10.4	1	73	0.6	48	433	1.2	0	국('79)
95	피	Japanese barnyard millet	Panicum crusgalli	350	9.2	10.4	3.6	68.7	6.2	49	330	5.1	0	국('77)
96	하이면, 인스턴트	Hi myon, instant		119	68	6.4	0.2	22.9	0	22	43	1.4	25	국('80)
97	핫케익가루	Hot cake powder		406	6.9	11.7	8.6	70.4	1.2	35	141	0.4	0	국('79)
98	호밀	Rye, whole grain		333	12.5	12.7	2.7	68.5	1.9	38	330	3	0	Japan ('82)
99	호밀, 누른 것	Rye, milled pressed		340	13.5	10.5	1.5	72.3	1.2	26	160	2	0	Japan ('76) 70~80% extraction
100	호밀가루	Rye, flour		350	13.5	8.5	1.6	75	0.7	20	130	2	0	Japan ('82) 65~75% extraction
101	흰떡 (가래떡)	Plain rod shaped rice cake (Karaeddok)		228	42.6	4.7	0.5	51.2	0.5	2	52	2	0	국('80)

참고 : 1. 체액의 산, 염기 평행작용을 일정하게 유지[pH(수소이온농도) 7.4(7.35~7.45)]시키기 위한 알칼리성분의 식품과 산성식품의 균형 있는 식사 섭취로 항상성(Homeostasis) 유지를 위한 참고자료.
2. 혈중의 칼슘을 일정하게 조절 해주는 Calcitonin호르몬 또는 Thyrocalcitonin과 Parathyroid호르몬이다. 신체가 산성화 되었을 때 즉, 알칼리의 혈액(pH 7.35~7.45)이 되면 부갑상선이 자극되어 parathyroid hormon(PTH)의 산생이 항진되어 골의 파골세포에 영향을 주어 골에서 칼슘이 나와 혈액을 산성화시킨다.(원인 : 인이 많이 들어 있는 산성 식품의 섭취, 탄산가스, 젖산 등 운동에 의한 대사산물의 축적. 여성 에스트로겐(estrogen)호르몬의 감소 등으로 골다공증에 하나의 원인)
3. Calcitonin호르몬은 갑상선이 자극되어(칼슘농도 8.0~10mg/dℓ정상 범위) 골의 골아세포에 작용하여 칼슘을 골에 침착시키는 호르몬

표 4-1 식품의 종류와 식품성분표(Food Composition Table) 총 1,080개

② 감자류 및 전분류 식품의 종류와 식품성분표

(감자류 및 전분류(STARCH AND STARCH ROOTS) 번호 102~141번까지)

참고 : 1. 알칼리성분 : 칼슘, 나트륨, 칼륨, 마그네슘, 철 성분 등이 들어 있는 식품
2. 산성식품 : 인, 염소, 유황 등이 들어 있는 식품
3. 항산화비타민 : Vitamin E(α-tocopherol)
Vitamin C(cascorbic acid)
β-carotene

번호 Item No.	식품명 Food and Description	영 명 English Name	학 명 Scientific Name	가식부분 100g당 (per 100g edible portion) 에너지 Food Energy	수 분 Moisture	단백질 Protein	지질 Fat	탄수화물 Carbohydrate 당질 Non-fibrous	섬유 Fiber	칼슘 Calcium 알카리성	인 Phos-phorus 산성	철 Iron 알카리성	비타민 Vitamin A 총비타민 Total	자료출처 Source of Date
				Kcal	%	g	g	g	g	mg	mg	mg	I.U.	
102	감자	Potatoes	Solanum tuberosum	80	78.1	1.5	0.2	18.5	0.5	3	62	1.6	0	농영('83)
103	감자, 남작	Potatoes, Namjak		78	78.8	1.4	0.1	18.2	0.3	2	57	1.4	0	농영('83)
104	감자, 노침	Potatoes, Norch'p		102	72.7	1.9	0.1	23.7	0.5	3	61	2.1	0	농영('83)
105	감자, 니시유다가	Potatoes, Nishiyudaka		80	78.2	1.7	0.1	18.5	0.4	3	52	1.4	0	농영('83)
106	감자, 다이아만트	Potatoes Diamant		85	77.2	1.2	0.2	19.8	0.4	4	62	1.5	0	농영('83)
107	감자, 대지	Potatoes, Daeji		68	81.5	1.6	0.1	15.5	0.4	3	59	1.6	0	농영('83)
108	감자, 데지리	Potatoes, Desiree		93	75	1.4	0.1	21.8	0.5	2	70	1.7	0	농영('83)
109	감자, 라도사	Potatoes, Radosa		87	76.4	1.7	0.1	20.2	0.3	5	63	1.8	0	농영('83)
110	감자, 레센트	Potatoes, Recent		56	84.4	0.9	0.1	13.1	0.6	2	51	1.6	0	농영('83)
111	감자, 바라카	Potatoes, Baraka		53	85.2	1.2	0.1	12	0.6	2	62	1.7	0	농영('83)
112	감자, 빈젯	Potatoes, Bintze		79	78.5	1.5	0.2	18.2	0.6	2	38	1.4	0	농영('83)
113	감자, 사투마	Potatoes, Satuma		91	75.4	2.2	0.1	20.8	0.4	4	80	1.8	0	농영('83)
114	감자, 수미	Potatoes, Sumi		107	71.7	1.2	0.1	25.6	0.5	2	61	1.4	0	농영('83)
115	감자, 쉬마바라	Potatoes, Shimabara		75	79.4	1.4	0.1	17.4	0.5	2	57	1.4	0	농영('83)
116	감자, 스노우칩	Potatoes, Snowchip		91	75.5	1.7	0.1	21.2	0.5	2	47	1.5	0	농영('83)
117	감자, 아쿠라	Potatoes, Arkura		97	73.9	1.4	0.1	23	0.5	4	80	1.8	0	농영('83)
118	감자, R.B 108	Potatoes, R.B 108		74	79.8	1.3	0.2	17.1	0.6	4	59	2.1	0	농영('83)
119	감자, 카디날	Potatoes, Cardinal		60	83.2	1.1	0.1	13.9	0.6	2	59	1.6	0	농영('83)
120	감자, 녹말	Potatoes, starch		339	15.9	0.1	0.1	83.8	0	12	39	1.7	0	국('83)
121	감자튀김	Potatoes, chips		562	4.2	3.6	43.8	45	0.9	18	74	1.6	0	Japan ('76)

참고 : 1. 체액의 산, 염기 평형작용을 일정하게 유지[pH(수소이온농도) 7.4(7.35~7.45)]시키기 위한 알칼리성분의 식품과 산성식품의 균형 있는 식사 섭취로 항상성(Homeostasis) 유지를 위한 참고자료.

2. 혈중의 칼슘을 일정하게 조절 해주는 Calcitonin호르몬 또는 Thyrocalcitonin과 Parathyroid호르몬이다. 신체가 산성화 되었을 때 즉, 알칼리의 혈액(pH 7.35~7.45)이 되면 부갑상선이 자극되어 parathyroid hormon(PTH)의 산생이 항진되어 골의 파골세포에 영향을 주어 골에서 칼슘이 나와 혈액을 산성화시킨다.(원인 : 인이 많이 들어 있는 산성 식품의 섭취, 탄산가스, 젖산 등 운동에 의한 대사산물의 축적. 여성 에스트로겐(estrogen)호르몬의 감소 등으로 골다공증에 하나의 원인)

3. Calcitonin호르몬은 갑상선이 자극되어(칼슘농도 8.0~10mg/dℓ정상 범위) 골의 골아세포에 작용하여 칼슘을 골에 침착시키는 호르몬

표 4-1 식품의 종류와 식품성분표(Food Composition Table) 총 1,080개

② 감자류 및 전분류 식품의 종류와 식품성분표

(감자류 및 전분류(STARCH AND STARCH ROOTS) 번호 102~141번까지)

참고 : 1. 알칼리성분 : 칼슘, 나트륨, 칼륨, 마그네슘, 철 성분 등이 들어 있는 식품
2. 산성식품 : 인, 염소, 유황 등이 들어 있는 식품
3. 항산화비타민 : Vitamin E(α -tocopherol)
Vitamin C(cascorbic acid)
β -carotene

번호 Item No.	식품명 Food and Description	영 명 English Name	학 명 Scientific Name	가식부분 100g당 (per 100g edible portion) 에너지 Food Energy	수 분 Moisture	단백질 Protein	지질 Fat	탄수화물 Carbohydrate 당질 Non-fibrous	섬유 Fiber	칼슘 Calcium 알카리성	인 Phos-phorus 산성	철 Iron 알카리성	비타민 Vitamin A 총비타민 Total	자료출처 Source of Date
				Kcal	%	g	g	g	g	mg	mg	mg	I.U.	
122	고구마	Sweet Potatoes	Ipomoea batatas	100	73.6	1	0.5	23	0.8	22	42	0.7	513	농영('83)
123	고구마, 수원 110	Sweet Potatoes, Suwon 110		104	72.5	1.4	0.6	23.5	0.7	33	50	0.6	649	농영('83)
124	고구마, 수원 111	Sweet Potatoes, Suwon 111		93	75.8	1.2	0.7	20.7	0.8	16	34	0.6	1,078	농영('83)
125	고구마, 수원 112	Sweet Potatoes, Suwon 112		104	72.9	0.9	0.8	23.4	0.8	23	31	0.7	91	농영('83)
126	고구마, 신미	Sweet Potatoes, Shinmi		86	76.6	1.2	0.6	19.3	0.8	35	45	0.8	254	농영('83)
127	고구마, 은미	Sweet Potatoes, Unmi		104	72.4	0.6	0.4	24.6	0.9	23	33	0.9	1,522	농영('83)
128	고구마,, 홍미	Sweet Potatoes, Hongmi		111	70.7	0.7	0.2	26.7	0.7	10	50	0.7	-	농영('83)
129	고구마, 황미	Sweet Potatoes, Hwangmi		104	72.5	0.8	0.3	24.6	0.8	14	48	0.7	-	농영('83)
130	고구마, 구운 것	Sweet Potatoes, roasted		148	62	1.3	0.2	34.6	0.8	31	50	0.6	0	Japan ('82)
131	고구마, 말린 것	Sweet Potatoes, steamed and dried		301	23.5	1.8	0.8	69.6	2.2	40	90	1.6	0	Japan ('80)
132	고구마, 찐 것	Sweet Potatoes, steamed		125	68	1.1	0.2	29.2	0.7	26	40	0.5	0	Janpan ('82)
133	고구마, 녹말	Sweet Potatoes, starch		348	13.7	0.1	0.1	86	0	32	21	3	0	국('83)
134	당면	Srarch vermicelli		353	13.1	2.1	1.4	83	0.1	41	-	2.1	0	국('77)
135	도토리 국수	Acorn noodle		343	10.9	12.4	0.7	71.7	0.5	86	123	2.3	0	국('77)
136	도토리묵	Acorn starch jelly		45	88.1	0.2	0.1	10.9	0.5	12	314	0.2	15	국('77)
137	쌀녹말	Rice starch		366	9.7	0.2	0.7	89.3	0	29	20	1.5	0	Japan ('82)
138	옥수수 녹말	Corn starch		344	14.7	0.1	0.1	85	0	4	13	3	0	국('83)
139	칡뿌리	Arrowroot	Maranta arundinacea	117	67.4	1.7	0.2	27.5	2	15	18	1.9	-	East Asia
140	칡뿌리 녹말	Arrowroot starch		347	13.9	0.2	0.2	85.6	0	18	12	2	0	Japan ('82)
141	토란	Taro	Colocasia spp.	79	79.6	2.2	0.3	16.9	1	26	-	0.5	0	국('77)

참고 : 1. 체액의 산, 염기 평형작용을 일정하게 유지[pH(수소이온농도) 7.4(7.35~7.45)]시키기 위한 알칼리성분의 식품과 산성식품의 균형 있는 식사 섭취로 항상성(Homeostasis) 유지를 위한 참고자료.

2. 혈중의 칼슘을 일정하게 조절 해주는 Calcitonin호르몬 또는 Thyrocalcitonin과 Parathyroid호르몬이다. 신체가 산성화 되었을 때 즉, 알칼리의 혈액(pH 7.35~7.45)이 되면 부갑상선이 자극되어 parathyroid hormon(PTH)의 산생이 항진되어 골의 파골세포에 영향을 주어 골에서 칼슘이 나와 혈액을 산성화시킨다.(원인 : 인이 많이 들어 있는 산성 식품의 섭취, 탄산가스, 젖산 등 운동에 의한 대사산물의 축적. 여성 에스트로겐(estrogen)호르몬의 감소 등으로 골다공증에 하나의 원인)

3. Calcitonin호르몬은 갑상선이 자극되어(칼슘농도 8.0~10mg/dℓ정상 범위) 골의 골아세포에 작용하여 칼슘을 골에 침착시키는 호르몬

표 4-1 식품의 종류와 식품성분표(Food Composition Table) 총 1,080개

③ 당류 식품의 종류와 식품성분표

(당류 및 그 밖의 당 제품(SUGAR SYRUPS AND SWEETS) 번호 142~170번까지)

참고 : 1. 알칼리성분 : 칼슘, 나트륨, 칼륨, 마그네슘, 철 성분 등이 들어 있는 식품
2. 산성식품 : 인, 염소, 유황 등이 들어 있는 식품
3. 항산화비타민 : Vitamin E(α -tocopherol)
Vitamin C(cascorbic acid)
β -carotene

번호 Item No.	식품명 Food and Description	영 명 English Name	학 명 Scientific Name	가식부분 100g당 (per 100g edible portion)										자료출처 Source of Date
				에너지 Food Energy	수 분 Moisture	단백질 Protein	지질 Fat	탄수화물 Carbohydrate		칼슘 Calcium	인 Phos-phorus	철 Iron	비타민 Vitamin A	
								당질 Non-fibrous	섬유 Fiber	알카리성	산성	알카리성	총비타민 Total	
				Kcal	%	g	g	g	g	mg	mg	mg	I.U.	
142	껌	Chewing gum		285	2.8	0	0	73.7	0	30	0	5.4	0	국('81)
143	꿀	Honey		301	18.2	0.3	0	81.5	0	-	-	0	0	4품종 평균치
144	꿀, 들깨	Honey, perilla		292	20.6	0.4	0	79	0	-	-	-	0	국('77)
145	꿀, 밤	Honey, chestnut		297	19.4	0.3	0	80.3	0	-	-	-	0	국('77)
146	꿀, 싸리	Honey, Bushclover		315	14.3	0.3	0	85.4	0	-	-	-	0	국('77)
147	꿀, 아카시아	Honey, Acacia		300	18.4	0.2	0	81.4	0	-	-	-	0	국('77)
148	꿀, 토종	Honey, Korean		302	17.9	0.4	0	81.7	0	2	-	-	0	국('77)
149	당밀	Molasses, (refinery final)		272	19.8	2.5	0	68.4	0	900	30	25	0	Japan ('82)
150	로얄제리	Royal jelly		152	62.2	10.4	0.7	26.1	0	237	149	1.8	216	국('77)
151	산화당 엿	Starch syrup, acid hydrolyzed		351	9.3	0.4	0	90.3	0	133	29	1.2	0	국('77)
152	설탕, 백설탕	White sugar		387	0.1	0	0	99.9	0	3	2	0.2	0	국('77)
153	설탕, 황설탕	Brown sugar		389	5.8	1.1	0.3	90.8	0	178	72	5.8	-	East Asia
154	설탕, 흑설탕	Dark Brown sugar		370	2.6	1.8	0	94.1	0	221	3	3	0	국('79)
155	양갱	Yanggaeng		324	18.8	11.6	0.7	67.9	0.8	22	33	2.3	0	국('79)
156	엿, 검은엿	Crude maltose, black		345	13.8	1.3	0.3	84.2	0	-	-	-	-	보전('74)
157	엿, 깨엿	Crude maltose, with sesame		384	9.3	4.7	5	80.1	0	-	-	-	-	보전('74)

참고 : 1. 체액의 산, 염기 평행작용을 일정하게 유지[pH(수소이온농도) 7.4(7.35~7.45)]시키기 위한 알칼리성분의 식품과 산성식품의 균형 있는 식사 섭취로 항상성(Homeostasis) 유지를 위한 참고자료.

2. 혈중의 칼슘을 일정하게 조절 해주는 Calcitonin호르몬 또는 Thyrocalcitonin과 Parathyroid호르몬이다. 신체가 산성화 되었을 때 즉, 알칼리의 혈액(pH 7.35~7.45)이 되면 부갑상선이 자극되어 parathyroid hormon(PTH)의 산생이 항진되어 골의 파골세포에 영향을 주어 골에서 칼슘이 나와 혈액을 산성화시킨다.(원인 : 인이 많이 들어 있는 산성 식품의 섭취, 탄산가스, 젖산 등 운동에 의한 대사산물의 축적. 여성 에스트로겐(estrogen)호르몬의 감소 등으로 골다공증에 하나의 원인)

3. Calcitonin호르몬은 갑상선이 자극되어(칼슘농도 8.0~10mg/dℓ정상 범위) 골의 골아세포에 작용하여 칼슘을 골에 침착시키는 호르몬

표 4-1 식품의 종류와 식품성분표(Food Composition Table) 총 1,080개

③ 당류 식품의 종류와 식품성분표

(당류 및 그 밖의 당 제품(SUGAR SYRUPS AND SWEETS) 번호 142~170번까지)

참고 : 1. 알칼리성분 : 칼슘, 나트륨, 칼륨, 마그네슘, 철 성분 등이 들어 있는 식품

2. 산성식품 : 인, 염소, 유황 등이 들어 있는 식품

3. 항산화비타민 : Vitamin E(α -tocopherol)

Vitamin C(cascorbic acid)

β -carotene

번호 Item No.	식품명 Food and Description	영 명 English Name	학 명 Scientific Name	가식부분 100g당 (per 100g edible portion) 에너지 Food Energy	수 분 Moisture	단백질 Protein	지질 Fat	탄수화물 Carbohydrate 당질 Non-fibrous	섬유 Fiber	칼슘 Calcium 알카리성	인 Phos-phorus 산성	철 Iron 알카리성	비타민 Vitamin A 총비타민 Total	자료출처 Source of Date
				Kcal	%	g	g	g	g	mg	mg	mg	I.U.	
158	엿, 물엿	Crude maltose, syrup		332	16.9	0.4	-	82.5	0	35	-	-	-	보전('74)
159	엿, 흰엿	Crude maltose, white		360	9.9	1.1	0.5	87.8	0	-	-	-	-	보전('74)
160	젤리	Jelly		327	18.2	0	0.1	81.6	0	7	12	1.6	0	국('83)
161	잼, 딸기	Jam, strawberry		282	26.2	0.4	0.2	72	0.6	48	23	0.4	0	국('77)
162	잼, 복숭아	Jam, peach		298	22.7	0.3	0.1	76.4	0.4	26	12	1.6	0	국('78)
163	잼, 사과	Jam, apple		282	26.4	0.2	0.1	72.5	0.6	26	13	2.3	0	국('78)
164	잼, 살구	Jam, apricot		289	25.1	0.3	0.1	74.2	0.1	23	13	2.1	0	국('78)
165	잼, 오렌지	Jam, orange		297	22.7	1	0	76.1	0.1	17	2	0.7	181	국('80)
166	잼, 포도	Jam, grape		300	22.3	1.3	0.1	76.1	0.1	14	6	0.6	0	국('80)
167	초콜릿	Chocolate		549	1.4	4.4	31.8	61.4	0	34	140	3.5	0	국('81)
168	카라멜	Caramel		413	1.5	1.5	5.1	90.2	0.8	7	17	1.9	0	국('80)
169	캔디	Candy		374	6.2	0.2	0	93.2	0	19	-	-	-	보전('74)
170	포도당	Glucose refined		331	10	0	0	90	0	2	1	0.1	0	Japan ('76)

참고 : 1. 체액의 산, 염기 평행작용을 일정하게 유지[pH(수소이온농도) 7.4(7.35~7.45)]시키기 위한 알칼리성분의 식품과 산성식품의 균형 있는 식사 섭취로 항상성(Homeostasis) 유지를 위한 참고자료.

2. 혈중의 칼슘을 일정하게 조절 해주는 Calcitonin호르몬 또는 Thyrocalcitonin과 Parathyroid호르몬이다. 신체가 산성화 되었을 때 즉, 알칼리의 혈액(pH 7.35~7.45)이 되면 부갑상선이 자극되어 parathyroid hormon(PTH)의 산생이 항진되어 골의 파골세포에 영향을 주어 골에서 칼슘이 나와 혈액을 산성화시킨다.(원인 : 인이 많이 들어 있는 산성 식품의 섭취, 탄산가스, 젖산 등 운동에 의한 대사산물의 축적. 여성 에스트로겐(estrogen)호르몬의 감소 등으로 골다공증에 하나의 원인)

3. Calcitonin호르몬은 갑상선이 자극되어(칼슘농도 8.0~10mg/dℓ정상 범위) 골의 골아세포에 작용하여 칼슘을 골에 침착시키는 호르몬

표 4-1 식품의 종류와 식품성분표(Food Composition Table) 총 1,080개

④ 두류 식품의 종류와 식품성분표

(두류 및 그 밖의 콩 제품(PULSE AND PULSE PRODUCTS) 번호 171~204번까지)

참고 : 1. 알칼리성분 : 칼슘, 나트륨, 칼륨, 마그네슘, 철 성분 등이 들어 있는 식품
2. 산성식품 : 인, 염소, 유황 등이 들어 있는 식품
3. 항산화비타민 : Vitamin E(α-tocopherol)
Vitamin C(cascorbic acid)
β-carotene

번호 Item No.	식품명 Food and Description	영 명 English Name	학 명 Scientific Name	가식부분 100g당 (per 100g edible portion) 에너지 Food Energy	수 분 Moisture	단백질 Protein	지질 Fat	탄수화물 Carbohydrate 당질 Non-fibrous	섬유 Fiber	칼슘 Calcium 알카리성	인 Phos-phorus 산성	철 Iron 알카리성	비타민 Vitamin A 총비타민 Total	자료출처 Source of Date
				Kcal	%	g	g	g	g	mg	mg	mg	I.U.	
171	강낭콩, 말린 것	Kidney bean, dried	Phaseolus vulgaris	333	10.3	20.2	1.8	60.9	3.2	92	317	6.7	-	국('77)
172	강낭콩, 삶은 것	Kidney bean, boiled		143	64.3	8.5	1	23.2	1.6	60	150	2	0	Japan ('82)
173	녹두, 말린 것	Mungbean, dried	Phaseolus lunatus	305	15.3	21.2	1	54.9	3.5	189	471	3.4	120	국('77)
174	녹두, 삶은 것	Mungbean, boiled		136	66	10.2	0.6	20.6	1.6	32	75	2.2	47	Japan ('82)
175	녹두 국수	Mungbean, starch noodle	Vigna radiata	345	14.6	0.2	0.4	84.6	0	21	12	0.6	0	Japan ('82)
176	녹두묵	Mungbean, starch jelly		117	70.5	4.5	0.1	24.6	0.2	58	230	2.5	-	국('77)
177	대두, 검정콩	Soybean, black		371	12.9	41.8	17.8	18.8	4.5	213	510	7.5	0	국('77)
178	대두, 노란콩	Soybean, yellow		383	9.2	41.3	17.6	22.6	3.5	127	490	17.6	-	국('77)
179	대두, 밤콩	Soybean, brown		378	12.2	26.7	15.5	38.2	4.6	120	480	6	10	국('77)
180	두부	Soybean, curd		91	83	8.6	5.5	1.7	0.3	181	94	2.2	0	국('77)
181	두부, 순두부	Soybean curd,		40	92.2	3.2	2.5	1.2	0.4	120	62	1.3	0	국('82)
182	두부, 연두부	Soybean curd, soft		52	89.4	4.7	2.7	2.3	0.3	100	72	1.4	0	국('82)
183	두유	Soybean milk		60	88.4	3.1	3	5.2	0	21	40	0.7	0	국('81)
184	두유, 베지밀 A	Soybean milk, Vegemeal A		59	89.0	3.0	3.3	4.2	0	18	40	0.8	-	국('82)
185	두유, 베지밀 B	Soybean milk Vegemeal B		65	87.1	3	3.1	6.3	0	16	38	0.7	-	국('82)
186	비지	Curd residue		73	82.7	3.9	2.1	9.6	1.7	103	35	4.6	0	국('77)
187	완두콩, 말린 것	Green peas, dried		352	13.4	21.7	2.3	54.4	6	65	360	5	130	Japan ('82)
188	완두콩, 삶은 것	Green peas, boiled	Pisum sativum	148	63.8	9.2	1	22.7	2.5	28	65	2.2	60	Japan ('82)

참고 : 1. 체액의 산, 염기 평행작용을 일정하게 유지[pH(수소이온농도) 7.4(7.35~7.45)]시키기 위한 알칼리성분의 식품과 산성식품의 균형 있는 식사 섭취로 항상성(Homeostasis) 유지를 위한 참고자료.
2. 혈중의 칼슘을 일정하게 조절 해주는 Calcitonin호르몬 또는 Thyrocalcitonin과 Parathyroid호르몬이다. 신체가 산성화 되었을 때 즉, 알칼리의 혈액(pH 7.35~7.45)이 되면 부갑상선이 자극되어 parathyroid hormon(PTH)의 산생이 항진되어 골의 파골세포에 영향을 주어 골에서 칼슘이 나와 혈액을 산성화시킨다.(원인 : 인이 많이 들어 있는 산성 식품의 섭취, 탄산가스, 젖산 등 운동에 의한 대사산물의 축적. 여성 에스트로겐(estrogen)호르몬의 감소 등으로 골다공증에 하나의 원인)
3. Calcitonin호르몬은 갑상선이 자극되어(칼슘농도 8.0~10mg/dℓ정상 범위) 골의 골아세포에 작용하여 칼슘을 골에 침착시키는 호르몬

표 4-1 식품의 종류와 식품성분표(Food Composition Table) 총 1,080개

④ 두류 식품의 종류와 식품성분표

(두류 및 그 밖의 콩 제품(PULSE AND PULSE PRODUCTS) 번호 171~204번까지)

참고 : 1. 알칼리성분 : 칼슘, 나트륨, 칼륨, 마그네슘, 철 성분 등이 들어 있는 식품
2. 산성식품 : 인, 염소, 유황 등이 들어 있는 식품
3. 항산화비타민 : Vitamin E(α-tocopherol)
Vitamin C(cascorbic acid)
β-carotene

번호 Item No.	식품명 Food and Description	영 명 English Name	학 명 Scientific Name	가식부분 100g당 (per 100g edible portion) 에너지 Food Energy	수 분 Moisture	단백질 Protein	지질 Fat	탄수화물 Carbohydrate 당질 Non-fibrous	섬유 Fiber	칼슘 Calcium 알카리성	인 Phos-phorus 산성	철 Iron 알카리성	비타민 Vitamin A 총비타민 Total	자료출처 Source of Date
				Kcal	%	g	g	g	g	mg	mg	mg	I.U.	
189	완두콩, 생 것	Green peas, raw		107	70.4	8	0.6	18.2	2.1	51	85	1.6	677	국('77)
190	완두콩, 미숙, 삶은 것	Immature green peas, boiled		96	75.7	7.3	0.2	13	2.9	28	70	1.9	200	Japan ('82)
191	완두콩, 미숙, 생 것	Immature green peas, raw		93	76.5	7.4	0.4	12	2.7	26	110	2	190	Japan ('82)
192	잠두, 말린 것	Broad bean, dried		348	13.3	26	2	50.1	5.8	100	440	5.7	50	Japan ('82)
193	잠두, 생 것	Broad bean, raw	Vicia faba	124	68.1	12.5	0.2	16.9	0.8	25	250	2.7	28	Japan ('82)
194	청국장, 분말	Soybean powdered, Chongkukjang		360	9.4	29.8	17.8	20.2	9	179	400	16.9	0	국('77)
195	콩가루, 볶은 것	Parched soybean powder		433	7	23.3	19.8	40.5	4.8	188	580	6	0	국('77)
196	콩나물, 삶은 것	Soybean sprout, boiled		31	92.4	3.4	0.9	2.3	0.6	32	40	0.7	0	농영('86)
197	콩나물, 생 것	Soybean sprout, raw		39	90.2	4.2	1	3.3	0.5	32	49	0.8	175	국('77)
198	콩자반	Soybean boiled with soya sauce		192	56.5	16.4	9.7	9	-	92	-	3.8	-	보전('74)
199	탈지 콩가루	Defatted soybean powder		322	8	49	0.4	33.6	3	220	550	8.4	0	Japan ('76)
200	튀긴두부	Fried soybean curd		388	44	18.6	33.1	2.8	0.1	300	230	4.2	0	Japan ('82)
201	팥, 검정팥	Small red bean, dark gray or black		295	14.5	20.4	0.7	53.7	7.6	75	425	5.2	-	국('77)
202	팥, 계피팥	Small red bean, gray		298	15	20.5	0.7	54.2	6.4	104	430	8.6	-	국('77)
203	팥, 붉은팥	Small red bean, red	Phaseolus angularis	310	14.5	21.4	0.6	56.6	3.7	124	413	5.2	-	국('77)
204	팥, 흰팥(동부)	Small red bean, white		291	13.5	20.1	0.7	53	9.6	85	425	11.7	20	국('77)

참고 : 1. 체액의 산, 염기 평형작용을 일정하게 유지[pH(수소이온농도) 7.4(7.35~7.45)]시키기 위한 알칼리성분의 식품과 산성식품의 균형 있는 식사 섭취로 항상성(Homeostasis) 유지를 위한 참고자료.

2. 혈중의 칼슘을 일정하게 조절 해주는 Calcitonin호르몬 또는 Thyrocalcitonin과 Parathyroid호르몬이다. 신체가 산성화 되었을 때 즉, 알칼리의 혈액(pH 7.35~7.45)이 되면 부갑상선이 자극되어 parathyroid hormon(PTH)의 산생이 항진되어 골의 파골세포에 영향을 주어 골에서 칼슘이 나와 혈액을 산성화시킨다.(원인 : 인이 많이 들어 있는 산성 식품의 섭취, 탄산가스, 젖산 등 운동에 의한 대사산물의 축적.여성 에스트로겐(estrogen)호르몬의 감소 등으로 골다공증에 하나의 원인)

3. Calcitonin호르몬은 갑상선이 자극되어(칼슘농도 8.0~10mg/dℓ정상 범위) 골의 골아세포에 작용하여 칼슘을 골에 침착시키는 호르몬

표 4-1 식품의 종류와 식품성분표(Food Composition Table) 총 1,080개

⑤ 종실류 식품의 종류와 식품성분표

(종실류 및 그 밖의 종실류 제품(SEEDS AND NUTS) 번호 205~236번까지)

참고 : 1. 알칼리성분 : 칼슘, 나트륨, 칼륨, 마그네슘, 철 성분 등이 들어 있는 식품
2. 산성식품 : 인, 염소, 유황 등이 들어 있는 식품
3. 항산화비타민 : Vitamin E(α -tocopherol)
Vitamin C(cascorbic acid)
β -carotene

번호 Item No.	식품명 Food and Description	영 명 English Name	학 명 Scientific Name	가식부분 100g당 (per 100g edible portion) 에너지 Food Energy	수 분 Moisture	단백질 Protein	지질 Fat	탄수화물 Carbohydrate 당질 Non-fibrous	섬유 Fiber	칼슘 Calcium 알카리성	인 Phos-phorus 산성	철 Iron 알카리성	비타민 Vitamin A 총비타민 Total	자료출처 Source of Date
				Kcal	%	g	g	g	g	mg	mg	mg	I.U.	
205	개암	Hazel nut, dried		586	4.7	19.8	58.5	6.8	6.6	312	784	3.7	-	농영('85)
206	깨,들깨	Perilla seeds, dried	Perilla frutescens	468	3.9	16	39.5	20.2	17.5	276	527	7.5	-	농영('83)
207	깨, 들깨, 대구1	Perilla seeds, dried, Taegu 1		501	5.1	17.6	43.7	18.1	12.7	272	501	8	-	농영('83)
208	깨, 들깨 대구2	Perilla seeds, dried, Taegu 2		365	3.5	14.1	25.9	24.4	29.5	317	369	6.8	-	농영('83)
209	깨, 들깨, 수원8	Perilla seeds, dried, Suwon 8		483	3.2	16.1	41.4	19.9	16.6	250	580	7.2	-	농영('83)
210	깨, 들깨, 수원10	Perilla seeds, dried, Suwon 10		531	3.8	13.8	48	20.1	12	245	535	8.7	-	농영('83)
211	깨, 들깨, 장수	Perilla seeds, dried, Changsu		484	4.8	17.6	42.4	16.8	15.3	269	570	7.2	-	농영('83)
212	깨, 들깨, 제주	Perilla seeds, dried, Jeju		364	3.2	15.7	24.4	25.8	27.8	295	519	7.9	-	농영('83)
213	깨, 들깨, 진천	Perilla seeds, dried, Chinchon		552	3.8	16.4	51	16.7	8.8	282	618	7	-	농영('83)
214	깨, 참깨, (검정깨)	Sesame, black	Sesamum indicum	527	3.8	19.4	49.3	11.5	11.7	1,100	570	16	35	국('77)
215	깨, 참께, (흰깨)	Sesame, white		552	7	19.4	50.9	14.5	2.9	630	650	16	0	국('77)
216	깨소금, 참깨	Toasted white sesame ground		618	6.9	18.1	56.7	8.7	5	1,223	640	19	0	국('77)
217	깨죽	Cruel of sesame		37	91.6	1	1.2	5.5	0.4	17	25	1.3	99	국('80)
218	도토리	Acorn		221	44.9	4.4	3	44.5	2.2	16	84	0.6	21	농영('85)
219	땅콩	Peanuts	Arachis hypogeaea	536	8.5	23.4	45.5	18.1	2.2	64	221	2.6	0	국('77)
220	땅콩버터	Peanut butter		620	1.5	21.4	49.1	23.1	2.1	40	346	2.5	-	국('77)

참고 : 1. 체액의 산, 염기 평행작용을 일정하게 유지[pH(수소이온농도) 7.4(7.35~7.45)]시키기 위한 알칼리성분의 식품과 산성식품의 균형 있는 식사 섭취로 항상성(Homeostasis) 유지를 위한 참고자료.

2. 혈중의 칼슘을 일정하게 조절 해주는 Calcitonin호르몬 또는 Thyrocalcitonin과 Parathyroid호르몬이다. 신체가 산성화 되었을 때 즉, 알칼리의 혈액(pH 7.35~7.45)이 되면 부갑상선이 자극되어 parathyroid hormon(PTH)의 산생이 항진되어 골의 파골세포에 영향을 주어 골에서 칼슘이 나와 혈액을 산성화시킨다.(원인 : 인이 많이 들어 있는 산성 식품의 섭취, 탄산가스, 젖산 등 운동에 의한 대사산물의 축적. 여성 에스트로겐(estrogen)호르몬의 감소 등으로 골다공증에 하나의 원인)

3. Calcitonin호르몬은 갑상선이 자극되어(칼슘농도 8.0~10mg/dℓ정상 범위) 골의 골아세포에 작용하여 칼슘을 골에 침착시키는 호르몬

표 4-1 식품의 종류와 식품성분표(Food Composition Table) 총 1,080개

⑤ 종실류 식품의 종류와 식품성분표

(종실류 및 그 밖의 종실류 제품(SEEDS AND NUTS) 번호 205~236번까지)

참고 : 1. 알칼리성분 : 칼슘, 나트륨, 칼륨, 마그네슘, 철 성분 등이 들어 있는 식품
2. 산성식품 : 인, 염소, 유황 등이 들어 있는 식품
3. 항산화비타민 : Vitamin E(α -tocopherol)
Vitamin C(cascorbic acid)
β -carotene

번호 Item No.	식품명 Food and Description	영 명 English Name	학 명 Scientific Name	가식부분 100g당 (per 100g edible portion)										자료출처 Source of Date
				에너지 Food Energy	수 분 Moisture	단백질 Protein	지질 Fat	탄수화물 Carbohydrate		칼슘 Calcium	인 Phos-phorus	철 Iron	비타민 Vitamin A	
								당질 Non-fibrous	섬유 Fiber	알카리성	산성	알카리성	총비타민 Total	
				Kcal	%	g	g	g	g	mg	mg	mg	I.U.	
221	밤, 넥타	Chestnut, nectar		54	86.7	0.7	0.2	12.3	0	3	4	0.6	0	국('80)
222	밤, 볶은 것	Chestnut,roasted		347	9.7	6.9	1.5	76.2	2.7	25	187	6	213	농영('84)
223	밤, 생 것	Chestnut, raw	Castanes spp.	156	59.8	3.5	0.8	33.6	1.1	35	93	2.1	74	국('77)
224	밤, 통조림	Chestnut, canned		232	42.1	2.4	0.5	54.5	0.2	8	16	0.8	0	국('79)
225	수박씨, 말린 것	Watermelon seed roasted and salt		545	5.9	30.1	46.4	10.5	2.4	70	620	5.3	0	Japan ('82)
226	아몬드, 말린 것	Sweet almond, dried		586	4.7	18.6	54.1	16.9	2.7	254	475	4.4	0	보전('74)
227	연씨	Lotus seed, immature, raw		121	67.7	8.1	0.2	21.1	1.4	95	220	1.8	0	Japan ('82)
228	은행	Ginkgonut	Ginko biloba	180	55.2	5.1	1.7	36.3	0.5	2	124	1	55	국('77)
229	잣	Pine nut	Pinus pinea	640	5.5	18.6	64.2	9.3	0.9	13	165	4.7	53	국('77)
230	잣, 미숫가루	Parched pine nut powder		434	7.7	14.7	13.5	63.4	0	0.1	-	6.6	47	국('77)
231	잣죽	Pine nut's gruel		31	93.2	0.7	0.9	5	0	12	13	0.5	0	국('80)
232	해바라기씨	Sunflower seeds	Helianthus annuus	645	3.7	19.9	56.4	14.4	2.7	95	540	5	0	Japan ('82)
233	호두	Walnut	Juglans regia	621	4.5	18.6	59.4	14.5	1.2	130	199	3	40	국('77)
234	호박씨	Pumpkin seeds		494	5.8	2.7	44.2	7.3	10.3	7	1,311	8	-	국('77)
235	호박씨, 말린 것	Pumpkin seeds, dried		545	4.4	29	46.7	13.1	1.9	51	1,144	11.2	70	보전('74)
236	황율	Dried chestnut		367	8.4	6.7	4.1	76.1	2.5	52	162	3.3	-	보전('74)

참고 : 1. 체액의 산, 염기 평행작용을 일정하게 유지[pH(수소이온농도) 7.4(7.35~7.45)]시키기 위한 알칼리성분의 식품과 산성식품의 균형 있는 식사 섭취로 항상성(Homeostasis) 유지를 위한 참고자료.

2. 혈중의 칼슘을 일정하게 조절 해주는 Calcitonin호르몬 또는 Thyrocalcitonin과 Parathyroid호르몬이다. 신체가 산성화 되었을 때 즉, 알칼리의 혈액(pH 7.35~7.45)이 되면 부갑상선이 자극되어 parathyroid hormon(PTH)의 산생이 항진되어 골의 파골세포에 영향을 주어 골에서 칼슘이 나와 혈액을 산성화시킨다.(원인 : 인이 많이 들어 있는 산성 식품의 섭취, 탄산가스, 젖산 등 운동에 의한 대사산물의 축적. 여성 에스트로겐(estrogen)호르몬의 감소 등으로 골다공증에 하나의 원인)

3. Calcitonin호르몬은 갑상선이 자극되어(칼슘농도 8.0~10mg/dℓ정상 범위) 골의 골아세포에 작용하여 칼슘을 골에 침착시키는 호르몬

표 4-1 식품의 종류와 식품성분표(Food Composition Table) 총 1,080개

⑥ 채소류 식품의 종류와 식품성분표

(채소류(VEGETABLES) 번호 237~373번까지)

참고 : 1. 알칼리성분 : 칼슘, 나트륨, 칼륨, 마그네슘, 철 성분 등이 들어 있는 식품
2. 산성식품 : 인, 염소, 유황 등이 들어 있는 식품
3. 항산화비타민 : Vitamin E(α-tocopherol)
Vitamin C(cascorbic acid)
β-carotene

번호 Item No.	식품명 Food and Description	영 명 English Name	학 명 Scientific Name	가식부분 100g당 (per 100g edible portion) 에너지 Food Energy	수 분 Moisture	단백질 Protein	지질 Fat	탄수화물 Carbohydrate 당질 Non-fibrous	섬유 Fiber	칼슘 Calcium 알카리성	인 Phos-phorus 산성	철 Iron 알카리성	비타민 Vitamin A 총비타민 Total	자료출처 Source of Date
				Kcal	%	g	g	g	g	mg	mg	mg	I.U.	
237	가지, 말린 것	Egg plant, improved, dried		235	17.1	11	1.2	55.6	9.4	160	257	23	122	국('81)
238	가지, 생 것	Egg plant, improved, raw		19	93.5	1.1	0.3	3.8	0.9	23	21	0.7	-	국('82)
239	갓	Mustard leaf	Brassica juncea	48	83.5	3.6	0.5	9.8	2.2	259	76	2.5	5,982	국('77)
240	겨자무우	Horse radish	Cochlearia arnoracia L.	93	71.5	2.9	0.5	21.1	2.6	41	68	0.6	26	논영('85)
241	고구마, 잎	Sweet potato, leaf		44	84.7	3.9	0.6	8.1	1.3	78	26	2.3	-	국('77)
242	고구마, 줄기	Sweet potato, stalk		21	93.4	0.8	0.3	3.8	0.9	88	7	2.1	-	국('77)
243	고비, 말린 것	Royal fern, dried		286	11.5	14.1	0.6	60	9.2	140	190	7.4	70	Japan ('82)
244	고비, 삶은 것	Royal fern, boiled	Osmunda japonica	15	92.1	2.5	0.2	0.2	2.9	12	46	1.2	0	국('77)
245	고비, 생 것	Royal fern, raw		24	92.2	1.7	0.1	4.1	1.3	9	32	0.5	220	Japan ('82)
246	고사리, 말린 것	Braken, dried		212	10.2	27.3	1.2	37.9	11.1	249	50	15	1,680	국('81)
247	고사리, 삶은 것	Braken, boiled	Pteridium aguilinum	19	90.3	2.1	0.4	2.9	3.3	11	53	1.2	185	국('77)
248	고사리, 생 것	Braken, raw		22	92.2	2.6	0.1	3	1.3	17	50	0.7	110	Japan ('82)
249	고수	Corianer	Coriandrum sativum	61	80.2	3.5	1.3	8.7	3.8	151	37	1.7	1,589	국('77)
250	고추, 말린통고추	Red pepper, dried		242	19.4	10.9	15.2	24.6	22.1	123	140	-	7,405	국('77)
251	고추, 붉은고추, 생 것	Red pepper, raw	Capsicum annum	38	85.2	2.5	1.1	6.3	4.2	16	22	1	920	국('77)
252	고추, 풋고추	Green pepper		12	83.2	2.4	0.5	0.4	12.7	15	57	1.1	13,500	국('77)
253	고추, 풋고추, 개량종	Green pepper, improved		9	91.3	1.3	0.3	0.8	5.6	13	32	1	1,151	국('82)

참고 : 1. 체액의 산, 염기 평행작용을 일정하게 유지[pH(수소이온농도) 7.4(7.35~7.45)]시키기 위한 알칼리성분의 식품과 산성식품의 균형 있는 식사 섭취로 항상성(Homeostasis) 유지를 위한 참고자료.

2. 혈중의 칼슘을 일정하게 조절 해주는 Calcitonin호르몬 또는 Thyrocalcitonin과 Parathyroid호르몬이다. 신체가 산성화 되었을 때 즉, 알칼리의 혈액(pH 7.35~7.45)이 되면 부갑상선이 자극되어 parathyroid hormon(PTH)의 산생이 항진되어 골의 파골세포에 영향을 주어 골에서 칼슘이 나와 혈액을 산성화시킨다.(원인 : 인이 많이 들어 있는 산성 식품의 섭취, 탄산가스, 젖산 등 운동에 의한 대사산물의 축적.여성 에스트로겐(estrogen)호르몬의 감소 등으로 골다공증에 하나의 원인)

3. Calcitonin호르몬은 갑상선이 자극되어(칼슘농도 8.0~10mg/dℓ정상 범위) 골의 골아세포에 작용하여 칼슘을 골에 침착시키는 호르몬

표 4-1 식품의 종류와 식품성분표(Food Composition Table) 총 1,080개

⑥ 채소류 식품의 종류와 식품성분표

(채소류(VEGETABLES) 번호 237~373번까지)

참고 : 1. 알칼리성분 : 칼슘, 나트륨, 칼륨, 마그네슘, 철 성분 등이 들어 있는 식품
2. 산성식품 : 인, 염소, 유황 등이 들어 있는 식품
3. 항산화비타민 : Vitamin E(α-tocopherol)
Vitamin C(cascorbic acid)
β-carotene

번호 Item No.	식품명 Food and Description	영 명 English Name	학 명 Scientific Name	가식부분 100g당 (per 100g edible portion)										자료출처 Source of Date
				에너지 Food Energy	수 분 Moisture	단백질 Protein	지질 Fat	탄수화물 Carbohydrate		칼슘 Calcium	인 Phos-phorus	철 Iron	비타민 Vitamin A	
								당질 Non-fibrous	섬유 Fiber	알카리성	산성	알카리성	총비타민 Total	
				Kcal	%	g	g	g	g	mg	mg	mg	I.U.	
254	고추씨 싹기름	Red pepper seeds, sprout		15	92.9	2.6	0.1	2.1	1.7	39	61	8.5	136	농영('84)
255	고추잎	red pepper leaf		48	79.4	4.1	1	8.2	3.8	364	62	-	15,000	국('77)
256	고추 장아찌	Green pepper preserved with salt		65	77.1	3.3	1.1	10.4	4.3	35	80	2.3	3,218	국('80)
257	공심채, 삶은 것	Water convolvulus, boiled		20	93.2	2.1	0.1	1	2.9	80	36	1	2,400	Japan ('82)
258	공심채, 생 것	Water convolvulus, raw	Lapomoea aquatica	21	92	2.9	0.1	1	2.8	85	50	1.7	2,400	Japan ('82)
259	근대	Beets	Beta vulgaris	32	90.2	2	0.7	4.3	1.2	75	80	5	2,600	국('78)
260	김치, 깍두기	Kkakduki (seasoned cubed radish roots)		31	87	2.7	0.8	3.2	-	5	-	-	946	보건('74)
261	김치, 무청김치	Kimch'i radish green		27	85.9	2.7	0.7	2.4	-	3	-	-	1,702	보건('74)
262	김치, 배추김치	Kimch'i, cabbage		19	88.4	2	0.6	1.3	-	28	-	-	492	보건('74)
263	김치, 열무김치	Yolmu kimch'i		21	94.5	2.4	0.6	1.5	-	24	-	-	1,850	보건('74)
264	깨나물		Amethy stanthus inflecus	39	83.7	3.5	0.1	8.4	2.4	20	92	0.8	3,040	농영('85)
265	깻잎	Perilla leaf	Sesamum in dicum	33	86.4	3.7	0.4	5.8	1.9	215	72	2	3,600	농영('85)
266	깻잎, 통조림	Perilla leaf, canned		51	77.3	4.8	1.3	8	1.5	79	40	5.7	4,467	국('77)
267	꽃양배추	Cauliflower	Brassica oleracea var. botsytis	27	91.6	2.6	1.2	2.9	0.8	15	87	0.1	85	농영('85)
268	꽃양배추, 스노우 에이스	Cauliflower, snow ace		27	91.2	3.3	1.1	2.7	0.7	14	108	-	68	농영('85)

참고 : 1. 체액의 산, 염기 평행작용을 일정하게 유지[pH(수소이온농도) 7.4(7.35~7.45)]시키기 위한 알칼리성분의 식품과 산성식품의 균형 있는 식사섭취로 항상성(Homeostasis) 유지를 위한 참고자료.
2. 혈중의 칼슘을 일정하게 조절 해주는 Calcitonin호르몬 또는 Thyrocalcitonin과 Parathyroid호르몬이다. 신체가 산성화 되었을 때 즉, 알칼리의 혈액(pH 7.35~7.45)이 되면 부갑상선이 자극되어 parathyroid hormon(PTH)의 산생이 항진되어 골의 파골세포에 영향을 주어 골에서 칼슘이 나와 혈액을 산성화시킨다.(원인 : 인이 많이 들어 있는 산성 식품의 섭취, 탄산가스, 젖산 등 운동에 의한 대사산물의 축적. 여성 에스트로겐(estrogen)호르몬의 감소 등으로 골다공증에 하나의 원인)
3. Calcitonin호르몬은 갑상선이 자극되어(칼슘농도 8.0~10mg/dℓ정상 범위) 골의 골아세포에 작용하여 칼슘을 골에 침착시키는 호르몬

표 4-1 식품의 종류와 식품성분표(Food Composition Table) 총 1,080개

⑥ 채소류 식품의 종류와 식품성분표

(채소류(VEGETABLES) 번호 237~373번까지)

참고 : 1. 알칼리성분 : 칼슘, 나트륨, 칼륨, 마그네슘, 철 성분 등이 들어 있는 식품
2. 산성식품 : 인, 염소, 유황 등이 들어 있는 식품
3. 항산화비타민 : Vitamin E(α-tocopherol)
Vitamin C(cascorbic acid)
β-carotene

번호 Item No.	식품명 Food and Description	영 명 English Name	학 명 Scientific Name	가식부분 100g당 (per 100g edible portion) 에너지 Food Energy	수 분 Moisture	단백질 Protein	지질 Fat	탄수화물 Carbohydrate 당질 Non-fibrous	섬유 Fiber	칼슘 Calcium 알카리성	인 Phos-phorus 산성	철 Iron 알카리성	비타민 Vitamin A 총비타민 Total	자료출처 Source of Date
				Kcal	%	g	g	g	g	mg	mg	mg	I.U.	
269	꽃양배추, 스노우코멧	Cauliflower, snow comet		27	91.9	2.1	1.5	2.7	0.9	13	64	0.1	136	농영('85)
270	꽃양배추, 스노우 크라운	Cauliflower, snow crown		25	91.8	2.5	0.9	3.1	0.9	17	89	0.1	50	농영('85)
271	나라쓰게	Naratseukei		22	87.8	1.4	0.2	4.7	0.7	38	14	2.1	0	국('77)
272	냉이	Shepherd's purse		45	81.5	7.3	0.9	5.6	2	116	104	2.2	2,315	국('77)
273	녹색꽃 양배추	Broccoli, green comet	Brassica oleracea var. italica plean	28	90	4.6	1	2.3	1.1	14	108	0.1	27	농영('85)
274	단무지	Danmuji (Salted radish in rice bran)		17	90.3	1.3	0.2	3	0.4	37	18	0.7	0	국('77)
275	달래	Wild garlic		35	87.9	3.3	0.4	5.9	1.6	169	64	2.2	810	국('77)
276	당근	Carrot	Daucus carotu	35	89.3	1.1	0.3	7.6	0.9	42	37	1.3	11,750	농영('85)
277	더덕	Dodok (a kind of white root)	Codonopsis lanceolata	53	82.2	2.3	3.5	4.5	6.4	90	12	2.1	0	국('77)
278	도라지, 말린 것	Doraji, dried (root of chinese bellflower)	Platycodon grandiflorum	249	24.2	2.4	0.1	62.9	8.9	232	189	6.2	0	국('77)
279	도라지, 생 것	Doraji,raw (root of chinese bellflower)		47	85	1.8	0.2	10.4	2.4	45	34	1.5	217	국('81)
280	돌나물	Sedum	Sedum Makinoim-ento	19	93.2	0.6	0.5	3.6	1.2	258	9	4.7	134	국('78)
281	동치미	Dongch'imi		9	93.6	0.7	0.2	1.1	-	1	-	-	0	보건('74)
282	두릅	Bud of aralia		39	85.8	5.6	1.2	3.4	2.5	50	150	5.2	1,080	국('83)

참고 : 1. 체액의 산, 염기 평행작용을 일정하게 유지[pH(수소이온농도) 7.4(7.35~7.45)]시키기 위한 알칼리성분의 식품과 산성식품의 균형 있는 식사 섭취로 항상성(Homeostasis) 유지를 위한 참고자료.
2. 혈중의 칼슘을 일정하게 조절 해주는 Calcitonin호르몬 또는 Thyrocalcitonin과 Parathyroid호르몬이다. 신체가 산성화 되었을 때 즉, 알칼리의 혈액(pH 7.35~7.45)이 되면 부갑상선이 자극되어 parathyroid hormon(PTH)의 산생이 항진되어 골의 파골세포에 영향을 주어 골에서 칼슘이 나와 혈액을 산성화시킨다.(원인 : 인이 많이 들어 있는 산성 식품의 섭취, 탄산가스, 젖산 등 운동에 의한 대사산물의 축적. 여성 에스트로겐(estrogen)호르몬의 감소 등으로 골다공증에 하나의 원인)
3. Calcitonin호르몬은 갑상선이 자극되어(칼슘농도 8.0~10mg/dℓ정상 범위) 골의 골아세포에 작용하여 칼슘을 골에 침착시키는 호르몬

표 4-1 식품의 종류와 식품성분표(Food Composition Table) 총 1,080개

⑥ 채소류 식품의 종류와 식품성분표

(채소류(VEGETABLES) 번호 237~373번까지)

참고 : 1. 알칼리성분 : 칼슘, 나트륨, 칼륨, 마그네슘, 철 성분 등이 들어 있는 식품
2. 산성식품 : 인, 염소, 유황 등이 들어 있는 식품
3. 항산화비타민 : Vitamin E(α -tocopherol)
Vitamin C(cascorbic acid)
β -carotene

번호 Item No.	식품명 Food and Description	영 명 English Name	학 명 Scientific Name	가식부분 100g당 (per 100g edible portion)										자료출처 Source of Date
				에너지 Food Energy	수 분 Moisture	단백질 Protein	지질 Fat	탄수화물 Carbohydrate		칼슘 Calcium	인 Phos-phorus	철 Iron	비타민 Vitamin A	
								당질 Non-fibrous	섬유 Fiber	알카리성	산성	알카리성	총비타민 Total	
				Kcal	%	g	g	g	g	mg	mg	mg	I.U.	
283	들깨씨 싹기름	Perilla seeds sprout		7	95.1	1.7	0.1	0.5	2	29	62	7.8	79	농영('84)
284	들미나리	Small Watercress		28	89.3	2.2	1.3	3.3	2	185	75	15	1,200	국('77)
285	마, 단마	Yam, short type		92	74.4	2.9	0.2	20.3	0.6	33	55	0.5	0	농영('85)
286	마, 산마	Yam	Diascorea japonica	55	84.2	2.5	0.2	11.5	0.5	27	43	0.7	0	농영('84)
287	마, 진주장마	Yam, Short type		98	72.6	2.8	0.2	22	0.8	22	42	0.3	0	농영('85)
288	마늘	Garlic	Allium sativum	143	60.4	3	0.5	34	0.8	32	50	1.6	-	국('77)
289	마늘, 풋마늘	Green garlic		30	90.5	1.4	1.1	4.4	1.4	5	0	0.4	126	농영('85)
290	마늘, 장아찌	Pickled garlic		77	73.8	3.4	1.8	11.8	2.8	52	160	3	-	국('77)
291	마늘 쫑	Garlic young stem		78	81.3	2.1	0.8	17	1.7	15	48	0.9	540	국('77)
292	마타리		Patrinia scabiosae folia	37	85.4	2.1	0.1	8.8	2.1	8	80	0.2	6,570	농영('85)
293	머귀	Kuki		49	90.4	2.1	4.4	0.2	1.8	98	38	0.2	15,000	한영('74)
294	무, 왜무	Japanese radish root	Raphanus sativus	17	94.2	1.3	0.2	3.1	0.8	26	28	0.5	0	국('77)
295	무, 조선무	Korean radish large root		30	90.3	2	0.1	6.1	0.9	62	29	0.9	0	국('77)
296	무말랭이	Dried radish cubes		150	33.1	10.3	0.3	30.9	14.2	368	210	6.1	18	국('77)
297	무씨, 싹기름	Radish seeds sprout		13	94.6	1.8	0.1	2.2	0.8	55	48	0.8	-	농영('84)
298	무짠지	Salted radish		14	89.7	0.9	0.1	2.2	0.9	43	24	1	0	국('77)

참고 : 1. 체액의 산, 염기 평형작용을 일정하게 유지[pH(수소이온농도) 7.4(7.35~7.45)]시키기 위한 알칼리성분의 식품과 산성식품의 균형 있는 식사 섭취로 항상성(Homeostasis) 유지를 위한 참고자료.

2. 혈중의 칼슘을 일정하게 조절 해주는 Calcitonin호르몬 또는 Thyrocalcitonin과 Parathyroid호르몬이다. 신체가 산성화 되었을 때 즉, 알칼리의 혈액(pH 7.35~7.45)이 되면 부갑상선이 자극되어 parathyroid hormon(PTH)의 산생이 항진되어 골의 파골세포에 영향을 주어 골에서 칼슘이 나와 혈액을 산성화시킨다.(원인 : 인이 많이 들어 있는 산성 식품의 섭취, 탄산가스, 젖산 등 운동에 의한 대사산물의 축적. 여성 에스트로겐(estrogen)호르몬의 감소 등으로 골다공증에 하나의 원인)

3. Calcitonin호르몬은 갑상선이 자극되어(칼슘농도 8.0~10mg/dℓ정상 범위) 골의 골아세포에 작용하여 칼슘을 골에 침착시키는 호르몬

표 4-1 식품의 종류와 식품성분표(Food Composition Table) 총 1,080개

⑥ 채소류 식품의 종류와 식품성분표

(채소류(VEGETABLES) 번호 237~373번까지)

참고 : 1. 알칼리성분 : 칼슘, 나트륨, 칼륨, 마그네슘, 철 성분 등이 들어 있는 식품
2. 산성식품 : 인, 염소, 유황 등이 들어 있는 식품
3. 항산화비타민 : Vitamin E(α-tocopherol)
Vitamin C(cascorbic acid)
β-carotene

번호 Item No.	식품명 Food and Description	영명 English Name	학명 Scientific Name	가식부분 100g당 (per 100g edible portion) 에너지 Food Energy	수분 Moisture	단백질 Protein	지질 Fat	탄수화물 Carbohydrate 당질 Non-fibrous	탄수화물 Carbohydrate 섬유 Fiber	칼슘 Calcium 알카리성	인 Phos-phorus 산성	철 Iron 알카리성	비타민 Vitamin A 총비타민 Total	자료출처 Source of Date
				Kcal	%	g	g	g	g	mg	mg	mg	I.U.	
299	무청, 왜무청	Japanese radish leaves, fresh		19	91.9	2.3	0.7	2.1	0.8	329	78	7.3	8,341	국('77)
300	무청, 조선무청	Korean radish leaves, fresh		49	83.7	3	0.5	10.6	0.9	229	49	5.8	8,710	국('77)
301	미나리	Watercress	Nasturtium officinale	16	94.9	2.1	0.9	0.8	0.7	32	18	4.1	2,331	국('77)
302	박오가리	White gourd shavings, dried		275	18.1	7.6	0.4	60.3	8.7	321	246	4.4	0	국('81)
303	배추	Cabbage, korean		14	94.7	1.3	0.2	2.6	0.7	70	63	0.3	255	국('77)
304	배추, 호배추	Cabbage, Chinese	Brassic pekinensis	10	95.9	1.3	0.1	1.6	0.7	55	41	0.3	67	국('77)
305	버드장이		Aster pinnatifidus	31	86.8	4	0.1	5.8	1.8	7	118	0.5	4,873	농영('85)
306	부추	Leek	Allium odorum	27	89.8	4.3	0.4	3.7	1.2	34	27	2.9	7,286	국('77)
307	붉은 양배추	Red cabbage		32	89.8	3.2	1.7	2.7	2	33	51	0.5	198	국('80)
308	비름	Amaranth	Amaranthus mangostanus	37	85.7	2.9	0.4	7.4	1.5	126	46	5.4	4,210	국('77)
309	산부추	Wild leek	Allium thunbergii	29	86.2	3.5	0.1	5.4	3.4	14	82	0.3	5,017	농영('85)
310	상치, 개량종	Lettuce, improved	Loctuca sativa	16	94.1	1.8	0.4	2.2	0.8	49	27	4.8	3,250	국('77)
311	상치, 재래종	Lettuce, native		17	93.4	2.2	0.4	2.4	0.7	106	26	4.7	4,480	국('83)
312	생강	Ginger root	Zingiber offoconale	60	81.7	2.2	0.8	12.4	1.9	20	14	1.1	30	국('77)
313	생강넥타	Ginger nectar		53	87	0.4	0.3	12.2	0	2	3	0.5	0	국('80)
314	셀러리	Celery	Apium graveolens	33	88.2	0.9	0.1	8.4	1.2	39	34	0.2	376	농영('85)

참고 : 1. 체액의 산, 염기 평행작용을 일정하게 유지[pH(수소이온농도) 7.4(7.35~7.45)]시키기 위한 알칼리성분의 식품과 산성식품의 균형 있는 식사섭취로 항상성(Homeostasis) 유지를 위한 참고자료.
2. 혈중의 칼슘을 일정하게 조절 해주는 Calcitonin호르몬 또는 Thyrocalcitonin과 Parathyroid호르몬이다. 신체가 산성화 되었을 때 즉, 알칼리의 혈액(pH 7.35~7.45)이 되면 부갑상선이 자극되어 parathyroid hormon(PTH)의 산생이 항진되어 골의 파골세포에 영향을 주어 골에서 칼슘이 나와 혈액을 산성화시킨다.(원인 : 인이 많이 들어 있는 산성 식품의 섭취, 탄산가스, 젖산 등 운동에 의한 대사산물의 축적, 여성 에스트로겐(estrogen)호르몬의 감소 등으로 골다공증에 하나의 원인)
3. Calcitonin호르몬은 갑상선이 자극되어(칼슘농도 8.0~10mg/dℓ정상 범위) 골의 골아세포에 작용하여 칼슘을 골에 침착시키는 호르몬

표 4-1 식품의 종류와 식품성분표(Food Composition Table) 총 1,080개

⑥ 채소류 식품의 종류와 식품성분표

(채소류(VEGETABLES) 번호 237~373번까지)

참고 : 1. 알칼리성분 : 칼슘, 나트륨, 칼륨, 마그네슘, 철 성분 등이 들어 있는 식품
2. 산성식품 : 인, 염소, 유황 등이 들어 있는 식품
3. 항산화비타민 : Vitamin E(α-tocopherol)
Vitamin C(cascorbic acid)
β-carotene

번호 Item No.	식품명 Food and Description	영 명 English Name	학 명 Scientific Name	가식부분 100g당 (per 100g edible portion)										자료출처 Source of Date
				에너지 Food Energy	수 분 Moisture	단백질 Protein	지질 Fat	탄수화물 Carbohydrate		칼슘 Calcium	인 Phos-phorus	철 Iron	비타민 Vitamin A	
								당질 Non-fibrous	섬유 Fiber	알카리성	산성	알카리성	총비타민 Total	
				Kcal	%	g	g	g	g	mg	mg	mg	I.U.	
315	쇠귀나물, 삶은 것	Arrowhead, boiled	Sagittaria trfolia L.	130	64.7	6.2	0.1	27.2	0.6	5	140	0.8	0	Japan ('82)
316	쇠귀나무, 생 것	Arrowherad, raw		127	65.3	6.3	0.1	26.4	0.6	5	150	0.8	0	Japan ('82)
317	숙주나물	Mungbean sprout		16	94.1	3.4	0.4	1.2	0.4	4	46	1.4	588	국('77)
318	시금치, 삶은 것	Spinach, boiled		28	90	3.8	0.1	3.9	1	60	60	2	2,000	Japan ('82)
319	시금치, 생 것	Spinach, raw	Spinaoia oleracea	17	93.7	2.6	0.7	1.2	0.7	36	32	4.2	8,320	국('77)
320	쑥	Mugwort	Artemisia spp.	56	81.4	5.2	0.8	6.9	3.7	93	55	10.9	7,940	국('77)
321	쑥갓, 삶은 것	Crown daisy, boiled	Chrysanthe-mum	24	91.4	3.6	0.1	2.7	1.2	110	49	1.4	2,600	Japan ('82)
322	쑥갓, 생 것	Crown daisy, raw		17	93.5	2.5	0.4	2.1	0.6	74	29	4.2	4,950	국('77)
323	씀바귀	Sowthistle	Ixeris dentata	42	82.7	3	0.6	8.4	1.7	76	34	3.7	11,630	농영('84)
324	아스파라거스	Green asparagus, raw	Asparagus, officinalis	20	93.1	1.9	0.1	3.3	0.9	21	50	0.6	190	Japan ('82)
325	아욱	Mallow	Malvaceae	37	90.1	4.8	2.4	1.5	0.8	67	18	4.5	5,526	국('77)
326	알파파 싹기름	Alphapa seed sprout		10	95.1	2.6	0.1	0.9	0.9	36	56	7.4	43	농영('84)
327	양배추, 삶은 것	Cabbage, boiled	Brassica olerocea L.	24	92.7	1.2	0.1	4.9	0.7	40	26	0.4	11	Japan ('82)
328	양배추, 생 것	Cabbage, raw	Brassica olerocea L.	29	94.3	1.5	0.6	4.4	0.7	18	31	0.7	43	국('77)
329	양파	Onion	Allium cepa	54	84.9	1.9	0.4	11.8	0.3	20	61	0.2	0	국('77)
330	연근	Lotus root	Nelumbo nucifera	40	88.2	2	0.1	7.8	1.1	22	66	0.4	0	국('77)

참고 : 1. 체액의 산, 염기 평형작용을 일정하게 유지[pH(수소이온농도) 7.4(7.35~7.45)]시키기 위한 알칼리성분의 식품과 산성식품의 균형 있는 식사섭취로 항상성(Homeostasis) 유지를 위한 참고자료.
2. 혈중의 칼슘을 일정하게 조절 해주는 Calcitonin호르몬 또는 Thyrocalcitonin과 Parathyroid호르몬이다. 신체가 산성화 되었을 때 즉, 알칼리의 혈액(pH 7.35~7.45)이 되면 부갑상선이 자극되어 parathyroid hormon(PTH)의 산생이 항진되어 골의 파골세포에 영향을 주어 골에서 칼슘이 나와 혈액을 산성화시킨다.(원인 : 인이 많이 들어 있는 산성 식품의 섭취, 탄산가스, 젖산 등 운동에 의한 대사산물의 축적. 여성 에스트로겐(estrogen)호르몬의 감소 등으로 골다공증에 하나의 원인)
3. Calcitonin호르몬은 갑상선이 자극되어(칼슘농도 8.0~10mg/dℓ정상 범위) 골의 골아세포에 작용하여 칼슘을 골에 침착시키는 호르몬

표 4-1 식품의 종류와 식품성분표(Food Composition Table) 총 1,080개

⑥ 채소류 식품의 종류와 식품성분표

(채소류(VEGETABLES) 번호 237~373번까지)

참고 : 1. 알칼리성분 : 칼슘, 나트륨, 칼륨, 마그네슘, 철 성분 등이 들어 있는 식품
2. 산성식품 : 인, 염소, 유황 등이 들어 있는 식품
3. 항산화비타민 : Vitamin E(α -tocopherol)
Vitamin C(cascorbic acid)
β -carotene

번호 Item No.	식품명 Food and Description	영 명 English Name	학 명 Scientific Name	가식부분 100g당 (per 100g edible portion) 에너지 Food Energy	수 분 Moisture	단백질 Protein	지질 Fat	탄수화물 Carbohydrate		칼슘 Calcium	인 Phos-phorus	철 Iron	비타민 Vitamin A	자료출처 Source of Date
								당질 Non-fibrous	섬유 Fiber	알카리성	산성	알카리성	총비타민 Total	
				Kcal	%	g	g	g	g	mg	mg	mg	I.U.	
331	열무	Yolmu (Leafy radish)		26	89.4	2	0.6	4.5	0.9	15	161	1.7	2,630	농영('85)
332	오이, 개량종	Cucumber, impoved, fresh	Cucumis sativus	12	95.5	0.9	0.2	2.4	0.5	18	17	0.3	560	국('77)
333	오이, 늙은오이	Old cucumber		11	95.6	0.5	0.1	2.6	0.8	8	17	0.5	181	국('82)
334	오이, 재래종	Cucumber, native		8	96.6	0.6	0.1	1.7	0.6	26	35	-	131	국('82)
335	오이지	Pickled cucumber		15	78	1.1	0.9	1.3	1.4	53	55	0.4	-	국('77)
336	옥수수순, 생 것	Nubbin, raw,		40	89.2	1.7	0.3	8.1	0.1	10	53	0.4	0	농영('84)
337	옥수수순, 생 것 단옥1호	Nubbin, raw, Tanok 1		36	90.3	1.5	0.2	7.4	0.1	17	50	0.4	0	농영('84)
338	옥수수순, 생 것 단옥2호	Nubbin, raw, Tanok 2		33	89.8	1.9	0.4	7.1	0.1	14	49	0.4	0	농영('84)
339	옥수수순, 생 것 수원19호	Nubbin, raw, Suwon 19		38	88.4	1.8	0.3	8.7	0.1	8	53	0.5	0	농영('84)
340	옥수수순, 생 것 수원61호	Nubbin, raw, Suwon 61		40	88.3	1.9	0.5	8.6	0.1	8	73	0.6	0	농영('84)
341	옥수수순, 생 것 팝콘	Nubbin, raw, Popcorn		36	89.3	1.5	0.3	8.4	0.1	5	38	0.3	0	농영('84)
342	우거지	Radish leaves, boiled		18	90.1	1.3	0.2	3.6	4	115	65	6.8	0	국('77)
343	우엉	Burdock	Arctium lappa	81	76	2.6	0.3	18.6	1.7	73	78	1.5	0	국('77)
344	원추리	Kuansh		30	90	3.8	2.8	2.3	0.4	37	44	0.6	11,000	한영('74)
345	유채잎, 목포 68	Rape young leaf Mokpo 68		36	89.8	3.8	3	0.5	0.9	17	0	1.4	3,079	농영('85)

참고 : 1. 체액의 산, 염기 평행작용을 일정하게 유지[pH(수소이온농도) 7.4(7.35~7.45)]시키기 위한 알칼리성분의 식품과 산성식품의 균형 있는 식사섭취로 항상성(Homeostasis) 유지를 위한 참고자료.

2. 혈중의 칼슘을 일정하게 조절 해주는 Calcitonin호르몬 또는 Thyrocalcitonin과 Parathyroid호르몬이다. 신체가 산성화 되었을 때 즉, 알칼리의 혈액(pH 7.35~7.45)이 되면 부갑상선이 자극되어 parathyroid hormon(PTH)의 산생이 항진되어 골의 파골세포에 영향을 주어 골에서 칼슘이 나와 혈액을 산성화시킨다.(원인 : 인이 많이 들어 있는 산성 식품의 섭취, 탄산가스, 젖산 등 운동에 의한 대사산물의 축적. 여성 에스트로겐(estrogen)호르몬의 감소 등으로 골다공증에 하나의 원인)

3. Calcitonin호르몬은 갑상선이 자극되어(칼슘농도 8.0~10mg/dℓ정상 범위) 골의 골아세포에 작용하여 칼슘을 골에 침착시키는 호르몬

표 4-1 식품의 종류와 식품성분표(Food Composition Table) 총 1,080개

⑥ 채소류 식품의 종류와 식품성분표

(채소류(VEGETABLES) 번호 237~373번까지)

참고 : 1. 알칼리성분 : 칼슘, 나트륨, 칼륨, 마그네슘, 철 성분 등이 들어 있는 식품
2. 산성식품 : 인, 염소, 유황 등이 들어 있는 식품
3. 항산화비타민 : Vitamin E(α -tocopherol)
Vitamin C(cascorbic acid)
β -carotene

번호 Item No.	식품명 Food and Description	영 명 English Name	학 명 Scientific Name	가식부분 100g당 (per 100g edible portion) 에너지 Food Energy	수 분 Moisture	단백질 Protein	지질 Fat	탄수화물 Carbohydrate 당질 Non-fibrous	섬유 Fiber	칼슘 Calcium 알카리성	인 Phos-phorus 산성	철 Iron 알카리성	비타민 Vitamin A 총비타민 Total	자료출처 Source of Date
				Kcal	%	g	g	g	g	mg	mg	mg	I.U.	
346	유채잎, 목포 70	Rape young leaf Mokpo 70		35	90.3	3.3	3.1	0.2	0.9	22	0	0.5	3,305	농영('85)
347	유채잎, 아사히	Rape young leaf Ashahi		48	88.8	3	4.6	0.6	0.9	29	0	1	3,686	농영('85)
348	유채잎, 영산	Rape young leaf Yongsan		35	90.2	3.3	3.1	0.4	0.8	36	0	0.8	3,572	농영('85)
349	유채잎, 청풍	Rape young leaf Chongpung		27	91.1	2.8	2.2	0.6	1.1	18	0	0.5	3,780	농영('85)
350	잔대	Isuriganenichin		36	92.5	3.1	2.5	0.7	1.4	43	50	8	11,500	한영
351	조뱅이		Cephalonoplas segetum	39	84.5	4	0.2	7.8	2.3	7	118	0.3	3,941	농영('85)
352	죽순	Bamboo shoot	Phyllostachys resticulata	17	90.8	3.6	0.5	1.6	2.3	14	87	1.2	50	국('77)
353	진달래	Hirohagengki tsutsuzi		33	90.3	1.9	0.5	5.2	1.6	44	53	67.3	3,500	한영('74)
354	질경이	Plantain	Plaantago asiatica, L.	54	80	3.3	0.2	12.4	2.1	117	62	2.5	13,120	농영('84)
355	참취		Aster scader	29	87.5	2.3	0.1	6.3	2.3	8	80	0.5	3,504	농영('85)
356	취, 삶은 것	Chwi, boiled	Pueraria thunbergiana	9	89	0.4	0.1	2	7.7	35	20	4.9	0	국('77)
357	취, 생 것	Ch'wi, boiled		22	88.4	3.3	0.7	2.3	3.5	103	41	5.8	4,500	국('83)
358	케일	Kale	Brassica thunber-giana	53	82.7	6	0.8	9	0	249	93	2.7	10,000	보전('74)
359	토마토	Tomato, fresh	Salanum lycoper-sicum	20	92	2	0.3	3.6	1	4	70	0.6	625	국('77)
360	토마토주스	Tomato juice		23	92.6	0.2	0.1	6	0.1	12	14	0.7	460	국('77)

참고 : 1. 체액의 산, 염기 평행작용을 일정하게 유지[pH(수소이온농도) 7.4(7.35~7.45)]시키기 위한 알칼리성분의 식품과 산성식품의 균형 있는 식사 섭취로 항상성(Homeostasis) 유지를 위한 참고자료.
2. 혈중의 칼슘을 일정하게 조절 해주는 Calcitonin호르몬 또는 Thyrocalcitonin과 Parathyroid호르몬이다. 신체가 산성화 되었을 때 즉, 알칼리의 혈액(pH 7.35~7.45)이 되면 부갑상선이 자극되어 parathyroid hormon(PTH)의 산생이 항진되어 골의 파골세포에 영향을 주어 골에서 칼슘이 나와 혈액을 산성화시킨다.(원인 : 인이 많이 들어 있는 산성 식품의 섭취, 탄산가스, 젖산 등 운동에 의한 대사산물의 축적.여성 에스트로겐(estrogen)호르몬의 감소 등으로 골다공증에 하나의 원인)
3. Calcitonin호르몬은 갑상선이 자극되어(칼슘농도 8.0~10mg/dℓ정상 범위) 골의 골아세포에 작용하여 칼슘을 골에 침착시키는 호르몬

표 4-1 식품의 종류와 식품성분표(Food Composition Table) 총 1,080개

⑥ 채소류 식품의 종류와 식품성분표

(채소류(VEGETABLES) 번호 237~373번까지)

참고 : 1. 알칼리성분 : 칼슘, 나트륨, 칼륨, 마그네슘, 철 성분 등이 들어 있는 식품
2. 산성식품 : 인, 염소, 유황 등이 들어 있는 식품
3. 항산화비타민 : Vitamin E(α-tocopherol)
Vitamin C(cascorbic acid)
β-carotene

번호 Item No.	식품명 Food and Description	영 명 English Name	학 명 Scientific Name	가식부분 100g당 (per 100g edible portion)										자료출처 Source of Date
				에너지 Food Energy	수 분 Moisture	단백질 Protein	지질 Fat	탄수화물 Carbohydrate		칼슘 Calcium	인 Phos-phorus	철 Iron	비타민 Vitamin A	
								당질 Non-fibrous	섬유 Fiber	알카리성	산성	알카리성	총비타민 Total	
				Kcal	%	g	g	g	g	mg	mg	mg	I.U.	
361	토마토케찹	Tomato castsup		114	66.6	2.7	0.2	25.3	0.7	11	83	3.5	1,594	국('77) salt 3.0%
362	토마토 통조림	Tomato canned		20	93.3	0.9	0.2	3.9	0.5	9	26	0.4	240	Japan ('82)
363	파, 대파	Green onion, large		28	90.2	1.4	0.5	5.6	1.6	111	49	0.8	1,166	국('82)
364	파, 소파	Green onion, small		24	91.2	1.7	0.4	4.7	1.4	110	32	1	1,863	국('82)
365	파, 중파	Green onion, medium		18	92.6	1.8	0.3	3.1	1.5	98	52	-	553	국('82)
366	파슬리	Parsley	Petroseli-num sativum	65	76.2	5.7	0.8	12.4	2.4	238	51	10.6	3,792	국('77)
367	피망	Green Pepper	Capsicum annum	22	93	1.3	0.4	4.3	0.5	10	27	0.2	1,600	국('78)
368	호박, 개량종, 생 것	Squash improved, raw	Cucurbita moschata	15	95	2	0.6	1.5	0.4	15	23	0.7	930	국('77)
369	호박, 당호박, 생 것	Pumpkin, raw	Cucurbita maxima	53	82.7	1.2	0.2	14.2	0.8	44	23	4.1	1,000	국('77)
370	호박꼬지	Pumpkin, dried		300	15.6	11.5	1.3	62.6	4.4	193	105	4	-	국('77)
371	호박순	Pumpkin seeds		18	91.5	2.9	0.4	2.1	1.5	69	52	2.6	3,800	국('83)
372	홍무	Red beets		20	90.8	0.1	0.3	4.5	3.5	58	56	5.9	0	국('77)
373	휴잎	Furiformis leaf		28	93	1.4	2.9	0.6	0.8	20	151	0.9	12,500	한영('74)

참고 : 1. 체액의 산, 염기 평행작용을 일정하게 유지[pH(수소이온농도) 7.4(7.35~7.45)]시키기 위한 알칼리성분의 식품과 산성식품의 균형 있는 식사 섭취로 항상성(Homeostasis) 유지를 위한 참고자료.
2. 혈중의 칼슘을 일정하게 조절 해주는 Calcitonin호르몬 또는 Thyrocalcitonin과 Parathyroid호르몬이다. 신체가 산성화 되었을 때 즉, 알칼리의 혈액(pH 7.35~7.45)이 되면 부갑상선이 자극되어 parathyroid hormon(PTH)의 산생이 항진되어 골의 파골세포에 영향을 주어 골에서 칼슘이 나와 혈액을 산성화시킨다.(원인 : 인이 많이 들어 있는 산성 식품의 섭취, 탄산가스, 젖산 등 운동에 의한 대사산물의 축적.여성 에스트로겐(estrogen)호르몬의 감소 등으로 골다공증에 하나의 원인)
3. Calcitonin호르몬은 갑상선이 자극되어(칼슘농도 8.0~10mg/dℓ정상 범위) 골의 골아세포에 작용하여 칼슘을 골에 침착시키는 호르몬

표 4-1 식품의 종류와 식품성분표(Food Composition Table) 총 1,080개

⑦ 버섯류 식품의 종류와 식품성분표

(버섯류(FUNGI AND MUSHROOMS) 번호 374~388번까지)

참고 : 1. 알칼리성분 : 칼슘, 나트륨, 칼륨, 마그네슘, 철 성분 등이 들어 있는 식품
2. 산성식품 : 인, 염소, 유황 등이 들어 있는 식품
3. 항산화비타민 : Vitamin E(α -tocopherol)
Vitamin C(cascorbic acid)
β -carotene

번호 Item No.	식품명 Food and Description	영 명 English Name	학 명 Scientific Name	가식부분 100g당 (per 100g edible portion)										자료출처 Source of Date
				에너지 Food Energy	수 분 Moisture	단백질 Protein	지질 Fat	탄수화물 Carbohydrate		칼슘 Calcium	인 Phos-phorus	철 Iron	비타민 Vitamin A	
								당질 Non-fibrous	섬유 Fiber	알카리성	산성	알카리성	총비타민 Total	
				Kcal	%	g	g	g	g	mg	mg	mg	I.U.	
374	느타리버섯 말린 것	Oyster mushroom, dried		265	14.3	12.8	2	61.6	5.3	16	220	3.7	0	국('77)
375	느타리버섯 생 것	Oyster mushroom, fresh	Pleurotus ostreatus	31	89.3	3	0.4	5.6	0.8	4	98	4.5	0	국('83)
376	목이버섯, 말린 것	Judas ear, dried	Auricularia quriculajdae	246	8.7	11.3	0.9	6	12.9	83	434	2	0	국('77)
377	밤버섯, 생 것		Hypholoma subateritium	23	91.7	2.9	0.9	1.2	2.3	41	40	5.6	0	국('77)
378	석이버섯 말린 것	Manna lichen, dried	Gyrophora esculenta	254	13.3	8.1	3	59.8	9.6	32	360	0.6	0	국('77)
379	송이버섯, 생 것	Pine mushroom, fresh	Armillaria edodes	31	88.3	2	0.3	6.7	1.8	0	40	1.3	0	보전('74)
380	송이버섯, 통조림	Pine mushroom, canned		9	92.5	1.2	0.1	4.3	1.4	12	25	2.6	0	보전('74)
381	싸리버섯, 생 것		Clavaria betrytis	27	90.1	2.8	0.6	4.3	1.4	41	44	6.2	0	국('77)
382	양송이, 생 것	Mushroom, fresh	Agaricus campestris	24	91	3.6	0.2	3.6	0.8	9	112	0.6	0	국('77)
383	양송이, 통조림	mushroom, canned		27	88.8	2	0.2	5.9	0.3	7	60	3	0	국('77)
384	표고버섯, (리기다 소나무) 말린 것	Pitch pine mushroom, dried	Pinus rigida	261	11.6	17.3	1.7	57.9	6.7	20	206	3.6	0	농영('85)
385	표고버섯, (물갬나무) 말린 것	Alder mushroom, dried	Alnus hirsuta	277	11	14.2	2.7	62.5	6.5	18	352	7.4	0	농영('85)
386	표고버섯, (신갈나무) 말린 것	Mongolian oak mumushroom, dried	Quercus mongolica	277	8.9	17.1	2.5	60.8	7	16	343	6.9	0	농영('85)
387	표고버섯, (참나무) 말린 것	Oak mushroom, dried	Lentinus edodes	272	9	18.7	1.7	60.1	5.7	19	250	4	0	국('83)
388	표고버섯, (참나무) 생 것	Oak mushroom, fresh		39	87.2	3.1	0.4	8	0.7	8	58	2	0	국('83)

참고 : 1. 체액의 산, 염기 평형작용을 일정하게 유지[pH(수소이온농도) 7.4(7.35~7.45)]시키기 위한 알칼리성분의 식품과 산성식품의 균형 있는 식사 섭취로 항상성(Homeostasis) 유지를 위한 참고자료.

2. 혈중의 칼슘을 일정하게 조절 해주는 Calcitonin호르몬 또는 Thyrocalcitonin과 Parathyroid호르몬이다. 신체가 산성화 되었을 때 즉, 알칼리의 혈액(pH 7.35~7.45)이 되면 부갑상선이 자극되어 parathyroid hormon(PTH)의 산생이 항진되어 골의 파골세포에 영향을 주어 골에서 칼슘이 나와 혈액을 산성화시킨다.(원인 : 인이 많이 들어 있는 산성 식품의 섭취, 탄산가스, 젖산 등 운동에 의한 대사산물의 축적.여성 에스트로겐(estrogen)호르몬의 감소 등으로 골다공증에 하나의 원인)

3. Calcitonin호르몬은 갑상선이 자극되어(칼슘농도 8.0~10mg/dℓ정상 범위) 골의 골아세포에 작용하여 칼슘을 골에 침착시키는 호르몬

표 4-1 식품의 종류와 식품성분표(Food Composition Table) 총 1,080개

⑧ 과실류 식품의 종류와 식품성분표

(과실류(FRUITS) 번호 389~468번까지)

참고 : 1. 알칼리성분 : 칼슘, 나트륨, 칼륨, 마그네슘, 철 성분 등이 들어 있는 식품
2. 산성식품 : 인, 염소, 유황 등이 들어 있는 식품
3. 항산화비타민 : Vitamin E(α-tocopherol)
Vitamin C(cascorbic acid)
β-carotene

번호 Item No.	식품명 Food and Description	영 명 English Name	학 명 Scientific Name	가식부분 100g당 (per 100g edible portion) 에너지 Food Energy	수 분 Moisture	단백질 Protein	지질 Fat	탄수화물 Carbohydrate 당질 Non-fibrous	섬유 Fiber	칼슘 Calcium 알카리성	인 Phos-phorus 산성	철 Iron 알카리성	비타민 Vitamin A 총비타민 Total	자료출처 Source of Date
				Kcal	%	g	g	g	g	mg	mg	mg	I.U.	
389	감	Persimmon, hard	Diospyros kaki	54	82.6	0.6	0.1	14.1	10.1	13	36	0.1	450	국('77)
390	감, 연시	Korean soft Persimmon		53	83.2	0.5	0.1	14	1.8	12	37	0.1	450	국('77)
391	건포도	Raisin		277	21	8.7	0.8	67	1.1	5	78	2	-	국('77)
392	곶감	Dried korean persimmon		216	42.9	6.5	1	45.2	3	32	107	1.5	7,483	국('77)
393	귤	Tangerine	Citrus reticulata	45	87.4	1	0.5	10.4	0.3	28	14	0.3	2,426	국('77)
394	귤, 금귤	Kum Quat		70	78.7	1.6	0.8	16.2	2	89	25	0.4	700	국('83)
395	귤, 제주산	mandarin, Jeju		37	88.6	0.9	0.2	9	0.9	14	2	0.2	1,500	국('77)
396	귤, 넥타	Orange, nectar		49	87.2	0.7	0.1	11.8	0	9	0	0.6	295	국('77) salt 0.02%
397	귤, 농축주스	Orange, juice, concentrated, canned		223	42	4.1	1.3	50.7	0.5	51	86	1.3	960	보전('74)
398	귤, 통조림, 무가당	Tangerine, canned unsweetened		64	82	1.2	0.2	16.1	0.1	10	7	0.7	200	국('77)
399	다래		Actinidia arquta	54	86	0.7	1.9	10	1	23	17	0.2	123	농영('85)
400	대추, 경기멧대추, 말린 것	Jujube, dried	Ziziphus jujube	213	36.8	5.1	0.9	52.3	2.4	109	72	11.4	0	농영('84)
401	대추, 금성, 생 것	Jujube, kumson raw		107	68.9	0.9	0.3	28.2	1.1	7	45	0.5	-	농영('84)
402	대추, 나주재래, 생 것	Jujube, native Naju, rae		90	73.3	1.8	0.3	22.6	1.1	6	33	0.4	-	농영('84)
403	대추, 말린 것	Jujube, dried		234	29.5	2.9	1.7	58.3	6.1	37	44	24	69	국('77)
404	대추, 무등, 생 것	Jujube, Mudung, raw		96	71.5	1.6	0.2	24.6	1.1	5	41	0.3	-	농영('84)
405	대추, 생 것	Jujube, raw		138	59.9	2.4	0.9	34.1	1.8	-	-	3.9	103	국('77)

참고 : 1. 체액의 산, 염기 평형작용을 일정하게 유지[pH(수소이온농도) 7.4(7.35~7.45)]시키기 위한 알칼리성분의 식품과 산성식품의 균형 있는 식사 섭취로 항상성(Homeostasis) 유지를 위한 참고자료.

2. 혈중의 칼슘을 일정하게 조절 해주는 Calcitonin호르몬 또는 Thyrocalcitonin과 Parathyroid호르몬이다. 신체가 산성화 되었을 때 즉, 알칼리의 혈액(pH 7.35~7.45)이 되면 부갑상선이 자극되어 parathyroid hormon(PTH)의 산생이 항진되어 골의 파골세포에 영향을 주어 골에서 칼슘이 나와 혈액을 산성화시킨다.(원인 : 인이 많이 들어 있는 산성 식품의 섭취, 탄산가스, 젖산 등 운동에 의한 대사산물의 축적, 여성 에스트로겐(estrogen)호르몬의 감소 등으로 골다공증에 하나의 원인)

3. Calcitonin호르몬은 갑상선이 자극되어(칼슘농도 8.0~10mg/dℓ정상 범위) 골의 골아세포에 작용하여 칼슘을 골에 침착시키는 호르몬

표 4-1 식품의 종류와 식품성분표(Food Composition Table) 총 1,080개

⑧ 과실류 식품의 종류와 식품성분표

(과실류(FRUITS) 번호 389~468번까지)

참고 : 1. 알칼리성분 : 칼슘, 나트륨, 칼륨, 마그네슘, 철 성분 등이 들어 있는 식품
2. 산성식품 : 인, 염소, 유황 등이 들어 있는 식품
3. 항산화비타민 : Vitamin E(α-tocopherol)
Vitamin C(cascorbic acid)
β-carotene

번호 Item No.	식품명 Food and Description	영 명 English Name	학 명 Scientific Name	가식부분 100g당 (per 100g edible portion) 에너지 Food Energy	수 분 Moisture	단백질 Protein	지질 Fat	탄수화물 Carbohydrate 당질 Non-fibrous	섬유 Fiber	칼슘 Calcium 알카리성	인 Phos-phorus 산성	철 Iron 알카리성	비타민 Vitamin A 총비타민 Total	자료출처 Source of Date
				Kcal	%	g	g	g	g	mg	mg	mg	I.U.	
406	대추, ji-3, 생 것	Jujube, ji-3, raw		89	72.9	1.8	0.2	22.6	1.4	4	46	0.7	-	농영('84)
407	대추, 풋대추 생 것	Jujube, unriped, raw		84	74	4.4	0.4	18.3	1.9	8	52	0.9	-	국('80)
408	딸기, 개량종	Strawberry, improved		20	92.2	0.9	0.2	4.3	1.9	13	17	0.5	16	국('83)
409	딸기, 재래종	Strawberry, native		23	92.2	0.8	0.2	5.2	1.2	20	26	0.6	20	국('83)
410	딸기 넥타	Strawberry, nectar		54	86.7	1	0.2	12	0	41	42	0.8	0	국('77) salt 0.01%
411	레몬	Lemon, whole fruit without seeds		37	87.3	0.8	0.6	9.6	1.2	60	13	0.2	-	japan ('82)
412	매실	Japanese apricot		29	90.1	0.7	0.5	7.6	0.6	12	14	0.6	65	Japan ('82)
413	망고	Mangos		68	80.8	0.6	0.1	17.6	0.5	15	12	0.2	890	Japan ('82)
414	머루	Wild grape	Vitis amurensis	57	80.5	1	0.6	13.4	3.5	73	10	1.7	0	보건('74)
415	머루, 개량머루	Wild grape, improved		61	80.4	0.9	0.3	15.3	0.5	5	38	0.7	-	농용('84)
416	머루, 개량머루, 과육	Wild grape, improved, flesh		44	86.4	0.6	0.1	11.5	0	8	26	0.8	-	농영('84)
417	머루, 개량머루, 과피	Wild grape, improved, percarp		77	74.3	1.1	0.5	19.3	1	1	50	0.5	-	농영('84)
418	멜론	Melon		36	89.3	0.5	0.2	8.9	0.5	8	16	0.5	101	국('84)
419	모과	Chinese quince		75	74.1	0	0.1	20.7	4.4	39	29	0	0	국('84)
420	무화과	Figs		43	87.7	0.6	0.1	10.4	0.7	26	16	0.3	0	Japan ('82)

참고 : 1. 체액의 산, 염기 평행작용을 일정하게 유지[pH(수소이온농도) 7.4(7.35~7.45)]시키기 위한 알칼리성분의 식품과 산성식품의 균형 있는 식사섭취로 항상성(Homeostasis) 유지를 위한 참고자료.
2. 혈중의 칼슘을 일정하게 조절 해주는 Calcitonin호르몬 또는 Thyrocalcitonin과 Parathyroid호르몬이다. 신체가 산성화 되었을 때 즉, 알칼리의 혈액(pH 7.35~7.45)이 되면 부갑상선이 자극되어 parathyroid hormon(PTH)의 산생이 항진되어 골의 파골세포에 영향을 주어 골에서 칼슘이 나와 혈액을 산성화시킨다.(원인 : 인이 많이 들어 있는 산성 식품의 섭취, 탄산가스, 젖산 등 운동에 의한 대사산물의 축적. 여성 에스트로겐(estrogen)호르몬의 감소 등으로 골다공증에 하나의 원인)
3. Calcitonin호르몬은 갑상선이 자극되어(칼슘농도 8.0~10mg/dℓ정상 범위) 골의 골아세포에 작용하여 칼슘을 골에 침착시키는 호르몬

표 4-1 식품의 종류와 식품성분표(Food Composition Table) 총 1,080개

⑧ 과실류 식품의 종류와 식품성분표

(과실류(FRUITS) 번호 389~468번까지)

참고 : 1. 알칼리성분 : 칼슘, 나트륨, 칼륨, 마그네슘, 철 성분 등이 들어 있는 식품
2. 산성식품 : 인, 염소, 유황 등이 들어 있는 식품
3. 항산화비타민 : Vitamin E(α -tocopherol)
Vitamin C(cascorbic acid)
β -carotene

번호 Item No.	식품명 Food and Description	영 명 English Name	학 명 Scientific Name	가식부분 100g당 (per 100g edible portion) 에너지 Food Energy	수 분 Moisture	단백질 Protein	지질 Fat	탄수화물 Carbohydrate 당질 Non-fibrous	섬유 Fiber	칼슘 Calcium 알카리성	인 Phos-phorus 산성	철 Iron 알카리성	비타민 Vitamin A 총비타민 Total	자료출처 Source of Date
				Kcal	%	g	g	g	g	mg	mg	mg	I.U.	
421	바나나	Banana	Musa sapientum	87	75	1.1	0.1	22.6	0.3	4	22	0.3	15	Japan ('82)
422	배	Pear	Pyuns spp.	48	85.8	0.5	0.2	12.3	0.8	4	35	0.2	0	국('77)
423	배, 넥타	Pear nectar		47	86.9	0.7	0.1	12.1	0.1	3	0	1.2	0	국('77)
424	배, 돌배	Wild pear		77	75	1.6	0.3	19.2	3.2	29	22	0.7	0	국('78)
425	버찌	Cherry	Prunus spondanea	82	78.7	1	0.7	18.7	0.1	22	56	1.4	120	국('78)
426	복숭아, 백도	Peach, white fleshed variety		37	89.4	0.6	0.1	8.9	0.5	3	13	0.3	100	Japan ('82)
427	복숭아, 백도통조림	White peach, canned		75	80.2	0.3	0.1	18.8	0.4	8	9	1.6	160	국('77)
428	복숭아, 스밋드	Peach, smito type, fresh		27	90.4	0.9	0.2	6.3	2	32	17	3	0	국('77)
429	복숭아, 신도	Peach, shindo type, fresh		20	92.1	0.9	0.2	4.3	2.2	16	21	0.1	0	국('77)
430	복숭아, 황도	Peach, yellow fleshed variety		36	89.1	0.6	0.1	9.1	0.6	9	19	0.5	1,330	보전('74)
431	복숭아, 황도통조림	Yellow peach, canned		72	81	0.4	0.1	18	0.4	12	9	0.8	230	국('77)
432	복숭아, 넥타	Peach nectar		50	86.5	0.2	0.1	12.4	0.2	5	14	0.4	80	국('77)
433	사과, 국광	Apple, kuk kwang	Malus pumila	47	86.8	0.3	0.5	11.5	0.6	13	14	1.2	10	국('77)
434	사과, 말린 것	Apple, sliced and dried		262	24	1	1.6	68.1	3.7	31	52	1.6	-	보전('74)
435	사과, 인도, 푸른 것	Apple, Indo blue type		46	86.6	0.2	0.3	12	0.7	12	17	0.9	10	국('77)
436	사과, 인도, 노란 것	Apple, Indo yellow type		61	82.8	0.2	0.2	16.2	0.3	9	13	0.6	-	국('77)
437	사과, 축	Apple, Iwai		36	87.7	0.6	0.3	8.8	2.3	14	12	0.7	0	국('77)

참고 : 1. 체액의 산, 염기 평행작용을 일정하게 유지[pH(수소이온농도) 7.4(7.35~7.45)]시키기 위한 알칼리성분의 식품과 산성식품의 균형 있는 식사 섭취로 항상성(Homeostasis) 유지를 위한 참고자료.

2. 혈중의 칼슘을 일정하게 조절 해주는 Calcitonin호르몬 또는 Thyrocalcitonin과 Parathyroid호르몬이다. 신체가 산성화 되었을 때 즉, 알칼리의 혈액(pH 7.35~7.45)이 되면 부갑상선이 자극되어 parathyroid hormon(PTH)의 산생이 항진되어 골의 파골세포에 영향을 주어 골에서 칼슘이 나와 혈액을 산성화시킨다.(원인 : 인이 많이 들어 있는 산성 식품의 섭취, 탄산가스, 젖산 등 운동에 의한 대사산물의 축적. 여성 에스트로겐(estrogen)호르몬의 감소 등으로 골다공증에 하나의 원인)

3. Calcitonin호르몬은 갑상선이 자극되어(칼슘농도 8.0~10mg/dℓ정상 범위) 골의 골아세포에 작용하여 칼슘을 골에 침착시키는 호르몬

표 4-1 식품의 종류와 식품성분표(Food Composition Table) 총 1,080개

⑧ 과실류 식품의 종류와 식품성분표

(과실류(FRUITS) 번호 389~468번까지)

참고 : 1. 알칼리성분 : 칼슘, 나트륨, 칼륨, 마그네슘, 철 성분 등이 들어 있는 식품
2. 산성식품 : 인, 염소, 유황 등이 들어 있는 식품
3. 항산화비타민 : Vitamin E(α -tocopherol)
Vitamin C(cascorbic acid)
β -carotene

번호 Item No.	식품명 Food and Description	영 명 English Name	학 명 Scientific Name	가식부분 100g당 (per 100g edible portion)										자료출처 Source of Date
				에너지 Food Energy	수 분 Moisture	단백질 Protein	지질 Fat	탄수화물 Carbohydrate		칼슘 Calcium	인 Phos-phorus	철 Iron	비타민 Vitamin A	
								당질 Non-fibrous	섬유 Fiber	알카리성	산성	알카리성	총비타민 Total	
				Kcal	%	g	g	g	g	mg	mg	mg	I.U.	
438	사과, 홍옥	Apple, red type		47	86.8	0.3	0.5	11.5	0.6	4	14	0.5	10	보전('74)
439	사과, 후지	Apple, Fuji		50	86.4	1.4	0.3	10.3	1.4	4	9	1.2	0	국('79)
440	사과, 넥타	Apple nectar		52	86.9	1	0.2	11.6	0.1	3	5	2.4	0	국('77) salt 0.02%
441	사과통조림	Apple canned		63	83.7	0.7	0.3	14.9	0.2	4	3	0.7	-	국('77)
442	산딸기	Raspberry		39	87	1.6	1.7	5.3	3.9	4	32	0.9	392	국('77)
443	살구	Apricot		27	91.4	1	0.2	6	0.8	9	23	0.9	2,200	국('82)
444	석류	Pomagranate	Punica granatum	67	81.1	0.6	0.2	16.8	0.8	8	15	0.1	0	Japan ('82)
445	수박	Watermelon,	Citullus vulgaris	21	94.5	0.4	0.1	4.7	0.1	14	12	0.2	45	국('77)
446	수박, 양수박	Watermelon, improved		23	94	0.5	0.1	4.9	0.3	14	12	0.4	634	국('82)
447	앵두	Cherry korean type		39	88.1	0.6	0.8	8.3	1.7	22	17	0.9	110	보전('74)
448	오디	Mulberry		46	82.5	2.1	1.5	7.4	5.7	4	33	1.2	82	국('78)
449	오렌지	Orange		46	86.8	0.9	0.1	11.6	0.2	15	17	0.1	10	Japan ('82)
450	올리브, 피클	Green olive, pickle		153	73.1	1	15	1.8	5	60	5	0.3	170	Japan ('82)
451	자두	Plum	Prunus domestica	55	84.7	0.5	0.9	12.6	1.1	8	11	1.3	-	국('77)
452	자두, 후무사	Plum, humusa		31	90.5	0.4	0.5	7	1.3	32	14	1.9	-	국('77)
453	자두, 넥타	Plum nectar		46	88	0.3	0.1	11.3	0.2	3	4	0.4	110	국('78)
454	참외	Muskmelon,	Cucumis melo	32	89.8	0.9	0.3	7.3	0.9	14	12	0.3	100	국('77)
455	참외, 나이론	Muskmelon, yellow		22	92.7	0.8	0.3	4.7	0.7	12	10	0.6	195	국('82)

참고 : 1. 체액의 산, 염기 평행작용을 일정하게 유지[pH(수소이온농도) 7.4(7.35~7.45)]시키기 위한 알칼리성분의 식품과 산성식품의 균형 있는 식사 섭취로 항상성(Homeostasis) 유지를 위한 참고자료.
2. 혈중의 칼슘을 일정하게 조절 해주는 Calcitonin호르몬 또는 Thyrocalcitonin과 Parathyroid호르몬이다. 신체가 산성화 되었을 때 즉, 알칼리의 혈액(pH 7.35~7.45)이 되면 부갑상선이 자극되어 parathyroid hormon(PTH)의 산생이 항진되어 골의 파골세포에 영향을 주어 골에서 칼슘이 나와 혈액을 산성화시킨다.(원인 : 인이 많이 들어 있는 산성 식품의 섭취, 탄산가스, 젖산 등 운동에 의한 대사산물의 축적. 여성 에스트로겐(estrogen)호르몬의 감소 등으로 골다공증에 하나의 원인)
3. Calcitonin호르몬은 갑상선이 자극되어(칼슘농도 8.0~10mg/dℓ정상 범위) 골의 골아세포에 작용하여 칼슘을 골에 침착시키는 호르몬

표 4-1 식품의 종류와 식품성분표(Food Composition Table) 총 1,080개

⑧ 과실류 식품의 종류와 식품성분표

(과실류(FRUITS) 번호 389~468번까지)

참고 : 1. 알칼리성분 : 칼슘, 나트륨, 칼륨, 마그네슘, 철 성분 등이 들어 있는 식품
2. 산성식품 : 인, 염소, 유황 등이 들어 있는 식품
3. 항산화비타민 : Vitamin E(α -tocopherol)
Vitamin C(cascorbic acid)
β -carotene

번호 Item No.	식품명 Food and Description	영 명 English Name	학 명 Scientific Name	가식부분 100g당 (per 100g edible portion)										자료출처 Source of Date
				에너지 Food Energy	수 분 Moisture	단백질 Protein	지질 Fat	탄수화물 Carbohydrate		칼슘 Calcium	인 Phos-phorus	철 Iron	비타민 Vitamin A	
								당질 Non-fibrous	섬유 Fiber	알카리성	산성	알카리성	총비타민 Total	
				Kcal	%	g	g	g	g	mg	mg	mg	I.U.	
456	참외, 서양참외	Cantaloup		30	91.2	0.7	0.1	7.2	0.3	14	16	0.4	3,400	USDA
457	파인애플	Pine apple fresh	Ananas comosus	51	85	0.8	0.2	12.9	0.7	13	5	0.3	55	국('77)
458	파인애플, 넥타	Pine apple nectar		49	87	0.4	0.1	12.1	0.3	13	1	0.3	0	국('78)
459	파인애플, 통조림	Pine apple, canned	Ananas comosus	77	79.9	0.3	0.1	19.4	0.3	11	5	0.3	50	보전('74)
460	파파야	Papayas	Carica papaya	49	86.1	0.6	0.2	11.9	0.7	18	10	0.2	47	Japan ('82)
461	포도	Grape	Vitis vinifera	50	86.4	1	0.8	11.1	0.4	12	20	0.5	0	국('77)
462	포도, 거봉	Grape, Large		48	86	0.5	0.1	12.7	0.2	5	13	0.4	-	국('77)
463	포도, 골덴마스캇트, 큰 것	Grape, golden Muscat, Large		50	85.4	0.5	0.1	13.3	0.3	5	11	0.6	-	국('77)
464	포도, 골덴마스갓트, 작은 것	Grape, golden Muscat, small		38	88.8	0.5	0.1	9.9	0.3	5	10	0.4	-	국('77)
465	포도, 깐포도, 통조림	Grape, canned		80	79.3	0.4	0.1	20	0.1	7	3	0.4	80	국('77)
466	포도, 델라웨어	Grape, delaware		72	79.6	0.3	0.1	19.4	0.2	7	9	0.4	-	국('77)
467	포도넥타	Grape nectar		49	87.2	0.4	0.1	12	0.1	11	19	1.9	0	국('77) salt 0.01%
468	후르츠 사라다 통조림	Fruits for salad, canned		86	78.3	1.7	0	19.9	0	5	3	6.4	77	국('79)

참고 : 1. 체액의 산, 염기 평행작용을 일정하게 유지[pH(수소이온농도) 7.4(7.35~7.45)]시키기 위한 알칼리성분의 식품과 산성식품의 균형 있는 식사 섭취로 항상성(Homeostasis) 유지를 위한 참고자료.

2. 혈중의 칼슘을 일정하게 조절 해주는 Calcitonin호르몬 또는 Thyrocalcitonin과 Parathyroid호르몬이다. 신체가 산성화 되었을 때 즉, 알칼리의 혈액(pH 7.35~7.45)이 되면 부갑상선이 자극되어 parathyroid hormon(PTH)의 산생이 항진되어 골의 파골세포에 영향을 주어 골에서 칼슘이 나와 혈액을 산성화시킨다.(원인 : 인이 많이 들어 있는 산성 식품의 섭취, 탄산가스, 젖산 등 운동에 의한 대사산물의 축적.여성 에스트로겐(estrogen)호르몬의 감소 등으로 골다공증에 하나의 원인)

3. Calcitonin호르몬은 갑상선이 자극되어(칼슘농도 8.0~10mg/dℓ정상 범위) 골의 골아세포에 작용하여 칼슘을 골에 침착시키는 호르몬

표 4-1 식품의 종류와 식품성분표(Food Composition Table) 총 1,080개

⑨ 육류 식품의 종류와 식품성분표

(육류 및 그 밖의 육류제품(MEAT AND PRODUCTS) 번호 469~537번까지)

참고 : 1. 알칼리성분 : 칼슘, 나트륨, 칼륨, 마그네슘, 철 성분 등이 들어 있는 식품
2. 산성식품 : 인, 염소, 유황 등이 들어 있는 식품
3. 항산화비타민 : Vitamin E(α-tocopherol)
Vitamin C(cascorbic acid)
β-carotene

번호 Item No.	식품명 Food and Description	영명 English Name	학명 Scientific Name	가식부분 100g당 (per 100g edible portion) 에너지 Food Energy	수분 Moisture	단백질 Protein	지질 Fat	탄수화물 Carbohydrate 당질 Non-fibrous	섬유 Fiber	칼슘 Calcium 알카리성	인 Phos-phorus 산성	철 Iron 알카리성	비타민 Vitamin A 총비타민 Total	자료출처 Source of Date
				Kcal	%	g	g	g	g	mg	mg	mg	I.U.	
469	개고기	Dog meat	Canis familliars	118	76.2	18.5	4.1	0.4	0	10	164	3.8	60	국('77)
470	개구리	Bull frog meat, legs		87	78.8	19.9	0.3	0	0	3	140	0.3	17	Japan ('82)
471	꿩고기	Pheasant	Phasianus versicolor	132	70.4	25.3	2.7	0	0	6	310	3	0	Japan ('82)
472	닭, 가슴	Chicken, breast		453	44	13.5	42.1	0	0	13	100	2	330	Japan ('82)
473	닭, 간	Chicken, liver		111	75.7	18.9	3.1	0.6	0	5	300	9	47,000	Japan ('82)
474	닭, 내장	Chicken, giblets		126	75.8	15.5	5.8	1.9	0	14	67	1.7	826	국('77)
475	닭, 넙적다리	Chicken, thigh		487	39.8	14.5	45.3	0	0	14	110	2.1	370	Japan ('82)
476	닭, 모래주머니	Chicken, gizzard	Gallus domesticus	109	76.2	19	2.3	1.7	0	17	140	6.9	926	국('81)
477	닭, 소장	Chicken, intestine		239	65.8	14.4	18.9	0.1	0	30	110	1.7	200	Japan ('82)
478	닭, 심장	Chicken, heart		207	69	14.5	15.5	0	0	5	170	5.1	2,300	Japan ('82)
479	닭고기	Chicken	Gallus domesticus	132	73.5	20.7	4.8	-	-	4	302	-	40	국('77)
480	돼지, 간	Hog's liver	Sus. scrofa var.	131	72.5	19.3	4.4	2.4	0	23	642	16.4	22,500	국('77)
481	돼지, 대장	Hog's, large, intestine		319	58.7	10.4	30.2	0.5	0	164	138	1.4	0	국('77)
482	돼지, 소장 (곱창)	Hog's, small intestine		255	63.9	13	22.1	0.1	0.5	132	102	1.6	0	국('77)
483	돼지, 신장	Hog's, kidney		108	77.2	16.7	3.7	0.8	0.4	76	247	4.5	0	국('77)
484	돼지,심장	Hog's, heart		115	76.9	16.3	4.6	0.9	0.2	65	185	3.1	0	국('77)
485	돼지고기	Pork lean meat	Sus. scrofa	131	72.4	20.7	4.6	0.2	-	4	218	3	10	국('77)
486	돼지고기, 뒷다리	pork, ham		229	63.6	18.5	16.5	0.3	0	1	179	1.7	7	농영('85)

참고 : 1. 체액의 산, 염기 평행작용을 일정하게 유지[pH(수소이온농도) 7.4(7.35~7.45)]시키기 위한 알칼리성분의 식품과 산성식품의 균형 있는 식사 섭취로 항상성(Homeostasis) 유지를 위한 참고자료.

2. 혈중의 칼슘을 일정하게 조절 해주는 Calcitonin호르몬 또는 Thyrocalcitonin과 Parathyroid호르몬이다. 신체가 산성화 되었을 때 즉, 알칼리의 혈액(pH 7.35~7.45)이 되면 부갑상선이 자극되어 parathyroid hormon(PTH)의 산생이 항진되어 골의 파골세포에 영향을 주어 골에서 칼슘이 나와 혈액을 산성화시킨다.(원인 : 인이 많이 들어 있는 산성 식품의 섭취, 탄산가스, 젖산 등 운동에 의한 대사산물의 축적. 여성 에스트로겐(estrogen)호르몬의 감소 등으로 골다공증에 하나의 원인)

3. Calcitonin호르몬은 갑상선이 자극되어(칼슘농도 8.0~10mg/dℓ정상 범위) 골의 골아세포에 작용하여 칼슘을 골에 침착시키는 호르몬

표 4-1 식품의 종류와 식품성분표(Food Composition Table) 총 1,080개

⑨ 육류 식품의 종류와 식품성분표

(육류 및 그 밖의 육류제품(MEAT AND PRODUCTS) 번호 469~537번까지)

참고 : 1. 알칼리성분 : 칼슘, 나트륨, 칼륨, 마그네슘, 철 성분 등이 들어 있는 식품
2. 산성식품 : 인, 염소, 유황 등이 들어 있는 식품
3. 항산화비타민 : Vitamin E(α-tocopherol)
Vitamin C(cascorbic acid)
β-carotene

번호 Item No.	식품명 Food and Description	영 명 English Name	학 명 Scientific Name	가식부분 100g당 (per 100g edible portion) 에너지 Food Energy	수 분 Moisture	단백질 Protein	지질 Fat	탄수화물 Carbohydrate 당질 Non-fibrous	섬유 Fiber	칼슘 Calcium 알카리성	인 Phos-phorus 산성	철 Iron 알카리성	비타민 Vitamin A 총비타민 Total	자료출처 Source of Date
				Kcal	%	g	g	g	g	mg	mg	mg	I.U.	
487	돼지고기, 등심	pork, loin		275	60.3	15.3	23.1	0.2	0	2	187	1.9	5	농영('85)
488	돼지고기, 삼겹살	pork, belly		308	55.4	17.8	25.6	0.3	0	1	180	1.2	4	농영('85)
489	돼지고기, 안심	Pork, tender loin		181	70.8	14.1	13.2	0.5	0	2	227	1.6	6	농영('85)
490	돼지고기, 앞다리	pork, foreleg		181	70.4	16	12.3	0.3	0	1	239	2	8	농영('85)
491	돼지고기, 어개등심	Pork, shoulder		257	61.4	17.1	20.1	0.6	0	2	179	1.8	6	농영('85)
492	돼지족발	Hog's feet		239	60.3	22.5	16.8	0	0	12	32	1.4	20	Japan ('82)
493	돼지지방육	pork fat, 41% lean		553	33.4	9.1	57	0	0	5	88	1.4	0	보전('74)
494	메추리고기	Quail		117	72.1	18.9	8	0.1	0	15	100	2.9	150	Japan ('82)
495	멧돼지고기	Wild boar meat	Sus. scrofa L.	149	74.1	16.8	8.3	0	0	12	120	1.3	10	Japan ('82)
496	베이컨	Bacon, cured		521	27.5	13	48.7	6.5	0.1	13	102	1	0	국('79) salt 3.40%
497	소, 간	Cow's liver		123	73.1	19.8	3.4	2.1	0	5	368	10.1	4,500	국('77)
498	쇠고기	Beef		131	75.8	22.8	3.7	0	0	19	142	4.8	15	국('77)
499	소, 골(뇌)	Cow's brain, all kinds		120	80.4	8.7	8.8	0.8	0	20	531	4	0	국('77)
500	소, 곱창	Cow's small intestine		179	69	18.1	10.8	1.2	0	5	212	4.8	100	국('77)
501	소, 꼬리	Cow's tail		492	40.7	11.6	47.1	0	0	7	85	2	65	Japan ('82)
502	소, 대장	Cow's large intestine		284	64.8	5.1	28.8	0.5	0.6	138	25	1	0	국('77)
503	소, 신장	Cow's, kidney		82	81.7	15.6	1.7	-	-	22	168	6.4	160	국('77)
504	소, 심장 (염통)	Cow's, heart		105	79.2	15.8	4.2	0	0	5	137	4.5	150	국('77)

참고 : 1. 체액의 산, 염기 평행작용을 일정하게 유지[pH(수소이온농도) 7.4(7.35~7.45)]시키기 위한 알칼리성분의 식품과 산성식품의 균형 있는 식사 섭취로 항상성(Homeostasis) 유지를 위한 참고자료.
2. 혈중의 칼슘을 일정하게 조절 해주는 Calcitonin호르몬 또는 Thyrocalcitonin과 Parathyroid호르몬이다. 신체가 산성화 되었을 때 즉, 알칼리의 혈액(pH 7.35~7.45)이 되면 부갑상선이 자극되어 parathyroid hormon(PTH)의 산생이 항진되어 골의 파골세포에 영향을 주어 골에서 칼슘이 나와 혈액을 산성화시킨다.(원인 : 인이 많이 들어 있는 산성 식품의 섭취, 탄산가스, 젖산 등 운동에 의한 대사산물의 축적. 여성 에스트로겐(estrogen)호르몬의 감소 등으로 골다공증에 하나의 원인)
3. Calcitonin호르몬은 갑상선이 자극되어(칼슘농도 8.0~10mg/dℓ정상 범위) 골의 골아세포에 작용하여 칼슘을 골에 침착시키는 호르몬

표 4-1 식품의 종류와 식품성분표(Food Composition Table) 총 1,080개

⑨ 육류 식품의 종류와 식품성분표

(육류 및 그 밖의 육류제품(MEAT AND PRODUCTS) 번호 469~537번까지)

참고 : 1. 알칼리성분 : 칼슘, 나트륨, 칼륨, 마그네슘, 철 성분 등이 들어 있는 식품

2. 산성식품 : 인, 염소, 유황 등이 들어 있는 식품

3. 항산화비타민 : Vitamin E(α -tocopherol)

Vitamin C(cascorbic acid)

β -carotene

번호 Item No.	식품명 Food and Description	영 명 English Name	학 명 Scientific Name	가식부분 100g당 (per 100g edible portion)										자료출처 Source of Date
				에너지 Food Energy	수 분 Moisture	단백질 Protein	지질 Fat	탄수화물 Carbohydrate		칼슘 Calcium	인 Phos-phorus	철 Iron	비타민 Vitamin A	
								당질 Non-fibrous	섬유 Fiber	알카리성	산성	알카리성	총비타민 Total	
				Kcal	%	g	g	g	g	mg	mg	mg	I.U.	
505	소, 양(위)	Cow's, stomach		62	86.8	9.3	2	1.2	0.4	112	79	4.2	6	국('77)
506	소, 양지머리	Cow's, brisket		114	75.9	22.6	1.9	-	-	5	169	3.8	-	국('77)
507	소, 업진	Cow's, up-jin		135	74.5	20.1	5.4	-	-	0	148	2.3	-	국('77)
508	소, 천엽	Cow's, 3rd stomach		67	86.2	11.4	1.9	0.2	0	84	17	2.4	-	국('77)
509	소, 피	Cow's, blood		27	92.7	4	0.5	1.3	0	23	-	12.2	0	국('77)
510	소, 허파	Cow's, lung		82	80.4	15.8	0.9	1.6	0.4	106	193	6.6	1,918	국('77)
511	소, 혀	Cow's, tongue		261	59.4	20.3	19.3	-	-	5	320	9.8	-	국('77)
512	소시지	Sausage		263	57	13.3	20.9	5.5	0	10	158	0.9	0	국('77)
513	소시지, 건조	Sausage, dried		501	25.9	25.2	40.7	2.9	0	15	260	3.6	17	Japan ('82)
514	소시지, 리용	Lyones sausage		245	61	13	19.8	3.6	0.2	14	150	1.4	30	Japan ('82)
515	소시지, 볼로냐	Bologna sausage		267	54	15.4	19.2	8.2	0.5	14	189	0.8	0	국('79) salt 1.80%
516	소시지, 비엔나	Vienna sausage		304	55.5	13.1	24.8	3.8	0	12	170	1.2	17	국('77)
517	소시지, 위너	Winner sausage		325	47.9	10.1	26.5	11.6	1.6	36	144	1.1	0	국('77) salt 2.00%
518	소시지, 프랑크푸르트	Frankfurt sausage		288	53.8	11.9	23	8.4	0.5	32	151	2	17	국('77) salt 1.70%
519	소시지, 핫도그	Hot dog sausage		184	58.8	11.6	6.3	20.2	0.2	55	161	1.1	0	국('77) salt 2.0%
520	양고기	Mutton meat		142	74.4	16.4	8	0	0	7	210	2	0	Japan ('76)
521	양고기, 갈비	Mutton meat, lib and loin		236	64.2	17.9	17	0.1	0	5	120	2.3	40	Japan ('82)

참고 : 1. 체액의 산, 염기 평행작용을 일정하게 유지[pH(수소이온농도) 7.4(7.35~7.45)]시키기 위한 알칼리성분의 식품과 산성식품의 균형 있는 식사 섭취로 항상성(Homeostasis) 유지를 위한 참고자료.

2. 혈중의 칼슘을 일정하게 조절 해주는 Calcitonin호르몬 또는 Thyrocalcitonin과 Parathyroid호르몬이다. 신체가 산성화 되었을 때 즉, 알칼리의 혈액(pH 7.35~7.45)이 되면 부갑상선이 자극되어 parathyroid hormon(PTH)의 산생이 항진되어 골의 파골세포에 영향을 주어 골에서 칼슘이 나와 혈액을 산성화시킨다.(원인 : 인이 많이 들어 있는 산성 식품의 섭취, 탄산가스, 젖산 등 운동에 의한 대사산물의 축적.여성 에스트로겐(estrogen)호르몬의 감소 등으로 골다공증에 하나의 원인)

3. Calcitonin호르몬은 갑상선이 자극되어(칼슘농도 8.0~10mg/dℓ정상 범위) 골의 골아세포에 작용하여 칼슘을 골에 침착시키는 호르몬

표 4-1 식품의 종류와 식품성분표(Food Composition Table) 총 1,080개

⑨ 육류 식품의 종류와 식품성분표

(육류 및 그 밖의 육류제품(MEAT AND PRODUCTS) 번호 469~537번까지)

참고 : 1. 알칼리성분 : 칼슘, 나트륨, 칼륨, 마그네슘, 철 성분 등이 들어 있는 식품
2. 산성식품 : 인, 염소, 유황 등이 들어 있는 식품
3. 항산화비타민 : Vitamin E(α-tocopherol)
Vitamin C(cascorbic acid)
β-carotene

번호 Item No.	식품명 Food and Description	영 명 English Name	학 명 Scientific Name	가식부분 100g당 (per 100g edible portion) 에너지 Food Energy	수 분 Moisture	단백질 Protein	지질 Fat	탄수화물 Carbohydrate 당질 Non-fibrous	섬유 Fiber	칼슘 Calcium 알카리성	인 Phos-phorus 산성	철 Iron 알카리성	비타민 Vitamin A 총비타민 Total	자료출처 Source of Date
				Kcal	%	g	g	g	g	mg	mg	mg	I.U.	
522	양고기, 다리살	Mutton meat, leg		224	65	18.8	15.3	0.1	0	4	140	2.5	23	Japan ('82)
523	양고기, 어깨살	Mutton meat, Shoulder	Ovis aries	241	64.2	16.9	18	0.1	0	5	130	2.2	33	Japan ('82)
524	염소고기 (산양고기)	Goat, lean	Capra Hircus L.	180	69	19.5	10.3	0.2	0	7	170	3.8	10	Japan ('82)
525	오리고기	Duck meat	Anas Pla-thyrhynchos domestica	337	54.3	16	28.6	0.1	0	15	85	1.8	500	Japan ('82)
526	육포소고기	Beef, sliced and dried		344	25.7	25.6	8.7	38	0	21	152	6.8	28	국('77)
527	참새고기	Sparrow meat with bone and skin		132	72.2	18.1	5.9	0.1	0	1,100	660	8	50	Japan ('82)
528	칠면조고기	Turkey		144	72.9	19.6	6.5	0.1	0	8	140	1.1	0	Japan ('82)
529	토끼고기, 산토끼	Hare meat		143	74.4	16.7	7.7	0	0	7	350	0.9	10	Japan ('82)
530	토끼고기, 집토끼	Domesticated rabbit	Lepus cuniculus	136	72.3	21.6	4.9	0	0	8	254	2.7	0	국('77)
531	하이스	Hash		492	3.6	8.3	32	42.7	1.8	30	69	210	0	국('79)
532	햄, 등심	Loin ham		204	65	16.4	13.8	1.2	0	5	250	0.9	0	Japan ('82)
533	햄, 로스햄	Ross ham		188	62.8	19.7	9.9	5.1	0.2	7	456	1.3	0	국('77)
534	햄, 뼈뺀 햄	Boneless ham		166	63.6	19	8.2	4.1	0.2	28	369	2	0	국('79) salt 3.20%
535	햄, 뼈있는 햄	Boned ham		229	62.9	16.6	16.5	0.8	0	7	240	1.1	13	Japan ('82)
536	햄, 어깨살	Shoulder ham		242	61.8	16.1	18.2	0.6	0	6	250	1.3	13	Japan ('82)
537	햄, 통조림	Ham, canned		179	64.4	18.4	10.3	3.2	0	16	240	1.4	0	국('77)

참고 : 1. 체액의 산, 염기 평형작용을 일정하게 유지[pH(수소이온농도) 7.4(7.35~7.45)]시키기 위한 알칼리성분의 식품과 산성식품의 균형 있는 식사 섭취로 항상성(Homeostasis) 유지를 위한 참고자료.

2. 혈중의 칼슘을 일정하게 조절 해주는 Calcitonin호르몬 또는 Thyrocalcitonin과 Parathyroid호르몬이다. 신체가 산성화 되었을 때 즉, 알칼리의 혈액(pH 7.35~7.45)이 되면 부갑상선이 자극되어 parathyroid hormon(PTH)의 산생이 항진되어 골의 파골세포에 영향을 주어 골에서 칼슘이 나와 혈액을 산성화시킨다.(원인 : 인이 많이 들어 있는 산성 식품의 섭취, 탄산가스, 젖산 등 운동에 의한 대사산물의 축적. 여성 에스트로겐(estrogen)호르몬의 감소 등으로 골다공증에 하나의 원인)

3. Calcitonin호르몬은 갑상선이 자극되어(칼슘농도 8.0~10mg/dℓ정상 범위) 골의 골아세포에 작용하여 칼슘을 골에 침착시키는 호르몬

표 4-1 식품의 종류와 식품성분표(Food Composition Table) 총 1,080개

⑩ 난류 식품의 종류와 식품성분표

(난류(EGGS) 번호 538~544번까지)

참고 : 1. 알칼리성분 : 칼슘, 나트륨, 칼륨, 마그네슘, 철 성분 등이 들어 있는 식품
2. 산성식품 : 인, 염소, 유황 등이 들어 있는 식품
3. 항산화비타민 : Vitamin E(α -tocopherol)
Vitamin C(cascorbic acid)
β -carotene

번호 Item No.	식품명 Food and Description	영 명 English Name	학 명 Scientific Name	가식부분 100g당 (per 100g edible portion) 에너지 Food Energy	수 분 Moisture	단백질 Protein	지질 Fat	탄수화물 Carbohydrate 당질 Non-fibrous	섬유 Fiber	칼슘 Calcium 알카리성	인 Phos-phorus 산성	철 Iron 알카리성	비타민 Vitamin A 총비타민 Total	자료출처 Source of Date
				Kcal	%	g	g	g	g	mg	mg	mg	I.U.	
538	계란, 삶은 것	Hen's egg, whole, boiled		151	76	12	10.2	0.8	0	50	180	1.6	580	Japan ('82)
539	계란, 생 것	Hen's egg, whole, fresh		165	74	12.7	12.1	0	0	67	264	2.7	920	국('77)
540	계란가루	hen's egg, powder		592	4.1	47	41.2	4.1	0	187	800	8.7	4,290	USDA
541	난백	Hen's egg white		42	88.9	10.2	0.1	-	0	10	12	0.1	0	국('77)
542	난황	Hen's egg, yolk		358	49.4	16.2	32.6	-	0	149	612	6.5	2,320	국('77)
543	메추리알	Quail's egg		182	71.1	14	14	0	0	48	244	3.9	3,680	국('74)
544	오리알	Duck's egg		174	71.8	12.8	13.6	-	0	49	224	3.1	-	국('77)

참고 : 1. 체액의 산, 염기 평행작용을 일정하게 유지[pH(수소이온농도) 7.4(7.35~7.45)]시키기 위한 알칼리성분의 식품과 산성식품의 균형 있는 식사 섭취로 항상성(Homeostasis) 유지를 위한 참고자료.
2. 혈중의 칼슘을 일정하게 조절 해주는 Calcitonin호르몬 또는 Thyrocalcitonin과 Parathyroid호르몬이다. 신체가 산성화 되었을 때 즉, 알칼리의 혈액(pH 7.35~7.45)이 되면 부갑상선이 자극되어 parathyroid hormon(PTH)의 산생이 항진되어 골의 파골세포에 영향을 주어 골에서 칼슘이 나와 혈액을 산성화시킨다.(원인 : 인이 많이 들어 있는 산성 식품의 섭취, 탄산가스, 젖산 등 운동에 의한 대사산물의 축적.여성 에스트로겐(estrogen)호르몬의 감소 등으로 골다공증에 하나의 원인)
3. Calcitonin호르몬은 갑상선이 자극되어(칼슘농도 8.0~10mg/dℓ정상 범위) 골의 골아세포에 작용하여 칼슘을 골에 침착시키는 호르몬

표 4-1 식품의 종류와 식품성분표(Food Composition Table) 총 1,080개

⑪ 어패류 식품의 종류와 식품성분표

(어패류(FISHES AND SHELLFISHES) 번호 545~928번까지)

참고 : 1. 알칼리성분 : 칼슘, 나트륨, 칼륨, 마그네슘, 철 성분 등이 들어 있는 식품
2. 산성식품 : 인, 염소, 유황 등이 들어 있는 식품
3. 항산화비타민 : Vitamin E(α -tocopherol)
Vitamin C(cascorbic acid)
β -carotene

번호 Item No.	식품명 Food and Description	영 명 English Name	학 명 Scientific Name	가식부분 100g당 (per 100g edible portion)										자료출처 Source of Date
				에너지 Food Energy	수 분 Moisture	단백질 Protein	지질 Fat	탄수화물 Carbohydrate		칼슘 Calcium	인 Phos-phorus	철 Iron	비타민 Vitamin A	
								당질 Non-fibrous	섬유 Fiber	알카리성	산성	알카리성	총비타민 Total	
				Kcal	%	g	g	g	g	mg	mg	mg	I.U.	
545	가다랭이	Oceanic bonito, skipjack tuna		137	70	25.4	3	0.3	0	7	145	8	40	수('82)
546	가다랭이, 가미통조림	Oceanic bonito, seasoned, canned		154	63.1	24	3.6	4.7	0	124	184	16	0	수('82)
547	가다랭이, 내장 젓갈	Oceanic bonito, viscera, salted and fermented		78	67	12	2	2	0	160	99	10	300	수('82)
548	가다랭이, 반건품	Oceanic bonito, half dried strips		304	39	51.5	9.2	0.6	0	115	230	20	5	수('82)
549	가다랭이, 붉은살	Oceanic bonito, red meat		58	88.4	8.5	2.4	-	-	8	281	4.9	-	수('82)
550	가다랭이, 삶은국물	Oceanic bonito, boiled juice		-	99.9	-	0	0	-	2.1	0.4	0.4	-	수('82)
551	가다랭이 유지통조림	Oceanic bonito, canned in oil		168	62.9	29	4.8	0.3	0	21	165	8	0	수('82)
552	가다랭이, 통조림	Oceanic bonito, boild, canned		145	66.7	27.8	2.8	0.3	0	15	158	6	0	수('82)
553	가다랭이, 튀김	Oceanic bonito, fried		397	38.9	16.3	35.6	1.6	0	21	1	21	-	수('82)
554	가다랭이, 흰살	Oceanic bonito, white flesh		72	85	12.4	2.1	-	-	6.4	177	4.9	-	수('82)
555	가리비	Scallop		97	75.8	19.3	0.7	2.1	0	20	57	1.3	-	수('82)
556	가리비, 냉동품	Scallop, dried		106	76	20.8	0.8	2.4	-	10	-	-	-	수('77)
557	가리비, 말린 것	Scallop, dried		353	14.1	77.6	0.4	4.4	-	6	85	3	0	수('82)
558	가리비, 통조림	Scallop, fried, frozen		113	71.8	21.6	0.3	4.4	0	45	112	1.4	0	수('82)
559	가리비, 튀김냉동품	Scallop, fried, forzen		154	-	17.6	1	16.9	-	23	-	-	28	수('82)

참고 : 1. 체액의 산, 염기 평형작용을 일정하게 유지[pH(수소이온농도) 7.4(7.35~7.45)]시키기 위한 알칼리성분의 식품과 산성식품의 균형 있는 식사 섭취로 항상성(Homeostasis) 유지를 위한 참고자료.
2. 혈중의 칼슘을 일정하게 조절 해주는 Calcitonin호르몬 또는 Thyrocalcitonin과 Parathyroid호르몬이다. 신체가 산성화 되었을 때 즉, 알칼리의 혈액(pH 7.35~7.45)이 되면 부갑상선이 자극되어 parathyroid hormon(PTH)의 산생이 항진되어 골의 파골세포에 영향을 주어 골에서 칼슘이 나와 혈액을 산성화시킨다.(원인 : 인이 많이 들어 있는 산성 식품의 섭취, 탄산가스, 젖산 등 운동에 의한 대사산물의 축적. 여성 에스트로겐(estrogen)호르몬의 감소 등으로 골다공증에 하나의 원인)
3. Calcitonin호르몬은 갑상선이 자극되어(칼슘농도 8.0~10mg/dℓ정상 범위) 골의 골아세포에 작용하여 칼슘을 골에 침착시키는 호르몬

표 4-1 식품의 종류와 식품성분표(Food Composition Table) 총 1,080개

⑪ 어패류 식품의 종류와 식품성분표

(어패류(FISHES AND SHELLFISHES) 번호 545~928번까지)

참고 : 1. 알칼리성분 : 칼슘, 나트륨, 칼륨, 마그네슘, 철 성분 등이 들어 있는 식품
2. 산성식품 : 인, 염소, 유황 등이 들어 있는 식품
3. 항산화비타민 : Vitamin E(α-tocopherol)
Vitamin C(cascorbic acid)
β-carotene

번호 Item No.	식품명 Food and Description	영 명 English Name	학 명 Scientific Name	가식부분 100g당 (per 100g edible portion) 에너지 Food Energy	수 분 Moisture	단백질 Protein	지질 Fat	탄수화물 Carbohydrate 당질 Non-fibrous	섬유 Fiber	칼슘 Calcium 알카리성	인 Phos-phorus 산성	철 Iron 알카리성	비타민 Vitamin A 총비타민 Total	자료출처 Source of Date
				Kcal	%	g	g	g	g	mg	mg	mg	I.U.	
560	가리비, 패주	Scallop, adductor muscle, fresh		106	74.2	20.8	0.8	2.4	0	10	50	0.8	0	수('82)
561	가리비, 패주, 냉동품	Scallop, adductor muscle, frozen		106	-	20.8	0.8	2.4	-	10	-	-	-	수('82)
562	가리비, 패주, 튀김냉동품	Scallop, adductor muscle, fried, frozen		154	-	17.6	1	16.9	-	23	-	-	28	수('82)
563	가무락조개	Venus clam		103	76.1	15	1.8	5.6	0	128	62	14.7	130	수('77)
564	가물치	Snake head	Opiocep-halus	88	78.5	19.8	0.4	0	0	265	100	2	40	국('77)
565	가오리	Ray	Dasyatis akajei	88	78.8	19.4	0.6	-	-	37	213	2.8	150	국('77)
566	가오리, 조리품	Ray, seasoned		320	15.9	39.3	0.6	35.8	0	160	664	11.2	0	국('83)
567	가자미	Flounder		115	74	22.5	2	0.3	0	21	98	0.5	100	수('82)
568	가자미, 튀김냉동품	Flounder, fried, frozen		152	-	17.5	1.8	14.8	-	37	-	-	67	수('82)
569	가재 (바다가재)	Cray fish		110	75.8	17.1	3	1.8	0	70	146	4.8	-	수('82)
570	갈고등어	Horse-scad mackerel		279	26.6	61.6	1.8	0	0	71	134	31	-	수('82)
571	갈치	Hair tail		133	74	18.2	6	0.3	0	11	98	1.2	50	수('82)
572	갈치자반	Hair tail, salted		207	60.7	20.9	13.1	0	0	92	126	1.9	-	국('77)
573	갈치젓갈	Hair tail, salted and fermented		179	71.8	10.4	14.9	0	0	10	286	12.6	-	국('82)
574	감성돔	Black porgy	Sparus swinhonis	91	78.9	18	1.4	0.3	0	14	98	0.8	9	수('82)

참고 : 1. 체액의 산, 염기 평행작용을 일정하게 유지[pH(수소이온농도) 7.4(7.35~7.45)]시키기 위한 알칼리성분의 식품과 산성식품의 균형 있는 식사 섭취로 항상성(Homeostasis) 유지를 위한 참고자료.
2. 혈중의 칼슘을 일정하게 조절 해주는 Calcitonin호르몬 또는 Thyrocalcitonin과 Parathyroid호르몬이다. 신체가 산성화 되었을 때 즉, 알칼리의 혈액(pH 7.35~7.45)이 되면 부갑상선이 자극되어 parathyroid hormon(PTH)의 산생이 항진되어 골의 파골세포에 영향을 주어 골에서 칼슘이 나와 혈액을 산성화시킨다.(원인 : 인이 많이 들어 있는 산성 식품의 섭취, 탄산가스, 젖산 등 운동에 의한 대사산물의 축적, 여성 에스트로겐(estrogen)호르몬의 감소 등으로 골다공증에 하나의 원인)
3. Calcitonin호르몬은 갑상선이 자극되어(칼슘농도 8.0~10mg/dℓ정상 범위) 골의 골아세포에 작용하여 칼슘을 골에 침착시키는 호르몬

표 4-1 식품의 종류와 식품성분표(Food Composition Table) 총 1,080개

⑪ 어패류 식품의 종류와 식품성분표

(어패류(FISHES AND SHELLFISHES) 번호 545~928번까지)

참고 : 1. 알칼리성분 : 칼슘, 나트륨, 칼륨, 마그네슘, 철 성분 등이 들어 있는 식품
2. 산성식품 : 인, 염소, 유황 등이 들어 있는 식품
3. 항산화비타민 : Vitamin E(α-tocopherol)
Vitamin C(cascorbic acid)
β-carotene

번호 Item No.	식품명 Food and Description	영 명 English Name	학 명 Scientific Name	가식부분 100g당 (per 100g edible portion) 에너지 Food Energy	수 분 Moisture	단백질 Protein	지질 Fat	탄수화물 Carbohydrate 당질 Non-fibrous	섬유 Fiber	칼슘 Calcium 알카리성	인 Phos-phorus 산성	철 Iron 알카리성	비타민 Vitamin A 총비타민 Total	자료출처 Source of Date
				Kcal	%	g	g	g	g	mg	mg	mg	I.U.	
575	갑오징어	Cuttle fish, fresh		81	81	16.1	0.9	1	0	27	143	0.8	0	East Asia
576	갑오징어, 말린 것	Cuttle fish, dried		338	18.1	67.5	4.4	2.5	0	125	801	3.4	0	East Asia
577	강달이		Collichthys niveatus	110	76.5	19.3	3	-	-	28	198	7	-	수('82)
578	개량조개	Hen clam		60	84.4	11	0.6	1.8	0	53	112	20	40	수('82)
579	개불		Urechis unicintus	66	83	13.2	0.7	0.8	0	214	176	17.6	-	수('82)
580	갯가재, 삶은 것	Squilla, boiled		93	80.5	15.1	3	0.3	0	44	125	3	10	수('82)
581	갯장어	Sharp-tooth eel	Muraenesox cinereus	197	65.9	19.5	12.5	0.3	0	197	176	4	2,000	수('82)
582	갱조개		Corbicula fluminea	103	76	15	1.8	5.6	0	152	0	24.3	-	수('82)
583	검복	Swell fish		84	80.5	17.1	1.2	-	-	86	210	4.9	-	수('82)
584	검복, 조미품	Swell fish, seasoned, dried		294	24	47.7	2.3	17.6	0	259	386	10.4	-	수('82)
585	게, 영덕게	Tenner crab, yongdok		83	79.7	17.4	1	0.5	0	158	114	0.9	-	수('82)
586	게, 왕게	king crab		110	72.3	22	0.5	2.9	0	60	230	3	-	국('77)
587	게, 왕게통조림	king crab, canned		93	75.3	18.4	0.5	2.4	0	49	137	2.6	0	수('82)
588	게살, 말린 것	Crab meat, dried		305	22.3	66.7	2.2	0	0	820	928	2.7	-	국('83)
589	게알, 젓갈	Crab roe, salted and fermented		251	38.3	31.4	6.4	14.5	0	44	327	8	50	수('82)
590	게르치	Big-eye (Japanese bluefish)		174	68.6	19.5	10	0.3	0	9	130	2.7	60	수('82)
591	고등어	Mackerel, fresh		116	76	18	4	0.7	0	5	190	1.8	50	국('77)

참고 : 1. 체액의 산, 염기 평행작용을 일정하게 유지[pH(수소이온농도) 7.4(7.35~7.45)]시키기 위한 알칼리성분의 식품과 산성식품의 균형 있는 식사섭취로 항상성(Homeostasis) 유지를 위한 참고자료.
2. 혈중의 칼슘을 일정하게 조절 해주는 Calcitonin호르몬 또는 Thyrocalcitonin과 Parathyroid호르몬이다. 신체가 산성화 되었을 때 즉, 알칼리의 혈액(pH 7.35~7.45)이 되면 부갑상선이 자극되어 parathyroid hormon(PTH)의 산생이 항진되어 골의 파골세포에 영향을 주어 골에서 칼슘이 나와 혈액을 산성화시킨다.(원인 : 인이 많이 들어 있는 산성 식품의 섭취, 탄산가스, 젖산 등 운동에 의한 대사산물의 축적. 여성 에스트로겐(estrogen)호르몬의 감소 등으로 골다공증에 하나의 원인)
3. Calcitonin호르몬은 갑상선이 자극되어(칼슘농도 8.0~10mg/dℓ정상 범위) 골의 골아세포에 작용하여 칼슘을 골에 침착시키는 호르몬

표 4-1 식품의 종류와 식품성분표(Food Composition Table) 총 1,080개

⑪ 어패류 식품의 종류와 식품성분표

(어패류(FISHES AND SHELLFISHES) 번호 545~928번까지)

참고 : 1. 알칼리성분 : 칼슘, 나트륨, 칼륨, 마그네슘, 철 성분 등이 들어 있는 식품
2. 산성식품 : 인, 염소, 유황 등이 들어 있는 식품
3. 항산화비타민 : Vitamin E(α -tocopherol)
Vitamin C(cascorbic acid)
β -carotene

번호 Item No.	식품명 Food and Description	영 명 English Name	학 명 Scientific Name	가식부분 100g당 (per 100g edible portion) 에너지 Food Energy	수 분 Moisture	단백질 Protein	지질 Fat	탄수화물 Carbohydrate 당질 Non-fibrous	섬유 Fiber	칼슘 Calcium 알카리성	인 Phos-phorus 산성	철 Iron 알카리성	비타민 Vitamin A 총비타민 Total	자료출처 Source of Date
				Kcal	%	g	g	g	g	mg	mg	mg	I.U.	
592	고등어, 말린 것	Mackerel, dried	Scomber japonicus	380	15.5	72.4	7.4	1	0	15	424	14.7	0	수('82)
593	고등어, 자반	Mackerel, salted		184	50.8	29.7	6.4	0	0	12	19.5	1.9	-	국('77)
594	고등어, 통조림	Mackerel, salted		225	61.2	21.3	14.9	0	0	251	292	2.6	82	국('77)
595	고래, 냉동꼬리살	Whale's tail meat, frozen		246	64.5	13.8	20.6	0.3	0	9	54	8	500	수('82)
596	고래, 냉동 붉은살	Whale frozen lean meat		127	72.7	23	3	0.3	0	10	124	10	120	수('82)
597	고래, 복부정육	Whale's ventral meat		298	54.7	22	22.5	0.3	0	7	14	4	50	수('82)
598	고래, 복부지육	Whale ventral meat(fat)		449	36.1	25.5	37.6	0.3	0	2	52	8	150	수('82)
599	고래, 붉은살염장품	Whale, cured lean meat		161	59.1	24.4	6.2	0.1	0	26	104	10	0	수('82)
600	고래, 지육염장품	Whale, salted blubber meat		112	75.1	21.8	2	0.2	0	5	104	6	0	수('82)
601	고래고기	Whale meat		156	70.9	20.6	7.5	0	0	12	144	-	1,860	USDA
602	고래꼬리	Whale fluke	Balaena glacial pterd borealis	285	53.1	28.4	18	0.2	0	7	29	4	0	수('82)
603	고래비계	Whale fat		74	85.2	11.9	2.6	0	0	3	104	1.3	-	국('77)
604	골뱅이 통조림	Whelk, canned		95	78.5	16.2	2.6	0.1	0	40	88	3	2,599	국('77)
605	곱상어	Dog fish		161	72	16.2	10	0.3	0	6	131	2	700	수('82)
606	광어	Flounder (flat fish)		149	66.2	19.9	4.1	6.5	0	75	181	2.8	85	국('77)
607	굴	Oyster		63	84.7	7.6	1.6	4	0	148	113	6.1	257	국('77)

참고 : 1. 체액의 산, 염기 평행작용을 일정하게 유지[pH(수소이온농도) 7.4(7.35~7.45)]시키기 위한 알칼리성분의 식품과 산성식품의 균형 있는 식사 섭취로 항상성(Homeostasis) 유지를 위한 참고자료.
2. 혈중의 칼슘을 일정하게 조절 해주는 Calcitonin호르몬 또는 Thyrocalcitonin과 Parathyroid호르몬이다. 신체가 산성화 되었을 때 즉, 알칼리의 혈액(pH 7.35~7.45)이 되면 부갑상선이 자극되어 parathyroid hormon(PTH)의 산생이 항진되어 골의 파골세포에 영향을 주어 골에서 칼슘이 나와 혈액을 산성화시킨다.(원인 : 인이 많이 들어 있는 산성 식품의 섭취, 탄산가스, 젖산 등 운동에 의한 대사산물의 축적, 여성 에스트로겐(estrogen)호르몬의 감소 등으로 골다공증에 하나의 원인)
3. Calcitonin호르몬은 갑상선이 자극되어(칼슘농도 8.0~10mg/dℓ정상 범위) 골의 골아세포에 작용하여 칼슘을 골에 침착시키는 호르몬

표 4-1 식품의 종류와 식품성분표(Food Composition Table) 총 1,080개

⑪ 어패류 식품의 종류와 식품성분표

(어패류(FISHES AND SHELLFISHES) 번호 545~928번까지)

참고 : 1. 알칼리성분 : 칼슘, 나트륨, 칼륨, 마그네슘, 철 성분 등이 들어 있는 식품
2. 산성식품 : 인, 염소, 유황 등이 들어 있는 식품
3. 항산화비타민 : Vitamin E(α -tocopherol)
Vitamin C(cascorbic acid)
β -carotene

번호 Item No.	식품명 Food and Description	영 명 English Name	학 명 Scientific Name	가식부분 100g당 (per 100g edible portion) 에너지 Food Energy	수 분 Moisture	단백질 Protein	지질 Fat	탄수화물 Carbohydrate 당질 Non-fibrous	섬유 Fiber	칼슘 Calcium 알카리성	인 Phos-phorus 산성	철 Iron 알카리성	비타민 Vitamin A 총비타민 Total	자료출처 Source of Date
				Kcal	%	g	g	g	g	mg	mg	mg	I.U.	
608	굴, 냉동품	Oyster, frozen		96	-	10	3.6	5.1	-	3	-	-	70	수('82)
609	굴, 석굴	Oyster, bluish gray type		96	79.6	10	3.6	5.1	0	40	140	8	160	Japan ('76)
610	굴, 어리굴젓	Oyster, seasoned and fermented	Ostrea spp.	110	70.8	15.9	3.6	2.4	0	491	211	20.2	-	국('77)
611	굴, 토굴	Oyster, yellowish gray type	Ostrea denselame-llosa	98	78.7	10.9	2.9	6.2	-	39	231	3.1	100	국('77)
612	굴, 통조림	Oyster, canned		87	81.4	14.7	2.7	0	0	37	108	3.3	586	국('77)
613	굴, 훈제유지 통조림	Oyster, smoked, oiled, canned		228	58.5	15.1	13.2	10.7	0	33	163	9	0	수('82)
614	굴비	Dried yellow corvenia, kulbi		328	32.5	44.4	15.2	0.4	0	68	560	14.4	0	수('82)
615	금눈돔	Beryx		120	75.7	18.5	4.5	0.3	0	13	145	2	50	수('82)
616	기름가자미	Arrow toothed halibut		118	77.2	16.6	5.2	0	0	97	177	4.6	-	수('82)
617	꼬치고기	Barracuda		95	78	19.3	1.2	0.3	0	19	170	30.1	70	수('82)
618	꼴뚜기	Sea arrows, fresh		62	85	11.7	1.2	0.3	0	14	104	1	15	수('82)
619	꼴뚜기, 말린 것	Sea arrows, dried		403	12	50.3	14.3	14.3	0	147	91	5.3	-	수('82)
620	꼴뚜기, 젓	Sea arrows, salted and fermented		89	69.8	18.1	1.3	-	-	373	393	1.4	0	국('77)
621	꽁치	Saury		162	70	20	8.4	0.3	0	19	124	1.8	120	수('82)
622	꽁치, 말린 것	Saury, dried		175	64.5	22.7	8.6	-	-	33	420	17.5	-	수('82)
623	꽁치, 염장품	Saury, salted		175	61.4	20.1	9.8	0.2	-	26	144	8	0	수('82)
624	꽁치, 토마토 가미통조림	Saury, canned with tomato		175	65.8	19	10.3	2.3	0.1	286	215	8	5	수('82)

참고 : 1. 체액의 산, 염기 평행작용을 일정하게 유지[pH(수소이온농도) 7.4(7.35~7.45)]시키기 위한 알칼리성분의 식품과 산성식품의 균형 있는 식사 섭취로 항상성(Homeostasis) 유지를 위한 참고자료.

2. 혈중의 칼슘을 일정하게 조절 해주는 Calcitonin호르몬 또는 Thyrocalcitonin과 Parathyroid호르몬이다. 신체가 산성화 되었을 때 즉, 알칼리의 혈액(pH 7.35~7.45)이 되면 부갑상선이 자극되어 parathyroid hormon(PTH)의 산생이 항진되어 골의 파골세포에 영향을 주어 골에서 칼슘이 나와 혈액을 산성화시킨다.(원인 : 인이 많이 들어 있는 산성 식품의 섭취, 탄산가스, 젖산 등 운동에 의한 대사산물의 축적.여성 에스트로겐(estrogen)호르몬의 감소 등으로 골다공증에 하나의 원인)

3. Calcitonin호르몬은 갑상선이 자극되어(칼슘농도 8.0~10mg/dℓ정상 범위) 골의 골아세포에 작용하여 칼슘을 골에 침착시키는 호르몬

표 4-1 식품의 종류와 식품성분표(Food Composition Table) 총 1,080개

⑪ 어패류 식품의 종류와 식품성분표

(어패류(FISHES AND SHELLFISHES) 번호 545~928번까지)

참고 : 1. 알칼리성분 : 칼슘, 나트륨, 칼륨, 마그네슘, 철 성분 등이 들어 있는 식품
2. 산성식품 : 인, 염소, 유황 등이 들어 있는 식품
3. 항산화비타민 : Vitamin E(α -tocopherol)
Vitamin C(cascorbic acid)
β -carotene

번호 Item No.	식품명 Food and Description	영 명 English Name	학 명 Scientific Name	가식부분 100g당 (per 100g edible portion) 에너지 Food Energy	수 분 Moisture	단백질 Protein	지질 Fat	탄수화물 Carbohydrate 당질 Non-fibrous	섬유 Fiber	칼슘 Calcium 알카리성	인 Phos-phorus 산성	철 Iron 알카리성	비타민 Vitamin A 총비타민 Total	자료출처 Source of Date
				Kcal	%	g	g	g	g	mg	mg	mg	I.U.	
625	꽁치, 통조림	Saury, boild, canned		199	63.6	22	11.6	0	-	277	168	3.4	110	수('82)
626	꽃게	Blue crab		90	78	17.5	0.8	2	0	53	111	4	5	수('82)
627	낙지	Octopus common		69	82.9	14.6	0.6	0.3	0	11	88	0.6	10	수('82)
628	날치	Flying-fish		95	77	21	0.4	0.4	0	38	130	2.8	-	수('82)
629	날치, 염장품	Flying-fish, salted		125	63.3	26.4	1.3	-	-	81	240	3.5	-	수('82)
630	넙치	Bastard (Halibut)		107	74.3	20.1	2.3	0	0	42	81	1.1	114	국('77)
631	넙치껍질	Bastard skin		168	65	29.3	4.7	-	-	15	268	7.7	-	수('82)
632	노가리, 말린 것	Alaska pollack, immature, dried		349	16.4	76.2	2.6	-	-	398	1,586	48.2	-	수('82)
633	노랑촉수	Goat fish		240	64.3	7.1	19.5	8.3	0	65	41	1.4	0	국('77)
634	놀래미	Rock trout		86	79.8	17.7	1.1	-	-	99	250	7	-	수('82)
635	농어	Seabass		115	74.5	21	2.7	0.3	0	26	189	6	180	수('82)
636	눈볼대	Blackthroat seaperch	Doderleinia berycoides	189	68.9	16.7	12.8	0.6	0	-	-	-	-	수('86)
637	눈퉁멸	Big-eye sardine		107	76.5	19.1	2.7	0.3	0	17	124	4	60	수('82)
638	눈퉁멸, 말린 것	Big-eye sardine, dried, spreaded		345	15.5	58.6	5.4	11.1	-	108	1	29.4	-	수('82)
639	다금바리		Niphon spinosis	98	76.8	20.7	1	-	-	43	3	2.8	-	수('82)
640	달강어	Gurard		110	75.4	19.6	2.9	-	-	432	4	2.8	-	수('82)
641	달고기	John dory		114	75.1	21.9	1.8	1	-	8	105	0.8	6	수('82)
642	닭게, 삶은 것	Red crab, boiled		74	80	16.1	0.3	0.6	0	42	117	5.4	-	수('82)
643	닭게, 젓갈	Red crab, salted and fermented		61	50	12.2	0.6	0.8	0	3,750	170	3.4	20	수('82)
644	닭새우	Spiny lobster		84	80	16	1.1	1.5	0	62	163	2	150	수('82)

참고 : 1. 체액의 산, 염기 평행작용을 일정하게 유지[pH(수소이온농도) 7.4(7.35~7.45)]시키기 위한 알칼리성분의 식품과 산성식품의 균형 있는 식사 섭취로 항상성(Homeostasis) 유지를 위한 참고자료.

2. 혈중의 칼슘을 일정하게 조절 해주는 Calcitonin호르몬 또는 Thyrocalcitonin과 Parathyroid호르몬이다. 신체가 산성화 되었을 때 즉, 알칼리의 혈액(pH 7.35~7.45)이 되면 부갑상선이 자극되어 parathyroid hormon(PTH)의 산생이 항진되어 골의 파골세포에 영향을 주어 골에서 칼슘이 나와 혈액을 산성화시킨다.(원인 : 인이 많이 들어 있는 산성 식품의 섭취, 탄산가스, 젖산 등 운동에 의한 대사산물의 축적. 여성 에스트로겐(estrogen)호르몬의 감소 등으로 골다공증에 하나의 원인)

3. Calcitonin호르몬은 갑상선이 자극되어(칼슘농도 8.0~10mg/dℓ정상 범위) 골의 골아세포에 작용하여 칼슘을 골에 침착시키는 호르몬

표 4-1 식품의 종류와 식품성분표(Food Composition Table) 총 1,080개

⑪ 어패류 식품의 종류와 식품성분표

(어패류(FISHES AND SHELLFISHES) 번호 545~928번까지)

참고 : 1. 알칼리성분 : 칼슘, 나트륨, 칼륨, 마그네슘, 철 성분 등이 들어 있는 식품
2. 산성식품 : 인, 염소, 유황 등이 들어 있는 식품
3. 항산화비타민 : Vitamin E(α-tocopherol)
Vitamin C(cascorbic acid)
β-carotene

번호 Item No.	식품명 Food and Description	영 명 English Name	학 명 Scientific Name	가식부분 100g당 (per 100g edible portion) 에너지 Food Energy	수 분 Moisture	단백질 Protein	지질 Fat	탄수화물 Carbohydrate		칼슘 Calcium	인 Phos-phorus	철 Iron	비타민 Vitamin A	자료출처 Source of Date
								당질 Non-fibrous	섬유 Fiber	알카리성	산성	알카리성	총비타민 Total	
				Kcal	%	g	g	g	g	mg	mg	mg	I.U.	
645	대구	Cod, fresh		80	82	16.6	0.6	1	-	8	104	0.6	6	수('82)
646	대구, 말린 것	Cod, dried		258	34	56	2	0.3	0	26	352	2.6	0	수('82)
647	대구, 알	Cod's roe		116	69.6	23.4	1.8	-	-	0	0.4	0.1	-	수('82)
648	대구, 염장품	Cod, salted		92	72	20	0.7	0.1	0	21	98	0.4	0	수('82)
649	대구, 젓갈	Cod, salted and fermented		66	80.9	14.7	0.4	-	-	15	161	4.9	-	수('82)
650	대구, 튀김, 냉동품	Cod, fried, frozen		66	-	13.7	0.8	-	-	5	-	-	38	수('82)
651	대두어	Bighead carp		96	78.7	17	2.4	0.4	-	159	237	4.6	-	수('82)
652	대합	Clam		59	82.1	12.5	0.3	0.8	-	122	120	55.3	-	수('82)
653	도루묵	Sand fish		99	80.6	14	4.3	0	0	61	184	1.5	50	국('77)
654	도루묵, 염건품	Sand-fish salted dried		281	30.1	44.8	9.8	0.2	0	25	16.3	20	-	수('82)
655	돌가자미	Stone flounder		104	76.8	19.1	2.5	-	-	19	400	4.2	-	수('82)
656	돌돔	Rock bream		97	72.6	16.1	3.1	-	-	17	268	4.2	-	수('82)
657	돔발상어	Dog fish		86	80	17.9	1	-	-	72	314	2.4	-	수('82)
658	돔발상어알	Dog fish roe		321	50	25	23.5	0.5	0	-	326	-	1,200	수('82)
659	동동갈치	Forst fish		121	74.6	20	3.9	-	-	-	-	-	-	수('82)
660	동태	Alaska pollack, frozen		102	79	14.6	4.4	-	-	233	286	-	-	국('77)
661	동태 이리고지	Alaska pollack, sperms		91	81.2	9.8	5.4	0	0	18	315	0.8	-	국('77)

참고 : 1. 체액의 산, 염기 평행작용을 일정하게 유지[pH(수소이온농도) 7.4(7.35~7.45)]시키기 위한 알칼리성분의 식품과 산성식품의 균형 있는 식사 섭취로 항상성(Homeostasis) 유지를 위한 참고자료.
2. 혈중의 칼슘을 일정하게 조절 해주는 Calcitonin호르몬 또는 Thyrocalcitonin과 Parathyroid호르몬이다. 신체가 산성화 되었을 때 즉, 알칼리의 혈액(pH 7.35~7.45)이 되면 부갑상선이 자극되어 parathyroid hormon(PTH)의 산생이 항진되어 골의 파골세포에 영향을 주어 골에서 칼슘이 나와 혈액을 산성화시킨다.(원인 : 인이 많이 들어 있는 산성 식품의 섭취, 탄산가스, 젖산 등 운동에 의한 대사산물의 축적, 여성 에스트로겐(estrogen)호르몬의 감소 등으로 골다공증에 하나의 원인)
3. Calcitonin호르몬은 갑상선이 자극되어(칼슘농도 8.0~10mg/dℓ정상 범위) 골의 골아세포에 작용하여 칼슘을 골에 침착시키는 호르몬

표 4-1 식품의 종류와 식품성분표(Food Composition Table) 총 1,080개

⑪ 어패류 식품의 종류와 식품성분표

(어패류(FISHES AND SHELLFISHES) 번호 545~928번까지)

참고 : 1. 알칼리성분 : 칼슘, 나트륨, 칼륨, 마그네슘, 철 성분 등이 들어 있는 식품
2. 산성식품 : 인, 염소, 유황 등이 들어 있는 식품
3. 항산화비타민 : Vitamin E(α -tocopherol)
Vitamin C(cascorbic acid)
β -carotene

번호 Item No.	식품명 Food and Description	영 명 English Name	학 명 Scientific Name	가식부분 100g당 (per 100g edible portion)										자료출처 Source of Date
				에너지 Food Energy	수 분 Moisture	단백질 Protein	지질 Fat	탄수화물 Carbohydrate		칼슘 Calcium	인 Phos-phorus	철 Iron	비타민 Vitamin A	
								당질 Non-fibrous	섬유 Fiber	알카리성	산성	알카리성	총비타민 Total	
				Kcal	%	g	g	g	g	mg	mg	mg	I.U.	
662	둑중개		Cottus poecilop-terus	103	78.2	15	4.2	0.2	0	450	262	5.7	600	수('82)
663	만세기	Dorado. (dolphinfish)		115	74.6	21.3	2.7	0	0	13	250	0.7	27	Japan ('82)
664	맛살	Solen		42	89.9	6.7	0.9	1.3	0	60	282	11	110	국('77)
665	맛살, 말린 것	Solen, dried		350	12.3	57.9	4.8	14.4	0	198	718	3.8	-	국('77)
666	맛조개	Jackknife		89	77.2	17.2	0.9	1.7	0	54	230	15.6	-	수('82)
667	망둥어	Goby, fresh		91	78.2	18.7	1.1	0.3	0	14	170	4	50	수('82)
668	망둥어, 설탕조림품	Goby, boiled in sugar (kannroni)		281	27.5	14.8	1.3	50.2	0	893	372	16	30	수('82)
669	망둥어, 장조림	Goby, boiled soya sauce (Tsukudani)		259	28.6	28.3	2.1	29	0	161	639	14	8	수('82)
670	매퉁이	Lizard-fish	Saurida nudosquamis	82	80.8	16.9	1.1	0	0	-	-	-	-	수('82)
671	먹장어	Borer		109	77.9	14.4	5.3	-	-	39	199	2.3	-	수('82)
672	메기	Catfish		83	81.2	16.8	1.2	0	0	39	160	2.7	60	국('77)
673	멸치, 다시멸치, (큰멸치) 말린 것	Anchovy large, dried		432	15.9	36	30.8	-	-	1,434	1,271	5.8	-	국('77)
674	멸치, 중간크기, 말린 것	Anchovy, medium, dried		396	7.9	64.9	13.2	0	0	1,860	1,980	7	90	국('77)
675	멸치, 생 것	Anchovy, fresh		127	74.4	16.7	6	0.3	0	196	117	4	30	수('82)

참고 : 1. 체액의 산, 염기 평형작용을 일정하게 유지[pH(수소이온농도) 7.4(7.35~7.45)]시키기 위한 알칼리성분의 식품과 산성식품의 균형 있는 식사 섭취로 항상성(Homeostasis) 유지를 위한 참고자료.
2. 혈중의 칼슘을 일정하게 조절 해주는 Calcitonin호르몬 또는 Thyrocalcitonin과 Parathyroid호르몬이다. 신체가 산성화 되었을 때 즉, 알칼리의 혈액(pH 7.35~7.45)이 되면 부갑상선이 자극되어 parathyroid hormon(PTH)의 산생이 항진되어 골의 파골세포에 영향을 주어 골에서 칼슘이 나와 혈액을 산성화시킨다.(원인 : 인이 많이 들어 있는 산성 식품의 섭취, 탄산가스, 젖산 등 운동에 의한 대사산물의 축적. 여성 에스트로겐(estrogen)호르몬의 감소 등으로 골다공증에 하나의 원인)
3. Calcitonin호르몬은 갑상선이 자극되어(칼슘농도 8.0~10mg/dℓ정상 범위) 골의 골아세포에 작용하여 칼슘을 골에 침착시키는 호르몬

표 4-1 식품의 종류와 식품성분표(Food Composition Table) 총 1,080개

⑪ 어패류 식품의 종류와 식품성분표

(어패류(FISHES AND SHELLFISHES) 번호 545~928번까지)

참고 : 1. 알칼리성분 : 칼슘, 나트륨, 칼륨, 마그네슘, 철 성분 등이 들어 있는 식품
2. 산성식품 : 인, 염소, 유황 등이 들어 있는 식품
3. 항산화비타민 : Vitamin E(α -tocopherol)
Vitamin C(cascorbic acid)
β -carotene

번호 Item No.	식품명 Food and Description	영 명 English Name	학 명 Scientific Name	가식부분 100g당 (per 100g edible portion) 에너지 Food Energy	수 분 Moisture	단백질 Protein	지질 Fat	탄수화물 Carbohydrate 당질 Non-fibrous	섬유 Fiber	칼슘 Calcium 알카리성	인 Phos-phorus 산성	철 Iron 알카리성	비타민 Vitamin A 총비타민 Total	자료출처 Source of Date
				Kcal	%	g	g	g	g	mg	mg	mg	I.U.	
676	멸치, 유지통조림	Anchovy, canned, in oil		173	66.8	9.7	14.6	-	-	-	-	-	-	수('82)
677	멸치, 잔멸치, 말린 것	Anchovy,Larval fish, boiled, dried		177	44.5	37.8	1.6	0.3	0	473	385	8	0	수('82)
678	멸치젓	Anchovy, salted and fermented		169	60.3	13.3	11.4	2.3	0	330	409	3.7	-	국('77)
679	명란	Alaska pollack roe, fresh		124	64	26	1	1	0	18	131	3	200	수('82)
680	명란젓	Alaska pollack roe, salted and fermented		119	66.7	22.7	2.4	0.2	0	65	320	0.1	-	수('82)
681	명태	Alaska pollack, fresh,	Theragra chalaco gramma	92	77.5	20.3	0.6	-	-	101	218	4.2	-	수('82)
682	명태, 말린 것	Alaska pollack, dried		349	13.9	79.5	1	-	-	2	443	15.2	-	수('82)
683	모래무지	Goby minnow		82	79.5	17.2	0.7	0.1	0	114	348	3.9	-	국('77)
684	모시조개, 생 것	Corb shell, fresh		80	81.5	11.9	0.9	5	0	50	82	7	-	국('77)
685	문어	Common octopus	Octopus dafleini	67	84.9	14.1	0.7	0	0	25	29	0.5	0	국('77)
686	물치타래	Frigate mackrel		121	73.7	21.5	3.1	0.3	0	31	137	10	50	수('82)
687	미꾸라지	Loaches	Misgurnus anguillica-udatus	90	77.4	16.1	2.4	-	-	1,167	90	8.5	100	국('77)
688	미더덕		Styela Clava	48	87.6	6.8	1.7	0.8	0	237	139	39.3	-	수('82)

참고 : 1. 체액의 산, 염기 평행작용을 일정하게 유지[pH(수소이온농도) 7.4(7.35~7.45)]시키기 위한 알칼리성분의 식품과 산성식품의 균형 있는 식사섭취로 항상성(Homeostasis) 유지를 위한 참고자료.

2. 혈중의 칼슘을 일정하게 조절 해주는 Calcitonin호르몬 또는 Thyrocalcitonin과 Parathyroid호르몬이다. 신체가 산성화 되었을 때 즉, 알칼리의 혈액(pH 7.35~7.45)이 되면 부갑상선이 자극되어 parathyroid hormon(PTH)의 산생이 항진되어 골의 파골세포에 영향을 주어 골에서 칼슘이 나와 혈액을 산성화시킨다.(원인 : 인이 많이 들어 있는 산성 식품의 섭취, 탄산가스, 젖산 등 운동에 의한 대사산물의 축적, 여성 에스트로겐(estrogen)호르몬의 감소 등으로 골다공증에 하나의 원인)

3. Calcitonin호르몬은 갑상선이 자극되어(칼슘농도 8.0~10mg/dℓ정상 범위) 골의 골아세포에 작용하여 칼슘을 골에 침착시키는 호르몬

표 4-1 식품의 종류와 식품성분표(Food Composition Table) 총 1,080개

⑪ 어패류 식품의 종류와 식품성분표

(어패류(FISHES AND SHELLFISHES) 번호 545~928번까지)

참고 : 1. 알칼리성분 : 칼슘, 나트륨, 칼륨, 마그네슘, 철 성분 등이 들어 있는 식품
2. 산성식품 : 인, 염소, 유황 등이 들어 있는 식품
3. 항산화비타민 : Vitamin E(α-tocopherol)
Vitamin C(cascorbic acid)
β-carotene

번호 Item No.	식품명 Food and Description	영 명 English Name	학 명 Scientific Name	가식부분 100g당 (per 100g edible portion) 에너지 Food Energy	수 분 Moisture	단백질 Protein	지질 Fat	탄수화물 Carbohydrate 당질 Non-fibrous	섬유 Fiber	칼슘 Calcium 알카리성	인 Phos-phorus 산성	철 Iron 알카리성	비타민 Vitamin A 총비타민 Total	자료출처 Source of Date
				Kcal	%	g	g	g	g	mg	mg	mg	I.U.	
689	민달고기	Mirror dory		86	79.8	18	1	0	0	-	-	-	-	수('82)
690	민어	Croaker		159	67.9	21	6.5	2.5	0	6	108	0.9	-	국('77)
691	민어포	Croaker, dried		317	18.9	36.5	12.3	12.3	0	249	77	4.2	-	국('77)
692	민태		Johnius belengeri	98	81.1	15.2	2.5	2.5	0	6	69	1.8	-	수('82)
693	바다빙어, 말린 것	Smelt, dried		384	14.9	62.3	13.1	0	0	39	195	50.4	-	수('77)
694	바다소라	Sea Top shell		90	78.6	18.3	0.7	1.3	0	81	79	4.4	120	국('77)
695	바다우렁	Sea pond-snail		114	72	20.5	0.7	5	0	83	175	7.8	35	국('77)
696	바지락	Short-neck clam	Venerupis semidecus-sata	63	84.2	9.1	0.8	4	0	217	76	13.4	87	국('77)
697	바지락꼬지	Short-neck clam, dried		349	10.4	74	3.7	-	-	77	17	77.6	-	수('82)
698	바지락 장조림	Short-neck clam, boiled in soybean sauce		244	30.4	24.8	2.1	29.1	0	232	372	50	5	수('82)
699	바지락, 젓갈	Short-neck clam, salted and fermented		50	65.5	9.4	1.1	-	0	151	0.4	64.3	-	수('82)
700	바지락조미 통조림	Short-neck clam, seasoned, canned		112	69.9	16	0.8	8.8	0	66	183	16	10	수('82)
701	바지막 통조림	Short-neck clam, boiled, canned		95	77.9	15.2	2.4	2.1	0	76	124	16	10	수('82)
702	방어	Yellowtail		170	68.2	22.5	8	0.3	0	5	144	1.4	100	수('82)

참고 : 1. 체액의 산, 염기 평행작용을 일정하게 유지[pH(수소이온농도) 7.4(7.35~7.45)]시키기 위한 알칼리성분의 식품과 산성식품의 균형 있는 식사 섭취로 항상성(Homeostasis) 유지를 위한 참고자료.

2. 혈중의 칼슘을 일정하게 조절 해주는 Calcitonin호르몬 또는 Thyrocalcitonin과 Parathyroid호르몬이다. 신체가 산성화 되었을 때 즉, 알칼리의 혈액(pH 7.35~7.45)이 되면 부갑상선이 자극되어 parathyroid hormon(PTH)의 산생이 항진되어 골의 파골세포에 영향을 주어 골에서 칼슘이 나와 혈액을 산성화시킨다.(원인 : 인이 많이 들어 있는 산성 식품의 섭취, 탄산가스, 젖산 등 운동에 의한 대사산물의 축적.여성 에스트로겐(estrogen)호르몬의 감소 등으로 골다공증에 하나의 원인)

3. Calcitonin호르몬은 갑상선이 자극되어(칼슘농도 8.0~10mg/dℓ정상 범위) 골의 골아세포에 작용하여 칼슘을 골에 침착시키는 호르몬

표 4-1 식품의 종류와 식품성분표(Food Composition Table) 총 1,080개

⑪ 어패류 식품의 종류와 식품성분표

(어패류(FISHES AND SHELLFISHES) 번호 545~928번까지)

참고 : 1. 알칼리성분 : 칼슘, 나트륨, 칼륨, 마그네슘, 철 성분 등이 들어 있는 식품
2. 산성식품 : 인, 염소, 유황 등이 들어 있는 식품
3. 항산화비타민 : Vitamin E(α-tocopherol)
Vitamin C(cascorbic acid)
β-carotene

번호 Item No.	식품명 Food and Description	영 명 English Name	학 명 Scientific Name	가식부분 100g당 (per 100g edible portion)										자료출처 Source of Date
				에너지 Food Energy	수 분 Moisture	단백질 Protein	지질 Fat	탄수화물 Carbohydrate		칼슘 Calcium	인 Phos-phorus	철 Iron	비타민 Vitamin A	
								당질 Non-fibrous	섬유 Fiber	알카리성	산성	알카리성	총비타민 Total	
				Kcal	%	g	g	g	g	mg	mg	mg	I.U.	
703	방어, 어린 것	Yellowtail, immature		163	69.5	21	8	0.3	0	7	144	2	40	수('82)
704	방어, 훈제유지 통조림	Yellowtail, smoked canned in oil		320	42.4	27.2	22.4	0.5	0	34	131	1.4	0	수('82)
705	백련어	Silver carp		90	78.6	19	0.8	0.3	0	81	253	5.2	-	수('82)
706	백문어, 말린 것	Octopus, dried	Arogenanta argo	378	8.3	69.2	2.7	14.1	0	82	140	2.1	10	국('77)
707	백합	Hard clam		64	84.8	10	1.2	2.5	0	62	98	16	50	수('82)
708	백합, 조미 통조림	Hard clam, seasoned, canned		129	64.9	19.6	0.1	10.9	0	46	85	5.8	8	수('82)
709	뱀장어	Eel, river	Anguilla japonica	249	60.7	20	18	0.3	0	62	117	1.6	3,000	수('82)
710	뱀장어, 간장	River eel's viscera		201	51.5	12.2	6.3	22.3	-	27	777	28.7	20,000	수('82)
711	뱀장어, 조미구이	River eel's, seasoned, roasted		258	50.2	30.4	14.2	-	-	1,129	497	21	-	수('82)
712	뱅어	white fish		68	84	13.3	1.1	0.3	0	161	183	6	5	수('82)
713	뱅어, 말린 것	white fish, dried		311	26.3	56.1	7.9	0	0	615	688	20	-	수('82)
714	뱅어포	white fish, dried, pressed		325	21.4	56.2	8.2	2.7	0	1,056	624	3.2	-	국('77)
715	베도라치	Gouneles		104	75.1	19	2.5	0	0	175	554	9.8	-	수('82)
716	베스	Bass		82	80.1	18.2	0.4	0.1	0	88	245	4.5	-	수('82)

참고 : 1. 체액의 산, 염기 평행작용을 일정하게 유지[pH(수소이온농도) 7.4(7.35~7.45)]시키기 위한 알칼리성분의 식품과 산성식품의 균형 있는 식사 섭취로 항상성(Homeostasis) 유지를 위한 참고자료.

2. 혈중의 칼슘을 일정하게 조절 해주는 Calcitonin호르몬 또는 Thyrocalcitonin과 Parathyroid호르몬이다. 신체가 산성화 되었을 때 즉, 알칼리의 혈액(pH 7.35~7.45)이 되면 부갑상선이 자극되어 parathyroid hormon(PTH)의 산생이 항진되어 골의 파골세포에 영향을 주어 골에서 칼슘이 나와 혈액을 산성화시킨다.(원인 : 인이 많이 들어 있는 산성 식품의 섭취, 탄산가스, 젖산 등 운동에 의한 대사산물의 축적. 여성 에스트로겐(estrogen)호르몬의 감소 등으로 골다공증에 하나의 원인)

3. Calcitonin호르몬은 갑상선이 자극되어(칼슘농도 8.0~10mg/dℓ정상 범위) 골의 골아세포에 작용하여 칼슘을 골에 침착시키는 호르몬

표 4-1 식품의 종류와 식품성분표(Food Composition Table) 총 1,080개

⑪ 어패류 식품의 종류와 식품성분표

(어패류(FISHES AND SHELLFISHES) 번호 545~928번까지)

참고 : 1. 알칼리성분 : 칼슘, 나트륨, 칼륨, 마그네슘, 철 성분 등이 들어 있는 식품
2. 산성식품 : 인, 염소, 유황 등이 들어 있는 식품
3. 항산화비타민 : Vitamin E(α -tocopherol)
Vitamin C(cascorbic acid)
β -carotene

번호 Item No.	식품명 Food and Description	영 명 English Name	학 명 Scientific Name	가식부분 100g당 (per 100g edible portion)										자료출처 Source of Date
				에너지 Food Energy	수 분 Moisture	단백질 Protein	지질 Fat	탄수화물 Carbohydrate		칼슘 Calcium	인 Phos-phorus	철 Iron	비타민 Vitamin A	
								당질 Non-fibrous	섬유 Fiber	알카리성	산성	알카리성	총비타민 Total	
				Kcal	%	g	g	g	g	mg	mg	mg	I.U.	
717	벤댕이 자건품	Big eyed herring		301	24	48.2	10.3	0.5	0	1,578	967	12.5	-	수('82)
718	벤자리	Grunter		122	76	17	5.3	0.3	0	40	117	2	150	수('82)
719	별성대		Peristedion rieffeli	91	78.3	19.3	1	0	0	92	311	4.2	-	수('82)
720	병어	Pomfret	Stromateidae argenteus	157	73.7	18.3	8.7	0	0	34	113	-	0	국('77)
721	보구치	white corvenia	Nibea argentatus	87	78.7	18.3	1	0	0	49	170	3.8	0	국('77)
722	보리멸	Deepsea bone-fish		99	77	19.6	1.5	0.3	0	14	124	2	40	수('82)
723	보리멸, 냉동품	Deepsea bone-fish, frozen		99	-	19.6	1.5	0.3	0	14	-	-	4	수('82)
724	복어	Globe fish		84	79.7	17.6	0.4	1.3	0	32	370	0.6	0	국('77)
725	볼락	Rock fish		111	75.5	20.5	2.6	0	0	48	334	2.8	-	수('82)
726	부르길	Bluegill		87	78.8	19.2	0.6	0.2	0	81	283	2.1	-	수('82)
727	부세	Yellow croaker		108	78.3	16.1	4.3	0	0	39	40	14.7	-	수('82)
728	북어	Alaska pollack, dried		360	13.3	51.3	5.9	21.3	0	654	552	1.1	-	국('77)
729	불동꼴뚜기	Toyama squid		91	77.5	14.4	3	0.6	0	9	274	5	50	수('82)
730	붉은대게		Chionecetes auratus	49	87	10.5	0.3	0.3	0	211	312	3	-	수('82)
731	붉은대구	Safforn cod		95	82	12.6	4.3	0.7	0	134	98	4	50	수('82)
732	붉은메기	Ling		81	81	16.9	1	-	-	39	40	14.7	-	수('82)

참고 : 1. 체액의 산, 염기 평행작용을 일정하게 유지[pH(수소이온농도) 7.4(7.35~7.45)]시키기 위한 알칼리성분의 식품과 산성식품의 균형 있는 식사 섭취로 항상성(Homeostasis) 유지를 위한 참고자료.
2. 혈중의 칼슘을 일정하게 조절 해주는 Calcitonin호르몬 또는 Thyrocalcitonin과 Parathyroid호르몬이다. 신체가 산성화 되었을 때 즉, 알칼리의 혈액(pH 7.35~7.45)이 되면 부갑상선이 자극되어 parathyroid hormon(PTH)의 산생이 항진되어 골의 파골세포에 영향을 주어 골에서 칼슘이 나와 혈액을 산성화시킨다.(원인 : 인이 많이 들어 있는 산성 식품의 섭취, 탄산가스, 젖산 등 운동에 의한 대사산물의 축적.여성 에스트로겐(estrogen)호르몬의 감소 등으로 골다공증에 하나의 원인)
3. Calcitonin호르몬은 갑상선이 자극되어(칼슘농도 8.0~10mg/dℓ정상 범위) 골의 골아세포에 작용하여 칼슘을 골에 침착시키는 호르몬

표 4-1 식품의 종류와 식품성분표(Food Composition Table) 총 1,080개

⑪ 어패류 식품의 종류와 식품성분표

(어패류(FISHES AND SHELLFISHES) 번호 545~928번까지)

참고 : 1. 알칼리성분 : 칼슘, 나트륨, 칼륨, 마그네슘, 철 성분 등이 들어 있는 식품
2. 산성식품 : 인, 염소, 유황 등이 들어 있는 식품
3. 항산화비타민 : Vitamin E(α-tocopherol)
Vitamin C(cascorbic acid)
β-carotene

번호 Item No.	식품명 Food and Description	영 명 English Name	학 명 Scientific Name	가식부분 100g당 (per 100g edible portion)										자료출처 Source of Date
				에너지 Food Energy	수 분 Moisture	단백질 Protein	지질 Fat	탄수화물 Carbohydrate		칼슘 Calcium	인 Phos-phorus	철 Iron	비타민 Vitamin A	
								당질 Non-fibrous	섬유 Fiber	알카리성	산성	알카리성	총비타민 Total	
				Kcal	%	g	g	g	g	mg	mg	mg	I.U.	
733	붕어	Crussian carb, fresh	Carassius auratus	102	77	16.7	3.4	0.1	0	251	190	2.6	0	국('77)
734	붕어, 구운 것	Crussian carb, roasted		176	49.4	18	4.4	14.4	0	1,903	1,095	9.8	-	수('82)
735	붕어, 삶은 것	Crussian carb, boiled		224	39.7	15.7	4.4	28.6	0	315	814	59.5	-	수('82)
736	붕장어	Conger eel	Astroconger myriaster	115	76.3	17.6	4.4	0	0	75	236	4.2	-	수('82)
737	붕장어, 냉동품	Conger eel, frozen		155	-	19	8	0.5	-	136	-	-	500	수('82)
738	붕장어, 뼈튀김	Conger eel, bone fried		436	4.5	14.8	41.3	-	-	2,372	-	164	-	수('82)
739	빙어	pond smelt		100	74.8	17.1	2.9	0.2	0	665	443	10	100	수('82)
740	빙어, 설탕조림	Pond smelt, boiled in sugar		291	25.5	23.6	4.9	35.4	0	803	522	10	10	수('82)
741	빙어, 자건품	Pond smelt, boiled, dried		188	40.1	34.2	4.7	0	0	3	1,109	17.5	-	수('82)
742	빙어, 장조림	Pond smelt, boiled in soybean sauce		271	29.5	26.7	5.1	27	0	893	554	10	10	수('82)
743	삼치	Spanish mackerel		129	74.3	18.6	5.4	0.3	0	6	144	2	20	수('82)
744	삼치젓갈	Spanish mackerel, salted and fermented		107	73.4	22.7	1.1	0	0	2	19	371	3	수('82)
745	상어	Shark		84	79.5	19.5	0.1	0	0	154	152	1.4	0	국('77)
746	새우, 가시배새우		Lebbeus gloen-landicus	87	77.8	18.4	1.1	0.8	0	121	439	1.4	-	수('82)
747	새우, 꽃새우	Spotted shrimp		114	67.5	22	2	0.6	0	48	261	6	0	수('82)

참고 : 1. 체액의 산, 염기 평행작용을 일정하게 유지[pH(수소이온농도) 7.4(7.35~7.45)]시키기 위한 알칼리성분의 식품과 산성식품의 균형 있는 식사 섭취로 항상성(Homeostasis) 유지를 위한 참고자료.

2. 혈중의 칼슘을 일정하게 조절 해주는 Calcitonin호르몬 또는 Thyrocalcitonin과 Parathyroid호르몬이다. 신체가 산성화 되었을 때 즉, 알칼리의 혈액(pH 7.35~7.45)이 되면 부갑상선이 자극되어 parathyroid hormon(PTH)의 산생이 항진되어 골의 파골세포에 영향을 주어 골에서 칼슘이 나와 혈액을 산성화시킨다.(원인 : 인이 많이 들어 있는 산성 식품의 섭취, 탄산가스, 젖산 등 운동에 의한 대사산물의 축적. 여성 에스트로겐(estrogen)호르몬의 감소 등으로 골다공증에 하나의 원인)

3. Calcitonin호르몬은 갑상선이 자극되어(칼슘농도 8.0~10mg/dℓ정상 범위) 골의 골아세포에 작용하여 칼슘을 골에 침착시키는 호르몬

표 4-1 식품의 종류와 식품성분표(Food Composition Table) 총 1,080개

⑪ 어패류 식품의 종류와 식품성분표

(어패류(FISHES AND SHELLFISHES) 번호 545~928번까지)

참고 : 1. 알칼리성분 : 칼슘, 나트륨, 칼륨, 마그네슘, 철 성분 등이 들어 있는 식품
2. 산성식품 : 인, 염소, 유황 등이 들어 있는 식품
3. 항산화비타민 : Vitamin E(α -tocopherol)
Vitamin C(cascorbic acid)
β -carotene

번호 Item No.	식품명 Food and Description	영 명 English Name	학 명 Scientific Name	가식부분 100g당 (per 100g edible portion) 에너지 Food Energy	수 분 Moisture	단백질 Protein	지질 Fat	탄수화물 Carbohydrate 당질 Non-fibrous	섬유 Fiber	칼슘 Calcium 알카리성	인 Phos-phorus 산성	철 Iron 알카리성	비타민 Vitamin A 총비타민 Total	자료출처 Source of Date
				Kcal	%	g	g	g	g	mg	mg	mg	I.U.	
748	새우, 꽃새우, 냉동품	Spotted shrimp, boiled in soybean		114	-	22	2	0.6	0	2,410	-	-	-	수('82)
749	새우, 꽃새우, 장조림	Spotted shrimp, boiled in soybean sauce		240	30.9	25.9	2.6	25.8	0	125	261	20	30	수('82)
750	새우, 꽃새우젓갈	Spotted shrimp, salted and fermented		134	58.4	16	0.3	15.4	0	500	124	8	0	수('82)
751	새우, 대하, 말린 것	Spiny-lobster, dried	Penaeus orientalis	362	13.7	62.4	3.5	15.6	0	236	995	4.6	0	국('77)
752	새우, 대하, 생 것	Spiny-lobster, fresh		81	80.4	17.8	0.6	0	0	234	63	1.5	50	국('82)
753	새우, 중하	shiba shrimp		66	83.5	12.9	0.8	1	0	107	98	4	40	수('82)
754	새우, 중하, 젓갈	shiba shrimp, salted and fermented		92	59.5	15.8	2.6	0.3	0	688	14	24	-	수('82)
755	새우, 중하, 통조림	Shiba shrimp, boiled, canned		101	74	21.5	0.7	0.6	0	56	137	3	0	수('82)
756	새우, 보리새우	Tiger prawn		84	80	16	1.1	1.5	0	44	171	10	100	수('82)
757	새우, 물렁가시 붉은새우		Pandalopsis japonica	84	79.3	18	0.5	0.6	0	-	-	-	-	수('82)
758	새우, 물새우			84	77.6	16.2	1.2	-	-	23	122	2.5	-	국('77)
759	새우, 잔새우	small Shrimp		66	83.5	12.9	0.8	1	0	120	150	2	40	Japan ('76)
760	새우, 잔새우, 말린 것	Small shrimp, dried		368	19	74.6	2	7.6	0	238	745	8.4	248	국('77)
761	새우, 젓새우	Akiami paste shrimp	Acetes japonicus kishinouye	63	64.9	9.6	1.2	2.6	0	-	-	-	-	수('77)

참고 : 1. 체액의 산, 염기 평행작용을 일정하게 유지[pH(수소이온농도) 7.4(7.35~7.45)]시키기 위한 알칼리성분의 식품과 산성식품의 균형 있는 식사 섭취로 항상성(Homeostasis) 유지를 위한 참고자료.

2. 혈중의 칼슘을 일정하게 조절 해주는 Calcitonin호르몬 또는 Thyrocalcitonin과 Parathyroid호르몬이다. 신체가 산성화 되었을 때 즉, 알칼리의 혈액(pH 7.35~7.45)이 되면 부갑상선이 자극되어 parathyroid hormon(PTH)의 산생이 항진되어 골의 파골세포에 영향을 주어 골에서 칼슘이 나와 혈액을 산성화시킨다.(원인 : 인이 많이 들어 있는 산성 식품의 섭취, 탄산가스, 젖산 등 운동에 의한 대사산물의 축적. 여성 에스트로겐(estrogen)호르몬의 감소 등으로 골다공증에 하나의 원인)

3. Calcitonin호르몬은 갑상선이 자극되어(칼슘농도 8.0~10mg/dℓ정상 범위) 골의 골아세포에 작용하여 칼슘을 골에 침착시키는 호르몬

표 4-1 식품의 종류와 식품성분표(Food Composition Table) 총 1,080개

⑪ 어패류 식품의 종류와 식품성분표

(어패류(FISHES AND SHELLFISHES) 번호 545~928번까지)

참고 : 1. 알칼리성분 : 칼슘, 나트륨, 칼륨, 마그네슘, 철 성분 등이 들어 있는 식품
2. 산성식품 : 인, 염소, 유황 등이 들어 있는 식품
3. 항산화비타민 : Vitamin E(α -tocopherol)
Vitamin C(cascorbic acid)
β -carotene

번호 Item No.	식품명 Food and Description	영 명 English Name	학 명 Scientific Name	가식부분 100g당 (per 100g edible portion) 에너지 Food Energy	수 분 Moisture	단백질 Protein	지질 Fat	탄수화물 Carbohydrate 당질 Non-fibrous	섬유 Fiber	칼슘 Calcium 알카리성	인 Phos-phorus 산성	철 Iron 알카리성	비타민 Vitamin A 총비타민 Total	자료출처 Source of Date
				Kcal	%	g	g	g	g	mg	mg	mg	I.U.	
762	새우, 철모새우	Helmet shrimp	Pandalus hyposinotus	91	77.9	18.5	0.9	0.9	0	1,331	576	1.3	-	수('82)
763	새우껍질	Shrimp shell		295	14.1	44	11.9	0	6.1	5	3	0.1	-	수('82)
764	새우젓	Shrimp, salted and fermented		50	64.9	10.5	0.6	0	0	681	287	3.2	-	국('77)
765	새조개 (꼬막)	Cockle, seasoned, dried		122	72	23	2.2	1	0	72	253	17.5	-	수('82)
766	새조개 (꼬막), 조미건품	Cockle, seasoned, dried		317	22	57.9	4.1	7.9	0	287	511	83.1	-	수('82)
767	새조개살, 말린 것	Cockle meat dried		296	23.8	61.1	1.5	5.2	0	207	610	11.2	0	국('83)
768	새치다래류	Marlinsand sword fish		128	72.3	23.4	3	0.3	0	6	131	0.8	10	수('82)
769	샛돔	Water perch		127	76.7	15.1	6.9	0	0	181	303	4.2	-	수('82)
770	생선튀김	Fried fish		153	63.9	13	2.6	17.9	0	85	116	1.1	0	국('77)
771	서대	Red tongue sole	Areliscus joynery	95	78.2	18.6	1.5	0.5	0	-	-	-	-	수('86)
772	성게	Sea urchin		152	71.5	15.8	8.5	2	0	20	196	4	1,300	수('82)
773	성게젓	Sea urchin, salted and fermented		135	55.6	21.4	2.8	4.4	0	32	127	6.2	3,657	국('77)
774	성게통조림	Sea urchin, canned		142	68.4	14	5.1	8.9	0	136	188	5	0	국('77)
775	성대	Gurnard		152	69.2	25.3	4.9	0	0	16	173	2.1	-	수('82)

참고 : 1. 체액의 산, 염기 평행작용을 일정하게 유지[pH(수소이온농도) 7.4(7.35~7.45)]시키기 위한 알칼리성분의 식품과 산성식품의 균형 있는 식사 섭취로 항상성(Homeostasis) 유지를 위한 참고자료.
2. 혈중의 칼슘을 일정하게 조절 해주는 Calcitonin호르몬 또는 Thyrocalcitonin과 Parathyroid호르몬이다. 신체가 산성화 되었을 때 즉, 알칼리의 혈액(pH 7.35~7.45)이 되면 부갑상선이 자극되어 parathyroid hormon(PTH)의 산생이 항진되어 골의 파골세포에 영향을 주어 골에서 칼슘이 나와 혈액을 산성화시킨다.(원인 : 인이 많이 들어 있는 산성 식품의 섭취, 탄산가스, 젖산 등 운동에 의한 대사산물의 축적.여성 에스트로겐(estrogen)호르몬의 감소 등으로 골다공증에 하나의 원인)
3. Calcitonin호르몬은 갑상선이 자극되어(칼슘농도 8.0~10mg/dℓ정상 범위) 골의 골아세포에 작용하여 칼슘을 골에 침착시키는 호르몬

표 4-1 식품의 종류와 식품성분표(Food Composition Table) 총 1,080개

⑪ 어패류 식품의 종류와 식품성분표

(어패류(FISHES AND SHELLFISHES) 번호 545~928번까지)

참고 : 1. 알칼리성분 : 칼슘, 나트륨, 칼륨, 마그네슘, 철 성분 등이 들어 있는 식품
2. 산성식품 : 인, 염소, 유황 등이 들어 있는 식품
3. 항산화비타민 : Vitamin E(α-tocopherol)
Vitamin C(cascorbic acid)
β-carotene

번호 Item No.	식품명 Food and Description	영 명 English Name	학 명 Scientific Name	가식부분 100g당 (per 100g edible portion)										자료출처 Source of Date
				에너지 Food Energy	수 분 Moisture	단백질 Protein	지질 Fat	탄수화물 Carbohydrate		칼슘 Calcium	인 Phos-phorus	철 Iron	비타민 Vitamin A	
								당질 Non-fibrous	섬유 Fiber	알카리성	산성	알카리성	총비타민 Total	
				Kcal	%	g	g	g	g	mg	mg	mg	I.U.	
776	소라	Top shell		107	74	20	0.5	4.1	0	46	120	9	120	국('77)
777	소라통조림	Top shell, canned		129	64.9	19.6	0.1	10.9	0	49	89	7.6	-	수('82)
778	숭어	Trout, fresh	Mugil cephalus	150	72.9	21.2	6.6	0	0	51	99	2.9	70	국('77)
779	숭어알	Trout's roe		424	23	40	26	4.6	0	56	380	6	200	Japan ('76)
780	숭어, 염장품	Trout, salted		233	46.2	36	8.4	0.8	0	9	235	14	0	수('82)
781	숭어, 젓갈	Trout, salted and fermented		163	64.3	24.8	6.3	0	0	14	-	12.6	-	수('82)
782	숭어, 통조림	Trout, boiled, canned		157	70.8	18.2	8.8	0	0	27	209	30	0	수('82)
783	숭어, 무지개송어	Rainbow trout		159	70.5	20	8	0.3	0	22	157	6	2	수('82)
784	숭어, 무지개송어 냉동품	Rainbow trout, frozen		159	71.7	20	8	0.3	0	22	-	-	20	수('82)
785	숭어	Gray mullet		133	72	22	4	0.8	0	38	144	8	150	수('82)
786	숭어알, 염훈건품	Gray mullet roe, salted, smoked		424	23	40	26	4.6	0	50	248	12	200	수('82)
787	실붉돔	Redfin	Argyrops spinifer	100	78.3	17.8	2.7	0	0	81	197	9.1	-	수('82)
788	쏨뱅이	Scorption fish		74	81.7	16.5	0.4	0	0	72	225	1.4	-	수('82)
789	아귀	Gooes fish (fishing frog)		88	79	18.7	0.8	0.3	0	6	117	2	100	수('82)
790	아미	Mysis, fresh		98	78	15	3.3	0.9	0	491	222	8	10	수('82)

참고 : 1. 체액의 산, 염기 평행작용을 일정하게 유지[pH(수소이온농도) 7.4(7.35~7.45)]시키기 위한 알칼리성분의 식품과 산성식품의 균형 있는 식사섭취로 항상성(Homeostasis) 유지를 위한 참고자료.

2. 혈중의 칼슘을 일정하게 조절 해주는 Calcitonin호르몬 또는 Thyrocalcitonin과 Parathyroid호르몬이다. 신체가 산성화 되었을 때 즉, 알칼리의 혈액(pH 7.35~7.45)이 되면 부갑상선이 자극되어 parathyroid hormon(PTH)의 산생이 항진되어 골의 파골세포에 영향을 주어 골에서 칼슘이 나와 혈액을 산성화시킨다.(원인 : 인이 많이 들어 있는 산성 식품의 섭취, 탄산가스, 젖산 등 운동에 의한 대사산물의 축적.여성 에스트로겐(estrogen)호르몬의 감소 등으로 골다공증에 하나의 원인)

3. Calcitonin호르몬은 갑상선이 자극되어(칼슘농도 8.0~10mg/dℓ정상 범위) 골의 골아세포에 작용하여 칼슘을 골에 침착시키는 호르몬

표 4-1 식품의 종류와 식품성분표(Food Composition Table) 총 1,080개

⑪ 어패류 식품의 종류와 식품성분표

(어패류(FISHES AND SHELLFISHES) 번호 545~928번까지)

참고 : 1. 알칼리성분 : 칼슘, 나트륨, 칼륨, 마그네슘, 철 성분 등이 들어 있는 식품
2. 산성식품 : 인, 염소, 유황 등이 들어 있는 식품
3. 항산화비타민 : Vitamin E(α-tocopherol)
Vitamin C(cascorbic acid)
β-carotene

번호 Item No.	식품명 Food and Description	영 명 English Name	학 명 Scientific Name	가식부분 100g당 (per 100g edible portion) 에너지 Food Energy	수 분 Moisture	단백질 Protein	지질 Fat	탄수화물 Carbohydrate 당질 Non-fibrous	섬유 Fiber	칼슘 Calcium 알카리성	인 Phosphorus 산성	철 Iron 알카리성	비타민 Vitamin A 총비타민 Total	자료출처 Source of Date
				Kcal	%	g	g	g	g	mg	mg	mg	I.U.	
791	아미, 말린 것	Mysis, dried		280	27.8	49.1	6.8	2.2	0	1,607	21	2.9	20	수('82)
792	아미, 장조림	Mysis, tsukudani		211	35	23.7	1.7	23	0	-	522	40	0	수('82)
793	아미, 젓갈	Mysis, salted and fermented		57	55.5	12	0.5	0.3	0	455	176	6	20	수('82)
794	악상어	Salmon shark		276	81.5	13.4	24.2	0	0	30	168	4.2	-	수('82)
795	암치	Croaker	Beryx	105	77.4	18	3.1	0	0	50	190	0.6	19	Japan ('82)
796	암치, 말린 것	Croaker, dried		329	17.1	38.3	10.6	16.9	0	322	92	5.7	-	국('77)
797	양미리, 말린 것	Sand lance, dried		375	15.8	73.6	6.7	0	0	1,091	2,993	11.5	-	국('77)
798	양태	Flat head		79	80.5	17.8	0.3	0	0	-	-	-	-	수('82)
799	어단	Fish ball, steamed		133	66.7	11.8	1.6	16.6	0.1	59	70	1.9	-	국('79)
800	어란젓	Hard roe		223	50.2	30.3	9.8	3.5	0	0	1	0	-	수('82)
801	어묵	Steamed fish paste		91	76.2	11.9	1.1	8.3	0.3	49	86	1.2	0	국('79)
802	어묵, 배소	Fish paste, baked		139	64	15.4	1.7	15.6	0	179	211	4	-	수('82)
803	어묵, 튀김	Fish paste, fried		160	63.3	15.1	5	13.7	0	124	222	5.1	-	수('82)
804	어육소시지	Fish sausage		144	68.5	15	5	13.7	0	124	222	5.1	-	수('82)
805	어육햄	Fish ham		182	63.5	17	10	6	0	40	33	2	10	수('82)
806	어육햄, 구움	Fish ham, baked		242	53.5	14.6	12.4	18	0	22	78	2	550	수('82)

참고 : 1. 체액의 산, 염기 평형작용을 일정하게 유지[pH(수소이온농도) 7.4(7.35~7.45)]시키기 위한 알칼리성분의 식품과 산성식품의 균형 있는 식사 섭취로 항상성(Homeostasis) 유지를 위한 참고자료.
2. 혈중의 칼슘을 일정하게 조절 해주는 Calcitonin호르몬 또는 Thyrocalcitonin과 Parathyroid호르몬이다. 신체가 산성화 되었을 때 즉, 알칼리의 혈액(pH 7.35~7.45)이 되면 부갑상선이 자극되어 parathyroid hormon(PTH)의 산생이 항진되어 골의 파골세포에 영향을 주어 골에서 칼슘이 나와 혈액을 산성화시킨다.(원인 : 인이 많이 들어 있는 산성 식품의 섭취, 탄산가스, 젖산 등 운동에 의한 대사산물의 축적.여성 에스트로겐(estrogen)호르몬의 감소 등으로 골다공증에 하나의 원인)
3. Calcitonin호르몬은 갑상선이 자극되어(칼슘농도 8.0~10mg/dℓ정상 범위) 골의 골아세포에 작용하여 칼슘을 골에 침착시키는 호르몬

표 4-1 식품의 종류와 식품성분표(Food Composition Table) 총 1,080개

⑪ 어패류 식품의 종류와 식품성분표

(어패류(FISHES AND SHELLFISHES) 번호 545~928번까지)

참고 : 1. 알칼리성분 : 칼슘, 나트륨, 칼륨, 마그네슘, 철 성분 등이 들어 있는 식품
2. 산성식품 : 인, 염소, 유황 등이 들어 있는 식품
3. 항산화비타민 : Vitamin E(α-tocopherol)
Vitamin C(cascorbic acid)
β-carotene

번호 Item No.	식품명 Food and Description	영 명 English Name	학 명 Scientific Name	가식부분 100g당 (per 100g edible portion) 에너지 Food Energy	수 분 Moisture	단백질 Protein	지질 Fat	탄수화물 Carbohydrate 당질 Non-fibrous	섬유 Fiber	칼슘 Calcium 알카리성	인 Phos-phorus 산성	철 Iron 알카리성	비타민 Vitamin A 총비타민 Total	자료출처 Source of Date
				Kcal	%	g	g	g	g	mg	mg	mg	I.U.	
807	어육햄, 찜	Fish ham boiled fish jelly		110	74	14	4	4.5	0	54	78	4	150	수('82)
808	어육햄, 튀김	Fish ham, fried		136	70	12	6	8.5	0	107	85	3	180	수('82)
809	어육혼합 핫도그 소시지	Mixed fish hotdog sausage		153	67.5	9.7	6.9	-	-	-	-	-	-	수('82)
810	연어	Salom	Oncorhyn-chus keta	141	72.2	20	6	0.3	0	15	146	1	110	수('82)
811	연어, 다시마조림	Salon, salted		413	9.6	34.1	25.9	8.2	0	72	1,549	35.7	-	수('82)
812	연어, 소금절임	Salmon, salted		146	61.4	23.2	5.1	0.3	0	33	170	1.4	0	수('82)
813	연어, 젓갈	Salmon, salted and fermented		142	64.4	21.8	5.3	0.3	0	50	165	2	20	수('77)
814	연어, 찌기 절임	Salmon, fish wrapped in rush		156	62.3	24.1	5.9	0	0	222	298	15.4	-	수('82)
815	연어, 통조림	Salmon, boiled, canned		134	71.2	20	5.4	0.3	0	158	209	0.2	10	수('82)
816	연어, 훈제품	Salmon, smoked		239	40	35.5	9.7	0.8	0	45	223	3.4	0	수('82)
817	연어알	Salmon roe		245	53	25	15	0.8	-	89	783	12	500	수('82)
818	오징어	Squid		84	80.3	17	1	0.5	0	11	189	0.8	5	수('82)
819	오징어, 내장젓갈	Squid, viscera, salted and fermented		102	65.5	16	1.5	5	0	72	163	5	100	수('82)
820	오징어, 냉동품	Squid, fillet, frozen		88	-	17	1.5	0.5	-	11	-	-	5	수('82)
821	오징어, 말린 것	Squid, dried		338	19	67.5	4.7	1.9	0	41	653	7.3	0	수('82)

참고 : 1. 체액의 산, 염기 평행작용을 일정하게 유지[pH(수소이온농도) 7.4(7.35~7.45)]시키기 위한 알칼리성분의 식품과 산성식품의 균형 있는 식사 섭취로 항상성(Homeostasis) 유지를 위한 참고자료.

2. 혈중의 칼슘을 일정하게 조절 해주는 Calcitonin호르몬 또는 Thyrocalcitonin과 Parathyroid호르몬이다. 신체가 산성화 되었을 때 즉, 알칼리의 혈액(pH 7.35~7.45)이 되면 부갑상선이 자극되어 parathyroid hormon(PTH)의 산생이 항진되어 골의 파골세포에 영향을 주어 골에서 칼슘이 나와 혈액을 산성화시킨다.(원인 : 인이 많이 들어 있는 산성 식품의 섭취, 탄산가스, 젖산 등 운동에 의한 대사산물의 축적. 여성 에스트로겐(estrogen)호르몬의 감소 등으로 골다공증에 하나의 원인)

3. Calcitonin호르몬은 갑상선이 자극되어(칼슘농도 8.0~10mg/dℓ정상 범위) 골의 골아세포에 작용하여 칼슘을 골에 침착시키는 호르몬

표 4-1 식품의 종류와 식품성분표(Food Composition Table) 총 1,080개

⑪ 어패류 식품의 종류와 식품성분표

(어패류(FISHES AND SHELLFISHES) 번호 545~928번까지)

참고 : 1. 알칼리성분 : 칼슘, 나트륨, 칼륨, 마그네슘, 철 성분 등이 들어 있는 식품
2. 산성식품 : 인, 염소, 유황 등이 들어 있는 식품
3. 항산화비타민 : Vitamin E(α-tocopherol)
Vitamin C(cascorbic acid)
β-carotene

번호 Item No.	식품명 Food and Description	영 명 English Name	학 명 Scientific Name	가식부분 100g당 (per 100g edible portion) 에너지 Food Energy	수 분 Moisture	단백질 Protein	지질 Fat	탄수화물 Carbohydrate 당질 Non-fibrous	섬유 Fiber	칼슘 Calcium 알카리성	인 Phos-phorus 산성	철 Iron 알카리성	비타민 Vitamin A 총비타민 Total	자료출처 Source of Date
				Kcal	%	g	g	g	g	mg	mg	mg	I.U.	
822	오징어, 엿조림	Squid, boiled in sugar		298	28	22	3	43	0	26	306	2	0	수('82)
823	오징어, 전기 조미구이	Roast squid seasoned		256	36.5	4.7	3.2	5.7	0	37	455	3	0	국('83)
824	오징어, 전어체 냉동품	Squid, round frozen		90	-	18.4	1	0.5	-	11	-	-	5	수('82)
825	오징어, 젓갈	Squid, salted and fermented		68	76.8	13.8	0.8	0.5	0.2	9	82	13.6	5	수('82)
826	오징어, 통조림	Squid, canned		104	74.2	17.5	1.8	3.2	0.2	48	150	1.3	0	국('79)
827	오징어, 훈제품	Squid, smoked		245	38.5	35.2	2.5	17.6	0	10	263	4	0	수('82)
828	오징어포, 조미	Squid, fillet, seasoned		297	26.1	63.5	2.7	0.4	0	35	637	3	0	국('83)
829	옥돔	Tile fish		103	77	19.5	2	0.3	0	36	163	2	100	수('82)
830	용가자미	Blue halibut		192	67.5	18.4	13.2	0	0	90	91	4	-	수('82)
831	우럭	Urok	Sebastes hubbsi	91	77.4	18.2	0.1	3.1	0	111	251	2	-	국('77)
832	우렁쉥이	Sea-squirt		80	81.7	9	2	5.7	0	22	46	2	-	수('82)
833	우렁이	River snail		73	80.6	10.5	1.4	3.8	0	1,202	87	5.8	47	수('82)
834	웅어	Korean sward fish	Coilia ectenes	184	68.4	19.6	11.1	0	0	235	298	2.1	0	수('82)
835	은대구	Black cod (sable fish)		127	77.9	13.1	7.9	0	0	105	181	2.2	-	수('82)
836	은삼치	Southern king		188	68.5	18	12.3	0	0	-	-	-	-	수('82)
837	은어	Sweet fish		101	78.3	17	3	0.3	0	45	102	4	120	수('82)

참고 : 1. 체액의 산, 염기 평행작용을 일정하게 유지[pH(수소이온농도) 7.4(7.35~7.45)]시키기 위한 알칼리성분의 식품과 산성식품의 균형 있는 식사 섭취로 항상성(Homeostasis) 유지를 위한 참고자료.
2. 혈중의 칼슘을 일정하게 조절 해주는 Calcitonin호르몬 또는 Thyrocalcitonin과 Parathyroid호르몬이다. 신체가 산성화 되었을 때 즉, 알칼리의 혈액(pH 7.35~7.45)이 되면 부갑상선이 자극되어 parathyroid hormon(PTH)의 산생이 항진되어 골의 파골세포에 영향을 주어 골에서 칼슘이 나와 혈액을 산성화시킨다.(원인 : 인이 많이 들어 있는 산성 식품의 섭취, 탄산가스, 젖산 등 운동에 의한 대사산물의 축적, 여성 에스트로겐(estrogen)호르몬의 감소 등으로 골다공증에 하나의 원인)
3. Calcitonin호르몬은 갑상선이 자극되어(칼슘농도 8.0~10mg/dℓ정상 범위) 골의 골아세포에 작용하여 칼슘을 골에 침착시키는 호르몬

표 4-1 식품의 종류와 식품성분표(Food Composition Table) 총 1,080개

⑪ 어패류 식품의 종류와 식품성분표

(어패류(FISHES AND SHELLFISHES) 번호 545~928번까지)

참고 : 1. 알칼리성분 : 칼슘, 나트륨, 칼륨, 마그네슘, 철 성분 등이 들어 있는 식품
2. 산성식품 : 인, 염소, 유황 등이 들어 있는 식품
3. 항산화비타민 : Vitamin E(α-tocopherol)
Vitamin C(cascorbic acid)
β-carotene

번호 Item No.	식품명 Food and Description	영 명 English Name	학 명 Scientific Name	가식부분 100g당 (per 100g edible portion)										자료출처 Source of Date
				에너지 Food Energy	수 분 Moisture	단백질 Protein	지질 Fat	탄수화물 Carbohydrate		칼슘 Calcium	인 Phos-phorus	철 Iron	비타민 Vitamin A	
								당질 Non-fibrous	섬유 Fiber	알카리성	산성	알카리성	총비타민 Total	
				Kcal	%	g	g	g	g	mg	mg	mg	I.U.	
838	은어, 내장젓갈	Sweet fish, viscera, salted and fermented		129	57.3	11.4	8.5	0.8	0	152	144	26	190	수('82)
839	은어, 엿절임 (설탕절임)	Sweet fish, boiled in sugar		293	32.4	25.3	8.5	26.4	0	45	700	7.7	-	수('82)
841	임연수어	Atka mackerel		114	77	17	4.5	0.3	-	11	117	2	80	수('82)
842	임연수어 (얼간)	Atka mackerel, salted		116	72.3	17.5	4.6	0	0	15	240	1.2	-	국('77)
843	잉어	Carp		104	76.3	18.9	2.1	1.1	0	72	195	1.8	20	국('77)
844	자리돔	Coral fish	Chromis notatus	103	76.1	22	1	-	-	46	247	1.8	-	수('82)
845	재치조개 (재첩)	Marsh clam		90	80.4	11.8	3.2	2.6	0	173	227	16.5	200	국('77)
846	적어	Pacific ocean perch		108	77	18.9	3	0	0	134	151	4.2	-	수('82)
847	전갱이	Jack mackerel		114	75.3	20	3	0.4	0	12	243	0.7	40	국('77)
848	전갱이, 가미통조림	Jack mackerel, seasoned, canned		144	67	23.2	3.8	2.5	0	40	196	6	0	수('82)
849	전갱이, 냉동품	Jack mackerel, frozen		118	-	20	3.5	0.3	-	11	-	-	40	수('82)
850	전갱이, 염건품	Jack mackerel, salted, dried		262	38	46	6.9	0.7	0	62	294	30.1	0	수('82)
851	전갱이, 튀김냉동품	Jack mackerel, fried, frozen		150	-	16.1	2.3	14.8	-	23	-	-	2.8	수('82)
852	전복	Abalone		77	78.8	12.9	0.5	4.2	0	55	177	2	-	국('77)

참고 : 1. 체액의 산, 염기 평행작용을 일정하게 유지[pH(수소이온농도) 7.4(7.35~7.45)]시키기 위한 알칼리성분의 식품과 산성식품의 균형 있는 식사 섭취로 항상성(Homeostasis) 유지를 위한 참고자료.
2. 혈중의 칼슘을 일정하게 조절 해주는 Calcitonin호르몬 또는 Thyrocalcitonin과 Parathyroid호르몬이다. 신체가 산성화 되었을 때 즉, 알칼리의 혈액(pH 7.35~7.45)이 되면 부갑상선이 자극되어 parathyroid hormon(PTH)의 산생이 항진되어 골의 파골세포에 영향을 주어 골에서 칼슘이 나와 혈액을 산성화시킨다.(원인 : 인이 많이 들어 있는 산성 식품의 섭취, 탄산가스, 젖산 등 운동에 의한 대사산물의 축적.여성 에스트로겐(estrogen)호르몬의 감소 등으로 골다공증에 하나의 원인)
3. Calcitonin호르몬은 갑상선이 자극되어(칼슘농도 8.0~10mg/dℓ정상 범위) 골의 골아세포에 작용하여 칼슘을 골에 침착시키는 호르몬

표 4-1 식품의 종류와 식품성분표(Food Composition Table) 총 1,080개

⑪ 어패류 식품의 종류와 식품성분표

(어패류(FISHES AND SHELLFISHES) 번호 545~928번까지)

참고 : 1. 알칼리성분 : 칼슘, 나트륨, 칼륨, 마그네슘, 철 성분 등이 들어 있는 식품
2. 산성식품 : 인, 염소, 유황 등이 들어 있는 식품
3. 항산화비타민 : Vitamin E(α-tocopherol)
Vitamin C(cascorbic acid)
β-carotene

번호 Item No.	식품명 Food and Description	영 명 English Name	학 명 Scientific Name	가식부분 100g당 (per 100g edible portion) 에너지 Food Energy	수 분 Moisture	단백질 Protein	지질 Fat	탄수화물 Carbohydrate 당질 Non-fibrous	섬유 Fiber	칼슘 Calcium 알카리성	인 Phos-phorus 산성	철 Iron 알카리성	비타민 Vitamin A 총비타민 Total	자료출처 Source of Date
				Kcal	%	g	g	g	g	mg	mg	mg	I.U.	
853	전복, 가미통조림	Abalone, seasoned canned		137	63.1	14.7	0.1	17.9	0	28	85	8	0	수('82)
854	전복, 내장	Abalone, viscera		148	70.4	18.5	7.6	0	0	27	299	107.8	-	수('82)
855	전복, 말린 것	Abalone, dried		257	36	56	0.9	2.3	0	71	274	14.6	0	수('82)
856	전복, 젓갈	Abalone, salted and fermented		100	66	12.2	4.8	1	0	223	91	56	70	수('82)
857	전복, 통조림	Abalone, boiled, canned		101	74.4	16.3	0.2	7.3	0	24	65	3.6	0	수('82)
858	전어	Gizzard shad		114	70.4	22.4	2.1	0	0	59	107	5.3	0	국('77)
859	정어리	Sardine		176	67.4	18.2	10.6	0.6	0	72	157	6	60	수('82)
860	정어리, 3월산	Sardine, flesh, March		132	72.8	21.3	4.5	-	-	838	-	23.4	-	수('82)
861	정어리, 4월산	Sardine, flesh, April		139	72.2	20.4	5.8	-	-	201	626	18.2	-	수('82)
862	정어리, 5월산	Sardine, flesh, may		157	70.6	19.9	8	-	-	-	-	-	-	수('82)
863	정어리, 6월산	Sardine, flesh, June		169	69.1	20.3	9.1	-	-	-	-	-	-	수('82)
864	정어리, 7월산	Sardine, flesh, July		186	68.4	18.1	12.1	-	-	-	-	-	-	수('82)
865	정어리, 11월산	Sardine, flesh, Nov.		165	69.5	19.9	8.9	-	-	-	-	-	-	수('82)
866	정어리, 가미통조림	Sardine, seasoned, canned		150	67	20.6	5.8	2.3	0	295	235	9	0	수('82)

참고 : 1. 체액의 산, 염기 평행작용을 일정하게 유지[pH(수소이온농도) 7.4(7.35~7.45)]시키기 위한 알칼리성분의 식품과 산성식품의 균형 있는 식사 섭취로 항상성(Homeostasis) 유지를 위한 참고자료.

2. 혈중의 칼슘을 일정하게 조절 해주는 Calcitonin호르몬 또는 Thyrocalcitonin과 Parathyroid호르몬이다. 신체가 산성화 되었을 때 즉, 알칼리의 혈액(pH 7.35~7.45)이 되면 부갑상선이 자극되어 parathyroid hormon(PTH)의 산생이 항진되어 골의 파골세포에 영향을 주어 골에서 칼슘이 나와 혈액을 산성화시킨다.(원인 : 인이 많이 들어 있는 산성 식품의 섭취, 탄산가스, 젖산 등 운동에 의한 대사산물의 축적, 여성 에스트로겐(estrogen)호르몬의 감소 등으로 골다공증에 하나의 원인)

3. Calcitonin호르몬은 갑상선이 자극되어(칼슘농도 8.0~10mg/dℓ정상 범위) 골의 골아세포에 작용하여 칼슘을 골에 침착시키는 호르몬

표 4-1 식품의 종류와 식품성분표(Food Composition Table) 총 1,080개

⑪ 어패류 식품의 종류와 식품성분표

(어패류(FISHES AND SHELLFISHES) 번호 545~928번까지)

참고 : 1. 알칼리성분 : 칼슘, 나트륨, 칼륨, 마그네슘, 철 성분 등이 들어 있는 식품
2. 산성식품 : 인, 염소, 유황 등이 들어 있는 식품
3. 항산화비타민 : Vitamin E(α -tocopherol)
Vitamin C(cascorbic acid)
β -carotene

번호 Item No.	식품명 Food and Description	영 명 English Name	학 명 Scientific Name	가식부분 100g당 (per 100g edible portion)										자료출처 Source of Date
				에너지 Food Energy	수 분 Moisture	단백질 Protein	지질 Fat	탄수화물 Carbohydrate		칼슘 Calcium	인 Phos-phorus	철 Iron	비타민 Vitamin A	
								당질 Non-fibrous	섬유 Fiber	알카리성	산성	알카리성	총비타민 Total	
				Kcal	%	g	g	g	g	mg	mg	mg	I.U.	
867	정어리, 말린 것	Sardine, dried		261	29.8	54.1	3.3	0	0	393	246	35.7	-	수('82)
868	정어리, 염건품	Sardine, salted, dried		187	57.7	29.6	6.5	0.5	0	758	455	16	60	수('82)
869	정어리, 염장품	Sardine, salted		152	63.6	23.3	5.7	0.2	0	78	228	6	0	수('82)
870	정어리, 유지통조림	Sardine, canned in oil		274	54.8	21.7	20	0.3	0	304	294	5	10	수('82)
871	정어리, 토마토 통조림	Sardine, canned with tomato		150	68	22.2	5.4	1.5	0	402	277	6	8	수('82)
872	정어리, 통조림	Sardine, boiled, canned		127	72.1	19.3	4.8	0.3	0	241	235	8	0	수('82)
873	정어리 통체 말린 것	Sardine, round dried		331	30.5	45.6	14.8	0.6	0	1,205	783	20	20	수('82)
874	조개관자	Fried clam		111	73.1	15.6	0.5	9.6	0	25	181	2.7	110	국('77)
875	조갯살, 말린 것	Dried clam		337	10.4	65.9	1	11.3	0	147	1,650	20.3	0	국('77)
876	조개젓	Clam, salted and fermented		110	67.5	14.5	4.3	2.3	0	378	366	9.5	80	국('77)
877	조기	Yellow corvenia		151	70	22.3	6	0.3	0	36	182	4	30	수('82)
878	조기젓	Yellow corvenia, salted and fermented		82	61.3	15.9	0.6	2	0	71	73	8.4	100	수('82)
879	준치	Shad	Ilisha elongata	117	73.2	23.6	1.4	0.8	0	18	109	2.3	0	수('82)
880	쥐치	File fish		89	78.1	20	0.4	0	0	0	239	3.5	-	수('82)
881	쥐치포	File fish, dried fillet		336	14.5	75.9	0.6	1.7	0	409	781	5.7	0	국('77)

참고 : 1. 체액의 산, 염기 평행작용을 일정하게 유지[pH(수소이온농도) 7.4(7.35~7.45)]시키기 위한 알칼리성분의 식품과 산성식품의 균형 있는 식사 섭취로 항상성(Homeostasis) 유지를 위한 참고자료.
2. 혈중의 칼슘을 일정하게 조절 해주는 Calcitonin호르몬 또는 Thyrocalcitonin과 Parathyroid호르몬이다. 신체가 산성화 되었을 때 즉, 알칼리의 혈액(pH 7.35~7.45)이 되면 부갑상선이 자극되어 parathyroid hormon(PTH)의 산생이 항진되어 골의 파골세포에 영향을 주어 골에서 칼슘이 나와 혈액을 산성화시킨다.(원인 : 인이 많이 들어 있는 산성 식품의 섭취, 탄산가스, 젖산 등 운동에 의한 대사산물의 축적.여성 에스트로겐(estrogen)호르몬의 감소 등으로 골다공증에 하나의 원인)
3. Calcitonin호르몬은 갑상선이 자극되어(칼슘농도 8.0~10mg/dℓ정상 범위) 골의 골아세포에 작용하여 칼슘을 골에 침착시키는 호르몬

표 4-1 식품의 종류와 식품성분표(Food Composition Table) 총 1,080개

⑪ 어패류 식품의 종류와 식품성분표

(어패류(FISHES AND SHELLFISHES) 번호 545~928번까지)

참고 : 1. 알칼리성분 : 칼슘, 나트륨, 칼륨, 마그네슘, 철 성분 등이 들어 있는 식품

2. 산성식품 : 인, 염소, 유황 등이 들어 있는 식품

3. 항산화비타민 : Vitamin E(α-tocopherol)

Vitamin C(cascorbic acid)

β-carotene

번호 Item No.	식품명 Food and Description	영 명 English Name	학 명 Scientific Name	가식부분 100g당 (per 100g edible portion) 에너지 Food Energy	수 분 Moisture	단백질 Protein	지질 Fat	탄수화물 Carbohydrate 당질 Non-fibrous	섬유 Fiber	칼슘 Calcium 알카리성	인 Phos-phorus 산성	철 Iron 알카리성	비타민 Vitamin A 총비타민 Total	자료출처 Source of Date
				Kcal	%	g	g	g	g	mg	mg	mg	I.U.	
882	쥐치포, 냉동품	File fish, frozen fillet		114	-	18	4	0.3	-	6	-	-	50	수('82)
883	참다랑어, 기름육	Bluefin tuna, fat		317	52.6	21.4	25	0.1	0	10	144	2	100	수('82)
884	참다랑어, 말린 것	Bluefin tuna, dried		326	19.7	73.8	1.2	0	0	160	880	16.1	-	수('82)
885	참다랑어, 붉은살	Bluefin tuna, fresh meat, lean		114	73.2	24.3	1	0.3	0	4	183	4	20	수('82)
886	참다랑어, 어린 것	Bluefin tuna, Immature, fresh		113	74.4	22.2	1.9	0.3	0	11	125	8	40	수('82)
887	참다랑어, 튀김냉동품	Bluefin tuna, fried, frozen		152	-	18.6	1.3	14.8	0	6	-	-	14	수('82)
888	참돔	Red sea-bream		101	77.8	18	2.5	0.3	0	14	98	0.8	100	수('82)
889	참돔, 껍질	Red sea-bream's skin		184	70.2	16.6	12.5	-	-	11	165	7	-	수('82)
890	창란젓	Alaska pollack's viscera, salted and fermented		69	80.9	11.5	2.2	0	0.2	8	108	0.7	-	국('77)
891	청새리상어	Great blue shark		64	86	10.5	2	0.3	0	4	98	0.8	30	수('82)
892	청새리상어 지느러미	Great blue shark, Kinshi horny fibre		345	18.4	80.7	0	0	0	64	24	2.4	0	수('82)
893	청어	Herring		155	72	18	8.5	0.3	0	31	163	3	100	수('82)
894	청어, 말린 것	Herring, dried		411	24	44.5	24	1	0	87	470	10.4	40	수('82)
895	청어, 소금절임	Herring, salted		157	64.8	17.5	9	0.2	0	55	228	6	0	수('82)
896	청어, 찌기절임	Herring, boiled and salted		117	76	18.7	4.7	0	0	73	277	2.1	30	수('82)

참고 : 1. 체액의 산, 염기 평행작용을 일정하게 유지[pH(수소이온농도) 7.4(7.35~7.45)]시키기 위한 알칼리성분의 식품과 산성식품의 균형 있는 식사 섭취로 항상성(Homeostasis) 유지를 위한 참고자료.

2. 혈중의 칼슘을 일정하게 조절 해주는 Calcitonin호르몬 또는 Thyrocalcitonin과 Parathyroid호르몬이다. 신체가 산성화 되었을 때 즉, 알칼리의 혈액(pH 7.35~7.45)이 되면 부갑상선이 자극되어 parathyroid hormon(PTH)의 산생이 항진되어 골의 파골세포에 영향을 주어 골에서 칼슘이 나와 혈액을 산성화시킨다.(원인 : 인이 많이 들어 있는 산성 식품의 섭취, 탄산가스, 젖산 등 운동에 의한 대사산물의 축적, 여성 에스트로겐(estrogen)호르몬의 감소 등으로 골다공증에 하나의 원인)

3. Calcitonin호르몬은 갑상선이 자극되어(칼슘농도 8.0~10mg/dℓ정상 범위) 골의 골아세포에 작용하여 칼슘을 골에 침착시키는 호르몬

표 4-1 식품의 종류와 식품성분표(Food Composition Table) 총 1,080개

⑪ 어패류 식품의 종류와 식품성분표

(어패류(FISHES AND SHELLFISHES) 번호 545~928번까지)

참고 : 1. 알칼리성분 : 칼슘, 나트륨, 칼륨, 마그네슘, 철 성분 등이 들어 있는 식품
2. 산성식품 : 인, 염소, 유황 등이 들어 있는 식품
3. 항산화비타민 : Vitamin E(α -tocopherol)
Vitamin C(cascorbic acid)
β -carotene

번호 Item No.	식품명 Food and Description	영 명 English Name	학 명 Scientific Name	가식부분 100g당 (per 100g edible portion)										자료출처 Source of Date
				에너지 Food Energy	수 분 Moisture	단백질 Protein	지질 Fat	탄수화물 Carbohydrate		칼슘 Calcium	인 Phos-phorus	철 Iron	비타민 Vitamin A	
								당질 Non-fibrous	섬유 Fiber	알카리성	산성	알카리성	총비타민 Total	
				Kcal	%	g	g	g	g	mg	mg	mg	I.U.	
897	청어, 훈제품	Herring, smoked	Clupea pallasi	311	40	32.8	18.5	1	0	78	580	5	0	East Asia
898	청어알	Herring, roe		139	69	25.2	4.1	0.4	0	44	92	4	50	수('82)
899	청어알, 말린 것	Herring, roe, dried		368	18	67.5	10.7	0.4	0	36	4	2	2	수('82)
900	청어알, 염장품	Herring, roe, salted		93	64.2	15.6	3.3	0.1	0	22	85	0.6	0	Japan ('82)
901	초어	Grass carp		81	80.2	17.6	0.5	0.3	0	142	342	5	-	수('82)
902	칠성장어	Lamprey	Lampetra japonica	253	60	21	18	0.3	0	9	117	18	25,000	수('82)
903	칠성장어, 말린 것	Lamprey, dried		406	36	33.3	29	0.5	0	14	157	28	150,000	수('82)
904	크릴	Krill	Euphausia superba	83	79	16.9	1.2	-	-	114	-	-	-	수('82)
905	크릴쥬스	Krill juice		76	81.7	12.7	2.4	-	-	-	-	-	-	수('82)
906	크릴 패이스트	Krill paste		120	74	16.5	5.5	-	-	180	-	-	-	수('82)
907	피문어, 말린 것	Pimuno, dried	Polypus variabilis	341	13.3	61.3	5.7	6.8	0	116	96	1.1	0	국('82)
908	피조개	Arkshell		85	79.8	15.5	0.5	3.5	0	36	91	10	100	수('82)
909	피조개, 가미통조림	Arkshell, seasoned, canned		121	69	18	1.3	7.8	0	54	91	8	5	수('82)
910	학꽁치	Half beak		94	78.9	18.6	1.6	0	0	121	140	1.2	53	East Asia
911	학꽁치, 조미	Half beak, seasoned		343	15	59.1	2	17.7	0	310	909	19.5	0	국('83)
912	해삼	Sea cucumber		18	91.6	2.5	0.1	1.5	0	31	7	0.6	10	수('82)

참고 : 1. 체액의 산, 염기 평행작용을 일정하게 유지[pH(수소이온농도) 7.4(7.35~7.45)]시키기 위한 알칼리성분의 식품과 산성식품의 균형 있는 식사 섭취로 항상성(Homeostasis) 유지를 위한 참고자료.
2. 혈중의 칼슘을 일정하게 조절 해주는 Calcitonin호르몬 또는 Thyrocalcitonin과 Parathyroid호르몬이다. 신체가 산성화 되었을 때 즉, 알칼리의 혈액(pH 7.35~7.45)이 되면 부갑상선이 자극되어 parathyroid hormon(PTH)의 산생이 항진되어 골의 파골세포에 영향을 주어 골에서 칼슘이 나와 혈액을 산성화시킨다.(원인 : 인이 많이 들어 있는 산성 식품의 섭취, 탄산가스, 젖산 등 운동에 의한 대사산물의 축적.여성 에스트로겐(estrogen)호르몬의 감소 등으로 골다공증에 하나의 원인)
3. Calcitonin호르몬은 갑상선이 자극되어(칼슘농도 8.0~10mg/dℓ정상 범위) 골의 골아세포에 작용하여 칼슘을 골에 침착시키는 호르몬

표 4-1 식품의 종류와 식품성분표(Food Composition Table) 총 1,080개

⑪ 어패류 식품의 종류와 식품성분표

(어패류(FISHES AND SHELLFISHES) 번호 545~928번까지)

참고 : 1. 알칼리성분 : 칼슘, 나트륨, 칼륨, 마그네슘, 철 성분 등이 들어 있는 식품
2. 산성식품 : 인, 염소, 유황 등이 들어 있는 식품
3. 항산화비타민 : Vitamin E(α-tocopherol)
Vitamin C(cascorbic acid)
β-carotene

번호 Item No.	식품명 Food and Description	영 명 English Name	학 명 Scientific Name	가식부분 100g당 (per 100g edible portion) 에너지 Food Energy	수 분 Moisture	단백질 Protein	지질 Fat	탄수화물 Carbohydrate		칼슘 Calcium	인 Phos-phorus	철 Iron	비타민 Vitamin A	자료출처 Source of Date
								당질 Non-fibrous	섬유 Fiber	알카리성	산성	알카리성	총비타민 Total	
				Kcal	%	g	g	g	g	mg	mg	mg	I.U.	
913	해삼, 내장젓	Sea cucumber, viscera, salted and fermented		53	76.5	9.3	1.3	0.5	0	76	110	8	90	수('82)
914	해삼, 말린 것	Sea cucumber, dried		189	38.9	39.2	1.3	2.3	1.2	304	230	10.4	-	수('82)
915	해파리	Jelly fish		38	72.8	4.2	0.8	3.2	0	704	66	-	0	국('77)
916	해파리, 젓갈	Jelly fish, salted and fermented		34	67	5.5	0	2.5	0	36	261	10	0	수('82)
917	홍어	Sakate ray		63	83.5	13.4	0.5	0.2	0	4	91	1	10	수('82)
918	홍합	Sea mussel, fresh		80	77.4	12.7	0.7	4.8	0	21	199	7	-	국('77)
919	홍합, 말린 것	Sea mussel, dried		309	25.2	47.7	4.3	16.3	0	242	759	4.2	0	국('77)
920	홍합, 통조림	Sea mussel, canned		94	79.5	15.8	2.3	1.3	0	165	84	10	0	수('82)
921	황다랑어	Yellowfin tuna, fresh		122	72.7	23.8	2.3	0	0	18	163	2	20	수('82)
922	황다랑어 유지통조림	Yellowfin tuna, canned in oil		152	65	29	3	0.3	0	3	176	3.6	0	수('82)
923	황다랑어 조미통조림	Yellowfin tuna, flake sesoned, canned		166	63.8	23.5	5.8	3.2	0	107	144	8	0	수('82)
924	황다랑어 통조림	Yellowfin tuna, flake boiled, canned		112	72.8	21.6	2.1	0.3	0	62	131	8	0	수('82)
925	황돔	Yellow sea-bream		111	76	19.4	3	0.3	0	31	91	1	90	수('82)
926	황새치	Sword fish		82	81	17	1	0	0	100	120	6.2	120	수('82)
927	황새치젓	Sword fish, salted and fermented		102	54.5	19.9	0.8	2.3	0	325	218	7	0	수('82)
928	황어	Dace		101	78	18	2.5	0.3	0	16	111	2.8	60	수('82)

참고 : 1. 체액의 산, 염기 평행작용을 일정하게 유지[pH(수소이온농도) 7.4(7.35~7.45)]시키기 위한 알칼리성분의 식품과 산성식품의 균형 있는 식사 섭취로 항상성(Homeostasis) 유지를 위한 참고자료.

2. 혈중의 칼슘을 일정하게 조절 해주는 Calcitonin호르몬 또는 Thyrocalcitonin과 Parathyroid호르몬이다. 신체가 산성화 되었을 때 즉, 알칼리의 혈액(pH 7.35~7.45)이 되면 부갑상선이 자극되어 parathyroid hormon(PTH)의 산생이 항진되어 골의 파골세포에 영향을 주어 골에서 칼슘이 나와 혈액을 산성화시킨다.(원인 : 인이 많이 들어 있는 산성 식품의 섭취, 탄산가스, 젖산 등 운동에 의한 대사산물의 축적.여성 에스트로겐(estrogen)호르몬의 감소 등으로 골다공증에 하나의 원인)

3. Calcitonin호르몬은 갑상선이 자극되어(칼슘농도 8.0~10mg/dℓ정상 범위) 골의 골아세포에 작용하여 칼슘을 골에 침착시키는 호르몬

표 4-1 식품의 종류와 식품성분표(Food Composition Table) 총 1,080개

⑫ 해조류 식품의 종류와 식품성분표

(해조류(SEAWEEDS) 번호 929~978번까지)

참고 : 1. 알칼리성분 : 칼슘, 나트륨, 칼륨, 마그네슘, 철 성분 등이 들어 있는 식품
2. 산성식품 : 인, 염소, 유황 등이 들어 있는 식품
3. 항산화비타민 : Vitamin E(α -tocopherol)
Vitamin C(cascorbic acid)
β -carotene

번호 Item No.	식품명 Food and Description	영 명 English Name	학 명 Scientific Name	가식부분 100g당 (per 100g edible portion) 에너지 Food Energy	수 분 Moisture	단백질 Protein	지질 Fat	탄수화물 Carbohydrate 당질 Non-fibrous	섬유 Fiber	칼슘 Calcium 알카리성	인 Phos-phorus 산성	철 Iron 알카리성	비타민 Vitamin A 총비타민 Total	자료출처 Source of Date
				Kcal	%	g	g	g	g	mg	mg	mg	I.U.	
929	갈파래, 말린 것	Sea lettuce, dried	Ulva lactuca	227	16.3	19	0.7	36.2	4.4	520	135	340.1	-	수('82)
930	곰피, 말린 것		Esklonia stdonitera	282	15.8	12.9	1.3	54.7	0	921	93	20.6	28	수('82)
931	곰피분말			237	7.9	10	1.4	46.1	5.3	-	-	-	-	수('82)
932	긴다시마		Laminaria longissima	137	15.8	6.9	1.3	38	10.8	-	-	-	0	수('77)
933	김, 말린 것	laver, dried		327	9	30.1	0.5	50.4	1.2	218	518	20.5	9,819	농영('85)
934	김, 생 것	Laver, fresh		21	91.4	3.5	0.1	1.6	0.4	-	-	-	-	수('82)
935	김, 상급품, 말린 것	Laver, dried superior quality		307	11.4	35.6	0.7	39.6	4.7	232	333	24	-	수('82)
936	김, 중급품, 말린 것	Laver, dried, ordinary quality		305	11.1	34.2	0.7	40.5	4.8	420	248	46	-	수('82)
937	김, 하급품, 말린 것	Laver, dried, inferior quality		278	13.4	29	0.6	39.1	7	455	182	72	-	수('82)
938	김, 장조림	Laver, tsukudani		73	69.3	4.7	0.5	12.4	0.3	196	72	24	-	수('82)
939	김, 강진, 말린 것	Laver, dried, Kangjin		329	9	29.7	0.1	52.4	0.9	216	615	16.6	9,768	농영('85)
940	김, 노마1호, 말린 것	Laver, dried, Noma 1		328	9.3	26.7	0.8	53.6	1.2	247	630	26.8	10,260	농영('85)
941	김, 돌김, 말린 것		Porphyra subo rbiculate	283	19.3	23.4	0.6	45.9	2.5	197	117	32	25	수('82)
942	김, 맛김, 말린 것	seasoned, laver, dried		298	10.2	42.6	0.3	31.1	1.3	230	382	31	9,825	국('77)
943	김, 수전사김, 말린 것		Phylloderma sacrum	342	6.5	25.1	0.1	60.1	1.2	1,518	98	0.2	0	수('82)
944	김, 완도, 말린 것	Laver, dried, Wando		333	9.5	29.9	0.3	52.7	1.1	202	353	15.9	14,300	농영('85)

참고 : 1. 체액의 산, 염기 평행작용을 일정하게 유지[pH(수소이온농도) 7.4(7.35~7.45)]시키기 위한 알칼리성분의 식품과 산성식품의 균형 있는 식사 섭취로 항상성(Homeostasis) 유지를 위한 참고자료.
2. 혈중의 칼슘을 일정하게 조절 해주는 Calcitonin호르몬 또는 Thyrocalcitonin과 Parathyroid호르몬이다. 신체가 산성화 되었을 때 즉, 알칼리의 혈액(pH 7.35~7.45)이 되면 부갑상선이 자극되어 parathyroid hormon(PTH)의 산생이 항진되어 골의 파골세포에 영향을 주어 골에서 칼슘이 나와 혈액을 산성화시킨다.(원인 : 인이 많이 들어 있는 산성 식품의 섭취, 탄산가스, 젖산 등 운동에 의한 대사산물의 축적.여성 에스트로겐(estrogen)호르몬의 감소 등으로 골다공증에 하나의 원인)
3. Calcitonin호르몬은 갑상선이 자극되어(칼슘농도 8.0~10mg/dℓ정상 범위) 골의 골아세포에 작용하여 칼슘을 골에 침착시키는 호르몬

표 4-1 식품의 종류와 식품성분표(Food Composition Table) 총 1,080개

⑫ 해조류 식품의 종류와 식품성분표

(해조류(SEAWEEDS) 번호 929~978번까지)

참고 : 1. 알칼리성분 : 칼슘, 나트륨, 칼륨, 마그네슘, 철 성분 등이 들어 있는 식품
2. 산성식품 : 인, 염소, 유황 등이 들어 있는 식품
3. 항산화비타민 : Vitamin E(α-tocopherol)
Vitamin C(cascorbic acid)
β-carotene

번호 Item No.	식품명 Food and Description	영 명 English Name	학 명 Scientific Name	가식부분 100g당 (per 100g edible portion) 에너지 Food Energy	수 분 Moisture	단백질 Protein	지질 Fat	탄수화물 Carbohydrate		칼슘 Calcium	인 Phos-phorus	철 Iron	비타민 Vitamin A	자료출처 Source of Date
								당질 Non-fibrous	섬유 Fiber	알카리성	산성	알카리성	총비타민 Total	
				Kcal	%	g	g	g	g	mg	mg	mg	I.U.	
945	김, 조선 김, 말린 것	Laver, dried, korean type		284	13.1	40	0.9	29	2.1	111	38	13.2	-	국('77)
946	김, 진도, 말린 것	Laver, dried, jindo		328	9.1	33.5	0.7	46.9	0.9	230	625	25.3	8,439	농영('85)
947	김, 초밥김, 말린 것	Laver, Japanese type, dried		295	12.9	32.7	0.8	39.2	1.7	196	49	17.6	33,749	국('77)
948	김, 흑산, 말린 것	Laver, dried Huksan		312	8.3	30.8	0.4	46.3	1.8	197	369	18	9,326	농영('85)
949	꼬시래기	Sewing thread, fresh	gracilaria verrucosa	55	83.5	2.3	0.2	11	0.5	455	8	112	0	수('82)
950	다시마, 말린 것	Sea tangle, dried	Laminaria Japonica	207	13.5	6.8	0.5	43.8	7.5	768	217	73.4	-	수('82)
951	다시마말이	Sea tangle, rolled		144	59.1	2.8	1.5	29.7	1.2	103	36	16	-	수('82)
952	다시마조림	Sea tangle, kelp tsukudani		95	60.4	6.3	0.7	15.8	1.7	375	176	28	10	수('82)
953	대황	tter	Ersenia bicyclis	234	19.3	7.5	0.1	50.8	9.8	1,012	98	24	0	수('82)
954	미생이, 말린 것		Caposiphon fulvescens	229	15.6	20.6	0.5	35.4	5.2	575	270	861.7	-	수('82)
955	모자반, 말린 것	Gulf weed, dried, Mojapan	Sargassum fulvellum	248	10.2	15.2	1.7	43	2.7	935	233	67.3	7,350	국('78)
956	모자반, 분말	Gulf weed, powder, Mojapan		314	11.1	14	3.9	33.4	7.4	-	-	-	-	수('82)
957	모자반, 생 것	Gulf weed, fresh Mojapan		30	86.2	1.8	0.2	5.2	1.5	209	61	22.7	-	수('82)
958	물미역	Fresh sea mustard	Laminaria religiosa	193	16.3	6	0.3	41.5	6.7	1,072	182	20	0	수('82)
959	미역, 말린 것	Sea mustard, dried		231	12.9	20.3	1.3	34.5	4	720	390	12	7,700	국('77)
960	미역, 분말	Sea mustard, powder		212	11.1	10.7	1.8	38.2	14.2	-	-	-	-	수('82)

참고 : 1. 체액의 산, 염기 평행작용을 일정하게 유지[pH(수소이온농도) 7.4(7.35~7.45)]시키기 위한 알칼리성분의 식품과 산성식품의 균형 있는 식사 섭취로 항상성(Homeostasis) 유지를 위한 참고자료.
2. 혈중의 칼슘을 일정하게 조절 해주는 Calcitonin호르몬 또는 Thyrocalcitonin과 Parathyroid호르몬이다. 신체가 산성화 되었을 때 즉, 알칼리의 혈액(pH 7.35~7.45)이 되면 부갑상선이 자극되어 parathyroid hormon(PTH)의 산생이 항진되어 골의 파골세포에 영향을 주어 골에서 칼슘이 나와 혈액을 산성화시킨다.(원인 : 인이 많이 들어 있는 산성 식품의 섭취, 탄산가스, 젖산 등 운동에 의한 대사산물의 축적, 여성 에스트로겐(estrogen)호르몬의 감소 등으로 골다공증에 하나의 원인)
3. Calcitonin호르몬은 갑상선이 자극되어(칼슘농도 8.0~10mg/dℓ정상 범위) 골의 골아세포에 작용하여 칼슘을 골에 침착시키는 호르몬

표 4-1 식품의 종류와 식품성분표(Food Composition Table) 총 1,080개

⑫ 해조류 식품의 종류와 식품성분표

(해조류(SEAWEEDS) 번호 929~978번까지)

참고 : 1. 알칼리성분 : 칼슘, 나트륨, 칼륨, 마그네슘, 철 성분 등이 들어 있는 식품
2. 산성식품 : 인, 염소, 유황 등이 들어 있는 식품
3. 항산화비타민 : Vitamin E(α -tocopherol)
Vitamin C(cascorbic acid)
β -carotene

번호 Item No.	식품명 Food and Description	영 명 English Name	학 명 Scientific Name	가식부분 100g당 (per 100g edible portion)										자료출처 Source of Date
				에너지 Food Energy	수 분 Moisture	단백질 Protein	지질 Fat	탄수화물 Carbohydrate		칼슘 Calcium	인 Phos-phorus	철 Iron	비타민 Vitamin A	
								당질 Non-fibrous	섬유 Fiber	알카리성	산성	알카리성	총비타민 Total	
				Kcal	%	g	g	g	g	mg	mg	mg	I.U.	
961	미역, 생 것	Sea mustard, fresh	Undaria pinnatifida	16	90.1	2	0.1	1.7	2.3	457	113	4.1	1,800	국('77)
962	미역, 튀각	Sea mustard, fried		554	7	3.2	52.2	17.9	8.5	792	486	14.2	925	국('77)
963	불등가사리		Gloiopeltis furcata	300	-	13.5	0.1	61.3	1.5	-	-	-	-	국('82)
964	비단풀		Ceramium kondoi	238	18	6.7	1.6	49.1	5.4	759	117	20	360	수('82)
965	삼석다시마		Laminaria angusta	238	18	6.7	1.6	49.1	5.4	759	117	20	360	수('82)
966	우무	Gelidium jelly		4	99	0.1	0	0.8	0	2	3	2	0	수('82)
967	이구다시마		Laminaria ochotensis	231	18.1	6.9	1.7	46.9	4.7	700	111	20	0	수('82)
968	진두발, 말린 것	Curly moss, dried		306	-	21.5	1.5	51.5	2	-	-	-	-	수('82)
969	청각	Sea staghorn fresh		12	92.6	1	0.2	1.2	0.6	119	4	8.7	-	국('77)
970	청각, 말린 것	Sea staghorn, dried		232	-	13.8	0.3	43.5	9.8	-	-	-	-	수('82)
971	청태	Green laver, dried		332	3.7	20.7	0.3	61.5	7.2	535	144	320	-	수('82)
972	클로렐라, 말린 것	Chlorella, dried		246	10.3	45.3	7.2	-	-	117	1,536	73.4	-	수('82)
973	톳	Fusiforme, fresh	Hizikia fusiforme	62	87	9.7	1.9	1.4	-	360	-	-	450	보전('74)
974	톳, 말린 것	Fusiforme, dried		136	32.7	6.6	0.8	25.7	6.3	768	118	76.2	-	수('82)
975	톳, 자건품	Fusiforme, boild, dried		214	16.8	5.6	0.8	29.8	13	1,250	37	57.9	0	수('82)
976	파래, 말린 것	Sea lettuce, dried		269	15.2	23.8	0.6	42.1	4.6	652	150	17.2	0	수('82)
977	한천	Agar-agar	Gelidium amansil	309	20.1	2.3	0.1	74.6	0	357	5	10	0	수('82)
978	홑파래		Monostroma nitidum	299	10	14.4	0.2	59.8	4.8	-	-	-	-	수('82)

참고 : 1. 체액의 산, 염기 평행작용을 일정하게 유지[pH(수소이온농도) 7.4(7.35~7.45)]시키기 위한 알칼리성분의 식품과 산성식품의 균형 있는 식사 섭취로 항상성(Homeostasis) 유지를 위한 참고자료.
2. 혈중의 칼슘을 일정하게 조절 해주는 Calcitonin호르몬 또는 Thyrocalcitonin과 Parathyroid호르몬이다. 신체가 산성화 되었을 때 즉, 알칼리의 혈액(pH 7.35~7.45)이 되면 부갑상선이 자극되어 parathyroid hormon(PTH)의 산생이 항진되어 골의 파골세포에 영향을 주어 골에서 칼슘이 나와 혈액을 산성화시킨다.(원인 : 인이 많이 들어 있는 산성 식품의 섭취, 탄산가스, 젖산 등 운동에 의한 대사산물의 축적. 여성 에스트로겐(estrogen)호르몬의 감소 등으로 골다공증에 하나의 원인)
3. Calcitonin호르몬은 갑상선이 자극되어(칼슘농도 8.0~10mg/dℓ정상 범위) 골의 골아세포에 작용하여 칼슘을 골에 침착시키는 호르몬

표 4-1 식품의 종류와 식품성분표(Food Composition Table) 총 1,080개

⑬ 유류 식품의 종류와 식품성분표

(유류 및 그 밖의 유류제품(MILK AND MILK PRODUCTS) 번호 979~996번까지)

참고 : 1. 알칼리성분 : 칼슘, 나트륨, 칼륨, 마그네슘, 철 성분 등이 들어 있는 식품
2. 산성식품 : 인, 염소, 유황 등이 들어 있는 식품
3. 항산화비타민 : Vitamin E(α-tocopherol)
Vitamin C(cascorbic acid)
β-carotene

번호 Item No.	식품명 Food and Description	영 명 English Name	학 명 Scientific Name	가식부분 100g당 (per 100g edible portion)										자료출처 Source of Date
				에너지 Food Energy	수 분 Moisture	단백질 Protein	지질 Fat	탄수화물 Carbohydrate		칼슘 Calcium	인 Phos-phorus	철 Iron	비타민 Vitamin A	
								당질 Non-fibrous	섬유 Fiber	알카리성	산성	알카리성	총비타민 Total	
				Kcal	%	g	g	g	g	mg	mg	mg	I.U.	
979	분유, 전지분유	Whole milk powder		498	2.2	26.7	26.8	38.4	0	899	811	0.5	550	국('77)
980	분유, 조제분유	Modified milk powder		465	2.4	190	19.3	55.3	0	617	470	6.8	2,400	국('77)
981	분유, 탈지분유	Skin milk powder		363	3	35.2	0.8	53.1	0	1,300	-	10.2	277	국('77)
982	산양유 (염소유)	Goat's milk		63	88	3.1	3.6	4.5	0	120	90	0.1	120	Japan ('82)
983	샤베트	Sherbet		129	69	1	1	28.7	0	22	22	0.1	0	Japan ('82)
984	아이스크림, 12% 유지방	Ice-cream, 12% milk fat		211	61.3	3.5	12	22.4	0	130	110	0.1	410	Japan ('82)
985	아이스크림, 8%유지방	Ice-cream, 8% milk fat		180	63.9	3.9	8	23.2	0	140	120	0.1	230	Japan ('82)
986	연유, 가당	Sweetened condensed milk		333	25.2	8.4	8.2	56.4	0	311	232	0.3	200	국('77)
987	연유, 무가당	Unsweetened condensed milk		134	74.1	8	7.3	9	0	225	189	0.1	180	국('77)
988	요구르트	Yoghurt		77	80	3.5	0.1	15.5	0	120	100	0.1	0	Japan ('82)
989	우유, 액상	Cow's milk, fluid		58	88.7	2.9	3.2	4.5	0	100	90	0.1	110	Japan ('82)
990	우유, 탈지우유	Skin milk		32	91.5	3	0.1	4.7	0	100	95	0.1	0	Japan ('82)
991	인유	Human milk		65	88	1.1	3.5	7.2	0	27	14	0.1	170	Japan ('82)
992	치즈, 가공치즈	Processed cheese		348	43.2	21.8	27.8	2	0.8	613	613	0.6	700	국('77)
993	치즈, 자연치즈	Natural cheese		407	33.8	29.9	310	0.8	0	895	639	1.1	800	국('77)
994	카제인	Casein		378	10.6	86.2	1.5	0	0	26	120	0.8	0	Japan ('82)
995	크림, 45% 유지방	Cream, 45% milk fat		433	49.5	2	45	3.1	0	60	50	0.1	1,500	Japan ('82)
996	크림, 20% 유지방	Cream, 20% milk fat		208	73.3	2.4	20	3.7.	0	85	80	0.1	680	Japan ('82)

참고 : 1. 체액의 산, 염기 평행작용을 일정하게 유지[pH(수소이온농도) 7.4(7.35~7.45)]시키기 위한 알칼리성분의 식품과 산성식품의 균형 있는 식사 섭취로 항상성(Homeostasis) 유지를 위한 참고자료.

2. 혈중의 칼슘을 일정하게 조절 해주는 Calcitonin호르몬 또는 Thyrocalcitonin과 Parathyroid호르몬이다. 신체가 산성화 되었을 때 즉, 알칼리의 혈액(pH 7.35~7.45)이 되면 부갑상선이 자극되어 parathyroid hormon(PTH)의 산생이 항진되어 골의 파골세포에 영향을 주어 골에서 칼슘이 나와 혈액을 산성화시킨다.(원인 : 인이 많이 들어 있는 산성 식품의 섭취, 탄산가스, 젖산 등 운동에 의한 대사산물의 축적. 여성 에스트로겐(estrogen)호르몬의 감소 등으로 골다공증에 하나의 원인)

3. Calcitonin호르몬은 갑상선이 자극되어(칼슘농도 8.0~10mg/dℓ정상 범위) 골의 골아세포에 작용하여 칼슘을 골에 침착시키는 호르몬

표 4-1 식품의 종류와 식품성분표(Food Composition Table) 총 1,080개

⑭ 유지류 식품의 종류와 식품성분표

(유지류(OILS AND FATS) 번호 997~1012번까지)

참고 : 1. 알칼리성분 : 칼슘, 나트륨, 칼륨, 마그네슘, 철 성분 등이 들어 있는 식품

2. 산성식품 : 인, 염소, 유황 등이 들어 있는 식품

3. 항산화비타민 : Vitamin E(α-tocopherol)

Vitamin C(cascorbic acid)

β-carotene

번호 Item No.	식품명 Food and Description	영 명 English Name	학 명 Scientific Name	가식부분 100g당 (per 100g edible portion) 에너지 Food Energy	수 분 Moisture	단백질 Protein	지질 Fat	탄수화물 Carbohydrate 당질 Non-fibrous	섬유 Fiber	칼슘 Calcium 알카리성	인 Phos-phorus 산성	철 Iron 알카리성	비타민 Vitamin A 총비타민 Total	자료출처 Source of Date
				Kcal	%	g	g	g	g	mg	mg	mg	I.U.	
997	돼지기름	Lard		902	0	0	100	-	0	0	0	0	0	East Asia
998	들기름	perilla oil		884	0	0	100	0	0	0	0	0	0	국('77)
999	땅콩기름	Peanut oil		884	-	-	99.9	0	0	-	-	-	-	USDA
1000	마가린	Margarine		759	15	0.3	82.1	0.5	0	11	10	0	0	Japan ('82)
1001	버터	Butter		723	17	0.5	81.4	2.2	0	71	-	2.1	1,900	국('77)
1002	분말크림, 식물성	Cream powder, vegetable fat		532	3	4.5	30.9	58.9	0	270	410	2	0	국('77)
1003	분말크림, 유지방성	Cream powder, milk fat		519	4.5	16	29.5	47.4	0	27	181	1	854	국('77)
1004	생선기름	Marine oil		902	0	0	100	0	0	0	0	0	1,971	Philipines
1005	쇠기름	Beef tallow		878	0	0.3	99.7	0	0	6	7	0.4	600	East Asia
1006	쇼트닝	Shortening		884	0	0	100	0	0	0	0	0	0	국('77)
1007	쌀겨기름	Rice bran oil		884	0	0	100	0	0	0	0	0	0	국('77)
1008	양기름	Mutton tallow		940	0	0.1	99.9	0	0	0	2	0.1	220	Japan ('82)
1009	옥수수기름	Mutton tallow		880	0.4	0	99.6	0	0	33	0	0.2	15	Philippines
1010	유채기름	Rape seed oil		884	0	0	100	0	0	0	0	0	0	국('77)
1011	참기름	Sesame oil		883	0.1	0	99.9	0	0	0	0	0	0	국('77)
1012	콩기름	soy bean oil		883	0.1	0	99.9	0	0	0	0	0	0	국('77)

참고 : 1. 체액의 산, 염기 평행작용을 일정하게 유지[pH(수소이온농도) 7.4(7.35~7.45)]시키기 위한 알칼리성분의 식품과 산성식품의 균형 있는 식사 섭취로 항상성(Homeostasis) 유지를 위한 참고자료.

2. 혈중의 칼슘을 일정하게 조절 해주는 Calcitonin호르몬 또는 Thyrocalcitonin과 Parathyroid호르몬이다. 신체가 산성화 되었을 때 즉, 알칼리의 혈액(pH 7.35~7.45)이 되면 부갑상선이 자극되어 parathyroid hormon(PTH)의 산생이 항진되어 골의 파골세포에 영향을 주어 골에서 칼슘이 나와 혈액을 산성화시킨다.(원인 : 인이 많이 들어 있는 산성 식품의 섭취, 탄산가스, 젖산 등 운동에 의한 대사산물의 축적. 여성 에스트로겐(estrogen)호르몬의 감소 등으로 골다공증에 하나의 원인)

3. Calcitonin호르몬은 갑상선이 자극되어(칼슘농도 8.0~10mg/dℓ정상 범위) 골의 골아세포에 작용하여 칼슘을 골에 침착시키는 호르몬

표 4-1 식품의 종류와 식품성분표(Food Composition Table) 총 1,080개

⑮ 음료 및 주류 식품의 종류와 식품성분표

(음료 및 주류(BEVERAGES) 번호 1013~1052번까지

참고 : 1. 알칼리성분 : 칼슘, 나트륨, 칼륨, 마그네슘, 철 성분 등이 들어 있는 식품
2. 산성식품 : 인, 염소, 유황 등이 들어 있는 식품
3. 항산화비타민 : Vitamin E(α -tocopherol)
Vitamin C(cascorbic acid)
β -carotene

번호 Item No.	식품명 Food and Description	영 명 English Name	학 명 Scientific Name	가식부분 100g당 (per 100g edible portion) 에너지 Food Energy	수 분 Moisture	단백질 Protein	지질 Fat	탄수화물 Carbohydrate 당질 Non-fibrous	섬유 Fiber	칼슘 Calcium 알카리성	인 Phos-phorus 산성	철 Iron 알카리성	비타민 Vitamin A 총비타민 Total	자료출처 Source of Date
				Kcal	%	g	g	g	g	mg	mg	mg	I.U.	
1013	감잎차	Persimon leaf tea		296	9.1	12.2	2.8	55.4	12.1	740	75	22.6	-	농영('83)
1014	결명자차	Kyolmyongja tea		342	13.5	10.6	10.8	50.8	9.4	533	430	18.2	-	농영('83)
1015	계피차	Cinnamon tea		369	9.1	0	1.4	89	-	0	14	2.3	31	국('77)
1016	구기자차, 진도산	Boxthorn tea		343	12.5	14.6	10.7	47	10.2	49	259	14.7	48,800	국('78)
1017	녹차	Green tea, Leaves, dried		300	7.7	28.3	4.8	53.6	9.6	245	415	18.9	14,000	East Asia
1018	다시마차	Sea tangle tea		208	17.1	6.9	1.3	42.2	7	0	0	0	-	농영('83)
1019	두충차	Duchung tea		288	9.4	14.6	4.2	47.9	15.5	894	166	17.4	-	농영('83)
1020	드라이진	Dry jin		263	62	0	0	0	0	0	0	0	0	국('77) alcohol 38%
1021	막걸리	Takju (Korean turbid rice liquor)		55	90.7	1.9	0.1	1.2	0	14	28	0.8	0	국('77)
1022	맥주	Beer		48	90.9	0.6	0	4.4	0	4	16	0.1	0	국('77) Alcohol 4%
1023	맥주, 생맥주	Beer, raw type		37	92.1	0.5	0	3.1	0	2	16	0.1	0	Japan ('76) alcohol 4.20%
1024	맥주, 합성맥주	Beer, imitation type		37	92.4	0.2	0	2.8	0	3	15	0	0	Japan ('76) alcohol 4.50%
1025	맥주, 흑맥주	Black beer		46	91.2	0.5	0	4.2	0	4	30	0	0	Japan ('76) alcohol 5%

참고 : 1. 체액의 산, 염기 평행작용을 일정하게 유지[pH(수소이온농도) 7.4(7.35~7.45)]시키기 위한 알칼리성분의 식품과 산성식품의 균형 있는 식사섭취로 항상성(Homeostasis) 유지를 위한 참고자료.
2. 혈중의 칼슘을 일정하게 조절 해주는 Calcitonin호르몬 또는 Thyrocalcitonin과 Parathyroid호르몬이다. 신체가 산성화 되었을 때 즉, 알칼리의 혈액(pH 7.35~7.45)이 되면 부갑상선이 자극되어 parathyroid hormon(PTH)의 산생이 항진되어 골의 파골세포에 영향을 주어 골에서 칼슘이 나와 혈액을 산성화시킨다.(원인 : 인이 많이 들어 있는 산성 식품의 섭취, 탄산가스, 젖산 등 운동에 의한 대사산물의 축적. 여성 에스트로겐(estrogen)호르몬의 감소 등으로 골다공증에 하나의 원인)
3. Calcitonin호르몬은 갑상선이 자극되어(칼슘농도 8.0~10mg/dℓ정상 범위) 골의 골아세포에 작용하여 칼슘을 골에 침착시키는 호르몬

표 4-1 식품의 종류와 식품성분표(Food Composition Table) 총 1,080개

⑮ 음료 및 주류 식품의 종류와 식품성분표

(음료 및 주류(BEVERAGES) 번호 1013~1052번까지

참고 : 1. 알칼리성분 : 칼슘, 나트륨, 칼륨, 마그네슘, 철 성분 등이 들어 있는 식품

2. 산성식품 : 인, 염소, 유황 등이 들어 있는 식품

3. 항산화비타민 : Vitamin E(α -tocopherol)

Vitamin C(cascorbic acid)

β -carotene

번호 Item No.	식품명 Food and Description	영 명 English Name	학 명 Scientific Name	가식부분 100g당 (per 100g edible portion)										자료출처 Source of Date
				에너지 Food Energy	수 분 Moisture	단백질 Protein	지질 Fat	탄수화물 Carbohydrate		칼슘 Calcium	인 Phos-phorus	철 Iron	비타민 Vitamin A	
								당질 Non-fibrous	섬유 Fiber	알카리성	산성	알카리성	총비타민 Total	
				Kcal	%	g	g	g	g	mg	mg	mg	I.U.	
1026	브랜디, 특급	Brandy, special class		250	63.9	0	0	0	0	0	0	0	0	Japan ('82) alcohol 43%
1027	브랜디, 1급	Brandy, first class		291	64.8	0	0	0	0	0	0	0	0	Japan ('82) alcohol 42%
1028	브랜디 2급	Brandy, second class		270	67.5	0	0	0	0	0	0	0	0	Japan ('82) alcohol 39%
1029	사이다	Cider		40	89.6	0	0	10.4	0	-	-	-	0	국('82)
1030	샴페인	Champagne		44	93.4	0	0	0.5	0	2	4	-	0	국('77) alcohol 6%
1031	소주	Soju, Distilled liquor		173	75	0	0	0	0	0	0	0	0	국('77) alcohol 25%
1032	식혜	Sikhye (Sweet rice beverage)		104	74	2.4	0.1	22.7	0.6	75	25	0.4	0	Japan ('82)
1033	쌍화차	Ssanghwa tea		374	4	0	0.6	92.1	0	186	164	60	185	국('77)
1034	오미자차	Omija Tea		323	12	16.3	7	48.7	12.1	766	204	10.5	-	농영('83)
1035	원두커피	Coffee, roasted beans		378	4.6	13.7	13.5	50.3	13.4	98	168	4	0	국('77)
1036	위스키	Whisky		277	60	0	0	0	0	0	0	0	0	국('77) alcohol 40%
1037	유자차	Citron tea		375	5.3	2.7	0	91.1	0.1	9	96	1.2	0	국('77)
1038	인삼차	Ginseng tea		393	1.7	1.6	0.3	96	0	16	142	4.8	-	국('77)

참고 : 1. 체액의 산, 염기 평행작용을 일정하게 유지[pH(수소이온농도) 7.4(7.35~7.45)]시키기 위한 알칼리성분의 식품과 산성식품의 균형 있는 식사 섭취로 항상성(Homeostasis) 유지를 위한 참고자료.

2. 혈중의 칼슘을 일정하게 조절 해주는 Calcitonin호르몬 또는 Thyrocalcitonin과 Parathyroid호르몬이다. 신체가 산성화 되었을 때 즉, 알칼리의 혈액(pH 7.35~7.45)이 되면 부갑상선이 자극되어 parathyroid hormon(PTH)의 산생이 항진되어 골의 파골세포에 영향을 주어 골에서 칼슘이 나와 혈액을 산성화시킨다.(원인 : 인이 많이 들어 있는 산성 식품의 섭취, 탄산가스, 젖산 등 운동에 의한 대사산물의 축적. 여성 에스트로겐(estrogen)호르몬의 감소 등으로 골다공증에 하나의 원인)

3. Calcitonin호르몬은 갑상선이 자극되어(칼슘농도 8.0~10mg/dℓ정상 범위) 골의 골아세포에 작용하여 칼슘을 골에 침착시키는 호르몬

표 4-1 식품의 종류와 식품성분표(Food Composition Table) 총 1,080개

⑮ 음료 및 주류 식품의 종류와 식품성분표

(음료 및 주류(BEVERAGES) 번호 1013~1052번까지

참고 : 1. 알칼리성분 : 칼슘, 나트륨, 칼륨, 마그네슘, 철 성분 등이 들어 있는 식품

2. 산성식품 : 인, 염소, 유황 등이 들어 있는 식품

3. 항산화비타민 : Vitamin E(α-tocopherol)

Vitamin C(cascorbic acid)

β-carotene

번호 Item No.	식품명 Food and Description	영 명 English Name	학 명 Scientific Name	가식부분 100g당 (per 100g edible portion) 에너지 Food Energy	수 분 Moisture	단백질 Protein	지질 Fat	탄수화물 Carbohydrate 당질 Non-fibrous	섬유 Fiber	칼슘 Calcium 알카리성	인 Phos-phorus 산성	철 Iron 알카리성	비타민 Vitamin A 총비타민 Total	자료출처 Source of Date
				Kcal	%	g	g	g	g	mg	mg	mg	I.U.	
1039	진저애일	Ginger ale		380	3.8	2	0.3	92.3	0	8	63	8.7	47	국('77)
1040	청주	Sake		130	79.3	0.6	0	4	0	5	8	0.1	0	국('77) alcohol 16%
1041	치커리차	Chicory tea		342	5.9	4.3	1.5	77.7	7	170	166	27	0	국('77)
1042	커피	Coffee, regular		354	3.2	19.6	0.7	67.2	0	220	320	8.3	0	국('77)
1043	커피가루	Coffee, dry powder, instant		359	2.1	14.5	10.5	51.6	17	181	151	3.6	0	국('77)
1044	커피음료	coffee, beverage, instant		1	98.1	-	-	-	-	2	4	0.1	0	USDA
1045	컴프리차	Camfery tea		359	9.7	1.7	0.1	87.8	0	37	19	2.1	0	국('79)
1046	코코아가루	Cocoa powder (nonfat dry milk)		359	1.9	18.6	2.9	70.8	0.5	589	545	1.8	20	East Asia
1047	콜라	Cola		39	90.3	0	0	9.7	0	-	-	-	0	국('82)
1048	포도주, 단포도주	Sweet wine		123	76.9	0.1	0	12.2	0	4	5	0.3	0	Japan ('82) alcohol 14%
1049	포도주, 백포도주	White wine		93	85.6	0.2	0	2	0	9	4	0.8	0	국('77) alcohol 12%
1050	포도주, 적포도주	Red wine		84	86.8	0.3	0	0.7	0	15	8	0.8	0	국('77) alcohol 12%
1051	홍삼차	Red ginseng tea		393	2.2	6.8	0.7	89.9	0	6	20	0.3	201	국('80)
1052	홍차	Black tea		-	99.7	0.1	0	0.1	0	2	3	0	0	보건('74)

참고 : 1. 체액의 산, 염기 평행작용을 일정하게 유지[pH(수소이온농도) 7.4(7.35~7.45)]시키기 위한 알칼리성분의 식품과 산성식품의 균형 있는 식사 섭취로 항상성(Homeostasis) 유지를 위한 참고자료.

2. 혈중의 칼슘을 일정하게 조절 해주는 Calcitonin호르몬 또는 Thyrocalcitonin과 Parathyroid호르몬이다. 신체가 산성화 되었을 때 즉, 알칼리의 혈액(pH 7.35~7.45)이 되면 부갑상선이 자극되어 parathyroid hormon(PTH)의 산생이 항진되어 골의 파골세포에 영향을 주어 골에서 칼슘이 나와 혈액을 산성화시킨다.(원인 : 인이 많이 들어 있는 산성 식품의 섭취, 탄산가스, 젖산 등 운동에 의한 대사산물의 축적.여성 에스트로겐(estrogen)호르몬의 감소 등으로 골다공증에 하나의 원인)

3. Calcitonin호르몬은 갑상선이 자극되어(칼슘농도 8.0~10mg/dℓ정상 범위) 골의 골아세포에 작용하여 칼슘을 골에 침착시키는 호르몬

표 4-1 식품의 종류와 식품성분표(Food Composition Table) 총 1,080개

⑯ 조미료류 식품의 종류와 식품성분표

(조미료류(SEASONINGS) 번호 1053~1070번까지)

참고 : 1. 알칼리성분 : 칼슘, 나트륨, 칼륨, 마그네슘, 철 성분 등이 들어 있는 식품
2. 산성식품 : 인, 염소, 유황 등이 들어 있는 식품
3. 항산화비타민 : Vitamin E(α-tocopherol)
Vitamin C(cascorbic acid)
β-carotene

번호 Item No.	식품명 Food and Description	영 명 English Name	학 명 Scientific Name	가식부분 100g당 (per 100g edible portion)										자료출처 Source of Date
				에너지 Food Energy	수 분 Moisture	단백질 Protein	지질 Fat	탄수화물 Carbohydrate		칼슘 Calcium	인 Phos-phorus	철 Iron	비타민 Vitamin A	
								당질 Non-fibrous	섬유 Fiber	알카리성	산성	알카리성	총비타민 Total	
				Kcal	%	g	g	g	g	mg	mg	mg	I.U.	
1053	가두된장	Powdered soybean paste		285	8.2	36.8	7.6	17.3	3.5	0.4	-	11.2	0	국('77) salt 23%
1054	겨자가루	Mustard powder		436	8.3	33.7	21.6	26.8	4.9	200	960	9.3	-	국('77)
1055	고추장	Kochujang (fermented hot pepper-soybean paste)		136	47.7	8.9	4.1	15.9	3.5	126	72	13.6	0	국('77) 5% red pepper powder
1056	고추장, 가루고추장	Modified soybean paste powder with red pepper		292	4.4	10.4	1.4	59.5	4.7	59	113	5.9	11,760	국('78)
1057	된장	Soybean paste		128	51.5	12	1.4	10.7	3.8	122	141	5.1	0	국('77)
1058	마요네즈	Mayonnaise		655	23.7	1.9	70.9	2.3	0	21	33	0.8	200	국('77)
1059	멸치다시다	Tasida, anchovy		212	2.5	10	0.6	41.7	0.2	412	77	4.6	531	국('77)
1060	쇠고기 다시다	Tasida, beef		280	3.4	15.1	10.9	30.3	0.3	20	72	8.3	249	국('77)
1061	소금, 식염	Table salt		-	0.1	0	0	0	0	30	0	0	0	Japan ('82)
1062	식초	Vinegar		18	92.2	0.2	0	0	0.3	-	-	-	0	국('77)

참고 : 1. 체액의 산, 염기 평형작용을 일정하게 유지[pH(수소이온농도) 7.4(7.35~7.45)]시키기 위한 알칼리성분의 식품과 산성식품의 균형 있는 식사 섭취로 항상성(Homeostasis) 유지를 위한 참고자료.
2. 혈중의 칼슘을 일정하게 조절 해주는 Calcitonin호르몬 또는 Thyrocalcitonin과 Parathyroid호르몬이다. 신체가 산성화 되었을 때 즉, 알칼리의 혈액(pH 7.35~7.45)이 되면 부갑상선이 자극되어 parathyroid hormon(PTH)의 산생이 항진되어 골의 파골세포에 영향을 주어 골에서 칼슘이 나와 혈액을 산성화시킨다.(원인 : 인이 많이 들어 있는 산성 식품의 섭취, 탄산가스, 젖산 등 운동에 의한 대사산물의 축적. 여성 에스트로겐(estrogen)호르몬의 감소 등으로 골다공증에 하나의 원인)
3. Calcitonin호르몬은 갑상선이 자극되어(칼슘농도 8.0~10mg/dℓ정상 범위) 골의 골아세포에 작용하여 칼슘을 골에 침착시키는 호르몬

표 4-1 식품의 종류와 식품성분표(Food Composition Table) 총 1,080개

⑯ 조미료류 식품의 종류와 식품성분표

(조미료류(SEASONINGS) 번호 1053~1,070번까지)

참고 : 1. 알칼리성분 : 칼슘, 나트륨, 칼륨, 마그네슘, 철 성분 등이 들어 있는 식품
2. 산성식품 : 인, 염소, 유황 등이 들어 있는 식품
3. 항산화비타민 : Vitamin E(α-tocopherol)
Vitamin C(cascorbic acid)
β-carotene

번호 Item No.	식품명 Food and Description	영 명 English Name	학 명 Scientific Name	가식부분 100g당 (per 100g edible portion)										자료출처 Source of Date
				에너지 Food Energy	수 분 Moisture	단백질 Protein	지질 Fat	탄수화물 Carbohydrate		칼슘 Calcium	인 Phos-phorus	철 Iron	비타민 Vitamin A	
								당질 Non-fibrous	섬유 Fiber	알카리성	산성	알카리성	총비타민 Total	
				Kcal	%	g	g	g	g	mg	mg	mg	I.U.	
1063	왜간장	Shoyu (Japanese-style soy sauce)		42	74.4	6.9	0.6	2.2	0	68	58	3.1	0	국('77)
1064	왜된장	Miso (Japanese-style soybean paste)		156	50	14	5	14.3	1.9	115	190	4	0	Japan ('76)
1065	조미분	Modified soybean sauce		174	2.7	16.6	0.8	25.1	0	113	68	20	0	국('78)
1066	조미소	M.S.G.		396	1	99	0	0	0	0	0	0	0	Calculated
1067	조선간장	Kanjang (Korean-style soy sauce)		38	71.7	4.3	0.4	4.4	0	62	38	5.2	0	국('77)
1068	청국장	Chongkukjang (fermented soy-bean)		200	59.5	16.5	10	9.8	2.3	90	190	3.3	0	Japan ('82)
1069	카레가루	Curry powder		431	2.9	8.2	20.7	53.8	0	119	89	5	0	국('77)
1070	후추가루	Black pepper powder		343	11.7	12.4	7.1	57.7	5.9	141	332	10.6	-	국('77)

참고 : 1. 체액의 산, 염기 평행작용을 일정하게 유지[pH(수소이온농도) 7.4(7.35~7.45)]시키기 위한 알칼리성분의 식품과 산성식품의 균형 있는 식사 섭취로 항상성(Homeostasis) 유지를 위한 참고자료.

2. 혈중의 칼슘을 일정하게 조절 해주는 Calcitonin호르몬 또는 Thyrocalcitonin과 Parathyroid호르몬이다. 신체가 산성화 되었을 때 즉, 알칼리의 혈액(pH 7.35~7.45)이 되면 부갑상선이 자극되어 parathyroid hormon(PTH)의 산생이 항진되어 골의 파골세포에 영향을 주어 골에서 칼슘이 나와 혈액을 산성화시킨다.(원인 : 인이 많이 들어 있는 산성 식품의 섭취, 탄산가스, 젖산 등 운동에 의한 대사산물의 축적. 여성 에스트로겐(estrogen)호르몬의 감소 등으로 골다공증에 하나의 원인)

3. Calcitonin호르몬은 갑상선이 자극되어(칼슘농도 8.0~10mg/dℓ정상 범위) 골의 골아세포에 작용하여 칼슘을 골에 침착시키는 호르몬

표 4-1 식품의 종류와 식품성분표(Food Composition Table) 총 1,080개

⑰ 기타 식품의 종류와 식품성분표

(기타(MISCELLANEOUS) 번호 1071~1,080번까지)

참고 : 1. 알칼리성분 : 칼슘, 나트륨, 칼륨, 마그네슘, 철 성분 등이 들어 있는 식품
2. 산성식품 : 인, 염소, 유황 등이 들어 있는 식품
3. 항산화비타민 : Vitamin E(α -tocopherol)
Vitamin C(cascorbic acid)
β -carotene

번호 Item No.	식품명 Food and Description	영 명 English Name	학 명 Scientific Name	가식부분 100g당 (per 100g edible portion)										자료출처 Source of Date
				에너지 Food Energy	수 분 Moisture	단백질 Protein	지질 Fat	탄수화물 Carbohydrate		칼슘 Calcium	인 Phos-phorus	철 Iron	비타민 Vitamin A	
								당질 Non-fibrous	섬유 Fiber	알카리성	산성	알카리성	총비타민 Total	
				Kcal	%	g	g	g	g	mg	mg	mg	I.U.	
1071	메뚜기	Rice hopper, dried	Locustidae	278	23.6	64.2	2.4	-	0	25	585	42	92	국('77)
1072	번데기	Silkworm pupa, dried		212	62.1	19.8	13.1	3.8	0	76	273	2.9	-	국('77)
1073	삼백초, 잎		Houttuynia cordate	273	10.3	12.8	4.1	46	13.6	98	228	5.2	0	농영('84)
1074	삼백초, 줄기			191	9.8	4.9	1.5	39.4	31.7	7	283	4.9	0	농영('84)
1075	솔잎	Pine leaves		132	58.1	4.5	3.9	19.6	13.3	61	51	3.1	5,165	농영('84)
1076	송화가루	Pine pollen powder		400	7.6	17.4	8.4	63.4	0	5	489	2	206	농영('85)
1077	이유식	Weaning food		426	4.3	15.4	11.6	64.9	0.8	180	320	7.8	170	국('78)
1078	인삼, 백삼	Ginseng, dried		326	10.1	15.7	0.5	64.6	5.2	227	385	33.5	0	농영('84)
1079	인삼, 수삼	Ginseng, fresh		102	72.1	4.5	0.3	20.2	1.5	113	97	8.3	0	농영('84)
1080	효소, 건조 (이스트)	Yeast, dried		284	5	40	1.6	42.8	2.3	50	1,300	20	0	Japsn ('82)

참고 : 1. 체액의 산, 염기 평행작용을 일정하게 유지[pH(수소이온농도) 7.4(7.35~7.45)]시키기 위한 알칼리성분의 식품과 산성식품의 균형 있는 식사 섭취로 항상성(Homeostasis) 유지를 위한 참고자료.

2. 혈중의 칼슘을 일정하게 조절 해주는 Calcitonin호르몬 또는 Thyrocalcitonin과 Parathyroid호르몬이다. 신체가 산성화 되었을 때 즉, 알칼리의 혈액(pH 7.35~7.45)이 되면 부갑상선이 자극되어 parathyroid hormon(PTH)의 산생이 항진되어 골의 파골세포에 영향을 주어 골에서 칼슘이 나와 혈액을 산성화시킨다.(원인 : 인이 많이 들어 있는 산성 식품의 섭취, 탄산가스, 젖산 등 운동에 의한 대사산물의 축적.여성 에스트로겐(estrogen)호르몬의 감소 등으로 골다공증에 하나의 원인)

3. Calcitonin호르몬은 갑상선이 자극되어(칼슘농도 8.0~10mg/dℓ정상 범위) 골의 골아세포에 작용하여 칼슘을 골에 침착시키는 호르몬

2. 하루의 에너지 섭취량 계산과 식사진단법

하루의 에너지 총 섭취량을 조사하기 위한 음식물의 섭취에 따른 하루 에너지 섭취량에 대한 그 기입양식은 다음 표 4-2에서 음식물섭취조사와 그 기재 양식(예)과 표 4-3에서 음식물섭취와 하루에너지섭취량에 대한 그 기재양식(예)을 나타내었다. 기입할 때는 기본적으로는 음식물 기입법과 식품양을 재는 방법과 외식기입방법으로 나누었다. 그리고 표 4-3의 양식을 통하여 하루에너지 총 섭취량을 계산 할 수 있는 방법을 나타내었다.

1) 음식물 섭취 기입법

하루 섭취한 음식물에 대한음식물재료법의 명칭이나, 종류, 형태등을 구체적으로 기입한다. 그 방법은 ① 빵은 식빵, 롤빵, 프랑스빵 등으로 나누어 기재하며 ② 육류는 소, 돼지, 닭 등 또는 내장류(간, 곱창 등)도 내장인가 고기인가를 구별한다. ③ 생선은 고등어 정어리를 등 또는 생 것, 말린 것 등을 구별하고 이것이 통체인가 뼈가 붙어 있는가를 기입한다. ④ 가공식품은 끓인 것이나 통조림류는 그 내용(장어 끓인 것, 미역 삶은 것, 복어 끓인 것 등)을 알 수 있도록 기입하고 햄, 소시지류도 어육인가, 수육인가를 구별한다. ⑤ 야채류와 과일은 종류의 종류와 통조림 간물, 저린 것 등으로 기입한다.

2) 섭취한 식품의 양을 재는 법

① 밥 : 사전에 전용의 그릇을 재어서 기록해두고 그 양을 밥을 담은 양에서 빼어 실제 섭취한 양을 기입한다.

② 반찬 : 국, 끓인 것, 무친 것, 삶은 것과 같은 복합요리는 식구 전체량을 재어 두고 본인이 먹은 양을 비율로써 계산하고 그 양을 기입한다.

③ 국 : 그릇 1개, 2개로 쓰고 내용은 상기와 같이 비율로서 산출한 g로 기입하여야 한다.

④ 달걀, 우유 : 달걀은 개수로, 우유는 ㎖, 홉으로 하고 요리나 커피에 사용한 양도 잊지 말아야 한다.

⑤ 야채 : 씻고 껍질을 벗겨서 알맹이만 달아야 한다.

⑥ 과일 : 껍질채나 벗긴 것인가를 알 수 있도록 기입하여야 한다.

⑦ 조미료 : 버터, 잼, 마요네즈, 드레싱, 설탕, 기름은 반드시 재어야 한다. 계량스푼, 대, 중, 소별 및, 수저로도 재도 좋다.

⑧ 과자류 : 판과자, 비스켓, 캔디 등 될 수 있는 대로 확실하게 재어야 한다.

⑨ 음료 : 콜라, 사이다, 레몬주스 등 종류 및 몇 병인가 몇 통인가등 용기의 양(㎖)이 써 있으므로 마신 양을 기입하여야 한다.

⑩ 시판반찬 : 전량을 재고 내용과 가격을 기입하여야 한다.(가령 고로케 1개 83g 600원, 감자, 당근, 양파, 고기)

3) 외식기입법

① 통학도중이나 외출시에 먹거나 마신 것을 잊지 말고 기입하고 될 수 있으면 그 내용과 가격을 기입하여야 한다.

예) 라면 900원, 메밀국수, 나물, 소프트아이스크림 1개 600원

이상 위에서 식사진단법과 음식물 섭취량(조사법)은 운동선수의 경우는 운동기간, 시즌오픈과 일상생활에서도 자신의 식사 시에 주의를 하여야하고 그때에 일상생활상태나 운동강도에 따라서 적당하게 영양을 섭취하고 있는가를 진단하여야 한다. 식사의 과학적 진단은 일반인은 적정체중유지를 위하여, 비만인은 체중감량을 위하여, 운동선수는 체중조절과 체력관리, 또는 운동효과를 올리기 위하여 중요한 일이다. 그렇기 때문에 위에서 식사진단의 방법을 기초로 하여 각종 영양소의 밸런스를 평가하여야 한다.

일반인의 경우에 있어서는 에너지 기초대사, 수면대사, 특이동적대사, 안정대사, 운동시의 에너지 대사율과 일상생활 활동시의 에너지대사율을 참고하여 하루의 에너지 섭취량과 소비량의 밸런스를 유지시켜 적정체중을 유지하는 것이 건강증진을 위하여 바람직한 비만 예방과 적정체중을 유지할 수 있는 방법이라고 말할 수 있다.

표 4-2. 음식물 섭취 조사와 그 기재 양식 예 〈제2장 식품성분표 ① ~ ⑰까지 코드번호를 보고 섭취칼로리 계산 할 것〉

개인번호 :													조사일 : 년 월 일
성명 :													
식품 성분표 코드번호 / 메뉴명	아침(집)			점심(도시락)			저녁(집)			간식(집, 외식)			아래에 해당되는 것을 선택하세요.
	바나나, 토스트, 우유, 계란, 스프			사과, 밥, 생선구이, 국			귤, 밥, 돈까스, 반찬			포도, 콜라, 우유, 햄, 아이스크림			~~집(가정식)~~, 하(하숙), ~~外(외식)~~ ~~도(도시락)~~, 자(자취), X(결식)
식품군	식품명	양(g, mℓ)	칼로리	식품명	양(g, mℓ)	칼로리	식품명	양(g, mℓ)	칼로리	식품명	양(g,mℓ)	칼로리	
곡류, 밥, 빵, 면등													몇 공기, 몇 조각, 몇 그릇 등 기입
육류 육류, 제육, 햄 등													몇 조각, 대, 중, 소 부위 및, 몇 g등 기입
생선류 날것, 절임 가공품													날것, 생것, 캔, 가공품 및 등 기입
알류													몇 개 및 종류 등 기입
우유 및 우유제품													몇 mℓ, 몇 개 종류 가격 등 기입
콩류 및 두부류													국, 두부, 몇 조각, 콩 g등 기입
야채류 생것, 절임 전분등													잎인가, 줄기인가, 뿌리인가, 감자류인가, 개수 g등 기입
절임등													몇 장, 몇 개, 종류 등 기입
해초류													날 것, 간물인가 및 크기 개수 등 기입
조미료, 사탕, 기름 화학조미료													큰 것, 작은 것, 수저로 몇 개, 기름종류 등 기입
과일류													대, 중, 소 몇 개, 몇 조각 등 기입
과자류													생과자, 초콜릿, 가격, 개수 등 기입
음료수류													몇 컵, 몇 병, 몇 mℓ, 커피 및 음료수 등 기입
외식 및 시판되는 재료													재료명, 단가, 크기, 개수 등 기입
합계	아침섭취칼로리량 :			점심섭취칼로리량 :			저녁섭취칼로리량 :			간식섭취칼로리량 :			하루 총 섭취칼로리량 :

표 4-3. 음식물 섭취 조사와 그 기재 양식 예 〈제2장 식품성분표 ① ~ ⑰까지 코드번호를 보고 섭취칼로리 계산 할 것〉

개인번호 :													조사일 : 년 월 일
성명 :													
식품성분표 코드번호 / 메뉴명	아침(집)			점심(도시락)			저녁(집)			간식(집, 외식)			아래에 해당되는 것을 선택하세요.
	밥, 카스테라, 바나나, 우유, 김, 계란, 토마토주스, 갈치자반			밥, 자장면, 청국장, 삼겹살, 생선구이, 배추김치, 사과, 풋고추, 원두커피			밥, 국수, 열무김치, 상치, 소주, 쇠고기, 청주, 포도주, 포도			아이스크림, 배, 딸기, 삶은국수, 메밀국수, 냉면, 녹차			~~집(가정식)~~, 하(하숙), ~~外(외식)~~ 도(도시락), 자(자취), X(결식)
식품군	식품명	양(g, mℓ)	칼로리	식품명	양(g, mℓ)	칼로리	식품명	양(g, mℓ)	칼로리	식품명	양(g, mℓ)	칼로리	
곡류, 밥 빵, 면등	밥	※	139	밥	※	139	밥	※	139	아이스크림	※	211	밥 1그릇, 카스테라, 바나나, 우유, 김, 계란, 토마토주스, 갈치자반, 자장면, 청국장, 삼겹살, 생선구이, 배추김치, 사과, 풋고추, 원두커피, 국수, 열무김치, 상치, 소주, 쇠고기, 청주, 포도주, 포도, 아이스크림, 배, 딸기, 삶은국수, 메밀국수, 냉면, 녹차
	카스테라	※	317	자장면	※	462	국수	※	330	배	※	48	
	바나나	※	87	청국장	※	200	열무김치	※	21	딸기	※	23	
	우유	※	58	삼겹살	※	308	상치	※	17	삶은국수	※	116	
	김	※	327	생선구이	※	258	소주	※	173				
	계란	※	151	배추김치	※	19	쇠고기	※	131	메밀국수	※	132	
	토마토 주스	※	23	사과	※	47	청주	※	130				
	갈치자반	※	207	풋고추	※	12	포도주	※	123	냉면	※	348	
				원두커피	※	378	포도	※	50	녹차	※	300	
합계	아침섭취칼로리량 : 1309 칼로리			점심섭취칼로리량 : 1823 칼로리			저녁섭취칼로리량 : 1114 칼로리			간식섭취칼로리량 : 1178 칼로리			하루 총 섭취칼로리량 : 5424칼로리

(※ 위 칼로리 계산은 100g당 100칼로리의 기준으로 할 때 아침, 점심, 저녁,간식등 총하루섭취칼로리가 계산된 것임.)

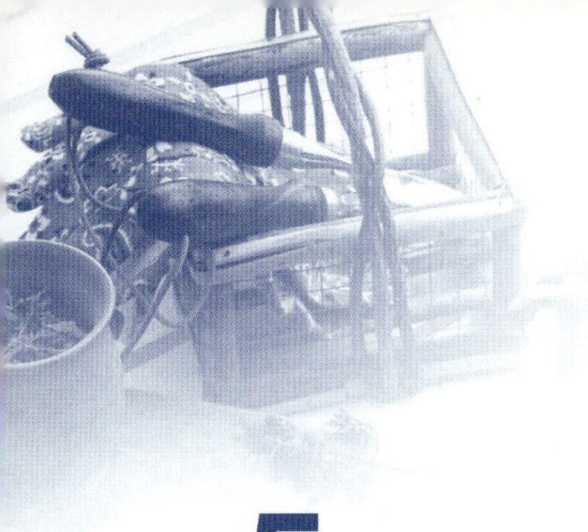

제 5 장 간단한 공식에 의한 하루에너지 총소비량 계산법

이미 제2장과 제3장에서 일상생활과 또는 운동시에 각각의 에너지 소비량을 계산하는 각종 공식을 기술하였다. 제4장에서는 하루에 총에너지 섭취량을 진단하는 방법을 기술하였다. 이번 장에서는 운동처방사나 운동지도사가 일상생활에서 알기 쉽게 간단하게 하루 중 총에너지소비량을 추정 할 수 있는 공식과 일상생활 시 에너지소비량과 운동 시에 에너지소비량을 체중과 운동실시 시간을 이용하여 에너지소비량을 간단하게 산출하는 방법과 공식을 본 장에서 기술한다. 또한 본 장에서 제시하는 간단한 추정공식을 가지고 하루의 총에너지소비량을 간단하게 구할 수 있는 방법을 알고, 그 다음에는 하루 중에 섭취하는 에너지섭취량을 결정하는 것이 과학적인 영양섭취방법이다. 먼저 간단한 공식에 의해 하루의 에너지소비량을 계산하는 방법을 다음과 같이 기술한다.

1. 하루에너지 총 소비량 검사의 의의

제4장 하루의 총에너지섭취량 조사방법에서 표 4-2와 4-3에서 음식물섭취조사와 에너지 섭취량에 대한 그 기재방법에 대한 하나의 예의 결과에서 하루에 음식물로 총 5424칼로리를 섭취하였다고 한다면 에너지소비량도 거의 같은 수준이 되어야 적정 체중을 유지할 수가 있다. 그러나 일반인들에 하루 중 일상생활 시와 운동실시 시의 에너지소비량과 하루 총에너지섭취량을 계산을 하여 비만운동처방을 실시 할 경우 다소 어려운 감이 있다고 생각된다면 다음과 같은 방법으로 하루 일상생활 시의 총에너지소비량을 간단한 공식에 의해 하루 중의 총에너지소비량을 계산하는 공식을 이용하고, 그 다음에 하루 중에 에너지 총섭취량을 조사하여 영양학적으로 분석하여 영양지도도 함께 하는 것이 비만운동처방에 지름길이다.

현대고도산업사회에서의 영양과다와 운동부족이 사회적, 국가적 건강상 문제로 이슈로 나타난 현대사회에서는 체육활동이 아닌 운동과 신체활동을 통하여 영양과다에 따른 에너지 소비를 위하여 운동은 하루 일상생활 가운데에 필수적 일상의 사회활동으로 되어 있다. 운동선수의 경우는 경기력 향상을 위하여 운동을 실시하는 경우는 하루당 에너지 소비량을 크게 나누면 일상생활 시와, 운동실시 기와 또는 컨디션 조정 기로 나누어 하루 중의 에너지 소비량을 계산한다. 일반인의 경우에는 하루 24시간 속에서 실제로 운동을 실시 할 경우 하루당 에너지소비량이 각각 다르다. 앞장에서 에너지 소비량을 산정하는 방법 중에 하루 일상생활 시의 시간조사법과 운동실시 시간별로 나누어서 에너지소비량을 산출하는 것이 보다 더 정확하다. 운동 시의 경우는 에너지소비량 혹은 섭취량 실태를 조사분석 한 후에 이것을 기초로 하여 운동실시자나 일반인에 있어서 이상 체중 즉, 적정 체중을 유지시키는 방법을 말한다. 운동실시자에 있어서 간단하게 에너지 소비량을 구하는 방법은 다음과 같다.

2. 각종 운동강도와 연령에 따른 에너지 소비량검사 방법

1) 운동실시자의 하루 총에너지 소비량 검사

먼저 우리나라나 일본 등에서 각종 운동선수의 에너지 소비량과 에너지 섭취량에 관한 그동안에 연구결과를 표 5-1에서 각종 운동강도별 운동종목별로 나타내었고 표 5-2와 표 5-3에서는 일반성인 남, 여 별로 하루 총 에너지 소비량을 간단하게 검사하는 방법을 나타내었다.

표 5-1에서의 운동실시자의 남자의 경우는 하루에 2,400Cal~5,000Cal 정도 범위내이며 체중 1kg당으로 계산하면 43Cal~70Cal 정도 이내가 된다. 여자는 운동실시에 의한 하루의 에너지 소비량은 대개 2,000Cal~3,500Cal 정도 범위내이며 체중 1kg으로 환산하면 42Cal~60Cal 정도가 된다.

보통 운동 종목 가운데에 교치성이 특히 요구되는 신경기능적인 운동경기의 에너지 소비량은 일반적으로 낮고 지구력이 필요로 하는 운동은 그 운동 속도와 시간에 따라서 에너지 소비량은 높다. 운동종목 중에 근파워를 필요로하는 중량운동의 에너지소비량은 상당히 높은 것으로 연구보고되고 있다. 또한 각 종목별 특성에 기초를 두어 동작과 연습이외에 운동부하를 시켜 운동의 강도와 운동의 양에 의하여 에너지의 소비량의 변화는 다 각각 다르게 나타난다.

① 운동 실시자의 하루 에너지 총소비량을 운동강도별, 운동종목별로 간단하게 산출하는 방법과 공식은 다음과 같다.

A = B + Bx + A/10

A = 1일 에너지 총소비량

B = 1일 기초대사량

X = 생활활동지수

A/10 = 특이동적 작용에 의하여 쓰여지는 에너지

표 5-1에서 하루에너지 총소비량산출 공식을 이용하기 위하여 운동강도별과 운동종목별로 하루기초대사량과 활동지수와 일상생활과 운동종목을 나타내었다. 이 표 5-1을 이용하여 하루 총에너지소비량을 계산하면 각 운동 종목별 또는 개인에 의한 하루의 일상생활의 총에너지소비량을 간단하게 계산 할 수가 있다.

표 5-1. 각종운동강도별 하루 기초대사와 활동지수 (20~29세 남자)

운동강도	체중 1kg당 하루기초대사량(Cal/kg/하루)	활동지수	운동종목
보통	24.3	0.5	일상생활
약각 무거움	24.8	0.75	체조, 탁구, 배드민턴, 수영점프, 펜싱, 궁도, 사격, 승마, 요트, 검도, 스키점프
무거움	25.3	1	육상경기, 야구, 축구, 하키, 농구, 배구, 테니스, 복싱, 유도, 씨름
상당히 무거움	25.8	1.25	보트, 수영, 마라톤, 럭비, 스키, 미식축구, 경륜, 레슬링

표 5-2. 일반성인남자의 하루 일상생활시 총 에너지소비량을 간단하게 구하는 공식(예)

연 령 (나이)	남자공식 일상생활에서의 하루 총에너지소비량을 구하는 공식	하루 총 에너지소비칼로리량					
		체중 40kg	체중 50kg	체중 60kg	체중 70kg	체중 80kg	체중 90kg
20~29세	A = 24.3×체중(1+0.5)÷0.9	1620	2042	2430	2835	3240	3645
30~39세	A = 24.3×체중(0.95+0.5)÷0.9	1566	1958	2349	2741	3132	3524
40~49세	A = 24.3×체중(0.93+0.5)÷0.9	1545	1931	2317	2703	3089	3475
50~59세	A = 24.3×체중(0.92+0.5)÷0.9	1534	1917	2300	2684	3067	3451
60~69세 이상	A = 24.3×체중(0.90+0.5)÷0.9	1512	1890	2268	2646	3024	3402

표 5-3. 일반성인여자의 하루 일상생활시 총 에너지소비량을 간단하게 구하는 공식(예)

연 령 (나이)	여자공식 일상생활에서의 하루 총에너지소비량을 구하는 공식	하루 총 에너지소비칼로리량					
		체중 40kg	체중 50kg	체중 60kg	체중 70kg	체중 80kg	체중 90kg
20~29세	A = 24.3×체중(0.96+0.5)÷0.9	1577	1971	2365	2759	3154	3548
30~39세	A = 24.3×체중(0.91+0.5)÷0.9	1523	1904	2284	2665	3046	3426
40~49세	A = 24.3×체중(0.87+0.5)÷0.9	1480	1850	2219	2589	2959	3329
50~59세	A = 24.3×체중(0.86+0.5)÷0.9	1469	1836	2203	2571	2938	3305
60~69세 이상	A = 24.3×체중(0.84+0.5)÷0.9	1447	1809	2171	2533	2891	3256

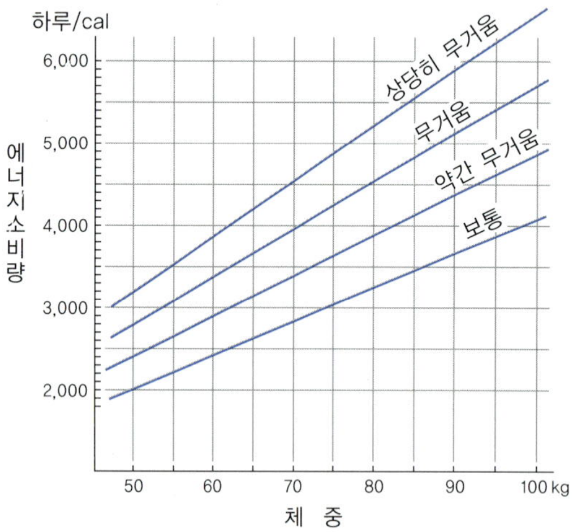

그림 5-1. 운동강도별 · 체중별 하루에너지 소비량 곡선

표 5-4. 활동대사의 성별 연령별 계수

연령(나이)	남자	여자
15	1.16	1.06
16	1.12	1.02
17	1.09	1.00
18	1.07	0.99
19	1.05	0.98
20~29	1.00	0.96
30~39	0.95	0.91
40~49	0.93	0.87
50~59	0.92	0.86

표 5-2와 표 5-3에서는 일반인 성인 남,여의 공식을 이용하여 일상시의 하루 총에너지소비량을 계산한다. 표 5-1에 나타난 하루기초대사와 활동지수를 이용하여 각종 운동강도별 하루 기초대사와 활동지수를 기초로 일상생활에서의 총에너지소비량을 계산하는 공식의 예는 다음과 같다.

먼저 A = B+Bx + A/10 의 공식을 이용할 때 이 공식에서 하루 일상생활시

기초대사는 하루에 체중 1kg당 24.3 칼로리이기 때문에 두 번째의 공식이 된다.

두 번째의 공식 A = 24.3 × 체중(1+0.5) ÷ 0.9(특이동적작용)를 대입한다.

A = 하루 일상생활 에너지 총소요량, x= 생활활동지수

B = 보통 일상생활시의 체중 1kg당 하루에 소비되는 기초대사량을 표 5-3에 나타내었다. 이 공식을 이용할 때 일상생활시의 총 에너지소비량을 하루당 체중 1kg당 기초대사량을 말한다(표 5-3 보통 운동강도).

A/10 = 특이동적작용에서 발생하는 에너지는 섭취열량의 10%가 되며 이것은 활동에너지대사에 사용 안되기 때문에 실제는 0.9로 나눈다.

이 공식을 이용하여 체중별 하루 운동강도별 하루에너지 소비량 곡선을 나타낸 것이 그림 5-1이다.

예를 들어 위의 공식을 표 5-1과 5-4를 이용하여 일상생활 시 하루 총에너지소비량을 계산한다면 첫째, 일상생활 시 하루당 체중 1kg당 기초대사량은 표 5-1에서 24.3Cal이고 하루에너지 총소비량을 계산하려고 하는 일반인의 체중이 60kg일 때에 일상생활 시 활동지수는 표 5-1에서 0.50가 된다. 이때에 표 5-4에서 활동대사의 성별, 연령별 계수는 20세 남자 활동대사의 성별 연령별 계수는 표 5-4에서 남자는 1.00이다. 이때에 음식물섭취에 따른 특이동적 작용에서 발생하는 에너지는 섭취열량의 10%가 된다. 이것은 활동에너지에 쓰여지지 않고 그 만큼 잃어버린 만큼을 더 할 필요가 있기 때문에 A/10로 나누나 실제로는 0.9로 계산하여 표 5-2와 표 5-3과 같이 연대별로 총 에너지소비량을 계산한다. 그러므로 일반인의 하루총에너지소비량 = 남자 20~29세인 경우, 체중 60kg인 사람이 일상생활을 할 때에 하루당 체중 1kg당 에너지소비 기초대사량은 24.3Cal이고 활동지수는 0.50 활동대사의 연령별 계수는 남자 20세의 경우 1.00이므로 다음과 같은 식으로 정리할 수가 있다.

다시 말하면 2,430Cal가 일반인의 체중 60kg인 사람이 일상생활을 하는데 있어서 총 소비되는 에너지 소비량이 된다.

$$\text{하루 총에너지소비량} = \frac{24.3 \times \text{체중 } 60\ \text{kg}(1+0.5)}{0.9} = 2{,}430\text{Cal 가 된다.}$$

제4장 표 4-3에서 하루에너지 총 섭취량진단 조사표의 결과에서 하루에 음식물로 섭취한 칼로리가 5,424Cal를 섭취하였다고 하였을 때 위에서의 공식을 이용할 때에 체중 60kg인 일반인은 하루 총에너지소비량이 2,430Cal이므로 이러한 사람을 하루에 5,424칼로리를 섭취한 에너지섭취량에 결과를 참고 한다면 앞에서 계산된 에너지소비칼로리가 2,430칼로리일 때에는 결과적으로 하루에 2,994Cal의 에너지가 음식물로써 과잉으로 에너지를 섭취하였다는 결과로 이것이 단순성 비만으로 이어지게 된다는 결론이다.

에너지 섭취량과 소비량에 균형을 맞추기 위해서는 위의 표 5-1에서 일상생활과 운동강도별 기초대사와 활동지수를 참고하여 상당히 무거운 중노동이나 운동등과 같은 신체활동을 하였다고 할 때는 에너지 총소비량의 계산은 다음과 같다.

$$\text{중, 노동자 및 운동실시자의 총에너비소비량} = \frac{25.8 \times \text{체중 } 60\text{kg}(1+1.25)}{0.9} = 3{,}870\text{Cal 가 된다.}$$

제4장에 표 4-3에서 하루에너지섭취량조사의 결과에서 하루에 음식물로 5,424Cal를 섭취하였다고 하였을 경우 체중 60kg인 사람이 상당히 무거운 정도로 운동을 하였을 경우에는 소비되는 총칼로리는 위에서 계산된 결과에 의해 3,870Cal가 된다. 그러므로 이 경우도 마찬가지로 제4장의 표 4-3에서의 총에너지섭취량이 5,424Cal이므로 5,424Cal에서 3,870Cal을 빼면 1,554Cal가 에너지 과잉 섭취가 되어 이것이 단순성 비만이나 비만증으로 이어진다. 이때에는 먼저 에너지 섭취량에서 음식물을 조절을 한다던 가 에너지 소비량에서 소비량을 더욱 늘린다던 가 둘 중에 하나는 선택하지 않으면 안된다. 여기에서 운동강도의 분류 및 운동강도별의 체중 kg당 하루기초대사량과 활동지수는 운동강도별로 에너지 소비량에 있어서 운동강도 분류를 첫째, 일상생활과 보통운동, 둘째, 약간 무거운 운동, 셋째, 무거운 운동, 넷째, 상당히 무거운 운동으로 나누었다.

운동강도별 기초대사량은 운동실시자는 보통 일반인인 보다 높기 때문에 보통의 일상생활보다도 약간 무거운 운동 또는 작업이 2% 정도 증가하고 무거운 운동 또는 작업은 4%정도 증가하며 상당히 무거운 운동 또는 작업은 6% 정도 증가하여 계산한다. 이러한 것을 참고하여 그림 5-1에서 운동강도별 하루에너지 소비량곡선을 참고하여 연대별로 에너지소비량의 차이를 표 5-5에 나타내었다.

표 5-5. 연대별 에너지소비량의 차이

연령대	에너지소비량
20대	43 ~ 97 정도 Cal
30대	43 ~ 219 정도 Cal
40대	86 ~ 146 정도 Cal
50대	65 ~ 146 정도 Cal
60대	65 ~ 146 정도 Cal

2) 일상생활에서의 에너지 소비량을 체중과 시간을 이용하여 간단하게 계산하는 방법

일상생활에 의한 일반적인 신체활동에서 소비되는 에너지 소비량을 체중과 시간을 이용하여 간단하게 계산하는 방법을 제2장 표 2-4에서와 표 5-6에서의 일상생활에서의 에너지소비량을 체중을 이용하여 간단하게 계산 할 수 있도록 일상생활 활동과 에너지소비량과 체중관계를 1분당으로 나타내었다. 표 5-6에서의 일상생활에 있어서 일반적인 행동과 일에 대한 에너지 소비량은 보통 일상생활 활동에서 0.0287Cal/kg/분 정도이며 가정에서의 일상적인 동작이나 행동은 보통 0.0606Cal/kg/분에서 0.0729Cal/kg/분 정도이다.

정신적 일에 대한 에너지 소비량은 적기 때문에 기초대사 0.0170 Cal/kg/분의 4~5% 정도 증가시키어 계산한다. 보통 일상생활에서의 공부, 독서, 필기, 계산 등의 정신적 작업은 신경에 피로를 줄 수는 있다고 해도 0.0233 Cal/kg/분 정도에 불가하며 이러한 수치도 그때그때 동작에 따라 좌우되는 경우도 많다. 제5장 표 5-6 일상생활 활동명 10번 자전거타기에서 일상생활에서의 에너지소비량을 체중으로 간단하게 계산하는 방법을 이용하여 자전거를 체중 60kg인 사람이 20분간 보통의 속도로 일반적인 도로를 달렸다고 한다면 표 5-6에서의 일상생활 활동명 가운데에 10번에서 자전거 타기 항목이 있다. 그러므로 이 항목을 이용하여 에너지소비량을 계산한다면 체중60kg × 20분 × 0.0658을 곱하면 78.96Cal가 20분 동안 달린 에너지 소비량이 된다.

이때 20분 동안 자전거를 타고 갈증이 나서 음료수를 섭취하였다고 한다면 제4장에서 하루에너지 총섭취량 조사를 실시 할 때 참고로 이용되는 식품의 종류 17가지와 1080가지의 식품성분표 가운데에 음료 및 주류 종류 항목 속에 1047번째에 있는 사이다나 콜라 또는 생맥주의 칼로리를 조사하여 보면 사이다나 콜라는 100g당 100cc에 39Cal이며 생맥주는 100g당 100cc가 37Cal이기 때문에 20분간 신체활동으로 자전거를 탔다고 할 때에 총 에너지소비는 76칼로리로 나타나 음료수로 섭취한 칼로리는 76칼로리 정도가 되기 때문에 에너지 소비와 섭취는 제로 상태가 된다. 참고로 콜라나 사이다 혹은 생맥주를 안마시고 생수를 마셨다고 한다면 생리적으로 어떤 결과가 나올까요? 이 문제는 다음 제6장 전해질문제에서 인체의 수분과 땀에서 기술한다.

이러한 결과를 이해할 수 있게 하기 위하여 운동시의 에너지의 소비에 관한 이론과 에너지섭취에 관한 이론을 제4장에서 하루에너지 총섭취량조사법과 식품의 종류와 식품성분표에 각 식품마다 100g당 100칼로리로 나타내었다. 비만운동처방 시에는 항상 에너지 섭취는 제4장의 식품의 종류와 식품성분표를 참고하고 에너지 소비는 에너지소비량검사 방법과 능력을 갖추어야 한다.

표 5-6. 일상생활에서의 에너지 소비량을 체중으로 간단하게 계산하는 방법

일상생활 활동명	에너지소비량 Cal/kg/분	체중 40kg	체중 50kg	체중 60kg	체중 70kg	체중 80kg	체중 90kg	비고 자료출처
① 수면〈기초대사의 90%〉 (8시간 정도)	0.0170	326.40	40800	489.60	571.2	652.80	734.40	
② 식사(10분 정도)	0.0269	10.76	13.45	16.14	18.83	21.52	24.21	
③ 옷입고 벗고(5분 정도)	0.0287	5.74	7.18	8.61	10.05	11.48	12.92	
④ 보통보행(20분 정도)	0.0570	45.60	57.00	68.40	79.80	91.20	102.60	
⑤ 산보(30분 정도)	0.0464	55.68	69.60	83.50	97.45	111.36	125.28	
⑥ 속보(20분 정도)	0.0758	60.64	75.80	90.96	106.12	121.28	136.44	
⑦ 계단오르기(5분 정도)	0.1349	26.98	33.73	40.47	47.22	53.96	60.71	
⑧ 계단내려가기(5분정도)	0.0658	13.16	16.45	19.74	23.03	26.32	29.61	
⑨ 버스승하차(5분 정도)	0.0375	7.50	9.38	11.28	13.13	15	16.88	
⑩ 자전거타기 보통의 속도(20분 정도)	0.0658	52.64	65.80	78.96	92.12	105.28	118.44	
⑪ 자동차운전(60분정도)	0.0287	68.88	86.10	103.32	120.54	137.76	154.98	
⑫ 휴식, 담화(10분 정도)	0.0233	9.32	11.65	13.98	16.31	18.64	20.97	
⑬ 목욕(60분정도)	0.0606	145.44	181.8	218.16	254.52	290.88	327.24	
⑭ 취사〈준비, 설거지〉 (20분정도)	0.0481	38.48	48.10	57.72	67.34	76.96	86.58	
⑮ 청소 쓸기(10분정도) 닦기 〃 전기청소기 〃	0.0676 0.0687 0.0687	26.84 27.48 35.12	33.80 34.35 43.9	40.56 41.22 52.68	47.32 48.09 61.46	54.08 54.96 70.24	60.84 61.83 79.02	스포츠영양학, 운동처방론 (2005년) 고려의학 참고 성동진
⑯ 세탁 전기세탁기(10분정도) 손빨래 및 정리 〃 다리미질 〃	 0.0410 0.0587 0.0464	 16.40 23.48 18.56	 20.50 29.35 23.20	 24.60 35.22 27.84	 28.70 41.09 32.48	 32.80 46.96 37.12	 36.90 52.83 41.76	
⑰ 침구 펴기(5분정도) 개기 〃	0.0818 0.1065	16.36 21.30	20.45 26.63	24.54 31.95	28.63 37.28	32.72 42.6	36.81 47.93	
⑱ 집 문단속(5분정도)	0.0605	12.10	15.13	18.15	21.18	24.20	27.23	
⑲ 교양〈사무〉(30분정도)	0.0233	27.96	34.95	41.94	48.93	55.92	62.91	
⑳ 오락〈취미〉(30분정도)	0.0287	34.44	43.05	51.66	60.27	68.88	77.49	
㉑ 사무〈장부정리〉(10분 정도)	0.0304	12.16	15.20	18.24	21.28	24.32	27.36	
㉒ 쇼핑(30분정도)	0.0481	57.72	72.15	86.58	101.01	115.44	129.87	
㉓ 구두닦이(5분정도)	0.0393	7.86	9.83	11.79	13.76	15.72	17.69	
㉔ 화초가꾸기(10분정도)	0.0552	22.08	27.60	33.12	38.64	44.16	49.68	
㉕ 신체활동 (TV체조 및 스트레칭)	0.0729	29.16	36.45	43.74	51.03	58.32	65.61	

3) 신체활동과 운동시 에너지 소비량을 체중과 시간으로 간단하게 계산하는 방법

각종 신체활동과 정적운동에서의 에너지 소비량을 다음 표 5-7에 나타내었다. 에너지 소비량은 단위 시간당 운동의 강도를 주로 나타내는 것이며 운동도 전신적 운동, 스피드 운동 등에서 빠르고 강하면 강해질수록 신체내에서 운동에 관여하는 근섬유의 수와 수축의 빈도가 많아질수록 에너지 소비량은 크게 되는 것이다.

표 5-7. 정적작업에서의 에너지 소비량

작업명	에너지소비량 Cal/kg/분
철봉	0.0499 Cal/kg/분(남자)
배낭부하 (35kg)	0.0269 Cal/kg/분(남자)
한쪽어깨의 부하 (24kg)	0.0393 Cal/kg/분(남자)
양손으로 들었을 때의 부하 (28kg)	0.0552 Cal/kg/분(남자)
한손으로 들었을때의 부하 (14kg)	0.0393 Cal/kg/분(남자)

순간적으로 전력을 집중하는 운동 또는 무호흡 상태에서 행하여지는 무산소적 운동 즉, 예를 들자면, 100m의 전력질주 시의 에너지 소비량은 약 0.1083Cal/kg/분 정도에 라디오 체조는 0.0552~0.1083Cal/kg/분 정도이며 준비체조는 0.0552~0.0906Cal/kg/분 정도이며 마라톤의 경우는 0.2959 Cal/kg/분 정도에 달하며 도약 경기 연습 시에는 0.1012~0.127 Cal/kg/분 정도 수영 100m 크롤 시에는 0.8517Cal/kg/분 정도 장거리 원형의 경우에는 0.1260~0.1614 Cal/kg/분 정도 축구 연습 시에는 0.0853~0.1719Cal/kg/분 헬스운동 시 중량을 들어 올리는 프레스의 경우는 1.5774Cal/kg/분 정도이며 헬스운동시에 평균 에너지 소비량은 0.1962Cal/kg/분 정도이다.

표 5-8에서 5분간, 표 5-9에서 10분간, 표 5-10에서 15분간, 표 5-11에서 20분간, 표 5-12에서 25분간, 표 5-13에서 30분간 각각의 신체활동과 운동 시에 에너지 소비량을 체중으로 계산하는 방법을 간단하게 계산한 것을 나타내었다. 그리고 신체활동과 운동 시 에너지소비량을 체중으로 간단하게 계산 할 수 있도록 5분, 10분, 15분, 20분, 30분까지 계산하여 제시한 표 5-8에서 표 5-13까지 이용한다. 이때에 남자 체중 60kg인 사람이 축구시합 전반 45분, 후반 45분 계 총 운동시간 90분간 휴식 없이 축구시합과 헬스운동을 30분, 그리고 정리체조를 10분 정도, 조정운동을 실시하였을 때 에너지 총소비량을 간단하게 계산하면 다음과 같다.

표 5-8에서 운동 종목 가운데에 축구시합 시 에너지소비량은 1분당, 체중 1kg당

0.1719칼로리이다. 그러므로 0.1719칼로리 × 축구연습시합시간 90분 × 체중 60kg = 928.26칼로리를 소비하였다. 그리고 30분 정도 헬스운동을 실시하였다고 한다면 헬스운동평균 에너지소비량이 0.1962칼로리이기 때문에 0.1962 × 헬스운동시간 30분 × 체중 60kg = 353.16칼로리를 소비하였고 마지막으로 조정운동인 정리체조 즉, 일반체조를 10분간 실시 하였다고 한다면 일반체조의 에너지 소비칼로리는 0.1083칼로리 이기 때문에 0.1083칼로리 × 체중 60kg × 체조실시 시간 10분 = 64.98칼로리가 체조중에 소비한 칼로리가 된다.

그렇다면 축구연습시합 90분간 + 헬스운동 30분 + 정리체조 10분을 칼로리고 계산한다면 축구에서는 928.26칼로리 + 헬스운동에서 353.16칼로리 + 64.98칼로리를 합하면 1347칼로리를 운동중에 소비한 칼로리이다. 운동 총 시간 130분간에 에너지의 소비칼로리는 1347칼로리를 소비하고 땀을 흘리고 공복감과 갈증이 나서 음료수인 인삼차 100cc당 393칼로리인 시중 약국에서 판매되고 있는 최소에 음료수병 2병 정도의 양인 200cc와 어패류인 어묵을 100g당 91칼로리인 것을 200g 정도 섭취하고 육류 및 그 제품인 돼지고기 삼겹살을 100g당 308칼로리인 것을 200g 섭취하고 후식으로 과실류인 귤을 100g당 45칼로리 인 것을 100g 정도 섭취하고 마지막으로 소주 100cc당 173칼로리인 것을 200cc 정도 섭취하였다고 한다면 운동을 총 실시하고 공복 시 섭취한 에너지 양은 1975칼로리를 섭취하였다는 결론이다.

여기에서 운동 중에 소비한 총 소비칼로리는 1347칼로리이며 운동 후 공복감에서 섭취한 총 칼로리는 1975칼로리가 된다. 에너지 소비와 에너지 섭취의 균형을 고찰하면 운동 후에 628칼로리를 과잉으로 섭취하였다는 결론이다. 과잉으로 섭취된 이 칼로리가 비만이나 비만증으로 이어진다. 참고로 제4장의 식품의 종류와 1080가지의 식품성분표를 충분히 활용하여 에너지 소비와 에너지 섭취의 밸런스를 맞추는 것이 비만을 예방하는 지름길이다.

또한 보통 구기종목에서는 0.1083~0.2499Cal/kg/분 정도이다. 이상에서 설명한 동적운동에 비교하여 턱걸이와 중량물 등을 어깨나 등으로 부하 시킨다던가 혹은 신체를 꼼짝하지 않고 힘을 주고 있는 등척성 운동, 혹은 정적운동등에서는 피로와 고통을 느끼지만 에너지 소비량은 낮은 것을 표 5-7을 참고한다.

아이소메트릭 운동 즉, 정적운동이나 작업은 피로를 느끼는 것이 빠르고 또는 강하게 느끼는 것은 일정한 근육이 지속적으로 긴장하여 국소의 혈류가 장해를 받아 국소신경도 압박되고 또한 흉부의 내압도 높아지게 된다. 그 결과 호흡이 압박이 되는 것으로 생각되어지며 그런 결과에 의해서 정적운동이 지속시간은 짧으며 회복시간은 비교적 길다.

참고로 다음 표 5-8에서 표 5-13까지는 앞에서 기술한 내용과 같이 일상생활 중에 신체활동과, 운동시에 에너지소비량을 체중당으로 에너지소비칼로리를 일선 현장에서 운동지도자들이 손쉽게 이용할 수 있도록 운동종목별, 체중kg당 1분당 에너지소비칼로리를 체중 40kg부터 체중 100kg까지 각각 체중별로 5분, 10분, 15분, 20분, 25분, 30분당으로 손쉽게 계산하여 필자가 그동안 연구한 결과를 데이터로 제시하였다.

표 5-8. 신체활동, 5분간 운동시의 에너지 소비량을 체중으로 간단하게 계산하는 방법

운동종목	에너지소비량 Cal/kg/분	5분간 운동 시 체중별 소비 칼로리							비고 자료출처
		체중 40kg	체중 50kg	체중 60kg	체중 70kg	체중 80kg	체중 90kg	체중 100kg	
건강체조	0.066	13.2	16.50	19.8	23.1	26.4	29.7	33	
일반체조	0.0552~0.1083	11.04~21.66	13.80~27.08	16.50~32.49	19.32~37.91	22.08~43.32	24.84~48.74	27.60~54.15	
Bob스트레칭	0.0502~0.0906	10.04~18.12	12.55~22.65	15.06~27.18	17.57~31.71	20.08~36.24	22.59~40.77	25.10~45.30	
헬스담벨운동	0.2234	44.68	55.85	67.02	78.19	89.36	100.53	117.70	
헬스바벨운동	0.1402~0.2057	28.04~41.14	35.05~51.43	42.06~61.71	49.07~72.00	56.08~82.28	63.09~92.57	70.10~102.85	
헬스복근운동	0.1543	30.86	38.58	46.29	54.01	61.72	69.44	77.15	
헬스운동평균	0.1962	39.24	49.05	58.86	68.67	78.48	88.29	98.1	
연습축구	0.087	17.40	21.75	26.10	30.45	34.80	39.15	43.50	
연습농구	0.121	24.2	30.25	36.3	42.35	48.4	54.45	60.50	
연습배구	0.081	16.2	20.25	24.3	28.35	32.4	36.45	40.50	
태극권(기공)	0.053	10.6	13.25	15.9	18.55	21.2	23.85	26.50	
외발자전거	0.052	10.40	13.00	15.60	18.20	20.80	23.40	26.00	
게이트볼	0.038	7.60	9.50	11.40	13.30	15.20	17.10	19.00	
걷기 60m/분	0.078	15.60	19.50	23.40	27.30	31.20	35.10	39.00	한강시민공원 스포츠 교실의 생활체육 활동에 관한 프로젝트 보고서 (1992년 연구자 성동진), 스포츠 영양학, 운동처방론(고려의학 성동진, 2005년)
속보 80m/분	0.097	19.4	24.25	29.10	33.95	38.8	43.65	48.50	
속보 100m/분	0.115	23.00	28.75	34.50	40.25	46.00	51.75	57.50	
달리기 120m/분	0.134	26.80	33.50	40.20	46.90	53.60	60.30	67.00	
달리기 140m/분	0.153	30.60	38.25	45.90	53.55	61.20	68.85	76.50	
400m 전력질주	1.7013	340.26	425.33	510.39	595.35	680.52	765.59	850.65	
100m 달리기	0.3207	64.14	80.18	156.21	112.25	128.28	144.32	160.35	
수영 50m크롤	0.6212	124.24	155.30	186.36	217.42	248.48	279.54	310.60	
수영 50m배영	0.4977	99.54	124.43	149.31	174.20	199.08	223.97	248.85	
수영 50m평형	0.3738	74.76	93.45	112.14	130.83	149.52	168.21	186.90	
연습축구시합	0.0853~0.1719	17.06~34.38	21.33~42.98	25.59~51.57	29.86~60.17	34.12~68.76	38.39~77.36	42.65~85.95	
연습농구시합	0.2588	51.76	64.7	77.64	90.58	103.52	116.46	129.40	
탁구	0.149	29.8	37.25	44.7	52.15	59.6	67.05	74.5	
배드민턴 싱글	0.1366	27.32	34.15	40.98	47.81	54.64	61.47	68.3	
배드민턴 더블	0.1136	22.72	28.4	34.08	39.76	45.44	51.12	56.8	
사이클 10km	0.0800	16.00	20.00	24.00	28.00	32.00	36.00	40.00	
등산	0.1048	20.96	26.2	31.44	36.68	41.92	47.16	52.4	
스키 보행	0.0782~0.1348	15.64~26.96	19.55~33.7	23.46~40.44	27.37~47.18	31.28~53.92	35.19~60.66	39.10~67.4	
스키 활강	0.1242~0.20127	24.84~40.25	31.05~50.32	37.26~60.38	43.47~70.45	49.68~80.51	55.89~90.57	62.10~100.64	

표 5-9. 신체활동, 10분간 운동시의 에너지소비량을 체중으로 간단하게 계산하는 방법

운동종목	에너지소비량 Cal/kg/분	10분간 운동 시 체중별 소비 칼로리							비고 자료출처
		체중 40kg	체중 50kg	체중 60kg	체중 70kg	체중 80kg	체중 90kg	체중 100kg	
건강체조	0.066	26.40	33.00	39.60	46.20	52.80	59.40	66.00	한강시민공원 스포츠 교실의 생활체육 활동에 관한 프로젝트 보고서(1992년 연구자 성동진), 스포츠 영양학, 운동처방론(고려의학 성동진, 2005년)
일반체조	0.0552~0.1083	22.08~43.42	27.60	33.12~54.36	35.14~63.42	40.16~72.48	45.18~81.54	50.20~90.60	
Bob스트레칭	0.0502~0.0906	20.08~36.24	25.10~45.30	30.12~54.36	35.14~63.42	40.16~72.48	45.18~81.54	50.20~90.60	
헬스담벨운동	0.2234	89.36	117.70	134.04	156.38	178.82	201.06		
헬스바벨운동	0.1402~0.2057	56.08~82.28	70.10~102.85	84.12~123.42	98.14~143.99	112.16~164.56	126.18~185.13		
헬스복근운동	0.1543	61.72	77.15	92.58	108.01	123.44	138.87		
헬스운동평균	0.1962	78.48	98.10	117.72	137.34	156.96	176.58		
연습축구	0.087	34.80	43.50	52.20	60.90	69.60	78.30		
연습농구	0.121	48.40	60.50	72.60	84.70	96.60	78.30		
연습배구	0.081	32.40	40.50	48.60	56.70	64.80	72.90		
태극권(기공)	0.053	21.20	26.50	31.80	37.10	42.40	47.70		
외발자전거	0.052	20.80	26.00	31.20	36.40	41.60	46.80		
게이트볼	0.038	15.20	19.00	22.80	26.60	30.40	34.20		
걷기 60m/분	0.078	31.20	39.00	46.80	54.60	62.40	70.20		
속보80m/분	0.097	38.80	48.50	69.00	80.50	92.00	103.50		
속보100m/분	0.115	46.00	57.50	69.00	80.50	92.00	103.50		
달리기 120m/분	0.134	53.60	67.00	80.40	93.80	107.20	120.60		
달리기 140m/분	0.153	61.20	76.50	91.80	107.1	122.40	137.70		
400m 전력질주	1.7013	680.52	850.65	1020.78	1190.91	1361.04	1531.17		
100m달리기	0.3207	128.28	160.35	192.42	224.49	256.56	288.63		
수영50m크롤	0.6212	248.48	310.60	372.72	434.84	496.96	559.08		
수영50m배영	0.4977	199.08	248.85	298.62	348.39	398.16	447.93		
수영50m평형	0.3738	199.08	248.85	298.62	348.39	398.16	447.93		
연습축구시합	0.0853~0.1719	34.12~68.76	42.65~85.95	51.18~103.14	59.71~120.33	68.24~137.52	76.77~154.71		
연습농구시합	0.2588	103.52	129.40	155.28	181.16	207.04	232.92		
탁구	0.1490	59.60	74.50	89.40	104.30	119.20	134.10		
배드민턴 싱글	0.1366	54.64	68.30	81.96	95.62	109.28	122.94		
배드민턴 더블	0.1136	45.44	56.80	68.16	79.52	90.88	102.24		
사이클 10km	0.0800	32.00	40.00	48.00	56.00	64.00	72.00		
등산	0.1048	41.92	52.40	62.88	73.36	83.84	94.32		
스키 보행	0.0782~0.1348	31.28~53.92	39.10~67.40	46.92~80.88	54.74~94.36	62.56~107.84	70.38~121.32		
스키 활강	0.1242~0.20127	49.68~80.51	62.10~100.06	74.52~120.76	86.94~140.89	99.36~161.02	111.78~181.14		

표 5-10. 신체활동, 15분간 운동시의 에너지 소비량을 체중으로 간단하게 계산하는 방법

운동종목	에너지소비량 Cal/kg/분	15분간 운동 시 체중별 소비 칼로리						비고 자료출처
		체중 40kg	체중 50kg	체중 60kg	체중 70kg	체중 80kg	체중 90kg	
건강체조	0.066	39.60	49.50	59.40	63.00	79.20	89.10	
일반체조	0.0552~0.1083	33.12~64.98	41.44~81.23	49.68~97.47	54.60~113.72	66.24~108.72	74.52~147.82	
Bob스트레칭	0.0502~0.0906	30.12~54.96	37.65~67.95	45.18~81.54	52.71~95.13	60.24~108.72	67.77~122.31	
헬스담벨운동	0.2234	134.04	166.76	201.06	234.57	268.08	301.59	
헬스바벨운동	0.1402~0.2057	84.12~123.42	105.15~154.28	126.18~185.13	147.21~216.00	168.24~246.84	189.27~277.70	
헬스복근운동	0.1543	92.58	115.73	138.87	162.02	185.16	208.31	
헬스운동평균	0.1962	117.72	147.15	176.58	206.01	235.44	264.87	
연습축구	0.087	52.2	65.25	78.3	91.35	104.4	117.45	
연습농구	0.121	72.6	90.75	108.9	127.05	145.2	163.35	
연습배구	0.081	48.6	60.75	72.9	85.05	97.2	109.35	
태극권(기공)	0.053	31.8	39.75	47.7	55.65	63.6	71.55	
외발자전거	0.052	31.2	39	46.8	54.6	62.4	70.2	
게이트볼	0.038	22.8	28.5	70.2	83.07	93.6	105.3	
걷기 60m/분	0.078	46.8	85.5	70.2	83.07	93.6	105.3	한강시민공원 스포츠 교실의 생활체육 활동에 관한 프로젝트 보고서(1992년 연구자 성동진), 스포츠 영양학, 운동처방론(고려의학 성동진, 2005년)
속보 80m/분	0.097	58.2	72.75	87.3	101.85	116.4	130.95	
속보 100m/분	0.115	69	86.25	103.5	120.75	138	155.25	
달리기 120m/분	0.134	80.4	100.5	120.6	140.7	160.8	180.9	
달리기 140m/분	0.153	91.8	114.75	137.7	160.65	183.6	206.55	
400m 전력질주	1.7013	1020.78	1275.98	1531.12	1783.37	2041.56	2296.76	
100m 달리기	0.3207	192.42	240.53	288.63	336.74	384.84	432.95	
수영 50m크롤	0.6212	372.72	465.9	559.08	652.26	745.44	838.62	
수영 50m배영	0.4977	298.62	373.28	447.93	522.59	597.24	671.9	
수영 50m평형	0.3738	224.78	280.35	336.42	392.49	448.56	504.63	
연습축구시합	0.0853~0.1719	51.18-~103.14	63.98~128.93	77.77~154.71	89.57~180.50	102.36~206.28	115.16~232.07	
연습농구시합	0.2588	155.28	194.1	232.92	271.74	310.56	349.38	
탁구	0.149	89.40	111.75	134.10	156.45	178.80	201.15	
배드민턴 싱글	0.1366	81.96	102.45	122.94	143.43	163.92	184.41	
배드민턴 더블	0.1136	68.16	85.2	102.24	119.28	136.32	153.36	
사이클 10km	0.0800	480.00	60.00	72.00	84.00	96.00	108.00	
등산	0.1048	62.88	78.6	94.32	110.04	125.76	141.48	
스키 보행	0.0782~0.1348	46.92-80.88	58.65-101.10	70.38-121.32	82.11-141.54	93.84-161.76	105.57-181.98	
스키 활강	0.1242~0.20127	74.52-120.76	93.15-150.95	111.78-181.14	130.41-211.33	149.04-241.53	167.67-272.72	

표 5-11. 신체활동, 20분간 운동시의 에너지 소비량을 체중으로 간단하게 계산하는 방법

운동종목	에너지소비량 Cal/kg/분	20분간 운동 시 체중별 소비 칼로리						비고 자료출처
		체중 40kg	체중 50kg	체중 60kg	체중 70kg	체중 80kg	체중 90kg	
건강체조	0.066	52.80	66.00	79.20	92.40	105.60	118.80	
일반체조	0.0552~0.1083	44.16~86.64	55.20~108.30	66.24~129.96	77.28~151.62	88.32~173.28	99.36~194.94	
Bob스트레칭	0.0502~0.0906	40.16~72.48	50.20~90.60	60.24~108.72	70.28~126.84	80.32~144.32	90.36~163.08	
헬스담벨운동	0.2234	178.72	223.4	268.08	312.76	357.44	402.12	
헬스바벨운동	0.1402~0.2057	112.16~164.56	140.20~205.70	168.24~246.84	196.28~287.98	224.32~329.12	252.36~370.26	
헬스복근운동	0.1543	123.44	154.30	185.16	216.02	246.88	277.74	
헬스운동평균	0.1962	156.96	196.20	235.44	274.68	313.92	353.16	
연습축구	0.087	64.60	87.00	104.40	121.80	139.20	156.60	
연습농구	0.121	96.80	121.00	145.20	169.40	193.60	217.80	
연습배구	0.081	64.80	81.00	97.20	113.40	129.60	145.80	
태극권(기공)	0.053	42.40	53.00	63.50	74.20	84.20	95.40	
외발자전거	0.052	41.60	52.00	62.40	72.80	83.20	93.60	
게이트볼	0.038	30.40	38.00	45.60	53.20	60.80	68.40	
걷기 60m/분	0.078	62.40	78.00	93.60	109.20	124.80	140.40	한강시민공원 스포츠 교실의 생활체육 활동에 관한 프로젝트 보고서(1992년 연구자 성동진), 스포츠 영양학, 운동처방론(고려의학 성동진, 2005년)
속보 80m/분	0.097	77.60	97.00	116.40	135.80	155.20	174.60	
속보 100m/분	0.115	92.00	115.00	138.00	161.00	184.00	207.00	
달리기 120m/분	0.134	107.20	134.00	160.80	187.60	214.40	241.20	
달리기 140m/분	0.153	122.40	153.00	183.60	214.20	244.80	275.40	
400m 전력질주	1.7013	1361.04	1701.30	2041.56	2381.82	2722.08	3062.34	
100m 달리기	0.3207	256.56	320.70	384.84	448.98	513.12	577.26	
수영 50m크롤	0.6212	496.96	621.20	745.44	869.68	993.92	1118.16	
수영 50m배영	0.4977	398.16	497.70	597.24	696.78	796.32	895.86	
수영 50m평형	0.3738	299.64	373.80	448.56	523.32	598.08	672.84	
연습축구시합	0.0853~0.1719	68.24~137.52	85.30~171.90	102.36~206.28	119.42~240.66	136.48~275.04	153.54~309.42	
연습농구시합	0.2588	207.04	258.8	310.56	362.32	414.08	465.84	
탁구	0.1490	119.20	149.00	178.80	208.60	238.40	268.20	
배드민턴 싱글	0.1366	109.28	136.6	163.92	191.24	218.56	245.88	
배드민턴 더블	0.1136	90.88	113.60	136.32	159.04	181.76	204.48	
사이클 10km	0.0800	64.00	80.00	96.00	112.00	128.00	144.00	
등산	0.1048	83.84	104.8	125.76	146.72	167.68	188.64	
스키 보행	0.0782~0.1348	62.56~107.84	78.20~134.80	93.84~161.76	109.48~188.72	125.12~215.68	140.76~242.64	
스키 활강	0.1242~0.20127	99.36~161.02	124.20~201.27	149.04~241.53	173.88~281.78	198.72~322.03	223.56~362.29	

표 5-12. 신체활동, 25분간 운동시의 에너지 소비량을 체중으로 간단하게 계산하는 방법

운동종목	에너지소비량 Cal/kg/분	25분간 운동 시 체중별 소비 칼로리						비고 자료출처
		체중 40kg	체중 50kg	체중 60kg	체중 70kg	체중 80kg	체중 90kg	
건강체조	0.066	66.00	82.5.0	99.00	115.50	132.00	148.50	한강시민공원 스포츠 교실의 생활체육 활동에 관한 프로젝트 보고서(1992년 연구자 성동진), 스포츠 영양학, 운동처방론(고려의학 성동진, 2005년)
일반체조	0.0552~0.1083	44.16~108.30	69.00~135.38	82.80~162.45	96.60~189.53	110.40~216.60	113.63~203.85	
Bob스트레칭	0.0502~0.0906	50.20~90.60	62.75~113.25	75.30~135.90	87.85~158.55	100.40~181.20	113.63~203.85	
헬스담벨운동	0.2234	223.40	279.25	335.10	390.95	446.80	503.33	
헬스바벨운동	0.1402~0.2057	140.20~205.70	175.25~257.13	210.30~308.55	245.35~359.98	280.40~411.40	315.45~462.83	
헬스복근운동	0.1543	154.30	192.88	231.45	270.03	308.60	347.18	
헬스운동평균	0.1962	196.2	245.21	294.30	343.35	392.40	441.45	
연습축구	0.087	87.00	108.75	130.50	152.25	174.00	195.75	
연습농구	0.121	121.00	151.25	181.50	211.75	242.00	272.25	
연습배구	0.081	81.00	101.25	121.50	141.75	162.00	182.25	
태극권(기공)	0.053	53.00	66.25	79.50	92.75	106.00	119.25	
외발자전거	0.052	52.00	65.00	78.00	91.00	104.00	117.00	
게이트볼	0.038	38.00	47.50	57.00	66.50	76.00	85.50	
걷기 60m/분	0.078	78.00	97.50	117.00	136.50	156.00	175.50	
속보 80m/분	0.097	97.00	121.25	145.50	169.75	194.00	218.25	
속보 100m/분	0.115	115.00	143.75	172.50	201.25	230.00	258.75	
달리기 120m/분	0.134	134.00	167.50	201.00	234.50	268.00	301.50	
달리기 140m/분	0.153	153.00	191.25	229.50	267.75	306.00	344.25	
400m 전력질주	1.7013	1701.30	2126.63	2551.95	2977.28	3402.60	3827.93	
100m 달리기	0.3207	320.70	400.88	481.05	529.73	641.40	721.58	
수영 50m크롤	0.6212	621.20	776.50	931.80	1087.10	1242.40	1397.70	
수영 50m배영	0.4977	373.80	467.25	560.70	654.15	747.60	841.05	
수영 50m평형	0.3738	373.80	467.25	560.70	654.15	747.60	841.05	
연습축구시합	0.0853~0.1719	85.30~171.90	106.63~214.88	127.95~257.85	149.28~300.83	170.60~343.80	191.93~386.78	
연습농구시합	0.2588	258.80	323.50	388.20	452.90	517.60	582.30	
탁구	0.1490	149.00	186.25	223.50	260.75	298.00	335.25	
배드민턴 싱글	0.1366	136.60	170.75	204.90	239.05	273.20	307.35	
배드민턴 더블	0.1136	113.60	142.00	170.40	198.80	227.20	255.60	
사이클 10km	0.0800	80.00	100.00	120.00	140.00	160.00	180.00	
등산	0.1048	104.80	131.00	157.20	183.40	209.60	235.80	
스키 보행	0.0782~0.1348	78.20~134.80	97.71~168.50	117.30~202.20	136.85~235.90	156.40~269.60	175.95~303.30	
스키 활강	0.1242~0.20127	124.20~201.27	155.25~251.59	186.30~301.91	217.35~352.22	248.40~402.54	279.45~452.86	

표 5-13. 신체활동, 30분간 운동시의 에너지 소비량을 체중으로 간단하게 계산하는 방법

운동종목	에너지소비량 Cal/kg/분	30분간 운동 시 체중별 소비 칼로리						비고 자료출처
		체중 40kg	체중 50kg	체중 60kg	체중 70kg	체중 80kg	체중 90kg	
건강체조	0.066	79.20	99.00	118.80	138.60	158.40	178.20	한강시민공원 스포츠 교실의 생활체육 활동에 관한 프로젝트 보고서(1992년 연구자 성동진), 스포츠 영양학, 운동처방론(고려의학 성동진, 2005년)
일반체조	0.0552~0.1083	66.24~129.60	82.80~162.45	90.36~194.94	115.92~227.43	132.48~259.92	149.04~292.41	
Bob스트레칭	0.0502~0.0906	60.24~108.72	75.30~135.90	90.36~163.08	105.42~190.26	120.48~217.44	135.54~244.62	
헬스덤벨운동	0.2234	268.08	335.10	402.12	469.14	536.16	603.18	
헬스바벨운동	0.1402~0.2057	168.24~246.84	210.30~308.55	252.36~370.26	294.42~431.97	336.48~493.68	378.54~555.39	
헬스복근운동	0.1543	185.16	231.45	277.74	324.03	370.32	416.61	
헬스운동평균	0.1962	235.44	294.3	353.16	412.02	470.88	529.74	
연습축구	0.087	104.40	130.50	156.60	182.70	208.80	234.90	
연습농구	0.121	145.20	181.50	217.80	254.10	290.40	326.70	
연습배구	0.081	97.20	121.50	145.80	170.10	194.40	218.70	
태극권(기공)	0.053	63.60	79.50	95.40	111.30	127.20	143.10	
외발자전거	0.052	62.40	78.00	93.60	109.20	124.80	140.40	
게이트볼	0.038	45.60	57.00	68.40	79.80	91.20	102.60	
걷기 60m/분	0.078	93.60	117.00	140.40	163.80	187.20	210.60	
속보 80m/분	0.097	116.40	145.50	174.60	203.70	232.80	261.90	
속보 100m/분	0.115	138.00	172.60	207.00	241.50	276.00	310.50	
달리기 120m/분	0.134	160.80	201.00	241.20	281.40	321.60	361.80	
달리기 140m/분	0.153	183.60	229.50	275.40	321.30	367.20	413.10	
400m 전력질주	1.7013	2042.04	2552.55	3063.31	3573.57	4084.08	4594.59	
100m 달리기	0.3207	384.84	481.05	577.26	673.47	769.68	865.89	
수영 50m크롤	0.6212	745.44	931.80	1118.16	1304.52	1490.88	1677.24	
수영 50m배영	0.4977	597.24	746.55	895.86	1045.17	1194.48	1343.79	
수영 50m평형	0.3738	448.56	560.70	672.84	784.98	891.12	1009.26	
연습축구시합	0.0853~0.1719	102.36~206.28	127.95~257.85	153.54~309.42	179.13~360.99	204.72~412.56	230.31~464.13	
연습농구시합	0.2588	310.56	388.20	465.84	543.48	621.12	698.76	
탁구	0.1490	178.80	223.50	268.20	312.90	357.60	402.30	
배드민턴 싱글	0.1366	163.92	204.90	245.88	286.86	327.84	368.82	
배드민턴 더블	0.1136	136.32	204.90	245.88	286.86	327.84	306.72	
사이클 10km	0.0800	96.00	120.00	144.00	168.00	192.00	216.00	
등산	0.1048	125.76	157.20	188.64	220.08	251.52	282.96	
스키 보행	0.0782~0.1348	93.84~161.76	117.30~202.20	140.76~242.64	164.22~283.08	187.68~323.52	211.14~363.96	
스키 활강	0.1242~0.20127	149.04~241.53	186.30~301.91	223.56~362.29	260.82~422.67	298.08~483.05	335.34~543.43	

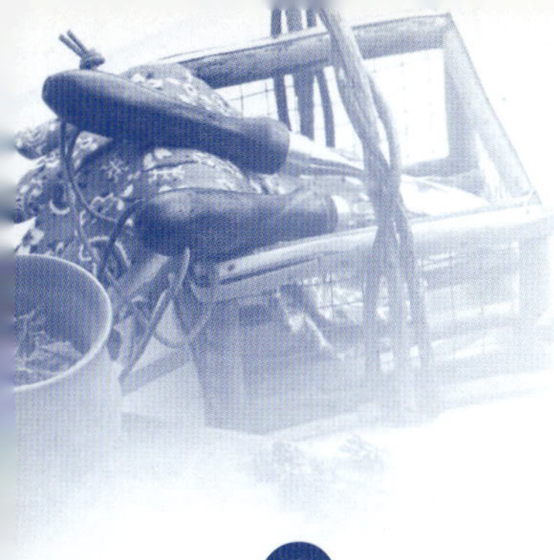

제 6 장 신체조성상태

1. 신체조성상태란

신체를 구성하고 있는 기본적인 신체내의 골과 근육과 지방량을 신체조성상태라고 말한다. 본서에서는 먼저 신체를 구성하고 유지시키는 기본적인 골 관계는 해부학이다. 해부생리학적인 이론성을 배제하고 뼈의 구성분을 기초로 스포츠 영양학적 입장에서와 신체내의 뼈를 지탱하고 유지시키는 뼈(골)와 신체의 에너지원인 지방의 양에 대하여 다음과 같이 기술한다.

1) 운동에 의한 뼈의 치밀도와 골다공증의 이론성

신체의 조성상태는 신체를 구성하고 있는 외형적 크기만이 아니고 체격을 구성하고 있는 지방량, 활성조직량, 골형성상태 등을 말한다. 체지방량과 활성조직량에 대해서는 앞장에서 설명하였고 본 장에서는 인체의 뼈를 구성하고 신체를 지탱하고 있는 조직으로써 뼈의 형성상태(뼈의 굵기와 뼈의 치밀도)와 영양과 운동관계에 한정하여 기술하고자 한다.

뼈가 만들어지는 과정에 중요한 재료는 칼슘과 인 등과 무기질이 필요하다. 칼슘은 그 대부분이 인산과 결합해서 인산칼슘(Hydroxyapatite)으로써 뼈에 침착하여 간다. 이 무기염의 결점을 상호결합해서 뼈를 강하고 단단하게 하는 결합조직이 교원섬유(Collagen)이다. 이것은 단백질에서 만들어지기 때문에 단백질도 필요하다.

또 단백질은 뼈를 만드는 세포(골아세포)의 증식에도 필요하다. 그리고 뼈의 형성과 성장을 유지하고 촉진하기 위해서는 비타민과도 밀접하게 관계한다. 그 가운데에 비타민D는 칼슘의 장내흡수를 촉진함과 동시에 뼈의 석회화를 촉진한다.

비타민 A는 골아세포의 형성과 활동을 활발하게 하며 비타민 A의 부족은 뼈의 성장을 저해한다. 또한 비타민 C는 교원질의 생성을 촉진하는 작용을 가지고 있다. 뼈의 치밀도는 도시와 농촌의 어린이들인 학생과 비교할 때에 농촌학생의 어린이들이 골밀도가 도시학생과 비교하여 낮으며 이것은 농촌학생들의 영양섭취 상태 가운데에 특히 칼슘과 비타민 A 및 비타민 C의 섭취가 떨어진다는 것은 외국문헌에서 연구보고 되고 있다.

뼈의 형성과 운동과의 관계에서는 일반학생과 운동을 주로하고 있는 학생과의 골의 밀도와 두께를 비교하여 보면 운동을 하고 있는 학생들의 뼈의 밀도 및 골피질 두께도 큰 것으로 연구보고 되고 있다. 즉, 운동을 주로 하는 학생들은 골질은 치밀하고 두껍다. 즉, 뼈가 튼튼하다고 말할 수 있다. 일반학생들 가운데 골절을 경험한 학생들의 골 형성 상태는 골의 굵기와 치밀도가 떨어지는 것으로 연구보고 되고 있으며 이러한 골절 학생들은 주로 마른형과 편식을 주로 하는 학생들인 것으로 연구보고 되고 있다.

결론적으로 골형성에 필요한 칼슘과 비타민 A의 섭취가 필요하며 뼈를 보다 튼튼하게 하는데에는 유아기에서의 운동도 필요하다. 적당한 운동은 뼈 속에 있는 모세혈관망을 발달시키고 신체활동과 운동이 뼈에 자극을 주어 튼튼하게 뼈의 치밀도에도 영향을 주어 뼈의 질적형성의 촉진제로서 작용한다. 뼈가 굵고 치밀하여 골격이 크다는 것은 기초체력이 한 요소가 되며 특히 근력의 기초가 된다.

2) 영양섭취와 뼈(골)와의 관계

일본의 경우는 1960년부터 현재까지 칼슘섭취의 평균소요량은 성인은 하루에 600mg이나 실제섭취하고 있는 양은 하루에 534mg으로 보고되고 있다. 그 결과 일본인들은 칼슘섭취부족현상으로 나타나고 있다. 이러한 원인은 일본인의 경우는 화산국에서 살고 있으며 화산국의 토양은 주로 화산재이기 때문에 토양에 칼슘함유량이 적다. 또한 바위에 있어서도 동물의 뼈와 조개류껍질 등이 축적되지 않은 화성암이 많기 때문에 암석 가운데에는 칼슘의 함유량도 적다.

석회암은 동물의 뼈와 조개껍질 및 해초류 등이 축적되어 이루어진 것이기 때문에 칼슘이 풍부하게 포함되어 있다. 유럽이나 일본 등과 비교할 때 암석이나 토양에서 유럽이 1이라면 일본은 1/3 정도밖에 지나지 않는다. 또한 과일, 야채 등에 포함되어 있는 칼슘양에 대해서도 다르게 나타나는 것으로 식품영양분석에 관한 연구에서 보고되고 있다. 즉, 식품 100g 가운데에 포함되어 있는 당근의 칼슘양은 유럽에서 생산되는 당근은 48.0mg인 것에 대하여 일본에서 생산되는 것은 33.0mg, 유럽에 딸기는 22.0mg에 대하여 일본은 16.0mg 정도이다. 일본에서 생산되는 칼슘양이 적다고 하는 것은 토양관계가 아닌가라고 필자는 생각된다.

우리들이 같은 양에 물과 야채, 육류 등을 섭취해도 외국사람에 비교하면 환경과 토양에 따라서 칼슘의 섭취가 다 각각 다르다고 생각되어진다. 일본에서도 칼슘이 풍부한 장수마을이 있다. 이곳은 산호초로 되어 있는 섬과 석회암이 풍부한 지역이다. 이 지역에 살고 있는 사람들은 건강하고 오랫동안 살아갈 수 있다. 즉, 나이가 아무리 먹어도 건강체력을 유지하고 있는 사람이 많다. 그렇기 때문에 칼슘은 옛날부터 장수와 깊은 관계가 있다고 연구보고 되고 있다.

또한 오늘날 생활습관병은 칼슘의 섭취량에 관계가 있다고도 말을 한다. 나이에 관계없이 최근에 건강상 골다공증 문제는 칼슘섭취부족인 사람들한테 많이 나타난다. 그리고 2007년도에 보고된 우리나라 건강이슈 10가지가운데에 성인들의 골다공증문제와 어린아이들의 골의 문제에도 포함되어 있다. 골이 약하게 된다고 하는 것은 칼슘섭취량의 부족과 또한 식생활에 변화로 육류나 생선류 또는 가공식품을 많이 섭취하는 경향은 이러한 식품속에는 인성분이 많이 들어 있다. 그 결과 인의 과잉섭취와 운동 부족에서 오는 결과라고 생각된다.

우리나라도 식생활이 개선되어 주식이 쌀이 아니고 육류와 생선류 또는 가공식품을 많이 섭취하고 있는 경향이다. 앞에서 기술한 바와 같이 육류 및 생선류 또는 가공식품 등은 인이 많이 포함되어 있기 때문에 오늘날 식생활은 인의 과잉섭취가 되고 있다. 인을 과잉섭취하게 되면은 칼슘이 골에서 녹아 빠져나와 골을 약하게 하는 원인이 된다.

육식을 섭취할 때에는 동시에 야채등 칼슘이 많이 들어 있는 알카리성 식품과 같이 섭취하는 것이야 말로 인의 과잉섭치에 대처할 수가 있다고 생각된다. 참고로 일상적인 식사에 칼슘과인의 균형있는 음식물의 섭취는 신체의 칼슘과 인의 비율이 1:1 정도가 아니고 1:2 정도가 되는 것이 바람직하지 않는가 생각된다.

식품 가운데에 육류, 어류 등에는 인의 함유량이 많기 때문에 통상의 일상생활시의 식사에서도 칼슘 1에 대하여 인은 2~3 정도의 비율로 인의 과잉섭취의 비율이 많다. 인을 많이 섭취하게 되면은 혈액이 산성쪽으로 기울어져 갑상선 호르몬인 파라솔드 호르몬(Parathyroid. Hormone)이 증가한다. 이 호르몬이 골에 활동을 하여 칼슘을 골에서 녹여 빠져나오게 되기 때문에 골은 약하게 된다. 또한 인을 많이 섭취하면 칼슘을 소장에서 흡수하는 칼슘의 흡수율이 떨어뜨리게 된다.

3) 신체내의 칼슘

보통 신체내의 칼슘의 충량을 100%라고 할 때에 99%가 축적칼슘이고 나머지 1%가 기능 칼슘이라고 말한다.

(1) 인체내의 칼슘

① 축적칼슘(99%)

신체가운데의 칼슘의 양이 100%라고 한다면 이 가운데에 축적칼슘 99%와 기능칼슘 1%로 각각 나눈다. 이 가운데에 축적칼슘(99%)의 대부분은 골과 치아에 대부분 축적되어 있다. 이것을 축적칼슘이라고 말한다. 나머지 1%의 소량의 칼슘이 혈액, 근육, 피부 그밖에 장기에 분포되어 있다. 이것을 기능칼슘이라고 말한다. 이 기능칼슘이 혈액과 세포를 정상적으로 유지시켜주는 중요한 역할을 담당한다. 따라서 체중 60kg 정도인 성인은 신체에 약 1000g의 칼슘이 존재하고 있다. 따라서 골에는 990g의 칼슘이 축적되어 있으며 나머지 1%인 10g이 체액과 세포에 분포되어 있다.

골가운데에 칼슘은 수산화인석회(Hydroxyapatite)라고 말하는 고형의 결정체로 되어 콜라겐의 망막형태로 축적되어 있다. 뼈가 강하고 약하다고 하는 것은 뼈의 칼슘함유량 즉, 골의 밀도에 의해서 결정되어진다. 골의 밀도는 일반적으로 골 $1cm^2$당의 미네랄량(g/cm^2)으로 나타낸다. 골밀도는 골(상완골, 상퇴골, 요추 등)에 따라서 서로 다르기 때문에 칼슘의 많고 적음을 검사할 때에는 같은 골의 골밀도로 비교할 필요가 있다.

다음 그림 6-1에서 요추의 골밀도의 연대별 추이에 대한 변화와 그림 6-2에서 연대별 골다공증의 발생에 대한 변화를 나타내었다. 일본에서의 건강한 남성과 여성에 대하여 요추의 골밀도의 추이를 연대별로 추이상태를 나타낸 것이다.

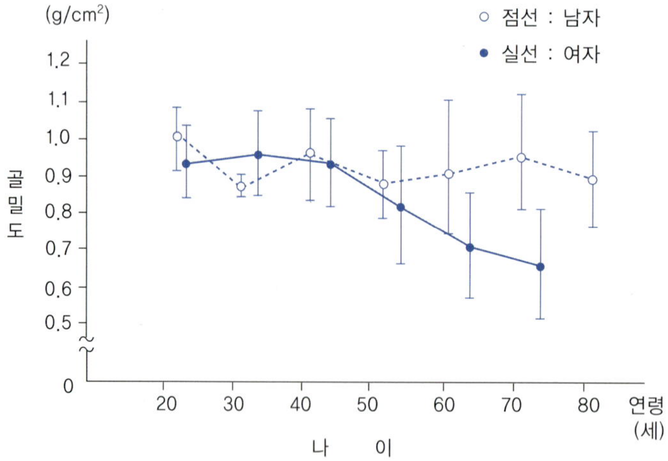

그림 6-1. 요추의 골밀도 추이의 변화

출처 : 임상스포츠의학(일본 : Vol. 1. No11. 1994에서 인용

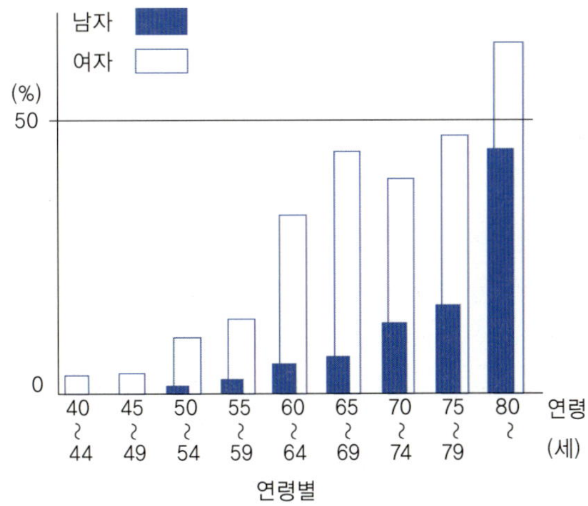

그림 6-2. 연령별의 골다공증의 발생률

출처 : 일본치구마헬스. 1984년에서 인용

그림 6-1에서 나타난 바와 같이 여성의 경우는 40대에서 50대에 걸쳐서 골밀도가 대폭적으로 감소되고 있는 것을 나타내었다. 또한 60대에서는 골다공증의 발생률이 급속하게 증가되기 때문에 요추의 골밀도가 저하되고 요추가 약하게 된다고 생각된다. 그림 6-2에서는 연령별 골다공증의 발생률을 일본 자료를 통해 소개하였다. 나이가 증가함에 따라서 증가 추체이며 80세 이후가 되면 남, 여 모두가 급속하게 증가되는 것을 나타내었다.

이러한 현상에 결과는 나이가 들어감에 따라서 칼슘섭취부족과 운동부족에 의한 골다공증문제가 심각하다는 것을 의미한다.

② 기능칼슘(1%)

인체내의 혈액과 임파액을 기초로하여 체액은 언제나 pH(수소이온농도)7.4(7.35~7.45)라고 말하는 약알칼리성의 일정한 농도를 유지하지 않으면 아니된다. 인체내의 1%인 기능칼슘은 혈액의 pH7.4(7.35~7.45)를 일정하게 유지시키기 위하여 산, 염기 평형작용에 관여하고 있다. 체액의 산,염기평행작용에 관여하는 알칼리성의 성분에는 주로 칼슘이외에 나트륨, 칼륨, 마그네슘, 철 등이 있다.

한편 산성의 성분은 인, 염소, 유황 등 인성분과 산성성분과 알카리성분 등이 있다. 그리하여 일반적으로 식품성분 가운데에는 산성식품과 알칼리성식품으로 나누어지는 것은 각각의 식품 등을 태운 후에 남은 재의 부분을 분석하여 산성식품과 알칼리 식품으로 나누어 결정되어진다. 타고 남은 재 가운데에 인이 많이 있는 것을 산성식품, 칼슘이 많이 있는 것을 알칼리성식품이라고 한다. 산성식품인 육류와 생선류 그리고 가공식품을 많이 섭취하게 되면 혈액이 산성 쪽으로 기울어진다. 그 결과 혈중의 칼슘, 나트륨, 칼륨, 마그네슘은 산,염기평형(pH7.4)을 일정하게 유지하기 위하여 활동한다.

혈액성분이 산성화된 혈액은 혈중에 있는 알칼리성 성분만으로 약알칼리성으로 변화가 되면 어떠한 문제도 발생하지 않는다. 그러나 산성화가 강하게 되면 혈중에 있는 알칼리성 성분만으로는 산, 염기평형을 유지할 수 가 없다. 이러한 것은 알칼리성분인 칼슘을 빼앗기게 되기 때문이다. 골에는 다량의 칼슘이 축적되어 있기 때문에 혈액의 산성화와 함께 축적칼슘이 골에서 축출되어 혈액의 산, 염기평형을 유지하게 된다. 이러한 현상에 의해서 골에 있어서는 축적칼슘이 혈액으로 축출되기 때문에 골은 약하게 되는 결과를 초래한다.

신체의 체액은 어떠한 경우에 있어서도 일정의 pH7.4(7.35~7.45)를 유지하지 않으면 안 된다. 그렇기 때문에 체액이 약 알칼리성일 때에는 에너지 대사는 혈액, 심장, 근, 신경 등의 제 기관 및 여러 가지의 효소가 원활하게 이루어진다. 우리들의 신체는 여러 가지 환경의 변화에 대하여 우리들의 신체 내에서는 항상 신체의 내부환경을 조절 할 수 있는 기능이 있다. 이 활동에 의해서 신체내부의 상태는 언제나 일정하게 유지되고 있다. 이러한 것을 신체의 항상성(Homeostasis)이라고 말한다.

칼슘의 섭취부족으로 인하여 혈액속의 칼슘이 부족하게 되면 칼슘이 골에서 혈액으로 축출되어 역으로는 혈액에 칼슘의 과잉으로 증가되는 현상을 초래한다. 이것을 칼슘파라독스(Paradox)라고 말한다. 이러한 결과로 인한 칼슘파라독스 상태로 혈액의 산,염기평행을 유지하게 되는 것이다. 그러나 이러한 현상으로 인하여 산, 염기평행에 필요한 양 이상으로 골에서 칼슘이 녹아서 혈액쪽으로 나오게 된다.

혈액 속에의 여분인 칼슘은 근육을 비롯하여 신경, 혈관, 혈액, 취장 등의 여러 기관에 부착된다. 칼슘이 부착된 여러기관은 칼슘중독을 일으키기 때문에 신체내의 기능이 현저하게 저하되고 자연치유능력까지도 저하시키게 된다. 따라서 신체의 기능에서 보면 칼슘이 부족하게 되지 않도록 칼슘소요량 만큼은 항상 충분히 섭취하지 않으면 안된다.

혈중의 칼슘을 일정하게 조절하는 신체 내의 호르몬은 갑상선호르몬에서 나오는 칼시토닌(Calcitonin : 골의 골아세포의 작용으로 칼슘을 골에 침착시키는 작용)과 부갑상선에서 나오는 파라솔드 호르몬(Parathyroid. Hormone : 칼슘의 혈중농도가 8.0이상이 되면 작용)이라고 말하는 2가지 호르몬이 있다.

식품 가운데에 산성식품(육류, 생선류)을 많이 섭취한다던가 운동을 오랫동안 계속 실시하면 신체내에 약알칼리성의 혈액(pH7.35~7.45)은 서서히 산성쪽으로 기울어진다. 이러한 결과에 의해서 부갑상선이 호르몬이 자극되어 파라솔드 호르몬(Parathyroid. Hormone)의 산생이 항진한다. 파라솔 호르몬은 골이 파골세포에 작용하여 골로부터 칼슘을 혈액으로 축출하게 된다. 혈액을 산성화시키는 중요한 원인은 식품가운데에 인이 많이 들어 있는 산성식품의 과잉섭취와 뇌, 운동으로 인하여 신체 내에서 발생되어 배출되는 탄산가스와 젖산의 산생 등으로 인하여 신체활동이나 운동에 의한 대사산물이 신체 내에 축적하게 된다. 그리고 여성호르몬의 에스트로겐의 감소등과 특히 여성의 경우는 폐경기가 되면 에스트로겐 호르몬이 감소되기 때문에 부갑선 호르몬이 자극되어 파라솔의 호르몬의 산생이 항진되어 골에서 칼슘을 다량으로 혈액으로 축출하게 된다. 그 결과 골이 약하게 되어 결국 골다공증이 되는 경우가 많다.

또한 인체내의 호르몬은 갑상선에서 산생되는 칼시토닌(Calcitonin)호르몬이다. 칼시토닌호르몬은 골의 골아세포에 작용하여 칼슘을 골에 침착시키는 호르몬이다. 칼슘을 많이 섭취하면 혈중의 칼슘농도(8.0~10mg/dℓ: 정상범위)가 높게 되어 혈액의 알칼리화가 되어 갑상선호르몬이 자극되어 칼시토닌호르몬의 산생이 항진하게 된다. 그 결과 칼시토닌호르몬은 골의 골아세포에 작용하여 칼슘을 침착시킨다.

(2) 운동과 칼슘 섭취 관계

신체활동이나 운동을 하게 되면 호흡성에 의한 강산성과 또한 대사성에 의한 강산성이 이루어지기 때문에 혈액은 산성화쪽으로 기울어지게 된다. 호흡성의 강산성이 되는 대표적인 것은 탄산가스이며 대사성에 의한 강산성은 활성초산(아세틸CoA)과 젖산이다. 세포에서 산생된 탄산가스는 혈액중으로 확산된다. 혈액에 들어온 탄산가스는 적혈구내에서(탄산탈수소 효소에 의해서) 반응하고 탄산(H_2CO_3 : $CO_2+H_20 \leftrightarrows H_2CO_3$)이 된다. 또한 H_2CO_3는 H^+와 HCO_3(중탄산이온)으로 해리된다. 탄산이 폐에 들어오면 혈액은 역으로 반응($H_2CO_3 \rightleftarrows H_2O+CO_2$)하여 물과 탄산가스가 되어 탄산가스로써 폐에서 배출된다.

폐포에서 산생되는 탄산가스와 폐에서 배출되는 탄산가스의 양이 같게 되면 pH는 정상적으로 유지된다. 그러나 격한 운동을 하게 되면 탄산가스가 다량으로 생성되어 폐에서의 배출이 따라가지 못하기 때문에 탄산이 혈중에 증가되어 pH가 저하되고 혈액은 산성쪽으로 기울어지게 된다. 이와 같이 호흡성에 의한 혈액의 산성화는 주로 유산소적 운동등에서 나타난다.

유산소적 운동에 의해서 pH를 저하시켜 혈액을 산성화되게 하는 것은 대사성에서도 존재한다. 이것은 활성초산(아세틸CoA)이다. 유산소적운동에서 산소의 공급이 충분하지 않으면 당질,지질, 단백질의 열량소에서 활성초산의 산생이 증가한다. 아세틸CoA는 간장에서 케톤체(아세트초산, β 히드로키신낙산, 아세톤)라고 말하는 산이 강한 산성의 성분이 된다. 이와 같이 유산소적운동에서 생성된 강한 산성은 중탄산(HCO_3)에서 완충되어 HCO_3가 부족하게 되면 pH의 저하를 가져온다.

무산소적운동에서의 해당작용에 의해서 생기는 것은 젖산이다. 젖산은 강하게 산성을 띠기 때문에 근중에 0.4% 이상 넘게 되면 근 수축이 되지 않는다. 이 젖산을 완충시키기 위하여 젖산과 유산염(중성)이 활동하여 처리하기 때문에 pH가 저하되고 혈액은 산성쪽으로 기울어진다. 격한 운동 후에는 pH는 7.13~6.95 정도까지 저하된다고 말하고 있으나 혈액의 pH가 7.35의 정상범위의 밑으로 내려가면 혈액의 산성화의 완충성분으로서 정확하지 않지만 칼슘 성분이 크게 관여한다고 생각된다.

(3) 운동실시자의 골밀도와 칼슘섭취 관계

유산소적운동실시자의 골밀도는 일반적으로 낮다고 말한다. 또한 장거리 달리는 사람은 과체중이 금기로 되어 있기 때문에 식사에서도 가려먹는 경우도 많다. 여성의 경우에는 더욱 현저하다. 그렇기 때문에 유산소적 운동을 오랫동안 하는 사람들의 골밀도가 낮다고 하는 것은 영양의 밸런스에 문제가 있는 것으로 생각되며 영양의 밸런스에 문제는 주로 칼슘섭취의 부족으로 생각된다. 여기에서 장거리 유산소적 운동을 실시하는 사람에 칼슘을 3개월간 많이 섭취시켜 골밀도와의 관계를 연구한 결과가 다음의 그림 6-3에서 칼슘섭취와 골의 골밀도 관계를 나타내었다. 그림 6-4에서는 칼슘섭취와 대퇴골경부와 대전자의 골밀도를 나타내었다.

그림 6-3과 그림 6-4에서의 연구결과는 매일 총600mg 정도 칼슘을 섭취시키고 연습 1시간 전에 300mg을 섭취시키고, 연습 직 후에 300mg씩 경구를 통하여 섭취시킨 결과이다. 식사에서 400~450mg/하루씩 섭취시켰기 때문에 하루에 총 칼슘의 섭취량은 약 1000~1050mg 정도의 칼슘을 섭취시켰다. 그림 7-3에서는 칼슘섭취와 골의 골밀도관계를 나타내었다. 실험자에게 3개월간 칼슘을 경구로 섭취한 유산소적운동을 실시한 성인남자의 골밀도를 나타낸 것이다. 3개월간 칼슘(산호칼슘 : 건강식품 : 일본MPG회사 제공)을 경구를 통하여 칼슘을 섭취시킨 결과 섭취전과 섭취 후와의 비교한 결과 하퇴의 골과 허리의 골(요추)밀도가 높게 나타났다.

그림 6-4에서는 칼슘섭취와 대퇴골경부의 대전자의 골밀도관계를 나타내었다. 일반 성인남자와 비교할 때 칼슘섭취전에 있어서는 유산소적운동을 실시하는 군이 하지, 요추 팔의 골, 조골, 골반 또는 신체 전체의 골밀도는 일반인 보다도 낮게 나타나는 경향이

다 그러나 칼슘을 3개월간 경구를 통해서 칼슘을 섭취하게 한 후에 있어서는 유산소적 운동을 하는 운동군의 골밀도가 높게 나타났다.

인체에서의 하중골(운동에 의해서 압력이 미치는 골을 가리킨다. 골에 압력이 미치게 되면 골형성이 촉진되어 골의 밀도가 상승한다. 이것은 미소전류(Piezo Electricity)가 발생한다. 이 미소전류가 골아세포를 자극하고 골에 의한 칼슘을 침착 시키는 역할을 촉진시켜 골의 밀도를 상승시키게 된다.)

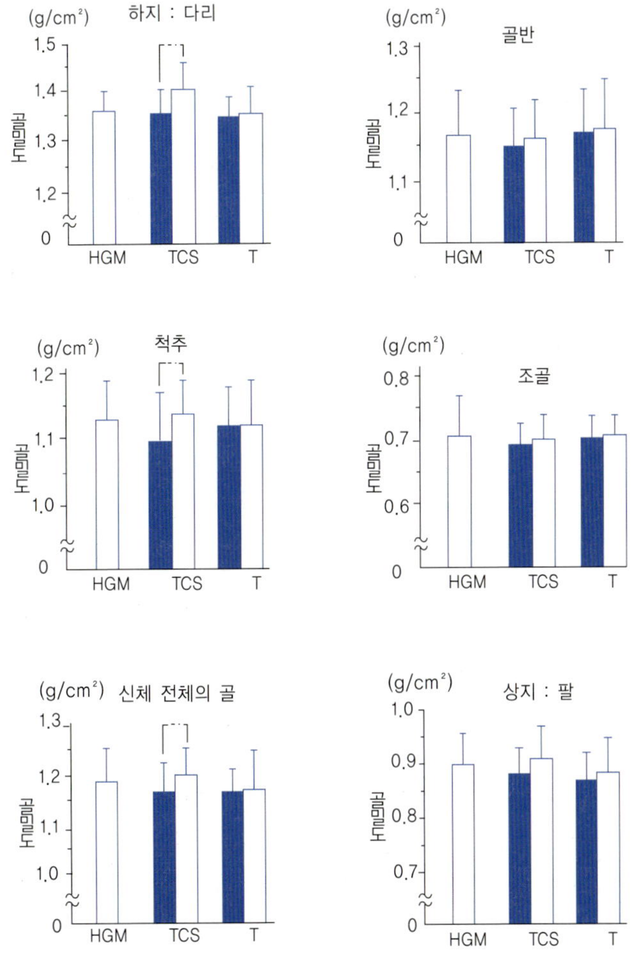

★★ : P 〈 0.05　　HGM : 건강한 일반남자군
★★★ : P 〈 0.01　　TCS : 칼슘을 섭취한 운동남자의 유산소적 운동군
T : 칼슘을 섭취하지 않은 남자의 유산소적 운동군

그림 6-3. 칼슘섭취와 골의 골밀도와의 관계

인 하지의 골과 요추에 있어서의 골은 칼슘섭취 전보다도 골밀도가 높고 일반인보다도 높게 나타났다. 달리는데 있어서 그렇게 힘이 들어가지 않는 부위인(비하중골이라고 말함) 팔, 골반, 조골 등에 있어서는 칼슘섭취 전보다도 섭취한 후가 골밀도가 높게 나타나는 경향이 있으나 일반인의 골밀도에 가깝게 나타났다.

골밀도가 높게 나타난 하지골에 대한 것을 고찰하면 하중골로 되어 있는 대퇴골의 골밀도는 현저하게 높게 된 결과를 다음 그림 6-5에서 칼슘섭취와 요추의 골밀도를 나타내었다.

그림 6-4에서는 칼슘섭취와 대퇴골 경부와 대전자의 골밀도 관계에서의 나타난 결과에서 대퇴골의 경부가 3개월 후가 골밀도가 높게 나타났다. 대퇴골의 대전자에 있어서도 칼슘섭취 이전보다도 골밀도가 높게 나타났다. 이 연구 결과는 통계학적으로도 증명되었다. 하지의 골의 밀도가 높게 나타난 것은 강한 골로 되어 있는 피로골절등을 예방하는데에 유익하다고 생각된다. 또한 그림 6-5에서 칼슘섭취와 요추의 골밀도 관계에서의 연구결과는 요추 부위의 골밀도가 높게 나타나는 제1, 제2, 제3, 제4요추에 있어서도 칼슘섭취전 보다도 골밀도가 현저하게 높게 나타난 결과를 알 수 있다. 제4요추는 요통과 관계가 깊기 때문에 제4요추의 골밀도가 좋다고 하는 것은 운동실시자에 있어서는 요추예방관점에서 볼 때 매우 유익하다고 생각된다.

이상의 연구결과에서 유산소적운동을 실시하고 있는 운동 실시자나 중고년자들의 골다공증 예방에 도움이 될 것이라고 사료된다. 운동연습 후에 300mg 정도 칼슘을 섭취시킨 것은 피로 물질인 젖산을 빨리 처리 할 수 있도록 하는 역할과 다음날 피로회복을 위하여 고려한 것이다. 유산소적운동실시자에 있어서는 칼슘은 혈액의 산성화를 예방하고 피로물질을 처리함과 동시에 골에 밀도의 개선에 도움이 된다고 생각된다.

참고로 앞장에서 기술한 내용과 같이 알칼리성 식품이란 주로 칼슘의 나트륨, 칼륨, 마그네슘, 철 등이 많이 들어 있는 식품을 말한다. 대표적으로 칼슘이 많이 들어 있는 식품을 의미한다. 산성식품이란 인, 염소, 유황 등 육류나 생선류등과에 많이 들어 있고, 인이 많이 들어 있는 식품을 산성식품이라고 말한다. 이상과 같이 신체조성상태 가운데에 골의 형성관계와 칼슘관계를 기술하였다.

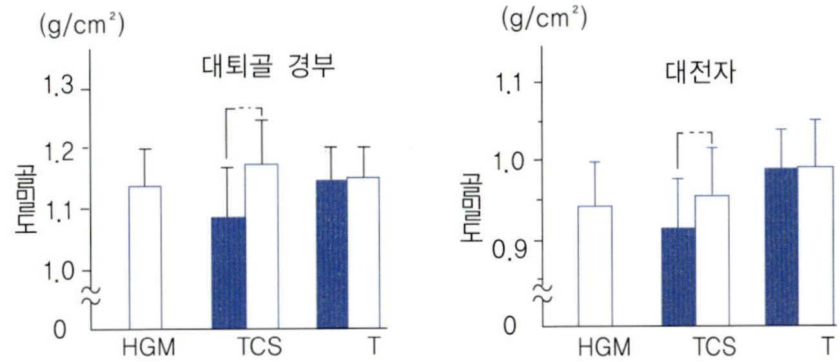

★★ : P 〈 0.03
★★★ : P 〈 0.01

HGM : 건강한 일반남자군
TCS : 칼슘섭취와 유산소적 운동군(남자)
T : 칼슘섭취하지 않은 유산소 운동군(남자)

그림 6-4. 칼슘섭취와 대퇴골 경부와 대전자의 골밀도

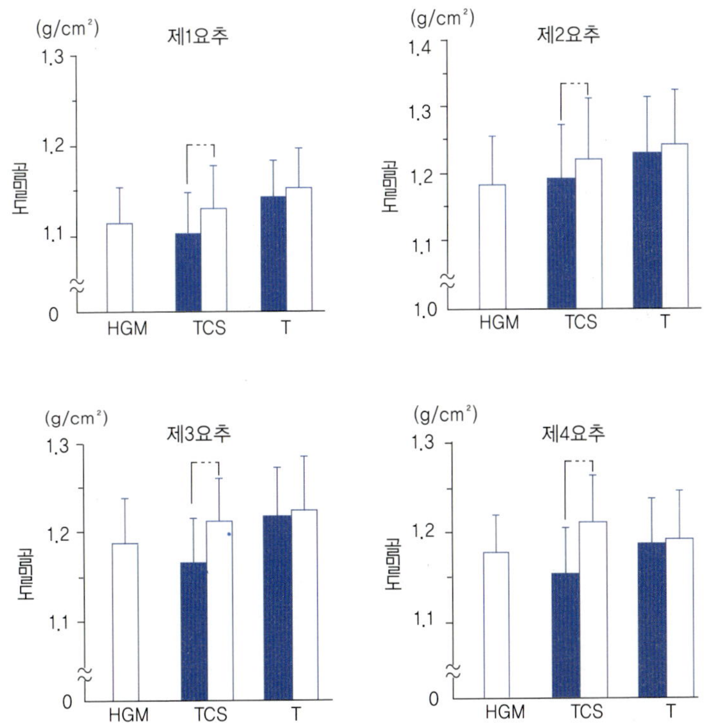

★★ : P 〈 0.05
★★★ : P 〈 0.01

HGM : 건강한 일반남자군
TCS : 칼슘섭취한 유산소적 운동군(남자)
T : 칼슘섭취 않은 유산소적 운동군(남자)

그림 6-5. 칼슘섭취와 요추의 골밀도

2. 비만운동처방을 위한 기초적인 이론성

1) 이상체중(적정체중)의 의미

제1장에서 신체조성상태를 검사하는 여러 가지 검사방법 가운데에 본서에서 독청적으로 검사하는 20cm 줄자하나만으로 신체조성상태를 검사한 후 Brožek 공식에 의해 신체밀도와 신체내의 지방량에 대한 Fat%와 그리고 활성조직량이 계산되면 신체내에 지방량의 Fat%를 계산한 후에 본인에 이상체중(적정체중)인가를 확인하고 이상체중이 넘었을 경우에는 머저 비만운동처방을 실시하기 전에 본인의 이상체중을 즉, 적정체중을 유지하기 위하여 신체내의 지방을 몇 %로 할 것인가에 대한 감량의 목표를 결정하여야 한다. 이상체중이라고 하는 것은 생리적 한계의 지방량은 5% 정도, 운동 선수의 경우는 10% 정도, 일반인 남자 성인의 경우는 20% 정도이다. 그리고 남녀차이는 여자가 기본적으로 10% 정도가 많다. 여기에서 적정체중 또는 이상체중이라고 하는 의미는 신체의 근육과 골(골의 치밀도)과 지방의 균형을 의미한다.

이상체중이란 신체조성상태 가운데에 신체가 최고의 기능을 발휘할 수 있는 체중을 말한다. 체중은 신체의 구성요소가 사람에 따라서 각각 다르다. 즉, 신체가운데의 근 조직, 신경조직, 뼈의 치밀도, 인대, 건, 피부, 미네랄, 지방등의 신체를 구성하고 있는 신체조성상태가운데에 지방량을 말하는 것이다. 일반적으로는 지방조직과 지방을 제외한 근조직의 두가지 요소로 나누어 진다. 결국 체중은 제지방체중과 지방량이기 때문에, 체중 = 제지방체중 + 지방량을 말한다. 그리고 신체의 구성요소가 같다고 하여도 체중에 관여하고 있는 것은 전부 다르다고 생각된다. 이것은 제지방 체중의 구성요소는 전체의 지방보다도 밀도가 크다. 여기에서 밀도라고 하는 말은 체적(신체의 부피)에 대한 물질의 질량(물체가 갖고 있는 성질의 양)을 말한다.

예를 들면, 저울을 가지고 무게를 잴 때 1kg의 쇠를 저울 위에 놓았을 때 1kg의 쇠의 무게를 재기 위해서는 큰 그릇이 필요없다. 이 1kg의 쇠와 같은 양에 1kg의 솜을 잴 때는 그 용기가 크지 않으면 안된다. 용기의 크기가 왜 다른가는 쇠와 솜의 밀도의 차가 있기 때문이다. 쇠는 밀도가 크고 질량에 대한 상대체적은 적다. 한편 솜은 밀도가 적고 질량에 대한 체적 즉, 부피가 크다. 신체가운데의 제지방체중과 지방도 밀도에 차이가 있다. 근과 골이라고 말하는 조직은 지방보다도 밀도가 크다. 따라서 신장과 체중은 같아도 체격이 전부 다르기 때문이다. 같은 체중을 가지고 있는 사람 가운데 체지방률 30%의 사람이 체지방률 20%인 사람보다도 체격이 크다. 이와같이 사람에 따라서 지방조직과 골과 근조직의 비율이 다르기 때문에 체중을 적정체중 즉, 이상체중을 갖고 있다고 하는 것을 체중측정만으로는 불충분하다. 또한 신체의 구성요소가 똑같다고 하여도 신체의 운동능력에는 전부 다르다. 이것은 신체를 움직이기 위해서의 근육은 신경계에서 보내는 신호를 받아 근이 수축을 한다. 그 근육에 혈액을 보내는 심장의 움직임을 조절하는 것도 이 신경계이다.

강건한 골격이 아니면 근육의 수축력에도 문제가 생긴다. 일상생활 시에 또는 운동 중에 달리고 뛰고 던지기 위하여는 먼저 근육의 역할이 중요하다. 신경계, 골격근, 심장, 혈관, 골은 제지방조직에 포함되어 있다. 지방이외의 조직 즉, 근육은 신체활동을 하기 위해서는 필요불가결한 것이다. 역으로 지방량이 많다고 하는 것은 운동능력이나 일상생활에 도움이 되지 않는다고 하는 것을 이해할 수 있다. 이상과 같은 이론성이 이상체중, 즉 적정 체중에 대하여 기술하였다.

2) 신체 지방량과 활성조직량의 검사결과

이상체중(적정체중)을 알기 위해서는 신체조성상태를 검사 할 필요가 있다. 신체조성상태의 검사 종류와 방법에 대하여서는 제1장 '비만의 개요'에서 이미ㅇ 설명하였다. 제7장에서는 신체 조성 상태 가운데, 즉, 체중가운데에 몇%가 지방량이고 몇%가 활성조직량인가 즉, 제지방 체중이 어느 정도인가를 알 필요가 있다. 이것을 알기 위하여 신체조성상태를 검사한 결과를 가지고 지방량이 많은가 혹은 적은가 그리고 근육량인 제지방량을 증가시킬 필요가 있는가 없는가를 확인하기 위하여 신체조성상태를 검사하여야 한다. 제1장에서의 비만검사방법 가운데에는 신체조성상태를 신체 전체적으로 알 수 있는 방법과 국소적으로 알 수 있는 방법 또는 어떤 한 공식에 의해서 비만도를 추정할 수 있는 공식 등에 대하여 제1장에서 신체의 밀도법에 의한 공식을 성별, 연령별로 나누어 가술하였다.

그리고 그 가운데에 간단하게 신체의 조성상태를 검사하는 방법 중에 하나인 줄자 혹은 켈리퍼법을 소개하였다. 먼저 20cm 줄자 하나만을 가지고 상완과 견갑골의 지방의 두께를 검사한 결과를 가지고 다음 표 7-1의 양식에 의거 이상체중(적정체중)을 알아보기 위하여 기록표 양식을 나타내었다.

표 6-1. 신체조성상태를 알아보기 위한 기록표 양식 (한국체육대학교 운동처방실 작성)

○ 신체조성상태 검사에 의한 기록표

① 성 명 : ______________ ② 연 령 : ______________

③ 생년월일 : ______________ ④ 체 중 : ______________(kg)

⑤ 이상체중예측치 : ______________(kg) ⑥ 감량 또는 증량 : ______________(kg)

⑦ 피하지방 두께

1회 측정치 ______mm 2회 측정치 ______mm 3회 측정치______mm 평균치 :______mm

⑧ 상완배부

1회 측정치 ______mm 2회 측정치 ______mm 3회 측정치______mm 평균치 :______mm

⑨ 견갑골하

1회 측정치 ______mm 2회 측정치 ______mm 3회 측정치______mm 평균치 :______mm

⑩ 피하지방두께에서 예측된 신체지방률 ______% 와 지방량 ______kg

⑪ 제지방량(근육량 혹은 활성조직량) _______(kg)

⑫ 이상체중(적정체중) _______(kg) 목표체중 또는 감량목표를 결정한다.

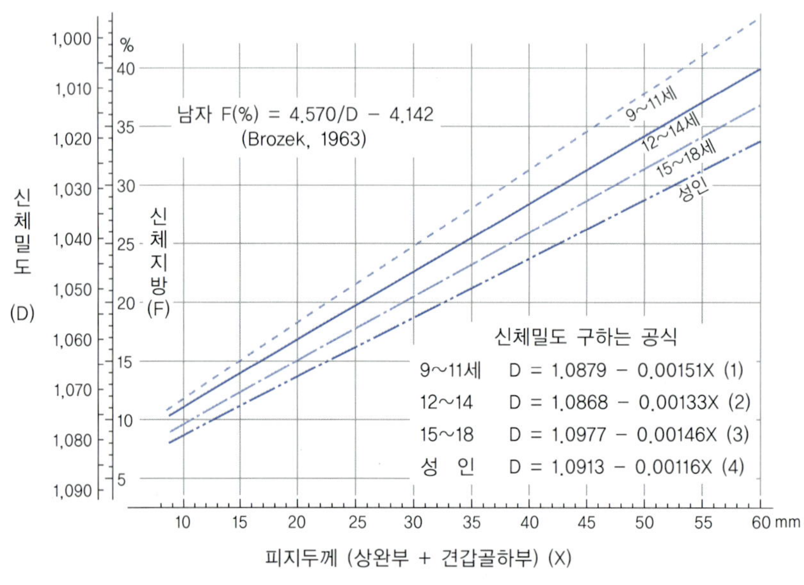

그림 6-6. 남자용 신체밀도를 구하는 공식

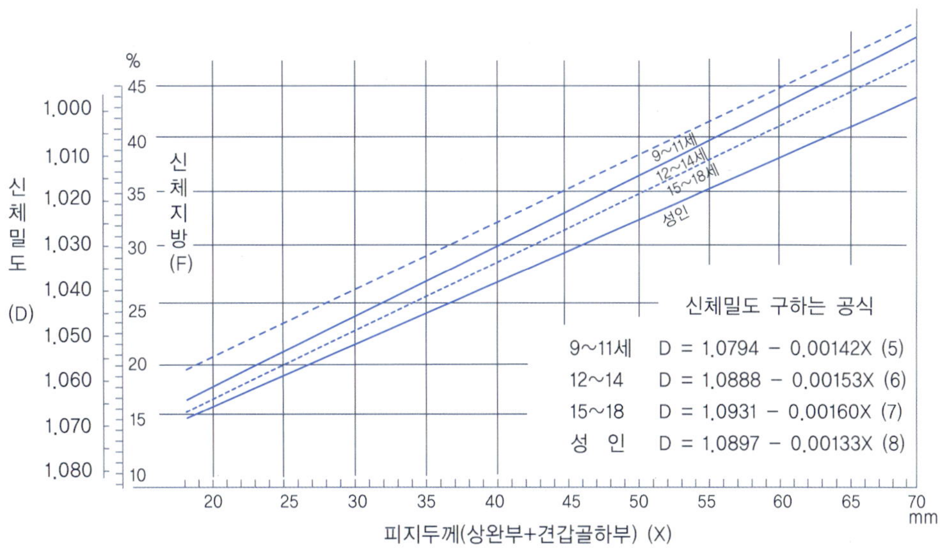

그림 6-7. 여자용 신체밀도를 구하는 공식

제1장에서 20cm 줄자에 의한 신체조성상태검사에 의해서 비만도를 산출하는 공식은 Brožek의 공식에 의해서 계산한다.

① 신체의 지방량 % Fat(%) = (4.570÷(신체밀도〈D〉)-4.142)　100

② 신체내의 지방량(kg) = $\dfrac{\text{체중kg} \times \text{Fat}}{100}$

③ 신체내의 근육량(LBM) = 체중 kg - 지방량 kg

위 ①에 대한 신체내의 Fat %, ②에 대한 신체내의 지방량 kg, ③에 대한 신체내의 근육량(LBM)을 구한다.

이상체중(적정체중)을 결정할 때 그 준거는 인간의 생리적 한계의 지방량은 5%이며 국제적인 운동선수는 10% 내외이며 일반성인 남자는 20% 정도다 그리고 남, 여의 차이는 여자가 10% 지방량이 많다는 것을 참고하여 이상 체중을 결정할 때 어디에 기준을 두고 결정하였는가에 대한 준거가 된다.

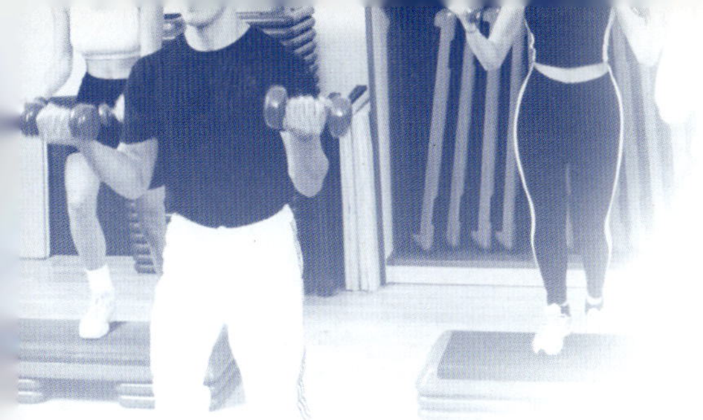

제 7 장 하루 음식물 섭취에 따른 각종 영양소의 역할과 기능

비만운동처방을 실시하기 위해서는 먼저 제6장에서 신체내의 신체조성상태를 이해하고 하루 중에 신체활동과 운동을 통한 에너지의 소비와 또한 하루중에 음식물의 섭취를 통한 에너지섭취량을 조사, 분석한 다음, 하루중에 섭취한 각종 영양소가 신체내에서 어떻게 소화흡수되는 과정과 그리고 각종 영양소가 어떠한 역할과 기능을 하고 있는가에 대하여 ① 무기질(미네랄), ② 전해질, ③, 인체의 수분과 땀, ④ 비타민, ⑤ 지질 ⑥ 당질, ⑦ 단백질, 등에 한정하여 본장에서 기술한다.

1. 무기질(Mineral)

신체가운데에 있는 무기질(미네랄)은 주로 물과 유기질에 포함되어 있는 산소, 탄소, 수소, 질소의 4종류를 제외한 나머지의 원소를 정리하여 무기질 또는 미네랄이라고 말한다. 식품등을 태울 때에 나머지의 재는 무기원소 및 그 산화물이 되기 때문에 타고 남은 재를 일괄해서 취급한다. 인체의 원소조성은 지방함량에 의해서 변동되나 산소 65%, 탄소 18%, 수소 10%, 질소 3%와 수분과 유기물의 구성원소가 대부분이기 때문에 무기질은 인체내에 약 4~6%정도 이다. 다음 표 7-1에서 체중60kg 지방 12.5%인 경우에 인체의 무기질의 조성상태인 원소와 함량을 나타내었다. 이것은 인체의 원소를 분석한 결과에서 환산하여 산출한 인체의 무기질 조성 상태를 나타낸 것이다. 그밖에 소량만이 존재하는 무기질을 미량원소라고 부른다. 미량원소 가운데에는 철(Fe), 동(Cu), 아연(Zn), 망간(Mn), 코발트(Co), 몰리브렌(Mo), 세렌(Se), 크롬(Cr), 요소(I)는 인체에 의해서 불가결한 영양소로 알려져 있다. 이러한 무기질의 대부분은 일상생활에서의 음식물 가운데에서 필요한 만큼 충분히 섭취 할 수 가 있다. 그러나 칼슘과 철은 일상생활에서 종종 부족할 수가 있기 때문에 일상의 식생활에서 주의 할 필요가 있는 무기질이라고 말할 수 있다.

표 7-1. 인체의 무기질 조성(체중 60kg, 지방 12.5%인 경우)

원소	함량(g)	원소	함량(g)
칼슘(Ca)	1,180	철(Fe)	3.9
마그네슘(Mg)	25	아연(Zn)	1.5
칼륨(K)	141	동(Cu)	0.09
나트륨(Na)	96	황소(Br)	0.02
인(P)	630	코발트(Co)	0.001
염소(Cl)	93		

한편 식염(Nacl)과 같이 과잉으로 식염을 섭취하게 되면 건강상 문제가 될 수도 있다. 이상의 무기질은 그 생리작용도 다양하기 때문에 화학형태별로 나누어진다. 첫째, 떨어져 녹을 수 있는 염의 형태에서 골과 치아등의 조직을 단단하게 해주고 있는 칼슘과 인, 마그네슘등이 있다. 둘째, 단백질과 지질과 결합해서 세포의 구성분이 된다던가 또한 막 침과작용과 효소작용, 산소의 운반등의 중요한 생리기능을 담당하는 것은 인, 칼륨, 마그네슘, 철, 칼슘, 동과 같은 무기질이다. 셋째, 세포내외에서 체액중에 이온으로써 존재한다던가 pH 및 침투압을 조절한다던가 또한 신경과 근육에 흥분성을 주는 나트륨, 칼륨, 칼슘, 인 등이 있다. 그리고 신체활동이나 운동에 있어서는 아연 등 미량원소가 필요하며 아연은 성장과 신체의 조직의 수복, 혈액세포의 형성 등에 필요하다. 무기질 가운데에 ① 칼슘, ② 인, ③ 전해질[칼륨(K+), 나트륨(Nacl)], ④ 마그네슘(Mg), ⑤ 철(Fe) 등을 아래와 같이 그 생리작용을 설명한다.

1) 칼슘(Ca)

칼슘은 체내에 보통 1kg 정도 포함되어 있으나 체중 60kg 정도인 사람은 인체내에 약 1000g 정도이며 그중에 약 99%(저장칼슘은 990g 정도)는 골격에 존재한다. 골격 가운데에 칼슘은 미세한 결정 인산칼슘[Hydroxyapatite, $Ca_{10}(PO_4)_6(OH_2)$]의 구성분으로써 골을 딱딱하게 하는 역할을 한다. 골은 칼슘의 저장장소이다. 나머지 1%(기능칼슘 10g 정도)는 골과 치아 이외의 조직과 체액가운데에 포함되어 있다. 참고로 세포내액중의 칼슘농도는 조직 100g당 약 20mg이며 혈장 중 농도는 9~11mg/100mm의 범위이다.

칼슘의 생리작용을 6가지로 요약하여 다음과 같이 설명한다.

첫째, 뼈 조직의 형성은 골과 치아의 주성분으로써 골과 치아를 튼튼하게 하는 역할을 한다. 골격은 골라겐(Collagen)에 Matrix(양자역학)의 칼슘을 포함한 인산칼슘

(Hydroxyapatite)의 미세한 결정이 침착할수 있는 구조를 가지고 있다. 골의 형성은 섭취한 칼슘과 인의 비율이 1:1 정도가 가장 양호하다. 골의 발달에는 골의 구성재료가 되는 단백질과 무기질 이외에 비타민 A, 비타민 C, 비타민 D가 관계한다. 비타민 A와 C는 Matrix(양자의 역학)가 되는 골라겐의 합성에 관계하고 비타민 D는 칼슘의 흡수와 화골(몸의 조직의 일부에 뼈조직이 새로 생기는 것)회를 촉진한다. 앞에서 말한 두가지의 결핍은 골라겐의 형성이 악화되기 때문에 골의 성장을 정지시킨다던가 또한 골다공증을 일으킨다. 후자의 결핍은 칼슘의 흡수를 저하시키고 골의 석회화가 충분히 되지 않아 골연화증이 된다.

성장기에서는 석회화가 되지 않은 연골이 문제가 되어 골이 기형화가 생긴다. 예를 들면 구루병이 된다. 골을 정상적으로 유지시키기 위해서는 외력에 의해서 뼈에 자극을 줄 필요가 있다. 정형외과에서 깁스 등을 하여 골을 고정시킨다던가 오랫동안 병상생활을 한다던가 운동을 하지 않게 된다던가 하게 되면 그 부위 대부분에 골의 탈석회가 진행되어 골연화증과 골이 부서진다던가 박리현상을 일으킨다던가 무르게 된다던가 하는 증상을 일으킨다.골은 또한 칼슘뿐만 아니라 여러 가지의 무기질을 저장할 수 있는 장소가 된다.

둘째, 칼슘은 근육의 신경에 대한 피자극성 유지를 한다. 근육의 신경에 대한 피자극성 유지를 하는데 이것은 혈장 가운데 존재하는 칼슘이온은 근육의 신경자극에 대한 반응을 정상적으로 유지시키는 활동을 가지고 있다. 칼슘이온이 현저하게 감소하면 경련을 일으킨다던가 또한 증가하게 되면 피자극성이 저하되어 호흡 혹은 심장의 마비를 일으킨다.

혈장칼슘이온농도는 두가지의 호르몬 작용에서 항상성이 유지된다. 즉, 칼슘이온의 농도가 저하하게 되면 상피소체(갑상선호르몬)에서 파라솔드 호르몬(Parathyroid. Hormone)이 분비가 촉진되어 골에서 혈중으로 칼슘이온의 동원이 증대되어 혈중으로 나오게 된다. 한편 칼슘이온농도가 상승하게 되면 갑상선 혹은 상피소체에서 칼시토닌(Calcitonin)의 분비가 높아져 혈액에서 골로 칼슘의 이행이 촉진된다. 저칼슘 혈중 및 고칼슘 혈중은 주로 상피소체의 기능부전, 혹은 기능항진에 의해서 일어난다.

셋째, 혈액응고이다. 외상등을 받을 때에 혈액의 응고는 혈액이 신체외로의 상실에 대한 직접적인 방어는 혈액을 응고시키는 것이다. 혈액이 신체외로 유출되면 프로드롬빈(Prothrombin)이 드롬빈(Thrombin)으로 변화되어 이것이 혈액을 응고시키는 피브리노겐(Fibrinogen)에 작용하여 피브린(Fibrin)을 유출시키기 때문에 혈액은 응고한다. 칼슘이온은 프로드롬빈(Prothrombin)이 드롬빈(Thrombin)에 변환시키는 반응에 관여한다. 체혈할 때 구연산나트륨을 첨가하여 칼슘이온의 작용을 억제 시키면 혈액이 응고되지 않는 것을 알 수가 있다.

넷째, 산염기 평형(pH)의 조절이다. pH조절에 있어서 산성혈증이 일어나는 것은 첫째, 호흡에 장애가 있어서 ① 이산화탄소가 축적될 때 ② 기아와 당뇨병 등에 의한 케톤체가 체내에서 많이 발생할 때 ③ 신장장해에서의 산성물질의 배출이 불충분할 때 ④ 설사가 있을 때 알칼리성의 소화액이 다량으로 배출될 때 등이다. 알칼리성 혈증은 ① 과호흡에 의해서 이산화탄소의 배출이 증가될 때 ② 구토로 인하여 위액이 상실되었을 때 주로 일어난다. 이러한 상태 이외에서는 세포내액의 조절에 칼슘이 관여한다. 골격에 축적된 칼슘은 아시도스(Acidosis)가 계속 오랫동안 동원되어 산의 배출을 촉진시켜 세포외액의 산성화를 방지하는데 도움을 준다. 이것은 지속적인 아시도스에 의해서 골격의 칼슘이 체외로 배출된다는 것을 의미한다.

다섯째, 근 수축조절이다. 칼슘이온은 근을 수축 조절하는데 중요한 역할을 한다. 골격근에는 근소포체라고 불리어지는 세포막계의 구조체가 있으며 근육의 수축섬유의 칼슘이온농도를 조절한다. 정지시에는 칼슘이온이 근소포체 가운데에 들어와 근소포체막이 신경자극으로 흥분을 하게되면 다량의 칼슘이온이 유리되는 것을 계기로 근 수축이 일어난다. 다시 말하면 칼슘이온은 신경자극과 근 수축의 매개물질로 작용한다.

여섯째, 칼슘의 흡수와 배출이다. 칼슘의 흡수는 내장 가운데에 회장에서 흡수된다. 칼슘은 대변, 소변, 땀등 3가지 경로로 배출된다. 대변 가운데에 칼슘은 식사에서의 흡수되지 않은 것 이외에 소화액등에 의해서 내인성의 칼슘이 포함되어 있으며 그 양은 하루에 130mg 정도이다. 식사에서 흡수되지 않은 양은 음식물의 섭취량에 비례하여 직선적으로 증가하며 칼슘의 흡수율은 신체내에서의 그 수요에 따라서 변화되고 부족할 때는 흡수율이 높고 포화상태일 때는 흡수율이 낮게 된다. 보통 소변중에 칼슘배출양은 성인 남자는 평균 188mg, 노인의 여성은 117mg, 소변중의 칼슘양은 체액중의 산성물질의 증가에 의해서 많아지나 섭취량에 의해서의 변동은 적다. 땀으로 배출되는 칼슘양은 하루에 15~35mg 정도이며 고온 환경화에서 운동으로 인한 땀의 양이 많이 배출되면은 배출양은 200mg을 넘기 때문에 이러한 경우에는 칼슘을 보급할 필요가 있다. 칼슘이 많이 들어 있는 식품은 우유, 버터, 유제품등이며 소에서 생산되는 우유에서 많이 포함되어 있으며 흡수율도 높다. 또한 작은 생선, 야채류 등이 칼슘공급원이 된다. 이상 칼슘이 생리작용을 6가지로 설명하였다.

2) 인(P)

인(P)은 인체 가운데에 존재하는 무기질 가운데에 칼슘 다음으로 많이 포함되어 있다. 성인은 인 전체의 80%가 칼슘과 결합해서 무기염의 형태로 골격, 치아 등을 강하게 형성하는 데 관여하고 있다. 나머지 부분은 근육, 뇌와 신경, 간장, 폐장 등에 있는 조직가운데에 각종 유기화합물의 구성분으로서 존재한다.우리들이 섭취하는 인의 대부분은 유기화합물과 결합한 인산으로 주로 소장에서 흡수된다. 한편 인의 배출은 대부분 소변으로 배출되며 인의 공급이 적을 때에는 신장에 의한 재흡수가 촉진되기 때문에 소변으로 인의 배출양은 저하된다.

또한 소변 중의 인은 아시도시스(산혈증)가 증가되며 알칼리성에서는 감소한다. 체내에 의한 인의 역할의 하나는 세포와 조직을 형성하는 성분이 되며 인지질의 성분으로써 세포막과 뇌, 신경조직의 중요한 구성분으로 되어 있다. 또한 신체내의 체액중에 존재하는 무기의 인산이온은 완충작용을 하는 역할을 하면서 체액의 pH의 조절을 담당하는 역할과 기능을 가지고 있다. 미네랄 가운데에 특히 아연은 인체의 성장과 조직의 수복, 혈액세포의 형성등에 필요한 물질이다. 식품가운데에 아연은 주로 무정백의 곡류속에 포함되어 있다.

2. 전해질

전해질이란 전기를 띠고 있는 분자를 말한다. 통상 대부분의 분자는 중성상태이다. 즉, 정의 양자와 부의 전자의 수가 같다는 것으로 예를 들면, 염을 화학적으로 나타내면 Nacl이라는 기호로 나타낸다. Na는 나트륨, Cl은 염소로 나타낸다. 이와 같이 염화나트륨은 전기를 띠지 않으나 물에 녹으면 나트륨과 염소는 각각 분리되어 전해질 Na+과 Cl-로 된다. 아래 그림 7-1에서 식염을 물에 녹이며 나트륨과 염소이온으로 분리되는 것을 나타내었다. 그림 7-1에서 나타나는 바와 같이 전기를 띤 분자는 생명을 유지하기 위하여 여러 가지의 생체기능에 중요한 역할을 한다.

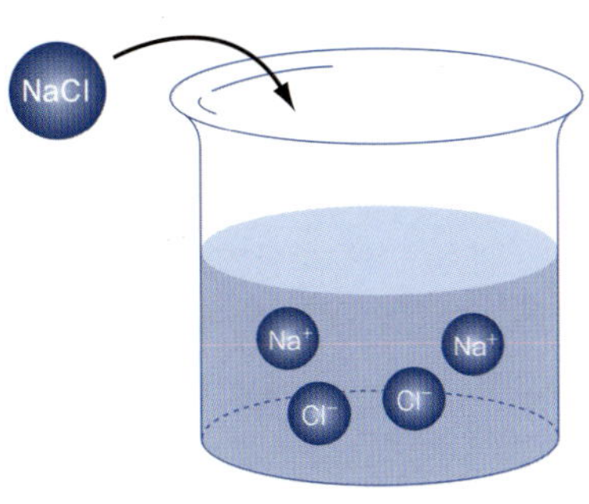

그림 7-1. 식염(Nacl)을 물에 녹이면 나트륨이온 Na+와 염소이온 Cl-로 분리된다.

여러 가지의 전해질을 적당한 양 만큼은 체내에서 유지시키는 것은 필요불가결 한 것이다. 체내에 적당한 전해질을 유지하기 위해서라도 체내에서 체외로 전해질이 배출된 만큼은 보충할 필요가 있다. 체내의 전해질은 과일, 야채, 육류등을 섭취하는 것에 의해서 보충할 수가 있다. 이러한 식품속에는 인체에 필요한 전해질(나트륨, 칼륨, 염소, 칼슘, 수소)이 들어 있다.

일단 음식물로 소화흡수되면 전해질은 체액에 녹아 여러 신체기관에 존재한다. 전해질이 축적된 장소는 주로 세포내액과 세포외액에 존재하나 그 양은 차이가 있다. 그 양의 차이를 아래 표 7-2에 전해질의 체내의 분포로 나타내었다.

표 7-2. 전해질의 체내의 분포

전해질	세포외액(mmole/L)	세포내액(mmole/L)
Na+ (나트륨)	150	15
Cl- (염소)	125	10
K+(칼륨)	5	150

나트륨과 칼륨은 고농도로 세포외액과 세포내액에 존재한다. 그러나 세포외액에 나트륨과 염소가 고농도로 존재하고 있는 전해질과 세포내액에 고농도로 존재하고 있는 전해질이 있는데 나트륨은 세포외액에 고농도로 존재하여 염소와 결합해서 일부는 중탄산염과 인산염의 형태로 세포외액의 양이온 역할을 하며 주로 삼투압의 유지 또는 산염기평행유지(pH조절),와 근육의 흥분성과 세포막 침과성 유지를 한다. 그리고 위액의 염산의 역할을 주로 하는 기능을 가지고 있다.

칼륨은 세포내액에 고농도로 존재하여 신경세포내의 신경자극의 전달을 시키는 역할과 기능을 가지고 있다. 이와 같이 전해질에 의해서 상대농도가 다르다고 하는 것은 생명을 유지하기 위하여 세포내액과 세포외액에서의 이온농도가 차이가 없으면 신경을 통해서 자극의 전도와 골격근의 수축과 심장의 박동이 정지하게 된다. 생명을 유지하기 위해서는 세포내의 고농도의 칼륨과 세포외액에서의 나트륨농도의 균형을 유지하지 않으면 안된다. 그림 7-2에서 세포막내외에서 전해질의 총 농도의 균형을 유지하지 못하면 생명유지가 불가능 한 것을 나타내었다. 세포내액과 세포외액에서의 전해질의 농도의 균형이 무너지면 신체기능은 저하되고 일상생활에서의 생활능력과 힘을 발휘하는데도 문제가 된다.

신체활동과 작업 시에 있어서 신체내의 수분의 분포의 변화를 아래 그림 7-3에 나타냈다. 작업이나 운동 계시 후에 세포외액에서 근세포내액부로 수분의 이동되는 것을 나타내었다. 수분이 이동하는 것에 의해서 근세포내부에서 일어나는 에너지의 생산을 위하여 화학반응이 촉진되어 진다. 근세포내부에서 수분이 이동한 만큼의 세포외액은 곧 혈장에서 수분이 보급된다. 또한 그림 7-3에서 운동시 신체의 수분의 분포에 변화를 일으키는 것을 안정시와 운동 전과 후에 수분이 세포로 이동하는 것을 나타내었다.

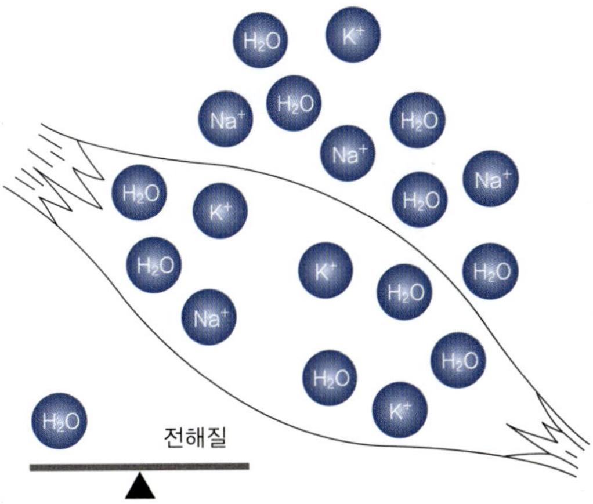

그림 7-2. 세포막 내외에서 전해질의 총 농도의 균형을 유지하지 못하면 생명유지가 불가능하다.

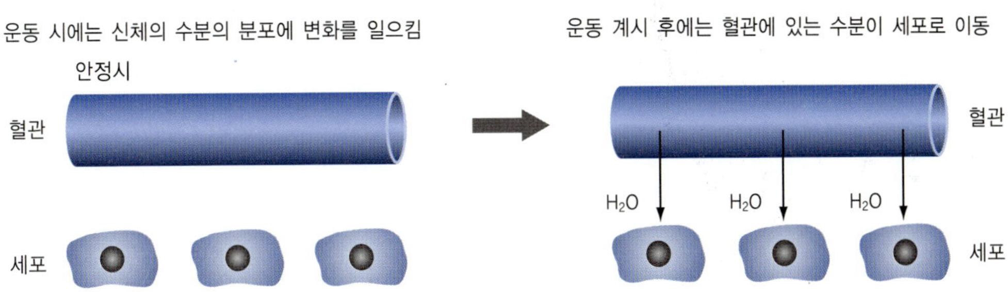

그림 7-3.

정상적인 상태에서는 어느정도의 혈액양의 감소는 문제가 되지 않으나 세포내부의 수분을 증가시킨다던가 또는 근세포의 에너지생산능력을 높이기 위해서는 일정 양의 수분의 유지가 필요하며 인체의 수분의 섭취와 배출과 땀에 대해서는 다음 인체수분과 땀에서 기술한다.

1) 세포내액과 외액에서의 식염의 불균형

신체내의 수분이 세포내로의 이동은 전해질의 농도의 미세한 차에 의하여 이루어진다.

이것은 전해질은 세포막을 자유롭게 통과 할 수가 없다. 그 결과 전해질의 농도는 그 균형이 무너지기 때문에 수분이 세포막을 통과하여 균형을 유지시키기 위하여 수분만 이동한다. 결국 세포내막 혹은 외측의 전해질 농도가 높게되면 높게 될수록 전해질의 농도를 저하되기 때문에 세포막을 통해서 수분을 이동시키는 힘이 강하게 된다. 예를 들면, 식염을 과잉으로 섭취하면 세포외액의 나트륨농도가 높게 되는 것을 그림 7-4에 식염을 과잉으로 섭취하면 세포외액의 Na^+가 상승하고 농도의 균형을 유지하기 위하여 세포내의 수분이 세포막을 통과하여 세포내의 수분이 세포외로 이동하는 것을 나타내었다.

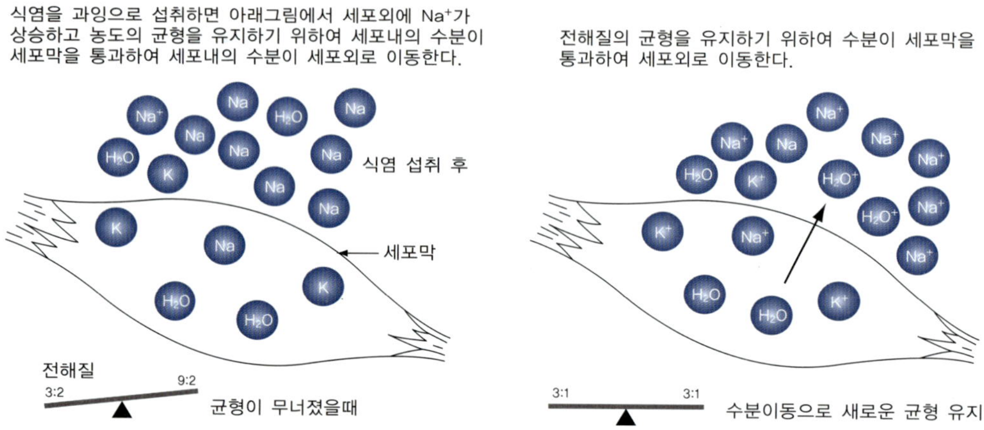

그림 7-4.

나트륨은 세포막을 통과하지 않기 때문에 세포내의 나트륨농도는 변하지 않는다. 이와 같이 식염을 섭취한 결과 세포외액중의 나트륨농도는 정상적일 때 보다도 높게 된다. 세포외액의 나트륨농도가 높게 되면 세포외액의 나트륨농도를 정상치로 유지하기 위하여 세포내액의 수분이 세포외액으로 그림 7-4와 같이 수분이 이동하게 되는 것이다.

이와 같이 수분의 이동은 에너지를 생산하는 화학반응을 위하여 대단히 중요한 역할을 한다. 따라서 세포외액의 나트륨농도가 상승하면 근 세포내액에 수분이 부족하기 때문에 신체의 기능은 저하된다. 세포내 수분의 부족은 근의 에너지 발생능력을 저하시킨다. 이와 같이 식염을 과잉으로 섭취하게 되면 근 세포내의 중요한 수분이 상실하게 되는 것이다.

일상생활에서 사람들이 땀을 많이 흘리게 되면 신체내의 수분만이 배출되는 것만이 아니고 신체내의 전해질의 균형이 무너지게 된다. 이것은 땀의 주성분은 주로 물이고 식염이 아니기 때문이다. 그리고 땀을 많이 흘렸을 때에 전해질이 균형을 유지하기 위하여 수분에 이동을 그림 7-5에서 장시간 땀을 계속 흘리게 되면 세포외액중의 수분이 체외로 배출되기 때문에 세포외액은 농축되어 전해질의 균형을 유지하기 위하여 근세포내액에서 근세포외액으로 수분이 이동되어 세포외액을 희석시키는 과정을 나타내었다.

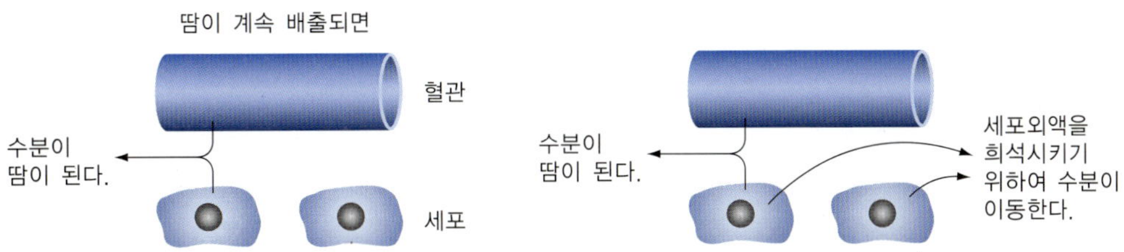

그림 7-5. 장시간 땀을 계속 흘리면 땀으로 세포외액증의 수분이 배출되기 때문에 세포외액은 점점 농축되어 간다. 전해질 균형을 유지하기 위하여 근세포내액에서 수분이 이동되어 세포외액을 희석시킨다.

땀은 1ℓ 가운에 1.2g의 식염이 포함되어 있고 땀 가운데에 식염농도는 0.2~05% 정도이다. 땀을 많이 흘리게 되면 또한 땀속에 식염이 포함되어 있기 때문에 식염도 부족하게 된다. 땀을 많이 흘리게 되면 세포내액의 대부분은 농축되고 염분의 농도는 상승되어 간다. 그리고 세포내액에서 수분이 이동되어 세포외액의 농도는 낮게 된다.

결론적으로 땀에 의해서 배출된 염분을 보급하기 위하여 식염을 그대로 섭취하게 되면 문제가 된다. 신체의 정상적인 상태를 유지하기 위해서는 세포외액의 염분농도가 높아지면 근세포가 탈수상태가 되고 전해질의 균형도 무너진다. 여름 혹서에서 식염을 하루에 15g 정도 배출 될 때에 식염의 섭취는 평균적으로 보통 하루에 10~12g 정도이기 때문에 식염을 보충 할 필요가 있다.

식염을 또한 과잉으로 섭취하게 되면 세포외액의 식염농도가 높아져 세포내액의 수분을 세포외액으로 수분을 이동시키게 된다. 이때에 수분만이 아니고 세포가운데에 수분을 보급하기 위해서는 식염 0.5g 정도에 250mℓ 정도의 수분과 같이 섭취하여야 전해질 농도를 유지시키게 된다. 나트륨농도가 높게 되면 심장의 기능도 문제가 되며 골격근에서의 경련도 일어날 수가 있게 된다. 또한 이때에 식염을 그대로 섭취하게 되면 위벽을 자극하게 되고 구토를 일으킬수도 있으며 또한 고혈압관계로 인한 건강상 문제가 된다. 참고로 건강관리상 하루 식염 섭취 기준을 일률적으로 10g정도로 권장하는 것은 고려할 문제다.

우리들이 일상생활에서 국민건강증진을 위한 영양섭취기준을 말할 때 염분의 경우는 하루에 10g 정도를 제시하고 있으나 여기에 있어서는 최근에 신체활동이나 운동 또는 직업에 따라서 각 개인마다의 식염섭취량이 전부 다르기 때문에 하루에 일률적으로 10g 정도 섭취기준을 제시하는 것은 오늘날과 같은 사회환경에서 운동부족 해소를 위한 신체활동이니 운동을 실시하여 땀을 많이 흘리는 경우에는 국민 개인 각자의 환경조건에 따른 식염섭취를 각 개인마다 조절하여야 된다고 생각된다.

일반인이 하루에 식염섭취 기준을 10g 정도라고 하면 한 여름 고온환경이나 실내등에서 신체활동이나 스포츠활동 또는 고온환경에서 일을 하고 있는 사람에 있어서는 약 20g 정도를 권장할 필요하다고 생각된다. 쉽게 말하면 일반인보다도 일반식생활에서 약간 짜게 음식물을 섭취하는 것이 바람직하다고 생각되어 참고로 식염섭취기준에 대하여 기술하였다. 그리고 땀을 많이 흘렸을 경우 땀속에 산화나트륨 총 배출량과 염분섭취량과의 사이에는 다음과 같은 회귀방정식을 소개하여 하루개인에 따라 식염배출량을 계산하여 맞춤형 식염섭취량을 산출하여 식염섭취권장량을 개인에 따라 정하는 것이 타당하다고 생각된다.

회귀방정식은 Y=2.87x + 14.3 이다 여기에서 Y는 염화나트륨 총 배출량(g), x는 땀과 피부에서의 수분증발에 의한 수분상실량(ℓ)을 말한다. 비만으로 체중을 조절하기 위한 신체활동이나 운동 또는 작업현장에서 하루에 땀의 배출량이 2ℓ 정도라고 할 때 산화나트륨의 총 배출량은 위의 공식을 인용한다면 염화나트륨의 배출량은 20g이 된다. 여름 혹서에서 땀의 양이 4ℓ 정도가 인체에서 배출되었다고 하면 산화나트륨 총 배출량은 26g 정도가 된다.

결론적으로 26g 정도의 식염을 섭취할 필요가 있다. 이때 건강증진을 위해 앞장에서 말한 식염섭취량을 10g 정도 섭취시킨다면 이러한 경우는 식염섭취량이 부족하게 된다. 그렇기 때문에 여름 혹서 또는 고온환경에서의 신체활동이나 운동 또는 실내에서 작업을 하는 경우에 있어서는 땀의 배출량에 따라서 개인 각자의 환경에 의해서 식염섭취를 권장하는 것이 좀 더 과학적인 식염섭취기준이라고 생각된다.

3. 인체수분과 땀

인체의 수분이란? 수분은 H_20라고 말하는 화학식으로 표시하나 이것은 수소원자 2개와 산소원자 1개로 되는 간단한 화합물이다. 수분은 생명을 유지하기 위하여 중요한 물질이며 이 수분은 1ℓ당 1kg의 무게이기 때문에 수분을 섭취하지 않고 배출하게 되면 체중이 감소되며 수분을 섭취하지 않을 때의 그 결과는 인체에 대단히 중요한 영향을 미친다. 인체의 수분함량은 다음 표 7-3에서 인체의 수분의 함량(%)을 나타난 바와 같이 태아기에서 성장할 때까지 인체내의 수분양이 점점 감소되나 성인의 경우는 50~70% 정도가 수분이며 생체 성분의 과반수를 수분이 차지하고 있다.

표 7-3. 인체의 수분의 함량(%)

태아	1.5개	97.50%
	4개월	91.40%
	8개월	82.90%
신생아		71.20%
유아(생후 56일)		70.20%
성인		64.50%

인체의 수분의 함량을 백분율로 나타낼 때 신체의 수분양은 개인차에 의해서 다르다. 이것은 지방함량에 의해서 변화되나 제지방체중당으로 계산할 때 성인의 경우는 70% 정도가 수분양이며 비만과 세신형에 따라서 그 차이가 있다.

신체내의 체액에서는 세포내액과 세포외액으로 나누어진다. 세포외액에서는 조직간액과 맥관내액(주로 혈장)으로 그림 7-6에서 세포가운데에 존재하는 수분과 세포외에 존재하는 혈장과 임파액, 뇌, 척수액 등을 나타내었다.

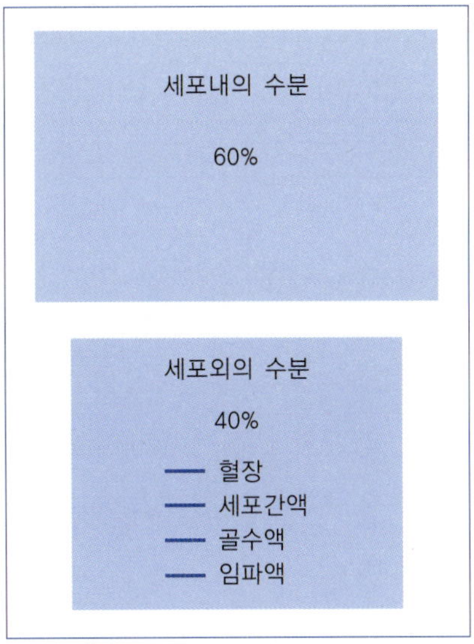

그림 7-6. 신체의 수분은 크게 두 가지로 나누어진다. 세포가운데에 존재하는 수분과 세포외에 존재하는 혈장과 양파액, 뇌, 척수액 등이다.

세포내액은 세포의 대사활동을 실질적으로 담당하는 장소이며 세포외액은 세포에 항상적인 환경을 만들어 준다. 또한 세포와 외계와의 사이에 있어서 각종 물질의 운반을 담당하는 역할을 한다. 주로 신체내액은 60% 정도, 조직간액은 15% 정도, 혈장은 5%정도가 수분이다. 주로 세포내액의 수분은 세포내에서 양이온으로서 칼륨과 마그네슘이 많으며 또한 중요한 음이온은 인산, 유황성분인 류산과 그리고 단백질에 대하여 외액에서는 양이온으로서 나트륨이며, 음이온으로써는 염소와 중탄산이온이 대부분 차지하고 있다. 이러한 용질에 의해서 세포내외의 체액의 삼투압, 용적, pH등이 유지되어 삼투압 차에 의해서 각 체액간에 수분의 교류가 이루어진다.

1) 수분의 생리작용

수분은 물리화학적 특성을 가지고 있으며 다음과 같은 인체내에서 생리적인 작용을 한다.

① 수분은 용매능력을 가지고 많은 물질을 용해한다. 생체내의 물질은 수용액의 상태에서 반응하기 때문에 물은 신체내에서의 화학반응의 장소를 만들어 주는 것이다. 또한 신체외에서 들어온 물질을 신체내의 세포로 운반하고 신체내에서 생긴 각종의 노폐물을 신체외로 배출하는 운반체의 역할을 한다.

② 수분은 이온화 능력이 크고 세포가 그 기능을 담당하는 것만이 아니고 세포내에서의 일정의 수소이온농도를 유지시키는 역할을 한다. 또한 수분 가운데서 이온화된 전해질의 존재는 신경자극의 전달과 능동수송, 삼투압의 유지등의 중요한 생리기능에 불가결한 것이다.

③ 수분은 액체 가운데에 표면장력이 크고 세포와 세포사이의 좁은 공간 즉, 간초에도 용이하게 수분이 침입한다. 수분의 성질에 의해서는 산소와 영양소를 세포에 공급하고 노폐물과 이산화탄소를 세포에서 운반하여 조직간액의 작용이 가능하게 된다.

④ 수분의 비열(1000Cal/g)은 그 밖의 물질에 비교하여 대단히 크고 인체중량의 절반이상을 차지하고 있는 수분의 존재는 인체와 함께 열에 의한 체온의 변화를 최소한도로 적절하게 유지시킨다.

⑤ 수분은 기화잠열이 대단히 크고 1g의 기체(수증기)로 변하는데는 0.585Cal가 필요하다. 체내에서 물질대사의 결과로 생기는 열의 일부는 폐와 피부에서의 물의 증발(불감증발)에 의해서 방산된다. 또한 격한 운동에 의해서 대량의 열이 발생될 때와 외계의 기온이 높아지는 경우에는 전신의 피부면에서 땀을 일으키어 그 수분이 피부에서의 증발에 의해서 신체의 열이 급속하게 방산되어 체온을 일정하게(37°C내외) 유지하게 한다. 기화잠열의 큰 수분의 증발은 신체 밖으로 열의 방출을 효율적으로 행하는데 적합하다.

결론적으로 수분은 촉매로서의 작용과 체온조절과 화학반응의 촉매를 담당하는 역할과 기능을 가지고 있다.

2) 인체에서 수분의 섭취와 배출

인체는 항상 수분의 섭취와 배출이 항상 이루어지고 있는데도 불구하고 인체내의 수분양은 보통 일정하게 유지된다. 다시 말하면 신체에서의 수분의 섭취와 배출을 조절하여 항상 적정양의 수분을 섭취할 수 있도록 되어 있다. 수분의 배출은 신장에 의한 소변양의 조절이며 수분의 섭취는 갈증에 의한 음료수의 양을 조절하고 있다. 예를 들면 여름에 땀으로 인하여 대량으로 인체의 수분이 신체외로 배출되면 그 배출양에 따라서 음료수로서 수분을 보충하여 인체의 수분의 평행을 유지시킨다. 이때에 음료수로서 수분을 섭취하지 안하게 되면 체내에서의 수분이 감소하여 탈수상태가 된다. 땀에 의해서 수분배출이 아니고 일상생활 조건하에서의 성인들에 수분의 섭취와 배출을 나타내는 것을 다음 그림 7-7에서 인체에서의 수분의 섭취와 배출을 나타내었다.

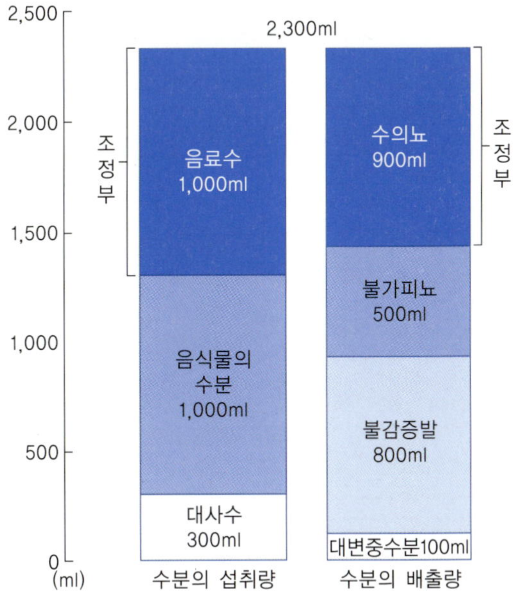

그림 7-7. 인체에서의 수분의 섭취와 배출

출처 : J. Hamburger and G. Mathé : Physiologie normale pathologique du methabolisme de léau, Flammarion, paris(1952)

경구적으로 섭취하는 수분은 음료수 이외에 하루 중에 음식물을 섭취할 때의 섭취하는 수분이다. 이 양쪽을 합하면 하루에는 2000mℓ 정도의 수분을 섭취한다. 이 밖에 영양소가 신체내에서 산화될때의 최종적으로 생기는 최종산물로서 수분이 하루에 300mℓ 정도가 된다. 이것을 대사수라고 부르며 당질, 지방, 단백질의 각각 1g이 산화될 때의 당질에서는 0.60mℓ, 지방에서는 1.07mℓ, 단백질에서는 0.51mℓ의 물이 생기는 것을 말한다. 그리하여 하루에 총 수분 섭취량은 2300mℓ 정도가 되며 이 가운데에 음료수량은 신체의 수분의 수요상태에 따라서 증감되기 때문에 조정부라고 부른다. 한편 물은 소변 또는 호기 또는 피부면에서 증발되고 대변등으로 항상 신체에서 배출된다. 이것 외에 운동시와 고온 환경하에서 다량의 수분이 땀으로 신체외로 배출되면 땀에 의해서 수분이 배출되는 것은 다음장에서 기술한다.

보통 일상생활조건에서는 소변으로 배출되는 수분의 양은 많다. 보통하루에 평균 1400mℓ정도가 되며 그 가운데에 500mℓ는 신체내의 노폐물을 녹여서 배출하는데 필요한 최소한도의 양이며 이것을 불가피뇨라고 부른다. 나머지 양은 인체의 수분의 수급상태에 의해서 증감되므로 이것을 조정부에 해당된다. 신장에 의한 뇨양의 조절은 혈장의 삼투압(용량)의 변화에 따라서 하수체 후엽에서 분비되는 바소프레신(Vasopressin: 항이뇨 호르몬 : ADH)의 작용에 의한 것이 크다. 음료수 섭취량을 극단적으로 줄이면 체액은 농축되어 삼투압은 높아지고 ADH의 분비가 촉진된다. ADH는 신장의 원위뇨세관에 활동하여 수분의 재흡수를 증가시키고 소변양을 감소시킨다. 다량의 수분을 섭취하게 되면 체액의 삼투압이 저하되어 ADH의 분비는 억제되어 원위뇨세관에 의한 수분의 재흡수가 감소되어 소변양이 증가된다.

호흡기 및 피부면에서 증발된 수분은 우리들이 의식이 없는 가운데에서 호흡기나 피부에서 증발되기 때문에 이것을 불감증발이라고 부른다. 땀은 불감증발 가운데에서는 취급하지 않는다. 호기에서의 수분증발은 하루평균 300mℓ정도가 되며 한 여름에는 감소한다. 피부에서의 증발은 하루에 500mℓ정도 추정되며 호기로 증발되는 양이다 이것은 반대로 여름에 증가한다. 이와 같이 호흡기나 피부에서 증발되는 것을 불감증발양이라고 하며 하루에 800mℓ정도가 된다.

소화관에서는 하루의 식사중에 음식물로서 2000mℓ정도의 수분이외에 하루에 7.5~9ℓ 정도의 소화액이 분비된다. 그러나 대부분이 장관에서 흡수되기 때문에 대변중으로 배출되는 수분의 양은 하루에 약100mℓ 정도가 된다.

3) 땀

앞장에서 전해질과 땀에서 기초적인 생리작용을 설명하였다. 본장에서는 땀의 성분과 수분탈수와 염분탈수에 중점을 두어 기술한다.

고온환경화에서는 신체 열의 방산이 적으며 운동시에는 열의 생산이 현저하게 증가하기 때문에 신체내에는 열이 가득 찬 상태가 된다. 이 때 전신에 땀을 일으키어 열의 방산을 촉진하기 때문에 신체는 체온이 내려가 차갑게 된다던가 체온의 이상적인 상승을 예방한다. 이러한 종류의 땀을 온열성땀이라고 부른다.

땀이 나오는 양은 환경조건과 운동양에 의해서 다르다. 여름에 외계온도가 29°C 정도의 실내생활에서의 땀의 양은 하루에 3ℓ정도내외가 된다. 한 여름 일사중에 외계 온도가 32~36°C 정도가 될 때에 보행을 실시하면 시간 당 보통 400~600mℓ 정도의 땀이 흐른다.

고온환경화에서 격한 운동을 실시하면 땀의 양은 한시간에 1~1.5ℓ 정도이며 하루에는 10ℓ 정도가 된다. 땀이 흐르게 되면 땀에는 수분만이 아니고 고형성분인 무기질도 배출하게 된다. 이것을 다음 표 7-4에서 땀속에서의 무기질 성분을 나타내었다.

표 7-4. 땀의 무기질 성분

성분	함량
물	99.2~99.7%
나트륨	45~240mg%
염소	60~350mg%
칼륨	20~100mg%
칼슘	2.1~7.8mg%
마그네슘	0.02~0.2mg%

땀의 99% 이상은 수분이며 땀속에는 각종의 무기질도 포함되어 있다. 그 가운데에 중요한 것은 식염이다. 땀의 식염농도는 땀을 생산하는 속도와 함께 변동되고 단위시간 또는 단위 피부면적당의 땀 양이 증가하며 그 농도는 높게 된다. 그리고 혈장의 식염농도에 가깝게 되어 진다. 그러나 혈장의 수치보다도 높게 되지 않고 고온에서의 순화됨에 따라서 땀의 식염농도는 저하된다. 땀은 또한 정신적 흥분을 일으킬 때에 손바닥이라던가 발가락에서 보여져 이것을 정신성땀이라고 부른다. 어느정도 근력을 요하는 운동에서는 온열성땀과 정신성땀이 동시에 나타난다.

4) 수분의 결핍과 염분 결핍

보통의 일상생활에서의 수분은 자유롭게 섭취하기 때문에 수분의 결핍은 없으나 소변 혹은 땀으로 인한 수분의 배출과 지속적인 구토와 설사 등에 의해서 인체내의 수분이 대량으로 신체외로 배출되면 수분을 보충하여야 한다. 그렇지 않게 되면 탈수상태가 된다. 수분 탈수증은 발생원리면에서 수분의 결핍과 염분결핍으로 나눌수가 있다. 수분결핍은 수분의 섭취가 적을 때 나타난다. 이때에는 세포외액이 수분이 감소해서 삼투압이 상승하기 때문에 세포내에서 수분이 세포외로 이동하게 된다. 그 결과 세포는 위축된다던가 체액전체의 삼투압은 높아지게 된다. 수분의 결핍은 임상적으로는 갈증이 강하게 느끼며 피부는 건조해지고 피부의 탄력성이 없어지게 된다던가 소변의 양은 현저하게 감소된다.

심한경우에는 열이 나고 권태감을 느낀다. 이러한 것을 예방하기 위해서는 충분한 수분과 과즙, 설탕물등을 경구적으로 보급하는 것이 좋다. 또한 염분의 결핍은 주로 땀을 많이 흘린다던가 소변을 여러번 본다던가 설사가 있을 때에 그냥 물만 섭취하는 경우에 염분탈수가 일어나기쉽다. 땀과 함께 수분의 배출만이 아니고 염분도 같이 신체외로 배출된다. 그렇기 때문에 물만을 섭취하면 체액의 삼투압은 저하되고 두통, 구토, 어지러움, 근력저하등이 나타나며 심할 때에는 열과 경련등을 일으키어 생명에 위험을 초래할 수 있다. 이러한 것을 예방하기 위해서는 가벼운 식염수를 마시는 것이 바람직하다.

4. 비타민

1) 비타민의 정의 종류

비타민이란 말은 생명을 의미하는 VITAL에 유래한 말이다. 비타민은 세포내에서 특이적 화학반응에 작용을 하는 미량으로서 신체의 대사를 왕성하게 하며 정상적인 생리기능을 하는데에 불가결한 유기물질 가운데에서 체내에서 합성되지 않기 때문에 음식물에서 섭취하지 않으면 안되는 영양소라고 정의한다.

미량으로서 대사와 생리기능을 지배하는 유기물질로서는 비타민 이외에 효소와 호르몬등이 있으나 다른영양소와 비타민과의 차이점은 비타민 가운데에서 니코친산은 필수아미노산의 Tryptopphan(참고로 천연단백으로 있는 필수 아미노산의 한 종류이며 부족하면 Pellhra병 : 비타민 중의 니코친산에 결핍에 의해서 생기는 질환은 피부, 소화관, 신경장해가 일어나는 병) 에서 신체내에서 합성된다. 또한 비타민 D는 호르몬의 여러가지 작용을 나타내기 때문에 비타민의 정의는 그렇게 엄격하지는 않다. 어떤 종류의 비타민은 소화관내에서 합성되어 그 일부가 흡수 이용되나 소화관내의 합성은 소화관에 서식하고 있는 각종의 세균의 작용에 의한 것도 있으며 신체내의 합성과는 구별되기 때문에 다른 영양소와 비타민과의 차이점이다.

신체에서 필요로 하는 비타민은 약 10가지 종류 이상으로 알려져 있으며 각각 그 기능이 또한 다르다. 하나의 종류에서도 부족하면 특이적으로 기능장해를 일으킨다던가 하여 비타민 결핍증을 일으킨다. 어떠한 비타민에서는 결핍증이 일어나면 비타민의 투여에 의해서 급속하게 회복되나 어떠한 비타민은 그 원인에 대해서 그 증상을 치료할 수가 없다.

또한 비타민은 각각의 화학적 구조 및 생리 기능이 서로 다르기 때문에 당질, 지질, 단백질과 같이 계통적으로 분리 할 수는 없다. 비타민은 역사적으로 용해성에서 볼때에 2가지로 나누는데 하나는 지용성비타민과 수용성비타민으로 나눈다. 수용성비타민 가운데서 물에 잘 녹지 않는 것도 있으며 또한 지용성비타민에서도 수용성과 같이 될 수 있기 때문에 이 두가지 분류는 편의적인 것이며 지용성과 수용성의 각 그룹별로 속하는 비타민은 공통적인 성질을 가지고 있다.

지용성비타민은 지방과 함께 소화관에서 흡수되어 간장에 축적되며 수용성비타민은 과잉으로 섭취하면 간장에 축적되지 않으며 소변으로 배출된다. 따라서 지용성비타민은 한번에 섭취하는 것도 가능하나 수용성비타민은 자주 섭취하지 않으면은 결핍증을 일으킬 수 있다. 그러나 지용성비타민 특히 비타민 A와 비타민 D는 비타민과잉 섭취를 일으키는 문제점도 생긴다.

또한 지용성비타민 가운데에는 같은 작용을 하는 화합물과 프로비타민(Provitamin)이 천연적으로 존재하고 있으나 수용성비타민 가운데에는 그러한 역할을 하는 것은 없다. 수용성비타민 가운데에는 비타민 B군과 C군으로 나누어지며 비타민 B군에 속하는 것에는 보조효소가 되어 인체내에서 중요한 화학반응을 담당하는 불가결한 역할을 하는 것도 있다. 비타민을 크게 2가지로 나누면은 다음과 같다.

첫째는 지용성비타민: 비타민 A, 비타민 D, 비타민 E, 비타민 K, 둘째는 수용성비타민 비타민 B군(비타민 B_1, 비타민 B_2, 비타민 B_6, 니코친산, Pantotheaic. acid, 엽산, 비타민 B_{12}, 비오친), 비타민 C 등으로 나누는데 본장에서는 비타민 전체 가운데에 중요한 비타민 5종류에 한정하여 다음과 같이 설명한다.

(1) 지용성비타민

① 비타민 A(Retinol)

비타민 A는 물에 녹으며 알콜, Ether, 유지등의 유기용액에 녹기 쉽고 담황색의 결정체로 되어 있다. 공기중의 산소 및 햇빛에 의해서 산화되어 그 효력을 잃는다. 비타민 A는 또한 시각, 성장, 상피조직, 생식분비기능과 간염저항력을 정상적으로 유지시키며 또한 골격의 형성에 관계하는 등 다양한 생리작용을 하고 있으나 결핍과 과잉투여가 되면은 문제가 된다. 비타민 A 가운데에 시각에 대한 역할은 비교적 잘 알려져 있다. 비타민 A의 결핍은 시력에 문제가 되어 야맹증이 된다.

성장기에서는 비타민 A와 비타민 D의 부족은 골격의 형성에 장해를 받아 성장이 정지된다던가 신체기관의 상피조직의 형태에 문제가 되어 피부가 각질화 된다. 또한 구강, 호흡기, 비뇨기등에서 세균감염을 일으키게 된다던가 눈의 각막이 각질화가 되면 건조성 눈염이 생기게 되어 실명을 일으킬 수 있다. 또한 생식기가 각질화가 되면 생식불능을 일으킨다. 비타민 A의 과잉 투여는 신체에 문제를 일으키며 하루에 50,000IU 정도의 비타민 A를 연속적으로 투여하면은 두통, 구역질, 골의 장해등을 일으킨다. 비타민 A의 성인하루소요량은 2000IU 정도이다.

비타민 A는 주로 간장, 뱀장어, 유제품, 계란유등의 동물성 식품 종류에 많이 들어 있으며 식물성 식품에는 카로친(Carotene: 탄화수소가 변화되어 프로비타민 A라고도 한다.)이 주요한 성분이며 주로 당근, 호박, 시금치등 색이 엷은 야채를 말하며 이것을 녹황색 야채라고 부른다.

② 비타민 D(Calciferol)

비타민 D는 콜레스테롤과 비슷한 구조를 가진 백색의 결정체이다. 비타민 A와 비교하면 가열 혹은 공기중에 산소에 대하여 비교적 안정적이다. 또한 프로비타민 D로써 버섯 종류에 많이 들어 있으며 Ergosterol 및 동물체내에 존재하는 7-Dehydrocholesterol이 자외선에 의해서 비타민 D로 변한다. 인간의 피하에는 7-Dehydrocholesterol(초산, 방부제, $C_{27}H_{44}O$: 자외선에서 활성화되어 프로비타민 D_3로 변화)이 포함되어 피부를 침과하는 자외선에 의해서 비타민 D로 변화된다. 비타민 D의 생리작용은 칼슘의 소화관에서 흡수를 촉진 시키며 또한 골조직의 석회화를 촉진하는 등 중요하게 칼슘대사에 관여한다.

칼슘의 흡수촉진은 간장 및 신장에서 비타민 D에서 생성되어지는 물질과 소장에서 운반되어 오는 칼슘의 흡수에 관계하는 칼슘결합 단백질에 합성을 촉진된다. 비타민 D의 결핍에서 일어나는 것은 골의 형성에 문제가 되며 어린 아이에 있어서는 구루병, 성인에 있어서는 골 연화증이 된다. 구루병은 일광이 부족한 지하실에 장기거주한다던가, 안개지역등에서 장기간 생활하는 환경에서 일어나기 쉬우며 골연화증은 임신, 수유등에 원인이 되어 일어나는 경우가 많다. 또한 골의 석회화에도 문제가 생기며 가슴의 변형 일명 새가슴형등 사지와 등골이 굽어지는 증상도 나타난다. 비타민 D의 과잉 투여는 식욕부진, 변비, 갈증, 신장장애, 혈관의 석회화등을 일으킨다. 비타민 D의 소요량은 어린이는 하루에 400IU, 성인은 100IU 정도이다. 비타민 D는 일광욕에서 체내에서 7-Dehydrocholesterol로 형성되기 때문에 일광욕을 충분히 조이면은 문제가 되지 않는다. 비타민 D가 들어 있는 식품에는 어류의 내장에 많고 생선 가운데에는 청어, 정어리, 연어, 다랑어 등의 어육에 많이 포함되어 있다.

③ 비타민 E(Tocopherol)

비타민 E는 무색에서 담홍색의 끈끈한 유상물질로 물에 녹지 않으며 유기용액 또한 식물성기름에는 녹는다. 비타민 E는 항산화작용을 가지고 있으며 신체내에서도 세포막과 미토콘드리아등에 많은 다가불포화지방산의 자동산화를 방지하는 활동을 한다. 비타민 E의 생리작용은 신체내에서 항상화제로서 산소의 공격을 받기 쉬운 다가불포화지방산등을 보호하는 역할을 한다. 비타민 E가 부족되는 증상은 과산화물의 축적이라고 말한다. 즉, 다가불포화지방산이 포함된 지질은 세포와 세포내 구조체의 세포막기능을 정상으로 유지시킬 필요가 있으며 과산화물을 생기게 하는 그 기능의 장해를 받으면 비타민 E의 결핍증상이 나타난다.

비타민 E의 결핍증상을 쥐 실험 결과에 의하면 불임, 근위축, 간장의 괴사가 나타난다고 연구 보고 되고 있으며 닭 실험에서는 뇌경화증, 원숭이에서는 빈혈증을 일으킨다고 보고되고 있다. 인간에 있어서는 성인의 경우는 결핍증상이 보이지 않으나 미숙아에 있어서는 비타민 E의 결핍에 의한 빈혈증을 일으키며 또한 적혈구가 약화된다던가 용혈을 일으키기 쉽다. 비타민 E의 필요량은 다가불포화지방산의 다량 섭취에 의해서 증가되며 운동선수의 경우는 경기전에 대량의 비타민 E를 섭취하는 것에 의해서 전신지구력과 추위에 견딜 수 있는 능력이 높아진다고 연구보고 되고 있으나 부정적인 견해도 있다. 비타민 E는 동물성 식품에서는 적으며 곡류의 싹과 콩 종류등에 많이 포함되어 있다.

④ 비타민 K

비타민 K는 햇빛과 알카리에 부정적인 작용을 하는 황색으로 끈끈한 유상물질이며 유기용매에 녹는다. 간장에 있어서는 혈액응고에 관여하는 단백질, Prothrombin의 합성을 촉진한다. 비타민 K가 부족하면 혈장중의 Prothrombin농도가 현저하게 저하되고 혈액응고에 시간이 걸리게 된다. 정상적일 때에는 비교적 가벼운 상해에서도 비타민 K 결핍 시에는 출혈이 심하게 된다. 비타민 K는 야채에 많이 포함되어 있으며 또한 장내세균에 의해서 합성되어지며 그 일부가 흡수 이용되어지기 때문에 비타민 K의 결핍을 일으키는 경우가 드물다.

그러나 신생아에 있어서는 장내세균이 적어 비타민 K의 결핍을 일으키면 출혈을 일으킬 수가 있다. 분만 전에 모친에 비타민 K를 투여할까 아니면 신생아에 비타민 K를 주사하게 되면 Prothrombin 함량은 정상으로 유지되어 출혈은 예방된다. 신생아도 출생 후 일주간을 경과하면 장내세균이 생기어 비타민 K의 결핍은 일어나지 않는다.

(2) 수용성비타민

① 비타민 B_1(Thiamin)

비타민 B_1은 최초의 동물의 성장 및 각기증상을 치료하는데 필요한 물질로서 쌀겨에서 축출된다. 비타민 B_1염산염은 물에 녹기 쉽고 유기용매에 떨어져서 녹을 수 있는 무색의 결정이다. 열에 대한 안정성은 용액의 pH에 의해서 다르며 산성에서는 안정적이나 알카리성쪽으로 기울어지면 적당한 온도에서도 문제가 된다.

비타민 B_1은 신체내에서 물질대사 및 에너지 산생에 관계하는 반응의 보조효소로 작용한다. 따라서 당질의 섭취량이 많을 경우라던가 에너지 소비가 증가 할 때에 비타민 B_1의 필요량이 증가한다. 비타민 B_1의 결핍에서 생기는 질병은 각기병이다. 이 각기병의 증상은 식욕부진, 권태감, 절임, 가슴의 떨림 등의 자각증상부터 시작하여 심장비대, 건반사의 감퇴, 부종, 최저혈압의 저하 등이 나타난다. 인체의 실험에 결과에서는 비타민 B_1의 결핍은 정서가 불안정하게 된다던가 일에 대한 열의나 사교성이 부족하게 된다. 이때에 비타민 B_1을 투여하게 되면 정서가 안정되어 비타민 B_1을 일명 풍기비타민이라고도 말한다.

비타민 B_1의 필요량은 당질섭취의 증가와 지방을 많이 섭취하게 되면 감소하게 된다. 그리하여 비타민 B_1의 필요량은 에너지 섭취량에 비례하기 때문에 성인의 경우 하루에 1000Cal당 0.40mg 정도가 된다. 비타민 B_1은 식물계에 주로 많으며 특히 곡류, 콩류 등에 많다. 쌀에는 쌀겨에 많이 포함되어 있기 때문에 쌀을 계속 정미하면은 비타민 B_1이 상실된다. 동물성 식품에서는 돼지고기등에 많고 간장, 난황등에 많이 들어 있다.

② 비타민 B_2(Riboflavin)

비타민 B_2는 물에 녹으며 황색의 결정체로서 햇빛과 알카리에 의해서 불활성화가 되기 쉽다. 신체내에서는 아데닌 및 인산과 결합 된 Flavin Mononucleotide(FMN)과 Flavine Adenine Dinucleofide(FAD)로서 Flavin 효소의 보조효소가 되며 당질 지방 아미노산의 탈수소 즉, 산화에 관계한다. 또한 호흡쇄의 구성분으로서 ATP의 산생에도 관계한다. 그리고 인체내에서의 생리작용은 인체내의 산화환원반응에 작용하여 (ATP) 에너지획득에 활동을 한다. 그 밖에 당질에서의 지방산의 합성에 관계한다.

비타민 B_2의 결핍에 의해서 혓바닥과 홍진, 구강 등에서 균열과 습진이 보여진다(혓바닥 염증, 구강염). 또한 종종 입, 코, 피부가 거칠어 진다던가 피부염증 등도 일으킨다. 비타민 B_2에는 동물성 식품가운데에 간장, 유제품, 난류, 발효된 콩등에 많으며 식물성에는 녹황색야채 등에도 많다.

③ 비타민 B_6(Pyridoxine)

비타민 B_6는 열에는 비교적 안정하나 햇빛에 의해서 분해되기 쉽다. 비타민 B_6는 신체내에서 인산과 결합된 Pyridoxal 인산의 형태에서 아미노산의 대사와 효소의 보조효소로서 작용한다. 비타민 B_6의 부족 증상은 구역질, 식욕부진, 피부염, 혀의 염증, 구강염, 다발성 신경염, Pellagra에 의한 피부염등 다양하다. 유아에서는 경련증이 보여진다. 성인의 경우 결핍증은 자연적으로 일어나는 것은 드물지만 항생물질 등의 장기투여에서 결핍증상이 보여지는 경우도 있다. 결핍증상이 일어날때에 Tryptophan(필수아미노산의 하나이며 부족할 경우 Pellagra증을 가져온다.)을 투여하면 소변중 Xanthurenic산의 배출이 증가한다. 이 현상을 가지고 비타민 B6의 결핍을 진단하는데 이용된다. 하루에 필요한 양은 고단백질 식사에서 많으며 소요량은 하루에 0.3mg 정도가 된다. 비타민 B_6는 주로 간장, 육류, 난류, 곡류의 쌀겨, 콩종류에 많이 포함되어 있다.

④ 니코친산(Nicotinic Acid)

Pellagra 피부병을 예방하는 인자로서 발견된 니코친산은 물에 녹는 무색의 결정이다. 니코친산의 결핍은 Pellagra병이다. 그 증상은 3가지 즉, 3D이다. 이 3D의 내용은 3가지이다. 1. 피부염(Dermatitis), 2. 설사(Diarrhea), 3. 치매 혹은 지능장해(Dementia)가 특징이다. 먼저 혀끝이 붉게 되며 표피가 홍색이 된다. 피부는 홍진색소의 침착과 구열등을 일으킨다. 또한 소화불량을 일으키어 설사를 일으키며 정신증상으로는 두통, 어지러움, 환각, 착란증등이 보여진다. 이런 증상이 계속되면 치매가 된다.

Pellagra는 단순히 니코친산의 결핍에 의한 것만이 아니고 비타민 및 단백질 부족에도 관계가 있다. 니코친산은 신체내에서 Thyptophanase에서 생긴다. 사람에 있어서는 60mg에 Thyptophanase가 1mg의 니코친산에 상당하기 때문에 60mg을 1니코친산으로 계산한다. 하루소요량은 1000Cal당 6.6니코친산당량이 된다. 니코친산은 간장, 닭고기, 소고기, 돼지고기, 생선, 땅콩등에 많이 분포되어 있으며 또한 단백질 이 풍부한 식품을 섭취하면 부족함은 없다.

⑤ 비타민 C (Ascorbin Acid)

비타민 C는 신맛을 가지고 있고 물에 녹기 쉬운 백색의 결정체이며 환원성을 나타낸다. 비타민 C에 관여하는 반응은 첫째, 골과 피부, 그 밖의 결합조직의 중요한 구성분으로 있는 Chondroitin 유황성분인 류산과 섬유성 단백질 골라겐의 합성, 둘째, Tyrosine에서 Melanin색소 및 Epinephnine의 합성 셋째, 콜레스테롤에서 부신피질 호르몬의 합성 등이다. 비타민 C의 결핍에 의해서 괴혈병이 일어난다. 괴혈병의 증상은 치아가 흔들거리며 모세혈관의 손상과 함께 피하출혈 및 부종, 관절통, 빈혈등을 일으킨다. 유아에서는 이빨과 골형성 상태에 문제가 되며 비타민 C가 부족하게 되면 상처를 받았을 때 치료가 어렵게 된다. 빈혈을 제외하고 이러한 징후와 증상이 되는 것은 비타민 C의 결핍에 의한 골라겐과 Chondroitin 류산의 형성부전에서 온다. 비타민 C의 성인의 하루소요량은 50mg 정도이다. 감귤류, 감, 딸기, 감자류등에 많이 포함되어 있으며 곡류나 동물성 식품에는 적다.

이상과 같이 비타민 가운데에 지용성비타민과 수용성비타민에 대하여 신체내에서의 역할과 기능을 기술하였다.

5. 지질

지질 가운데에 영양학적으로 중요한 것은 신체내에서의 에너지원이 되는 것이 지방이다. 음식물로 섭취한 지방은 소장에서 소화를 시키어 Monoglyceride(중성지방의 세 개의 지방산 가운데 두 개가 떨어져 남은 부분) 지방과 지방산 및 Glycerol로 분해되어 흡수된다. 지방은 신체내에서 당질과 단백질에서도 합성된다. 지방은 지방조직에 축적되어 에너지 소요가 높을 때에 혈액중으로 방출되는 것 이외에는 조직에서의 에너지원이 된다.

콜레스테롤과 인지질등의 지질은 세포막과 뇌신경조직의 중요한 구성분으로서 생체기능의 유지에 중요한 역할을 한다. 혈액중의 지질함량의 증가는 동맥경화의 진행을 촉진하기 때문에 성인병 예방 상 그 수치를 정상으로 유지시키는 것이 바람직하다.

1) 지질의 신체내에서의 역할과 기능

흡수된 Monoglyceride와 지방산은 소장상피세포에서 다시 지방으로 합성되어 표면을 단백질로 덮혀져 지방적(카이로미그론 : Chylo-micron)이 되어 임파관에 들어가 흉관을 통해서 순환되어 혈중에 운반되는 것을 그림 7-8에서 지방의 신체내에서의 역할에서 나타내었다.

지방이 혈액을 타고서 전신을 순환하는 사이에 카이로미그론 가운데의 일부의 지방은 분해되어 생겨난 지방산은 지방조직과 근육에 들어오게 된다. 그리고 지방조직에 축적된 지방산은 지방으로 재생되어 축적지방이 된다. 전신의 에너지 수요가 높아지면 축적지방의 분해는 촉진되어 지방조직에서 지방산과 Glycerol이 활성되어 혈액중으로 방출된다. 혈액가운데의 지방산(혈장유리지방산)은 공복시와 운동시의 심근과 골격근에 중요한 에너지원으로써 이용된다.

Glycerol은 간장에서 글리코스로 전환되어 혈당치를 정상적으로 유지시키는 역할을

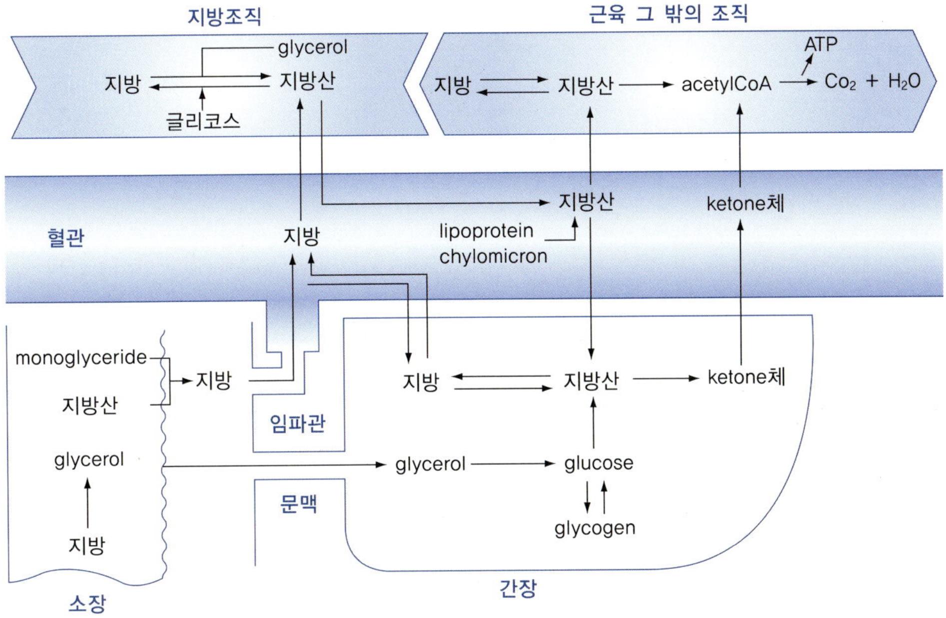

그림 7-8. 지방의 신체내에서의 역할

한다. 근육으로 들어온 카이로미그론의 일부의 지방산은 근수축 에너지원으로 사용되며 나머지는 축적지방과 인지질의 합성에 이용된다. 지방조직과 근육에 들어온 카이로미그론 가운데의 지방은 간장에 도달하여 간장에서 그 일부가 이용되고 나머지는 축적된다. 나머지는 간장에서 혈장유리지방산 혹은 당질과 합성되어 지방이 되며 단백질에 쌓여서 초저비중 Lypoprotein(VLDL)이 되어 혈액가운데로 방출된다.

초저비중 Lypoprotein 가운데의 지방은 카이로미그론과 같이 전신을 순환하는 사이에 지방조직과 근육에서 분해를 받아 지방산이 차츰 감소되어진다. 지방은 물에 녹지 않기 때문에 표면을 단백질로 싸인 상태를 Lypoprotein(니포단백질)이라고 불리며 조그마한 물방울 같이 되어 혈액 가운데로 보내진다. Lypoprotein 형성에는 단백질 이외에 인지질과 콜레스테롤이 필요하다. 단백질이 부족하면 Lypoprotein의 형성에 장해를 받아 간장중에 지방이 과도로 축적되어 지방간의 상태가 된다.

신체내에서 당질이용이 적어지면(당질의 섭취부족, 절식시, 당뇨병) 지방산의 완전산화에 문제가 되어 간장에서는 지방산에서 케톤체(Ketone)가 생성된다. 케톤체는 간장에서 혈액 중으로 방출되어 근육과 그밖의 조직에서 에너지원으로서 소비되는 것 이외에 일부는 소변과 호기를 통하여 신체외로 방출된다. 케톤체는 산성물질이기 때문에 그 양이 많게 되면은 체액이 산성쪽으로 기울어져 조직에서 원활한 대사를 하는데에 문제가 생기게 된다.

당뇨병에 의해서 정신이 혼미해지는 것은 케톤체가 축적 되는 원인에 의해서 일어나는 것이다.

2) 콜레스테롤(Cholesterol)의 역할

콜레스테롤은 세포와 조직 그리고 뇌신경 조직의 구성 성분만이 아니고 담즙산으로 변화되어 지방의 흡수를 도와 부신, 성선에서 스테로이드 호르몬(Steroid Hormone)의 합성 재료로 되는 등 중요한 지질이다. 그러나 혈액가운데의 콜레스테롤 농도가 높아지면 동맥경화의 발증을 유발하는 원인이 되기 때문에 혈액중에 농도가 과도하게 상승되는 것을 방지할 필요가 있다. 콜레스테롤은 대부분이 체내에서 지방과 당질에서 합성되며 그 일부는 식사에서 섭취된다. 콜레스테롤의 합성은 간장에서 왕성하게 이루어지며 하루에 1~1.5g 정도가 되는 것을 그림 7-9에서 콜레스테롤의 신체내에서의 역할에서 나타내었다.

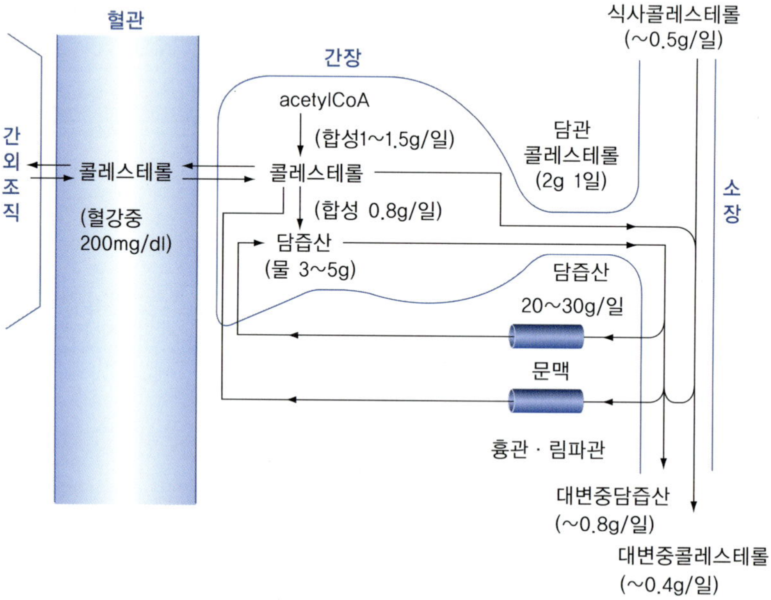

그림 7-9. cholesterol의 신체내에서의 역할

콜레스테롤은 간장 이외의 기관에서도 합성되며 그 양은 하루에 0.5g 정도이다. 음식물에서의 섭취량은 하루에 0.3~0.5g 정도가 된다. 간장에서 콜레스테롤의 일부는 담즙산으로 변하여져 담즙의 성분이 되어 담관을 통해서 소장으로 배출된다. 담즙가운데에는 콜레스테롤이 포함되어 있다. 담즙의 분비는 식사 섭취에 의해서 자극된다. 소장에서 지방의 흡수를 촉진시킨 담즙산은 대부분 다시 흡수되어 문맥(위나 비장등의 모세관

의 혈액을 모아서 간장으로 보내는 정맥)을 통하여 간장으로 보내어 진다. 담즙 성분으로서 소장으로 방출된 콜레스테롤은 식사에서의 콜레스테롤과 합쳐져 그 일부가 재흡수된다. 이와 같이 담즙산과 콜레스테롤에서 나타난 바와 같이 소장과 간장 사이를 왕래하는 것을 장간순환(장과 간장의 순환)이라고 부른다. 담즙산 가운데에 하루에 배출되는 담즙산의 양은 20~30g 정도가 되나 간장의 담즙산 최대의 양은 3~5g정도이기 때문에 담즙산의 장간순환은 반복되어 진다. 흡수되지 않은 담즙산은 대변으로 배출되어 그 양은 하루에 0.8g정도가 된다. 콜레스테롤도 장내세균에 의해서 변화를 받는 가운데에 대변으로 하루에 평균 0.4g정도가 배출된다. 담즙산과 콜레스테롤의 흡수를 방해하는 물질을 예를 들면 독일어로 Pektin과 식물 뿌리로 만든 곤약과 만나(Manna)는 혈액가운데에 콜레스테롤 수치를 저하시키는 효과를 가지고 있다.

간장의 콜레스테롤은 Lypoprotein(특히 저비중 Lypoprotein)의 성분으로 되어 혈액가운데로 방출되어 그 일부가 각 조직으로 운반되어 이용된다. 혈액중의 Lypoprotein의 한 종류 가운데에 고비중 Lypoprotein(HDL)은 혈관조직등에서 콜레스테롤을 제거하는 활동을 가지고 있으며 동맥경화성 질환의 발증을 억제한다. HDL의 농도는 다가불포화지방산의 섭취와 운동에 의해서 높아진다. 부신과 성선에서는 스테로이드 호르몬의 합성재료로 이용된다.

3) 혈장중의 지질

혈액은 조직에서 조직으로 물질을 운반하는 통로이며 혈액가운데에는 여러 가지의 지질이 포함되어 있다. 혈액중에 존재하는 중요한 지질은 콜레스테롤, 지방, 인지질 및 유리지방산등 4종류가 있으며 단백질과 결합하여 가용화(액체에 녹음)된다. 혈장중의 지질의 종류와 그 정상치를 표 7-5에 나타내었다.

표 7-5. 혈장중의 지질의 종류와 정상치

콜레스테롤	150~220mg/dl
중성지방	70~110mg/dl
인지질	160~220mg/dl
유리지방산	10~15gmg/dl

출처 : 五島雄一郎 : 『脂質代謝異常의 臨床』 p.(1977)南山堂

혈장중의 콜레스테롤과 지방이 정상수치 이상으로 많은 상태를 고지혈증이라고 말한다. 고지혈증의 발증에는 유전적인 요인도 관계 되나 식사의 질과 양과 운동부족에도 강한 영향을 받게 된다. 음식물의 과식과 함께 비만, 당질과 포화지방을 많이 섭취하고 신체활동이나 운동부족은 고지혈증을 조장하는 원인이 된다. 유리지방산은 주로 축적지방의 분해와 지방조직에서 방출된 것이기 때문에 일상생활의 중요한 에너지원이 된다. 혈액중의 유리지방산 농도는 낮으며 통산 10mg/dℓ정도이며 유리지방산이 소모되는 속도가 상당히 빠르고 혈액가운데로 운반되어지는 전체의 지방산이 완전하게 물과 탄산가스까지 산화되기 위해서는 하루에 약 3000Cal의 에너지를 공급하게 된다. 완전하게 산화되는 것은 실제로 그 가운데에 절반정도가 되나 공복시와 운동시의 에너지원으로서 혈액중의 유리지방산의 역할은 대단히 크다. 혈액중의 유리지방산 농도는 여러 가지 조건하에서 변화되기 쉬우나 절식과, 추운 곳에서 신체가 노출되는 경우, 운동등에 의해서 높아지게 되며 또한 조직에서는 에너지원으로서 지방산을 많이 사용하게 된다.

4) 축적지방

음식물 섭취량이 신체내에서 에너지 요구량을 넘을 경우 과잉으로 섭취한 에너지의 대부분이 축적지방으로서 지방조직에 축적되어 진다. 당질을 필요이상으로 섭취할 때에는 그 일부가 간장과 근육에 글리코겐으로서 축적되어 지며 축적되어진 그 양에는 한도가 있기 때문에 나머지의 양은 간장에서 지방산으로 전환되어 지방이 된다.

과잉으로 섭취한 지방 및 당질에서 합성된 지방은 Lypoprotein의 성분이 되어 혈액가운데로 흘러 지방조직으로 들어와 축적지방이 된다. 축적지방은 보통 피하에 50%, 성산에 20%, 신장주변에 12%, 장간막에 10%, 근육조직에 5%, 망막조직에 3%의 비율로 분포되어 있다. 지방조직 가운데의 축적 지방은 항상 분해화 합성을 반복한다. 지방의 분해에서 생긴 글리세롤은 지방조직에서는 사용되지 않고 그대로 혈액중으로 방출된다. 지방산에서 지방의 합성에 필요한 글리세롤은 글루코스에서 공급된다. 그림 7-10에서 지방조직에 의한 지방의 분해와 합성의 조절상태를 나타내었다.

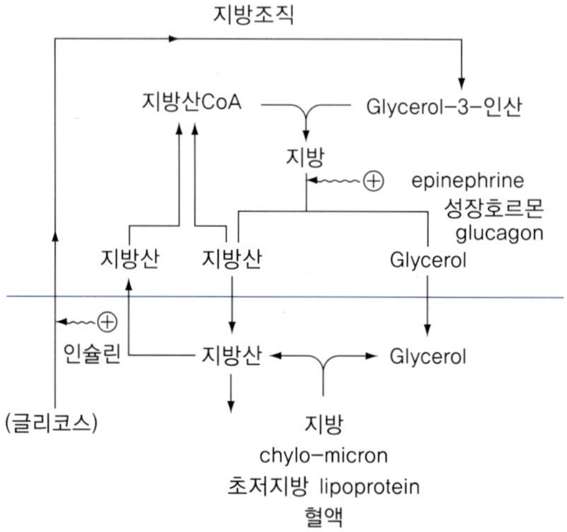

그림 7-10. 지방조직에 의한 지방의 합성과 합성의 조절

당질을 섭취하면 인슐린의 분비가 높아져 혈당이 지방조직으로 보내어져 지방산에서 지방으로 합성이 촉진된다. 인슐린은 동시에 지방이 지방산과 글리세롤에 분해하는 것을 방해하고 지방조직에서 혈액중으로의 지방산의 방출을 감소시킨다. 그 결과 섭취한 당질의 지방의 중요한 에너지원으로 이용되게 된다. 그 결과 호흡상(RQ)은 1에 가깝게 된다.

한편 절식시와 운동에서 분비가 항진되는 에피네프린(Epinephrin)과, 성장 호르몬, 글루카곤(Glucagon : 취장에서 분비되는 혈당상승 작용을 가진 호르몬) 등의 호르몬은 축적지방의 분해를 촉진해서 다량의 지방산을 혈액중에 방출시키며 혈액중의 유리지방산 농도를 상승 시킨다. 그렇기 때문에 근육등의 조직의 에너지원으로서 지방산이 많이 사용하게 되어 호흡상(RQ)은 저하하게 된다.

이상과 같이 지방조직은 단순하게 과잉 에너지를 지방으로 변화시키어 축적되는 것만이 아니고 신체에 필요에 따라서 에너지를 공급하는 중요한 역할을 한다. 지방조직은 또한 신체의 열의 방산을 방지하며 기계적인 충격에서 내장을 보호하고 신체의 형태를 만드는 중요한 역할을 한다. 그러나 지방조직에 지방이 지나치게 축적되면 비만이나 비만증으로 이어진다.

비만이나 비만증을 예방하기 위해서는 식사의 섭취량을 줄이여 축적지방이 축적되지 않게 한다던가 또는 지방조직에서 지방산의 방출을 높이여 에너지원으로서 사용하는 것이 바람직하다. 절식 혹은 감식을 실시하는 식사량은 변하지 않고 신체활동이나 운동량을 증가시키는 것은 비만이나 비만증을 예방하는 지름길이다. 축적지방의 증가는 음식물의 과잉섭취만이 아니고 하루의 식사횟수를 1회정도로 한정할 경우 일본의 스모선수와 같이 체중을 증가시키는 수단이 된다. 또한 성인의 경우는 혈액중의 콜레스테롤의 양의 증가와 당질에 견딜 수 있는 능력이 저하되어 근경색 또는 심질환의 발생 원인으로 되기 때문에 주의를 할 필요가 있다.

5) 지질에 관한 영양학적 정리

지방은 1g당 약 8~9Cal로써 당질과 단백질의 2배 이상의 에너지를 가지고 있는 것만이 아니고 필수지방산의 공급원이 되는 중요한 영양소이다. 그 밖에 지방을 많이 섭취하면 지용성비타민의 흡수가 높아지고 위장속에서 소화되는 시간이 길어지기 때문에 복부의 상태를 유지하는데에 효과도 있다.

음식물을 통하여 섭취한 지방은 소장에서 Monoglyceride와지방산은 소장상피세포에서 다시 지방으로 합성되어 단백질의 피막으로 싸여진 지방적(카이로미그론)을 형성하고 임파관과 흉관을 경유하여 순환 혈중으로 들어간다. 혈액을 타고 전신을 순환하는 사이에 카이로미그론 가운데의 일부의 지방은 가수분해를 받아 생겨난 지방산은 지방조직과 근육등의 조직에 들어와 그대로 에너지원으로서 이용된다. 그리고 지방으로 바꾸어져 축적된다.

나머지의 카이로미그론 가운데의 지방은 간장에 도달하여 유리지방산과 당질에서 합성된 지방(내인성 지방)과 함께 초저비중 Lypoprotein을 형성하여 다시 혈액중으로 방출된다. 과잉으로 섭취한 많은 당질은 간장에서 지방으로 전환되어 초저비중 Lypoprotein의 성분이 되며 혈액을 타고 전신을 순환하는 사이에 지방산이 간외조직에 들어가 카이로미그론의 경우와 같이 변화가 된다. 당질, 지방, 단백질과 같이 과잉으로 섭취한 에너지의 대부분은 지방으로 되어 지방조직에 축적된다. 지방은 에너지 밀도가 높고 또한 축적에 수분이 필요 없기 때문에 에너지를 효율적으로 보존 할 수 가 있지만 반면에 지방 1kg당 약 8~9000Cal의 에너지를 가지고 있기 때문에 비만자가 감량을 실시 할 경우에는 상당히 어려움이 따른다.

지방조직 가운데에 지방은 절식과 기아상태 또는 운동등을 실시할 때에 가수분해가 왕성하며 이때에 생긴 지방산과 글리세롤은 혈액중에 방출된다. 글리세롤은 간장에 운반되어 글루코스로 바뀌어져 당질로서 이용된다. 유리지방산은 혈액중을 순환하는 사이에 심근, 골격근, 그밖의 조직에 들어와 중요한 에너지원으로서 소비된다. 지방산의 산화는 세포내의 미토콘드리아에서 행하여져 지방산에서의 ATP산생에는 산소가 절대적으로 필요하며 지방산의 완전산화와 함께 계속 ATP의 생성은 호기적인 환경에서만 가능하다.

산소 이외에 지방산의 완전산화에는 당질 및 비타민 B_1과 비타민 B_2, 니코친산, 판토텐산(Pantothenic Acid)등의 비타민이 관계한다. 정확하게는 지방산이 산화될 때 소비되는 비타민 B_1의 양은 당질의 산화될 때와 비교하면 적으며 지방은 비타민 B_1을 절약하는 효과도 가지고 있다. 지질의 한 종류인 콜레스테롤은 체내에서 합성되어 세포와 조직의 중요한 구성분이 되는 동시에 담즙산과 호르몬 합성의 재료가 되는 유용한 물질이다. 그러나 혈액중의 농도가 지나치게 높으면 동맥경화를 조장시키기 때문에 주의가 필요하다.

혈액중의 콜레스테롤 농도는 식사조건과 신체활동과 운동량에 대해서 영향을 받기 쉽다. 일반적으로 음식물의 과잉 섭취는 콜레스테롤 혹은 포화지방산량이 많은 식품을 대량으로 섭취하는 것과 신체활동이나 운동부족은 혈액중의 콜레스테롤농도의 상승을 초래하기 쉽다. 반대로 에너지섭취의 제한 즉, 절식이나 감식과 다가불포화지방산에 많은 유지의 섭취 및 신체활동이나 운동은 혈액중의 콜레스테롤양을 감소시킨다. 식용유지 및 식품가운데의 유지는 장기간 공기와 접촉한다던가 또는 유지를 반복해서 가열시키면 유독물질이 생기기 때문에 옛날부터 오래된 유지 식품은 섭취하지 않는다던가 동시에 보존한데도 신경을 쓸 필요가 있다.

6. 당질

일상생활에서 섭취하는 중요한 당질은 곡류, 토란류등에 많은 전분 및 설탕류등이다. 이러한 것은 소화관에서 소화작용을 받아 각각의 구성되는 단당(글루코스 또는 포도당)류와 Fructose(과당)에 분해되어 흡수된다. 당질은 근육과 그밖의 기관에 중요한 에너지원이 되며 뇌와 신경계는 당질을 대부분의 유일한 에너지원으로 이용되기 때문에 혈당치의 극단한 저하는 생명에 위험을 초래할 수가 있다. 최근에 당질의 체내보유량의 증가는 마라톤 선수등의 스포츠계에서 전신지구력을 높이는데에 효과가 있다고 연구보고 되어 스포츠계에서는 당질의 중요성이 재인식 되고 있으나 이 문제는 사람에 따라서 다르기 때문에 신체의 문제를 일으킬 수 있다는 사실에 대하여 주의 할 필요가 있다.

1) 당질의 신체내에서의 역할

흡수된 글루코스와 Fructose(과당) 또는 가락토스(Golactose : 단당류)는 문맥을 통하여 간장으로 보내어진다. 그리고 Fructose(과당)의 가락토스는 결과적으로 간장에서 글루코스로 변하여진다. 이러한 글루코스는 그 일부가 간장에서 산화되어 에너지를 공급하는 한편 글루코겐 (당질의 한 종류, 전분과 닮은 구조를 가진 글루코스의 중합체) 혹은 지방으로 전환되어 한꺼번에 축적되어진다. 글루코스가 해당계와 TCA사이클(구연산 회로)에서 대사가 되어 생긴 중간체의 일부는 아미노기를 받아 비필수아미노산(체내에서 합성된 아미노산의 총칭)의 합성에 사용된다. 나머지의 글루코스는 혈당으로서 전신을 순환하고 그 밖의 조직과 기관에 들어가 이용되는 것을 그림 7-11에서 당질의 신체내에서 활동으로 나타내었다. 근육에 들어온 글루코스는 글리코겐으로서 축적되어져 근수축시의 에너지원으로 이용된다.

근육에 들어온 글루코스는 글리코겐으로 축적되어져 근수축시의 에너지원으로서 사용된다. 운동을 처음 시작할 때 혹은 운동강도가 높아질 때에는 근육중의 산소가 부족하여 글루코스 및 글리코겐의 완전산화가 이루어지지 않아 젖산이 축적된다. 근육중에 젖산 혹은 비루빈산은 혈액중으로 방출되어 간장으로 보내어져 글루코스로 재생된다. 이것을 당신생이라고 말한다. 지방 조직에 들어온 글루코스는 주로 축적지방의 합성에 이용된다.

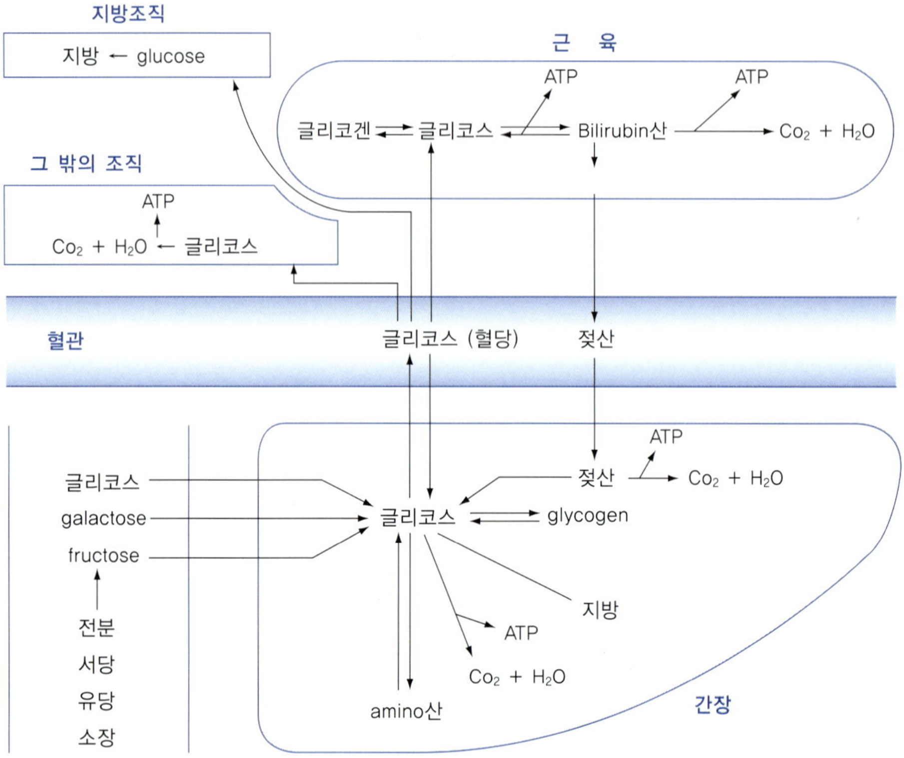

그림 7-11. 당질의 신체내에서의 활동

출처 : G. H. Bell, J. N. dnvidson, J. Scarborough : Textbook of Physiology and Biochemistry, p. 225(1954)

(1) 혈당치의 조절

공복시의 혈당 치(글루코스 농도)는 보통 혈장 100㎖(1dℓ)당 80~100mg 정도로 유지된다. 혈당은 근육과 뇌와 신경계 등의 기관으로 들어와 항상 소비된다. 혈당의 전량은 적어도 성인남자는 5g 정도이며 안정시에 있어서는 30분이내에 전부 소비되고 만다.

신체활동이나 운동을 실시하면 혈당의 사용은 높아진다. 또한 뇌와 신경계 및 적혈구는 당질을 유일한 에너지원으로 이용되며 뇌의 신경만으로도 하루에 100g 이상의 혈당을 소비한다. 그렇기 때문에 혈당의 극단한 감소는 치명적으로 혼미한 상태가 된다. 실질적으로 혈당의 소비와 함께 즉시 간장과 신장에서 글리코겐 분해와 당의 신생이 이루어질 때 (신장의 당신생은 전체의 10% 정도라고 말하고 있다.) 글리코스를 혈액에 공급하기 때문에 혈당치는 대게 일정하게 유지된다. 혈당치는 식후에 급속하게 상승해서 약 1시간 후에는 최고치(약130mg/dℓ)에 달하고 그 후에는 1시간 반 내지 2시간 후에 감소하여 정상치로 되돌아온다.

혈당치가 상승하면 인슐린(취장의 베타세포에서 분비되는 호르몬)의 분비가 높아져 과도하게 혈당의 증가를 억제하게 된다. 즉 인슐린은 간장과 근육에 의해서 글루코스에서 글리코겐의 합성을 증가 시키고 또한 각 기관의 혈당의 이용과 소비를 촉진시키는 것에 의해서 혈당치를 저하시킨다. 당뇨병과 장시간의 절식 후와 극단한 고지방식을 계속해서 섭취하게 되면 말초조직의 글루코스 이용 능력은 저하된다. 그렇기 때문에 글루코스 부하시의 혈당치가 현저하게 높아지게 되며 신장뇨세관의 글루코스 재흡수 능력을 넘기 때문에 종종 소변으로 글루코스가 배출되는 것을 당뇨라고 한다.

한편 저혈당이 되면 글루카곤(취장의 알파섬유에서 분비되는 호르몬)의 분비가 증가되어 간장의 글리코겐 분해와 아미노산등에서의 당신생이 높아져 글루코스가 혈액에 보급되어 혈당치는 다시 상승한다. 이와 같이 혈당치는 다른 작용의 호르몬의 활동에서 일정하게 혈당치가 유지된다.

(2) 당신생과 젖산 사이클

신체내에 보유하고 있는 당질의 양은 표 7-6에서 신체의 당질 보유량을 나타낸 바와 같이 비교적 적으며 간장에 포함되어 있는 글리코겐은 12~18시간 정도 단식을 하게 되면 대부분 소비되어진다.

표 7-6. 신체내의 당질 보유량(체중 70kg의 성인남자의 예

간장 glycogen	6.0% : 108g(간장중량 1.8kg)
근육 glycogen	0.7% : 245g(근육중량 35kg)
세포외액(혈액 · 조직간액)의 glucose	0.1% : 10g(전체의 양 10ℓ)
합계	363g
총에너지	363 × 4Cal = 1,452Cal

출처 : H. A. Harper, V. W. Rodwell, P. A. Mayes : Review of Physiological Chemistry, p. 260(1977)

소비된 당질은 식사섭취에 의해서 보충되어 지나 공복 시 혹은 신체활동 시나 운동 시에는 간장과 신장에서 당신생이 활발하게 이루어지며 당질은 그 밖의 성분에서 새롭게 만들어 진다. 이때에 그 재료로서 사용되어지는 것은 단백질의 분해에서 생겨난 아미노

산과 지방의 한 성분인 글리세롤 및 그 수축 가운데에서 생겨난 젖산이다. 운동시의 당신생의 재료로서 중요한 것은 젖산이다.

혈액 중의 젖산은 안정상태에서는 10mg/dℓ정도이나 운동 시에는 80mg/dℓ이상이 된다. 특히 100m의 전력질주나 400m를 달린 경우에는 혈액에서의 산소의 공급이 충분하게 보충되지 않기 때문에 근수축에 필요한 에너지(ATP)는 혐기적으로 해당계에 의해서 보충된다. 그 결과 대량의 젖산이 생성되어 혈액중에 방출된다. 400m를 달린 후에는 혈액중의 젖산 양은 150~200mg/dℓ정도가 된다. 이 젖산은 심근등에 들어와 산화분해되나 대부분은 간장으로 보내어져 글루코스와 글리코겐으로 재합성되어 다시 혈액중으로 방출되어 근육의 에너지원이 된다.

이러한 현상을 하나의 순환과정이기 때문에 코리사이클(Cori cycle) 혹은 젖산 사이클이라고 부르며 이것을 그림 7-12에서 젖산 사이클과 글루코스-알라닌사이클(Alanine cycle)로 나타내었다.

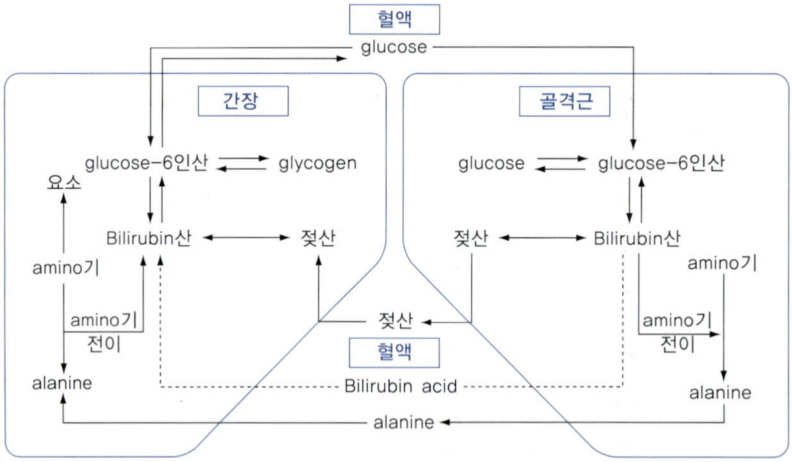

그림 7-12. 젖산 Cycle과 Glucose-alanine Cycle(당신생 사이클)

또한 근육의 해당계의 도중에서 글루코스에서 생겨난 비루빈산(Bilirubin Acid)은 TCA사이클에 의해 산화되고 또한 젖산으로 전환되는 것 이외에 단백질의 분해에서 생겨난 아미노산의 아미노기를 받아들여 아미노산의 한 종류인 Alanine으로 변하여져 아미노기를 간장에 운반하는 것과 동시에 당신생의 재료가 되는 경우가 있다. 이 과정을 특히 글루코스-알라닌 사이클이라고 부른다.

유산소적 운동에서는 지방조직에서 유리된 지방산을 근수축의 중요한 에너지원으로서 소비한다. 이때에 지방조직에서는 지방산과 함께 글리세롤이 혈액중으로 방출된다. 이 글리세롤은 근육에서 이용되지 않고 간장으로 운반되어 당신생의 과정에 들어가 글루코스와 글리코겐에 재생되기 때문에 근수축의 에너지원이 된다.

2) 각종 당질의 특수한 작용과 역할

당질이 중요한 역할은 신체내의 에너지원이 되고 어떠한 종류의 당질의 섭취(과잉 섭취)는 신체내의 생리기능과 건강에 바람직하지 않는 영양을 주는 경우도 있다. 최근에는 에너지원이 되지 않는 당질류 주변의 한 물질의 생리작용에 관심을 가지고 있다.

(1) 유당

우유를 섭취하면 습관적으로 설사를 하는 사람이 있다. 그 중요한 원인은 소장상피세포에 있는 우유중에 유당을 소화하는 효소의 활성이 현저하게 낮아지는 것이 그 원인이 되어 이것을 유당 불인성이라고 말한다. 이와 같은 경우에는 섭취한 유당이 소화가 잘 안되어 그대로 다량의 수분과 함께 대량으로 이행되기 때문에 설사를 일으킨다. 유아기에서는 누구나 충분한 유당분해 효소를 가지고 있으나 일부의 사람들은 성장함에 따라서 그 효소의 활성이 현저하게 떨어져 저하되고 만다. 이와 같은 사람은 우유를 섭취하게 할 때에 효소활성이 현저하게 저하되기 때문에 유당불인성 문제는 유전적인 요소가 강하다고 볼 수 있다.

일반적으로 유럽계의 사람은 성인 후에도 유당분해효소활성이 높고 아시아계의 사람들은 낮은 것으로 연구보고 되고 있다. 그 밖에 유당을 동물에게 대량으로 섭취하게 하면 백내장을 일으킨다고 알려져 있다. 이것은 유당의 한 성분인 가락토스(Golactose : 단당류)가 수정체 가운데에 축적되고 그 곳에서 글루코스의 대사를 방해되는 원인으로 생각된다.

(2) 설탕

성인병가운데에 동맥경화의 발증을 일으키는 최대의 위험 인자로서 고지혈증과 고콜레스테롤혈증을 들 수 있다. 동맥경화성의 심장질환환자의 식생활을 조사한 결과 설탕의 섭취가 건강한 일반인보다도 많이 섭취하는 것이 조사되었고 설탕의 다량섭취는 심장질환의 원인이 된다고 연구보고되고 있다. 또한 심장질환환자의 설탕섭취량은 하루에 132g 정도에서 139g 정도로 섭취된다고 보고되고 있으나 이 문제는 학자들간에 견해 차이도 있다. 하루에 설탕섭취량을 70g정도 섭취하면 혈액중의 지질을 증가시킨다는 연구

보고도 있으나 여기에 대하여 고지혈증의 환자에서는 당질에 의해서 혈액 중의 중성지방이 증가하고 설탕은 전분에 의해서도 작용이 강하기 때문에 설탕의 과잉 섭취는 되도록이면 피하는 게 좋다.

설탕성분 가운데 혈액중의 지질을 증가 시키는 작용을 가진 것은 Fructose이다. Fructose는 과일에 포함되어 있기 때문에 이와 같은 경우에는 설탕과 동시에 과일의 섭취도 적게 할 필요가 있다. 설탕의 섭취는 충치의 발생을 증가시킨다. 설탕을 섭취하는 방법에 의해서도 충치의 발생의 빈도가 각각 다르다. 설탕을 커피나 홍차와 같이 액체에 녹여서 섭취할 때는 비교적 충치의 발생이 적으나 치아의 표면에 부착되기 쉬운 사탕이나 캬라멜등을 간식으로 섭취 할 때는 현저하게 충치가 증가된다. 설탕의 섭취가 충치 발생을 높이는 것은 구강내의 세포에 의해서 설탕은 용이하게 치구성분인 다당류로 변화되어 세균이 번식하기 쉽도록 젖산의 생성을 일으킬 수 있는 적당한 환경을 만들어 주기 때문이라고 말한다.

충치발생은 설탕만이 아니고 정제된 전분과 소맥분의 섭취에서도 증가한다. 이와 같이 설탕은 건강상 바람직하지 않은 효과도 있으나 한편으로는 섭취 후의 흡수 속도가 빠르게 되어 에너지원이 되기 때문에 운동시의 에너지 보급과 경기 후의 피로회복에는 적합하다.

3) 당질의 영양학적 정리

당질은 1g당 4Cal의 에너지원을 가지고 있으며 신체내에서 중요한 에너지로 이용된다. 섭취한 당질은 소화관의 가운데에서 단당까지 분해되어 흡수된다. 흡수된 단당(주로 글루코스)은 간장으로 보내져 거기에서 일부가 글리코겐으로 바꾸어져 축적된다. 간장의 글리코겐은 항상 분해되어 글루코스를 생산하고 이것을 혈액중으로 보내어져 혈당체의 수치를 일정하게 유지시키는 역할을 한다.

혈당은 뇌와 신경계에서 유일한 에너지원으로 사용되는 것 이외에 근육과 그 밖의 조직으로 보내져 산화를 받아 최종적으로는 이산화탄소와 물로 분해된다. 이 분해과정에서 생긴 에너지 일부는 열이 되어 체온을 유지시키는 역할을 하고 나머지는 ATP(아데노신 3인산)의 합성에 사용된다. ATP는 근수축과 생체물질의 합성을 위하여 직접 에너지원이 되며 간단하게 소비된 이 에너지는 다시 새롭게 만들어진다. 근육에 들어온 글루코스 일부는 글리코겐으로 바꾸어져 근수축 에너지원으로 축적된다. 운동강도가 높을 때에는 글리코겐이 협기적으로 분해되어 ATP를 공급한다.

이때 다량으로 생성된 젖산은 간장으로 보내어져 거기에서 글루코스로 바꾸어 다시 혈당이 되어 근육등 각 기관에서 소비된다. 신체내에서는 젖산 이외에 아미노산과 글리세롤등에서도 글루코스의 생성이 이루어진다. 당질이 완전하게 신체내에서 산화되기 위해서는 산소 이외에 비타민 B_1과 비타민 B_2, 니코친산 및 판토텐산(Pantothenic Acid) 등의 비타민이 필요하다. 여분으로 섭취한 당질은 그 일부가 글리코겐으로서 간장과 근육에 축적되어 지며 대부분은 지방(중성지방)에 전환되어 지방조직에 축적된다. 글리코겐은 물과 함께 축적되며 지방은 에너지수치가 높아 순수한 지방적이되어 축적되기 때문에 에너지 축적효율이 상당히 좋다.

당질에서의 지방의 합성은 효율적으로 행하여져 과잉에 에너지를 당질에서 섭취했어도 최종적으로는 지방으로서 축적된다. 당질은 그 외에도 우론산회로와 육탄당인산 사이클 혹은 TCA사이클등의 대사계에서 변화를 받아 그 중간에서 생성된 물질의 일부는 여러 가지의 생체구성의 성분으로 합성재료로 이용된다.

7. 단백질

단백질은 근육, 간장, 소화관, 피부, 골격등의 중요한 구성되는 성분만 되는 것이 아니고 신체내의 대사반응을 촉매하는 효소와 생리기능을 조절하는 호르몬과 외부에서의 병원균의 침입을 방지하는 항체가 되는 등 생명을 유지하는데 있어서 상당히 중요한 역할과 기능을 가지고 있다. 단백질은 인체의 약 15% 정도를 유지하고 있으나 그 절반정도는 골격근에 존재하고 기초체력의 우열을 가리는데 관련성이 있다. 단백질은 약 20 종류의 아미노산에서 구성되는 고분자 화합물로 아미노산의 배열순서와 각 아미노산의 함량에 의해서 그 기능이 다르게 존재하고 있다.

인체는 음식물속에서 단백질속에 함유된 아미노산을 섭취하여 세포내에서 고유의 단백질을 합성하고 있다. 성장기에 있는 유아나 청소년은 조직 단백질량이 수요가 증가하기 때문에 음식물에서 단백질을 보급하지 않으면 안되며 각 연령층에 있어서는 조직 단백질은 항상 분해와 합성을 반복하는 동적평형의 상태를 유지하고 있기 때문에 성인의 경우도 단백질의 섭취를 필요로 하고 있다. 음식물에서 단백질을 섭취 할 때에 유의 할 것은 식품의 종류에 의해서 각각의 식품성분 가운데에 포함되어 있는 단백질의 영양가가 각각 차이가 있다고 하는 점이다.

기본적으로는 필수아미노산 함량이 많고 신체에서 필요로 하는 비율로 섭취하여야 한다. 음식물로 섭취한 단백질의 아미노산과 신체 단백질의 분해에서 생겨난 아미노산 가운데에 단백질과 그 밖의 합성에 사용되지 않는 그 밖의 식품은 탈아미노 상태가 되어 에너지원으로 이용된다.

1) 단백질의 신체내에서의 역할과 기능

음식물로 섭취한 단백질은 소화관과 소장상피세포에서 아미노산까지 분해흡수 된다. 흡수된 아미노산은 문맥을 경유하여 간장으로 보내어져 거기에서 일부가 간장 및 혈장 단백질의 합성에 사용되는 것을 그림 7-13에서 단백질의 신체내에서의 역할을 나타내었다.

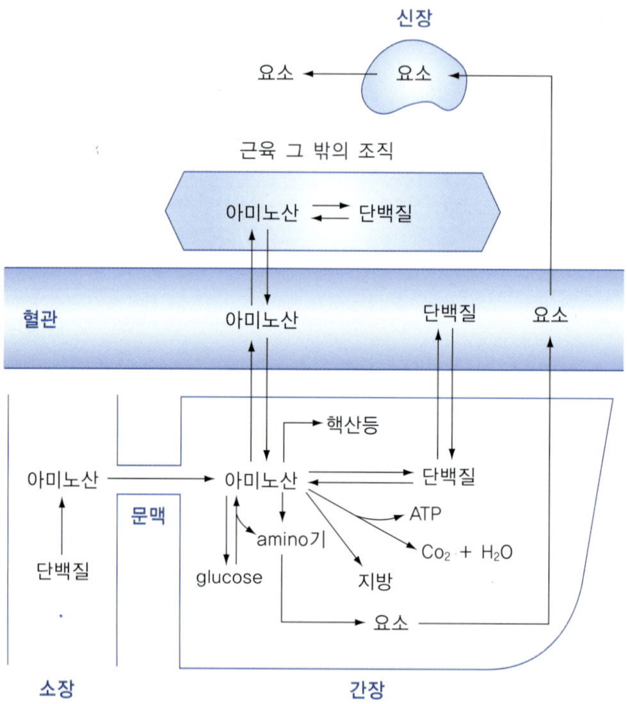

그림 7-13. 단백질의 신체내에서의 역할

나머지 일부의 아미노산은 혈액중으로 나와 전신을 순환하는 사이에 근육과 그 밖의 조직으로 들어가 단백질의 합성 재료로 이용된다. 신체의 단백질은 항상 분해를 받아 새롭게 만들어져 동적 평행의 상태가 된다. 신체의 단백질의 분해에서 생긴 아미노산은 음식물에서 섭취한 단백질에서 공급되어 아미노산과 조직에서 혼합되어 이 양자의 역할과 기능은 구별되지 않고 이용되어 지기 때문에 아미노산 풀이라고 일괄해서 말한다.

신체내의 유리아미노산량 즉, 아미노산풀은 단백질으로서 존재하는 아미노산량에 비교할 때에 대단히 적으며 절식을 할 때에는 전체의 0.5%에 지나지 않는다. 아미노산 풀은 단백질과 여러 가지 생리 활성물질의 합성재료의 원료가 되는 것 이외에 그 일부는 간장에서 탈아미노를 받아 직접 에너지원이 되며 또한 글리코겐과 지방으로 전환되어 에너지원으로서 축적되는 것을 그림 7-14에서 아미노산 풀의 교류에 나타내었다.

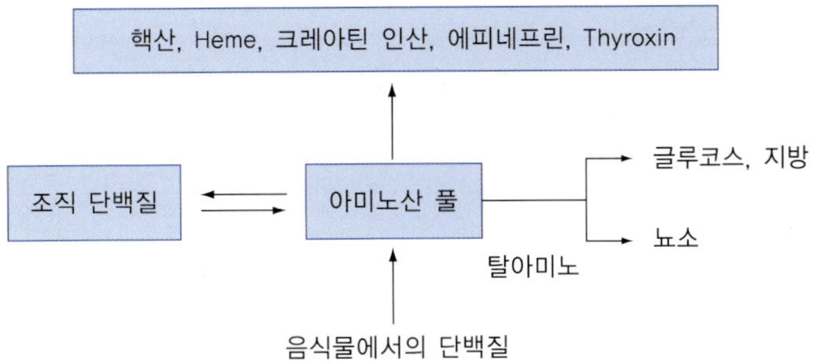

그림 7-14. 아미노산 풀의 교류

아미노기의 부분은 간장에서 해롭지 않은 뇨소로 변하여져 소변으로 배출된다. 또한 아미노산 가운데에 부족한 비필수 아미노산은 그 밖에 아미노산의 아미노기가 글루코스의 중간대사물로 전환되어 신체내에서 합성된다.

2) 조직단백질

신체에서의 조직단백질의 화학조성을 표 7-7에서 나타낸 바와 같이 신체내에서의 수분이 60%로 제일 많고 단백질은 14~19% 정도 포함되어 있다.

표 7-7. 신체의 화학조성(%)

	FORBES의 연구	MITCHELL의 연구	WIDDOWSON의 연구
수 분	55.13	67.85	56.0
단백질	18.62	14.39	14.4
지 질	19.44	12.51	23.6
무기질	5.43	4.84	6.0
(칼 슘	1.907	1.569	2.0
인)	0.925	0.771	1.04

출처 : H. Borsook and G. L. Keighley : Proc, Roy, Soc. (London). B118 : 488(1955)

지질은 비만이 많고 세신형인 사람은 적으며 그 함량은 개인에 따라 다르다. 세포와 조직의 구조를 만들고 또한 신체내에서 여러 가지 화학 반응을 일으키어 생명유지의 중요한 역할을 담당하는 것이 단백질이다. 신체를 구성하는 여러 가지 조직의 생활활동에의 기여하는 것은 조직가운데에 단백질의 조직의 중량에 비례하며 그 상관관계가 상당히 높은 것은 신체내의 단백질량이다. 표 7-8에서 신체의 조직(수분이 있는 상태의 중량)량 가운데에 단백질양을 나타내었다.

표 7-8. 신체의 조직중 단백질량(체중 70kg의 예)

	습중량(kg)	단백질량(kg)
골격근	30	6.6
지방조직	13.2	0.92
소화관	7.25	1.34[1)]
간장	1.6	0.35[2)]
뇌	1.36	0.136
신장	0.29	0.05
심장	0.29	0.06[1)]
부신	0.014	?
혈액	6.4	1.02
피부	4.9	? 콜라겐
골	1.02	1.23(collagen)

1) 골격근과 같이 단백질 함량과 가정한 수치
2) 흰 쥐의 간장과 같은 단백질 함량과 가정한 수치

출처 : W. Bartley, L. M. Birt and P. Bandks 著, 山田正馬, 石橋貞彦訳 : 組織機能の生化學(共立出版), p. 1(1972)

골격근은 체중의 약 40% 정도를 차지하며 그 단백질량은 전체의 약 50% 정도 달하기 때문에 신체대사에서의 기여도는 대단히 크다. 신체의 골격근양은 근력에 비례한다고 하는 것은 잘 알려져 있으며 운동을 계속하는 것에 의해서 골격근의 양만이 아니고 질적인 변화도 생기어 결과적으로 힘이나 지구력도 높아진다. 초심자가 운동을 시작하게 되면 근육의 적응적으로 근육의 비대현상이 일어나 그와 함께 단백질의 섭취를 대폭적으로 증가시킬 필요가 생긴다. 이때에 단백질의 섭취가 부족하게 되면 운동성 빈혈증을 일으키어 방위체력에도 문제를 일으킨다.

3) 인체단백질의 동적평형과 대사회전관계

성인이 보통 일상생활을 하는 경우에는 단백질로 섭취한 질소와 그 배출량은 같으며 외관상 상체 단백질은 안정을 이루고 있는 것과 같이 생각된다. 그러나 실제는 항상 단백질의 분해와 합성이 같이 되어 인체 단백질 양이 유지되는 동적 평형상태가 되는 것이다. 따라서 성인의 경우에는 일상생활시에 단백질량이 증가시키지 않으면 음식물에서 단백질을 매일 섭취하지 않으면 인체의 단백질이 감소해서 체력의 저하를 가져온다.

인체단백질은 이상과 같이 항상 변화되며 그 속도(대사회전 속도)는 각 조직의 단백질에 의해서 각각 차이가 있다. 예를 들면 정상적인세포, 간장, 신장, 취장, 혈액등의 단백질은 대사회전속도가 빨라 평균 10일 정도에서 그 절반 이상이 바뀌어지며 근육과 피부, 뇌등은 대사회전 속도가 늦다. 또한 적혈구의 헤모글로빈은 적혈구가 파괴 될 때까지 갱신되는 것이 아니고 평균 120일 정도의 수명을 가지고 있다.

대사회전속도를 나타내는 그 속도가 되는 물질의 절반이 새롭게 변화되는데 필요한 시간 즉, 반감기를 이용하나 몇 개의 조직단백질의 반감기를 표 7-9에서 신체 및 흰쥐의 각 조직단백질의 반감기를 나타내었다.

표 7-9. 신체 및 흰쥐의 각 조직 단백질의 반감기

	반감기 (일)	
	신체조직 단백질	흰 쥐의 조직단백질
전 조 직	80	17
혈 청	10~15	6
간 장	10~15	6
골 격 근	180	24~30

출처 : 東惠彦 : 蛋白質の代謝と榮養(島菌順雄 · 中川一郎編, 朝倉書店) p.152(1972)

단백질의 대사회전의 속도는 신체의 조직과 동물 종류에 따라서 각각 다르다. 또한 신체의 단백질의 반감기는 전체로써는 약 80일 정도이며 하루 체중 1kg당 0.3g의 단백질이 합성되어진다고 추정하고 있다. 조직 단백질의 대사회전 속도는 단백질 섭취량에 의해서도 변화되는 것을 동물실험에서도 확인되고 있다. 단백질 섭취량이 많게 되면은 조직단백질의 대사회전은 빠르게 되며 단백질의 섭취량이 어느 정도 높아지면은 일정하게 대사회전 속도가 유지된다. 단백질의 대사회전의 속도와 체력과 건강과의 관계에 대해서는 현재까지는 정확하게 알려지지 않고 있다.

영양학적으로 단백질의 역할과 기능을 요약하면 먼저 식품 단백질의 역할은 식품중에 위장, 소장에서 대부분 아미노산까지 가수분해(소화)되어 흡수된다. 흡수된 아미노산은 조직에 보내어져 다음 3가지의 과정으로 이용된다. 첫째, 조직단백질의 합성, 둘째, 단백질의 특수한 생리 활성물질의 합성, 셋째는 에너지원으로서의 역할로 말 할 수가 있는데 첫째, 조직단백질의 합성에서는 단백질은 신체내에 있어서 전체의 세포와 결합조직 및 담즙을 제외하고 체액의 주성분이 된다. 조직단백질은 성숙 후에도 항상 조금씩

분해하고 있기 때문에 이것을 보충하기 위해서는 아미노산을 재료로 하여 조직단백질이 합성된다. 인간이 성장을 계속해 가는 유아나 청소년 또는 운동 중의 스포츠맨과 화상과 외상을 받는 환자 등에서는 단백질의 합성이 높아져 아미노산의 수요가 증가한다.

둘째, 특수한 생리 활성물질의 합성문제는 호르몬 작용을 가진 인슐린과 성장 호르몬 및 소화 효소와 세포내에서 물질의 합성과 분해에 관여하는 여러 가지의 효소도 단백질이며 조직단백질과 비교하면 어느 정도 짧은 반감기에서 대사회전을 하고 있다. 또한 에피네프린 치로키신과 같이 비단백성 호르몬과 크레아틴 인산과 핵산가운데의 뿌린 및 비리미진체와 혈색소의 햄부분등의 합성재료로서 특정의 아미노산이 이용되어진다.

마지막으로 에너지원으로서 이상의 두 가지 과정에서 이용되지 않는 여분의 아미노산은 탈아미노를 받아 나머지의 탄소골격의 부분에 중요한 에너지원으로 이용된다. 신체에서의 단백질 1g에 상당하는 아미노산이 연소될 때에 발생하는 에너지는 4.4Cal이다. 그러나 식품중에 단백질은 전부가 흡수되는 것이 아니고 소화되는 사이에 그 일부가 상실한다. 따라서 식품단백질이 이용 가능한 에너지를 계산 할 때에는 소화율을 고려한 칼로리환산 계수가 이용되어 진다. 일반적으로 동물성 식품가운데에는 단백질의 소화율은 높고 식물성 식품은 낮다.

4) 단백질의 생리작용과 결핍증상

(1) 단백질의 생리작용

앞의 표 7-7에서 신체의 화학조성(%)을 나타낸 바와 같이 신체 가운데에는 단백질이 14~19% 포함되어 있다. 단백질은 신체내에서 21% 정도 가운데에서 활성조직의 고형분은2/3가 단백질이다. 이와 같이 신체의 구성분으로서 단백질이 많은 것은 일상생활을 담당하는 기본단위의 세포가 단백질을 주성분으로 하기 때문이다. 즉, 단백질은 신체의 형태와 기능의 유지에 있어서 중요한 물질이라고 말 할 수 있다.

신체는 골격과 피부의 형태를 가지고 있다. 딱딱한 골격도 단백질을 주로 하는 골 형태와 인산과 칼슘이 침착하여 만들어지는 것이다. 피부와 모든 장기 또는 근육과 모발도 수분 이외에는 대부분이 단백질이다. 또한 각 조직을 결합시키는 물질도 대부분 단백질이다. 우리들이 신체 활동이나 운동도 근육가운데에 있는 액틴과 미오신도 단백질의 상호작용에 의해서 이루어진다. 생명의 유지와 일상생활을 유지하기 위한 에너지의 획득과 물질의 합성등도 신체내에서 일어나는 화학 반응은 전체 많은 종류의 효소의 활동에 의한 것이다. 그렇기 때문에 이 효소도 단백질이다. 이상과 같이 단백질은 생명을 유지하기 위하여 관여하고 있다고 해도 과언이 아니며 단백질의 신체내에서 역할을 다음과 같이 정리한다.

① 생체 촉매 작용

신체내에서 행하여지는 화학 반응은 대부분 전체 효소에서 촉매되어 진행된다. 효소의 작용은 강력하게 반응 할 때에는 100만배 정도 빠르다. 효소는 전체가 단백질이며 단백질이 생명활동의 근원으로 되어 있는 신체의 화학 반응을 지배하고 있다고 말할 수 있다.

② 대사물질의 운반과 축적

분자와 이온이 되는 세포내 혹은 체액 중의 운반에도 단백질이 관여하고 있는 경우도 있다. 예를 들면, 산소는 혈액중에 있는 헤모글로빈과 근육 중에서는 미오글로빈에 의해서 운반된다. 지방은 단백질과 복합체(Lypoprotein)를 형성해서 혈액중으로 운반된다. 철 이온은 혈장 가운데에서는 Transferrin이라고 불려지는 단백질과 결합되어 운반된다. 간장에서는 Ferritin(철 단백질)이라고 말하는 단백질과 결합체를 만들어 축적된다.

③ 침투압의 유지 및 완충작용

단백질은 세포막을 통과하지 않기 때문에 체액중에서 침투압을 나타낸다. 혈관 및 조직액 가운데의 침투압은 무기념과 그 밖의 물질에 의해서 생기나 무기염등은 모세혈관을 자유롭게 출입하기 때문에 혈액과 조직액에서는 보통과 같은 농도가 된다. 따라서 양액의 단백질 농도의 차가 중요한 혈액과 조직액과의 사이에 생기는 침투압의 차이를 지배하는 것이 된다. 혈관과 조직사이의 체액의 교류는 혈압과 조직 침투압 및 혈액의 침투압과 조직압의 차이에 있는 압력에 의해서 행하여 진다. 혈장 단백질의 감소는 침투압의 저하를 가져오며 체액의 교류의 장해를 받으면 부종이 생긴다. 임상적으로도 혈장 단백질이 약 5g/dℓ 이하가 되면 부종이 일어난다. 단백질은 분자내에 아미노기와 Carboxy기를 가진 양성전해질이기 때문에 산과 알카리와 결합해서 완충 작용을 한다. 혈장 단백질 및 헤모글로빈은 완충 작용에서 혈액의 pH를 유지 시키는 중요한 활동을 한다.

④ 면역

Virus, 세균 등과 특이적으로 결합해서 병원균의 침입을 예방하는 면역체도 단백질이다.

⑤ 신경자극의 발생과 전달

신경세포가 특정의 자극에 반응할 때에 수용체 단백질이 활동한다. 예를 들면, 망막간세포의 광수용체는 Rhodopsin이라고 말하는 비타민 A와 결합한 것이 단백질이다. 또한 신경세포의 접합부등과 시네푸스에서의 자극전달에는 아세틸코린수용체 등의 단백질이 활동한다.

⑥ 각 기관에서의 정보의 전달(기관 기능의 조절)

신체는 각종의 기관으로 되어 있는 각 기관은 서로가 협조해서 어떠한 협조와 통제 조절을 하는 각각의 기능을 가지고 있다. 이 기관 간의 조정은 신경계와 내분비계(호르몬)에서 이루어진다. 이 두 가지의 기능에서 서로의 정보가 교환되어지며 내외환경의 변화에 적응 할 수 있는 생체 기능이 조절된다. 각 기관의 기능을 조절하는 호르몬 가운데에 성장 호르몬과 인슐린등 일부는 단백질이다.

⑦ 신체활동과 운동

신체적 활동과 내장의 움직임은 근육의 수축에 의해서 행하여 진다. 근육의 수축은 두 가지의 근 섬유 즉, 단백질 분자(액틴과 미오신)에 의해서 이루어진다.

⑧ 신체의 계통적 유지

신체의 형태 유지에는 골격과 피부등은 단백질의 한 종류이며 골라겐이 주성분이 된다. 골라겐의 존재에서 골과 피부에 탄력성과 강도를 주는 것이다. 골라겐은 신체 조직간 및 기관과 골격을 만드는데 관여한다.

(2) 단백질의 부족

신체를 구성하고 있는 중요한 영양소로 되어 있는 단백질은 항상 신체내에서 분해를 받아 최종적으로는 대사산물로서 대변과 소변으로 배출된다. 그렇기 때문에 식품으로서 단백질을 섭취 하지 않을 때에는 결핍증상이 나타나게 된다. 단백질의 결핍은 단백질의 흡수장해, 출혈하지 않은 조직의 파괴 또는 신체 단백질 합성의 장해등에 의해서 일어나며 단백질의 섭취 부족에서 보통 보여지는 것은 식사 단백질은 신체단백질까지 에너지 공급원으로서 소비되기 때문에 에너지의 섭취 부족은 필연적으로 신체내의 단백질 결핍으로 나타난다. 전쟁이나 빈곤, 기아선상에 있는 개발도상국에서 보여지는 식량부족에 의한 영양장해 또는 영양실조증은 단백질에 한정하는 것 이외에 각종 영양소의 섭취도 불충분 한 것이 많다. 단백질의 많은 결핍 상태는 보통 일어나기 어렵다. 단백질 이외의 전체의 영양소는 충분하게 섭취하고 단백질만이 결핍될 때의 인체에 대한 영양은 실험적으로 관찰 할 수가 있다.

예를 들면, 실험자의 단백질 섭취를 적게 하면은 어느 범위까지는 소변중 질소 배출량이 서서히 감소해 가면서 질소의 평형의 상태가 되는 것을 알 수가 있다. 즉, 신체는 저단백질식사에 의한 경우에는 신체단백질의 분해를 높여가면 일정기간이 지난 후에는 어떤 조건에서는 일정할 수가 있다. 그러나 단백질 섭취를 하지 않은 생체의 적응 한계를 넘으면 신체단백질의 분해량이 섭취량을 넘게되어 결국에는 단백질의 결핍의 증상이 나타난다. 단백질의 결핍에서에서 보여지는 증상을 3가지로 정리하면 다음과 같다.

첫째는 축적단백질의 감소가 반영되기 때문에 혈청 단백질의 감소라던가 체중이 저하된다. 둘째는 단백질의 결핍과 함께 여러 장기의 기능에 문제가 생기기 때문에 부종 또는 빈혈 그리고 내분비 장해를 일으킨다. 셋째는 축적단백질의 감소와 장기의 기능변화에 대한 신체의 적응 작용이 잘 되지 않아 외부의 세균에 대한 감염저항력의 감퇴 또는 질병 치료능력의 저하등을 예로 들 수 있다. 단백질 결핍시에 나타나는 증상을 6가지로 요약하면 다음과 같다.

① 체중감소 및 발육장해

단백질 부족에 의해서 신체 조직이 수복이되지 않기 때문에 체중감소가 보여진다. 그러나 에너지 섭취 부족시와 비교하면 그 정도는 적다. 성장기에 있는 어린이나 청소년에서는 발육에도 장해를 받는다. 그러나 체중만이 아니고 부종의 발현에 의해서 오히려 체중의 증가도 나타난다.

② 기초대사량의 저하

에너지 섭취를 충분히 해도 단백질이 결핍하면 기초대사량이 저하된다. 이것은 활성조직량의 감소와 세포기능의 저하에 의한 것이다.

③ 부종

혈청 단백질이 감소하는 것에 의해서 부종이 일어난다. 즉, 조직액의 수분의 축적량이 나타나 체중이 증가한다.

④ 빈혈

헤모글로빈의 생성에 장해를 받고 적혈구의 파괴가 항진해서 빈혈을 일으킨다. 단백질의 섭취량을 증가하는 것만이 아니고 신체활동이나 운동 초심자들이 운동을 할 때에 빈혈을 일으킨다.

⑤ 감염 저항력 및 신체에 상해를 받을 경우 치료능력이 감퇴된다.

백혈구의 감소와 항체산생의 감퇴로 인하여 감염에 대한 저항력이 저하된다. 또한 상처조직의 회복에 필요한 세포의 재생이 늦어져 상처가 치료되기 어려워진다.

⑥ 간장 장해

단백질이 부족하면 간장에 지방이 침착해서 지방간이 된다. 단백질 부족이 장기간이 되면 간경변까지 진행된다. 그 밖에 단백질 결핍으로 인하여 저혈압 또는 추위에 대한 저항력의 저하와 생식능력의 감퇴가 보여진다. 저개발도상국에서 보여지는 어린이들의 중증 단백질 영양장해를 Kwashiorkor이라고 부른다. 이러한 질병은 모유만으로 각 영양소가 충분히 충족되는 생후6개월 까지는 보여지지 않으나 이유기 이후의 어린아이에서는 일어나기 쉽다. 이러한 지방에서는 이유식으로서 옥수수 쌀 등 전분이 많고 단백질의 적은 식품을 이용하기 때문에 소화의 단백질 섭취량이 적게 되어 Kwashiorkor(소아영양실조증)이 발생한다. 이 질병의 특색은 어린이의 성장이 늦고 빈혈, 부종, 지방간, 모발색의 변질, 무기력한 표정이 보여진다. 이러한 어린이들은 감염에 걸리기 쉽고 또한 급성으로는 설사를 일으키어 사망하는 경우도 많다. 치료하지 않으면 사망률은 30~90%정도가 된다고 보고된다. Kwashiorkor의 치료에는 육류와 우유제품이 포함된 고단백질 식사를 섭취시키는 것이 유효하다.

⑦ 단백질의 과잉 섭취

단백질은 붉은 색깔의 육류, 전우유, 계란, 치즈등에 많이 들어 있으며 이 식품 가운데는 지방산이 많이 포함되어 있다. 이 지방산은 주로 비만, 고혈압, 관상동맥 질환 뿐만이 아니고 혈액중에 중성지방과 콜레스테롤 농도를 상승시키는 요인이 된다. 고혈압은 식염의 과잉섭취와 함께 동물성단백질의 과잉섭취와 관련이 있다. 또한 단백질은 신체활동이나 운동시에 에너지원으로 사용되지 않고 간장에서 축적되어 지방으로 변하여 축적지방이 되며 단백질대사에 관여하여 체중감량시에는 신체의 단백질이 에너지원으로 사용되는 경우가 있기 때문에 그 결과 신체내에서 요산을 만들어 낸다.

이 요산은 신장이 요산을 혈액중에서 제거할 때에 수분이 상실되어 체중이 감소된다고 하는 사실을 알아야 되며 이 요산은 또한 통풍질환에 하나의 요인이 된다. 그리고 고단백질과 고지방식을 주로 섭취 할 때에는 신체활동이나 운동에너지원이 되는 연료가 부족 할 수가 있다. 이것은 신체활동이나 운동시에는 보통 당질과 지방이 되기 때문이다. 다시말하면 단백질은 에너지원이 되지 않는다는 것이다. 신체내에 글리코겐이 부족하면 지방은 완전히 연소되지 않기 때문에 신체활동과 운동을 할 시에 연소하고 남은 지방은 신체가운데에서 순환하는 사이에 케톤체가 된다.

이 케톤체는 산성물질이기 때문에 신체가운데에서 산, 염기의 평행 즉, pH에 균형을 유지시키기 때문에 무제가 된다. 또한 고지방 고단백질의 식사시에는 신체가운데에서 단백질의 분해를 일으키기 때문에 신체수분의 균형에 문제가 되어 신장은 단백질의 분해산물인 요소를 체외로 배출하기 때문에 수분도 체외로 배출하게 된다. 그러므로 장기간에 걸쳐서 고지방 고단백질 식사를 위주로 하게 되면 신체에 에너지 생산능력과 수분에 과잉 배출로 인한 신체에 악 영향을 줄 수가 있다.

또한 당질은 스넥이나 과자, 탄산음료, 케이크 등에 많이 들어 있다. 이러한 식품을 많이 섭취하게 되면 이러한 식품들은 장 가운데에서 비타민 B를 파괴한다. 이것은 당질을 장에서 혈액가운데로 흡수하기 위하여 비타민 B를 사용하기 때문이다. 그러나 곡물류나 야채와 과일 등을 통하여 섭취하게 되면 문제는 안된다. 이 이유는 과일이나 야채, 곡물 등의 식품에는 비타민 B가 들어 있기 때문에다. 그렇기 때문에 스넥이나 과자 등에서의 섭취하는 당질은 에너지원원으로서는 충족되나 비타민 B의 결핍증을 일으킬 수 있다는 사실을 알아야 한다. 당질의 복합체인 초콜릿이나, 캔디 등의 식품에서는 섬유질이 많이 포하되어 있어 섭취한 후에 소화 흡수되는는 시간이 길기 때문에 운동선수의 경우는 시합전 이러한 식품을 섭취하는 것은 부적절하다고 생각된다. 고단백질과 고지방식 위주에 식사를 할 경우 당질부족으로 인한 문제는 음식물로 섭취한 탄수화물이 장관에 들어가면 포도당의 형태로 흡수되어 혈액가운데로 들어간다. 그때에 인슐린이 분비되어 포도당의 일부는 에너지원으로 사용되며 나머지 일부는 큰세포나 간장에 축적된다. 음식물로 섭취한 탄수화물이 전부 흡수되면 신체내의 세포에서 에너지로 사용되며 혈당치는 저하되는 것이다. 그렇기 때문에 신경세포는 에너지원을 주로 포도당에 의존하고 지방은 이용하지 않는다.

신경세포는 글리코겐을 축적하지 않기 때문에 항상 혈액에서 포도당의 공급이 필수적이다. 뇌의 신경세포는 혈당치가 저하하게 되면 호르몬이 분비되어(아드레날린과 에피네프린) 화학반응을 일으킨다. 중요한 화학반응은 첫째, 간장에서 포도당을 방출 시킨다. 둘째, 근에서는 간장의 글리코겐을 사용하기 시작한다. 셋째, 지방조직에서 지방이 방출되는 에너지원으로 이용된다. 넷째, 신체내의 단백질이 분해되고 간장이 그 아미노산에서 포도당을 재합성 시키는 반응에서 뇌의 신경세포에 포도당이 공급되기 때문에 이러한 반응을 조절하는 호르몬에 의해서 혈당치가 조절되기 때문에 비만운동처방시의 체중을 감량하고자 하는 사람중에는 고지방식과 고단백질을 시키면서 식사를 조절하는 경우에 저혈당증후가 보여질 수가 있다.

이상과 같이 비만운동처방을 위한 각종 영양소에 대한 역할과 기능을 기술하였다.

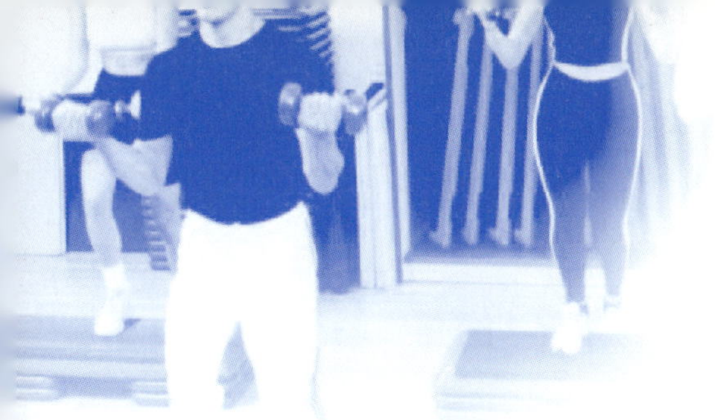

제 8 장 비만운동처방의 원리

1. 운동처방의 필요성

오늘날의 고도산업사회와 기계문명은 우리들이 일상생활과 직장과 가정에서 풍요로움을 갔다주었다고 생각한다. 이것은 인간의 노동력을 대부분 기계문명이 대신하여주고 있다. 그렇기 때문에 오늘날의 고도산업사회와 고도경제성장의 결과는 우리 인간에 신체의 생리기능을 정상적으로 유지시켜 주는 것을 불가능하게 만들어 주고 있는 경향이다. 이러한 결과로 우리 인간의 신체가 일상생활이나 직업의 현장에서 의도적으로 어느 정도의 일정한 노동력과 추위와 더위 등 사회 환경등에 견디어 낼 수 있는 적응능력을 향상 시킬 필요가 있게 되었다. 고도산업사회와 기계문명의 이전에는 직장과 가정 등의 일상생활에서의 노동이 인간의 신체의 생리기능을 정상적으로 유지시키는 역할을 하여 왔기 때문이다.

오늘날에 고도산업사회와 기계문명은 인간의 노동력을 경감시키어 일상생활에서 조차도 무엇인가 하나의 신체를 움직이지 않으면은 안되게 되어 신체의 기본적인 생리기능을 정상적으로 유지시킬 정도의 일정한 신체활동과 운동량을 확보하지 않으면은 안되게 되었다. 한국사회에서도 이러한 문제로 인하여 최근에 교육과학기술부 발표에 의하면 학생들가운데에 비만아와 청소년들에 있어서는 고혈압증과 전신지구력과 근력이 부족한 학생들이 많아 사회적 국가적 문제로 대두되어 현정부에서는 학교체육보건급식과에서 학생건강안전과로 바꾸어 학교체육혁신방안 가운데에 주요쟁점으로 학생들에 대한 맞춤형 운동처방정책을 2005년도에 발표하였고, 국민의 건강을 책임지고 있는 보건복지가족부에서는 저출산 고령화사회에 의한 노인을 대상으로 하는 운동지도사업 문제가 주요 정부정책중에 하나로 발표되고 있다. 또한 문화체육관광부에서도 운동처방을 체육분야에서의 중요정책으로 채택되고 있는 현실이다.

이러한 문제는 국민들의 대다수 가운데에 신체검진시에는 정상적으로 판정을 받았으나 신체상에 어딘가에 문제가 있는 것으로 호소하는 즉, 반건강인이 많이 나타나고 있는 현시점에서의 정부에서는 이러한 건강상 문제가 하나의 중요한 정책의 이슈가 되고 있다. 이러한 것은 일상생활에서의 신체활동과 운동부족과 그리고 고단백질, 고지방식 또한 가공식품으로 인한 영양과다로 인하여 비만, 고혈압증, 심장병 등으로 인한 전신지구력과 근력부족에서 오는 요통과 운동부족에서 오는 근의 강직화 등이 많이 나타나고 있는 결과라고생각된다. 오늘날에 이러한 증상을 만성적운동부족(Chronic hypokinetics)증이라고 말하며 이 만성적운동부족증이 사회적 국가적인 문제가 되고 있는 현상이다.

그리하여 오늘날에는 직장과 가정에서의 일상생활가운데서 신체의 생리기능을 정상적으로 유지시킬 정도에 최소한의 신체활동이나 운동을 통한 일정한 운동량을 확보하지 않으면은 안되게 되었다. 최소한의 운동량을 확보하기 위한 의도적인 신체활동과 운동량을 확보하기 위하여 신체를 움직일 수 있는 시간표를 작성하여 하루에 신체를 움직여 일정량에 땀을 흘릴 필요가 있기 때문에 오늘날에는 이러한 사회현상에 맞추어 그동안 학교시절에 실시하였던 체육이란 수업가운데에 체육활동이란 단어나 오늘날에 스포츠라고 하는 단어의 의미가 다르게 변화되었다.

이러한 변화에 따른 체육활동의 의미는 인간의 생리적 한계 내지는 그 이상까지 신체를 움직이는 행위이며 스포츠란 단어는 운동경기의 의미로서 또한 운동이란 단어의 의미는 일상생활에서 생리적한계 이내에서 신체를 움직이는 행위로 변화되었다. 오늘날 이러한 단어의 변화는 체육활동이 아닌 신체활동이란 인간의 기초대사에서 일상생활을 영위 할 정도에 신체를 움직이는 단어로 변화되었다. 신체활동이나 운동을 통하여 건강을 유지시키고 체력을 향상시켜 건강의 유지증진 목적의 수단으로 신체활동이나 운동을 실시하게 되었다. 오늘날 만성적운동부족 상태에 있는 사람들이 신체의 근육을 일상생활에서 사용하지 않으면 근육은 폐용성근위축 상태가 된다.

폐용성근위축이란 근이 가늘게 되어 근력이 저하되는 것과 함께 근의 기능이 나쁘게 되어 체력의 저하를 가져온다. 또한 심장도 마찬가지로 말초의 근을 이용하여 심장을 어느 정도 활발하게 움직이지 않게 되면 심장의 기능이 나빠져 전신지구력이 저하된다. 그 결과 호흡순환기능에 문제가 되어 소위 생활습관병 일명 성인병으로 이어지게 되는 것이다. 오늘날에 첨단적인의학과 스포츠과학의 진보는 적절한 운동의 종류와 운동의 양을 선택하여 운동을 실시하는 것에 의해서 근력과 전신지구력을 높일 수 가 있으며 만성적운동부족을 해소시켜 그 결과 국민들에 체력을 향상시키고 건강을 유지증진 시킬 수 있다고 하는 것이 과학적으로 또는 의학적으로 증명되었다.

오늘날에 그동안 학창시절부터 실시하였던 체육활동과 스포츠 활동이 체력을 유지시키고 또한 향상 시킬 수 있다고 하는 의미도 있겠지만은 국민들에 건강을 유지 증진시키는 수단으로 신체활동과 운동을 실시하는 것이 주된 목적으로 변화되었다고 생각된다. 이러한 목적을 달성하기 위하여 학교체육에서의 체육활동이나 운동 그리고 신체활동을 실시할 때에는 운동의 종류나 운동의 양이 잘못 선택되면은 운동으로 인한 운동장해 또는 스포츠사, 돌연사, 운동중독증과 운동으로 인한 유해산소로(활성산소) 인하여 동맥경화나 암 등을 유발할 수 있다는 연구보고에 의해서 오늘날 운동처방(Exercise Prescription)이란 학문이 새롭게 탄생하게 되었다.

운동처방이라고 말하는 학문은 세계최초 일본에서 1960년대부터 경기력 향상을 위한 운동처방으로 시작하여 1965년에 WHO에서 운동처방이란 단어를 인정하였고 미국이나 유럽에서는 치료의학에서 예방으로 넘어가는 과정에서 운동처방을 도입하였다. 우리나라에서는 86아시안게임, 88서울올림픽을 앞드고 1983년에 필자가 경기력 향상을 위한 운동처방을 실시하여 그 연구보고서를 발표한 후부터 운동처방이란 학문이 시작되어 오늘날에 이르렀다.

처방이란 단어는 의학에서원래 질병에 맞추어 약을 투여한다던가 질병에 따라 약의 조합법이라고 말하는 의학에서의 사용하는 약의 처방이란 개념을 운동과 접목을 시키어 운동에 처방이란 단어를 붙여 오늘날 사용하게 되었다. 오늘날 사회에서 어린이로부터 노인에 이르기까지 신체활동과 운동에 목적은 주로 만성적 운동부족을 해소하고 운동으로 인한 제반 문제를 사전 예방하여 국민건강증진을 목적으로 신체활동이나 운동을 실시할 때에 안전하고 신체에 맞는 운동의 종류와 운동의 양이 필요하기 때문에 신체활동이나 운동에 있어서도 의학에서 말하는 처방이란 단어의 의미와 같이 운동의 종류는 약의 종류와 같으며 약을 한 개를 줄것이냐 또는 몇 개를 몇일간 투여할 것인가는 운동의 양을 말하는 것이다 운동에서의 운동의 양이란 운동의 강도, 운동의 시간, 운동의 빈도, 운동의 기간을 말한다.

이상의 운동처방의 이론성을 숙지하여 운동처방에 의한 신체활동이나 운동을 실시하는 것이야 말로 과학적으로 또는 의학적으로 보다 안전하게 운동을 실시하여 국민건강유지 증진에 이바지 할 수 있다는 결론에서 오늘날에 운동처방의 필요성이라고 말할 수 있다.

2. 운동처방의 목표

1) 신체활동과 운동의 목표

우리들이 일상생활에서 신체활동이나 운동 그리고 학교체육에서의 체육활동등을 행하는 것은 보통 두 가지의 이미가 있다. 그 하나는 운동 기술(Motor skill)을 어떻게 향상시킬 수 있는가 또다른 하나는 체력(Physical Fitness 또는 Fitness)을 어떻게 향상, 유지시킬 것인가에 목적을 두고 신체활동이나 운동 그리고 학교에서의 체육활동을 실시한다. 운동에 의한 기술을 향상 시킨다고 하는 것은 하나의 동작을 수십번 반복하는 것에 의해서 신체에 신경계를 주최로 하는 스테레오타입(Stereo Type)을 형성하여 신경과 근의 조정이 합목적으로 동원되어 그 결과 하나의 운동기술이 부드럽고 스무스하게 효율적으로 잘 이루어질 수 있도록 하는 과정을 말한다. 여기에 대하여 체력을 향상시킨다고 말하는 것은 운동을 반복하는 것에 의해서 근력 또는 민첩성, 근파워, 전신지구력 등 체력에 제반 구성의 요소를 향상시키는데 목적이 있다.

그렇기 때문에 오늘날 신체활동이나 운동 또는 학교에서의 체육활동을 실시 할때에는 체력의 요소와 기술에 역점을 두고하는 체력과 기술에 대한 향상 목적과 어떠한 체육활동이나 스포츠 경기에 있어서는 스포츠나 체육활동에 필요한 기술이나 전술 등을 목적으로 할 때에는 연습(practice)이라고 말하는 두가지의 목적으로 나눈다. 예를 들면, 일반 초,중,고에서는 운동장이라고 하는 단어를 사용하나 전문적인 스포츠나 체육계열에서는 트레이닝장 또는 연습장으로 나누어 훈련과 연습을 각각 나누어서 실시한다. 그러므로 초 · 중 · 고등학교에는 트레이닝장과 연습장이 없으며 운동장이란 단어를 사용하고 운동장에서 체력과 기술을 동시에 향상시킨다. 그렇기 때문에 체력의 모든 요소를 높이고 체력을 유지 향상 시키는 과정을 트레이닝(Physical Training 또는 단순하게 Training)이라고 말하기 때문에 트레이닝과 연습을 구별하여 체력을 향상시키기 위해서는 트레이닝장에서, 기술을 향상시키기 위해서는 연습장을 이용한다.

한편 연습을 통하여 체력의 요소를 향상시키기 위하여 신체를 계속 반복 반복하는 동작을 연속적으로 실시하게 되면 근과사용증후군으로 인하여 신체에 문제가 생기기 때문에 앞장에서 설명한 것과 같이 스포츠선수의 경우는 트레이닝장에서 체력을 향상시키는 목적과 연습을 통하여 기술을 향상시키는 목적으로 각각 나누어서 신체의 활동이나 운동을 실시한다. 고도로 단련된 스포츠선수는 연습만으로는 체력을 단련시킬 수 있는 일정량에 운동량의 확보가 될 수가 없기 때문에 트레이닝 과 연습을 따로 따로 나누어 행한다.

그러나 일반적으로 신체의 단련도가 낮은 일반인에 있어서는 연습과정에서도 체력을 향상 시킬 수 있는 운동량의 확보가 될 수가 있기 때문에 연습을 통하여 운동에 대한 기술에 향상과 체력을 향상 시킬 수 있는 운동량의 확보가 될 수가 있다. 여기에서 운동처방의 목표라고 하는 것은 연습과 트레이닝이 포함된 신체활동과 운동을 통해서 체력의 향상과 유지증진을 목적으로 하는 스포츠계와 국민들의 운동부족 해소를 위한 건강의 유지증진을 목적으로 하는 운동계열로 나눌 수가 있다. 신체활동과 운동을 통하여 체력의 향상을 목적으로 할 것인가 또는 건강증진을 위한 목적으로 할 것인가 또는 특정의 스포츠를 위한 트레이닝을 통하여 체력의 최대 혹은 그 이상까지도 향상시킬 것인가를 염두해 두고 신체활동이나 운동 또는 체육활동을 실시하는 것이 운동처방의 목표라고 말할 수 있다.

3. 체력이란

체력이란 국어사전에서는 몸의 힘 또는 몸의 작업능력(Physical Strenght)이라고 표현되어 있으며 일본어 사전에 있어서는 힘으로 표현되어 신체가 가지고 있는 모든 성질이 포함되어 있는 것을 말한다. 다시 말하면 체력이란 인간이 생존과 신체활동의 기초가 되는 신체적 및 정신적 능력을 말하고 있으나 일반적으로 기력이란 말로서 사용되어 일본은 독자적인 용어로 체력이란 용어를 사용하고 있다. 일본사전에서의 체력은 방위체력과 행동체력으로 크게 두 가지로 나누며 방위체력이란 신체가 생존 및 건강을 유지하기 위한 자연현상에 대하여 생리학적 방위작용이 어떻게 발휘되는가에 대한 문제를 말한다. 그리고 행동체력이란 신체가 신체활동을 행하는 경우에 팔과 다리에서 발휘되는 능력으로 통상 능동적인 운동기관의 활동이 주가 된다. 이 행동체력 가운데는 근력, 스피드, 지구성 등이 에너지적 요소와 적응성, 평행성, 민첩성 등의 조정력이 포함된 것을 말한다.

1) 행동체력

행동체력이란 사람이 일상생활 이외에 여러 가지의 환경에 여유를 가지고 대응할 수 있는 작업 능력 및 저항력 등을 말하는데 오늘날 일본에서의 체력의 구성요소를 다음 그림 8-1에 나타내었다.

원래 체력의 개념은 1919년 이전까지는 그냥 막연하였었다. 우리들에 신체의 능력에는 외계에 의해서 행동을 일으키는 능력과 외계의 움직임에서 신체를 지키는 능력이라고 하는 관점에서 체력에 개념을 정리한 것은 1920년부터 정리되기 시작하여 1960년대에 일본의 이가이 미쯔오 선생은 외계에서의 행동을 일으키게 하는 능력을 행동체력 그리고 외계에 대하여 신체를 지키는 능력을 방위체력이라고 정의하였다. 체력은 이 양자에서 성립되는 것을 그림 8-1로 나타내어 체력의 개념과 그 구성요소로 정리하였다. 행동체력이란 적극적으로 외계에 대하여 행동을 일으키게 하는 의지와 행동을 포함한 신체적 작업능력이며 이것은 근육, 골, 관절, 신경계를 주최로 한 기능이며 최종적으로는 근의 수축에 의해서 행동을 일으키는 것이다.

스포츠와 운동 또는 노동의 장면에서 적극적으로 신체를 움직이게 하는 것은 행동체력만이 아니고 일상생활에도 지장을 가져올 수 있는 최소한의 행동체력과 사회생활에 지장을 주지 않는 중정도의 행동체력과 운동선수와 같이 생리적 한계까지 또는 그 이상까지 신체를 움직이게 하는 행동체력을 말한다. 운동처방의 목적에 따라 인간의 최소한의 생리적 한계(기초대사)부터 최대한의 행동체력까지 행동체력을 어떻게 향상 유지시킬 것인가 또는 인간의 생리적인 최대의 한계 내지는 그 이상의 정도까지 행동 체력을 향상 시킬 것인가가 문제가 된다.

그렇기 때문에 행동체력의 최소 또는 최대까지의 한계에 대한 그 폭은 시대적 흐름과 학문적인 흐름에 따라 개인 개인에 운동목적에 의해서 다르다고 말 할 수 있다. 오늘날 같이 일상생활이나 노동력이 고도 산업사회로 인하여 보장되지 못하여 운동부족병으로

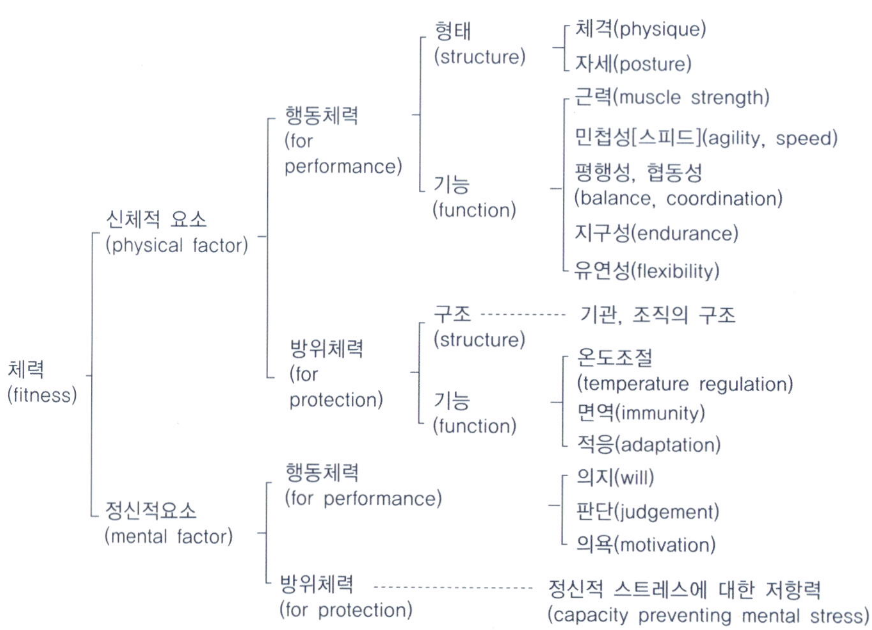

그림 8-1. 체력의 구성요소

인한 사회적, 국가적 문제로 대두된 현 시점에서는 일상생활이나 직업현장에서 적응 할 수 있는 체력에 최소한의 생리적 한계를 말하며 스포츠 선수의 경우에는 올림픽 대회에 출전하기 위하여 세계적인 체력수준까지 신체를 움직이는 체력의 최대한의 한계 내지는 그 이상 까지도 체력을 향상을 시키는데에 목적이 있다.

체력을 생리적인 최대한의 한계 이상으로 체력을 향상시키기 위한 행동체력은 근의 수축양식에 따른 근력, 민첩성, 파워, 지구력, 조정력, 유연성의 체력의 구성요소가 필요하며 일반적으로는 신체활동이나 운동에 의해서 근력이라던가 지구력, 유연성이라고 말하는 행동체력 가운데에 각각의 체력의 구성 요소를 향상 시킬 필요가 있다. 운동처방에 의한 방위체력은 넓은 의미의 체력이며 그 목적은 신체활동이나 운동을 통하여 행동체력과 방위체력을 향상 시키는 것이다.

2) 방위체력

외계의 스트레스에 대하여 적극적으로 신체를 움직여 신체의 방위 능력을 어떠한 방법으로 건강상태를 유지시킬 것인가라고 말하는 신체의 방위능력을 말한다. 방위능력은 신체의 구조에서 본 것으로 주로 내장, 내분비계, 자율신경계, 간질 등이 관여하는 것이며 기능적으로 볼 때에는 협응성, 반응성, 항상성, 저항력, 면역 등이 관여하고 있다. 일반적으로는 이러한 질병성 요소를 포함한 신체능력을 방위체력이라고 말한다. 방위체력은 기본적인 건강을 말하기 때문에 행동체력과 방위체력을 구별 할 수가 있으나 이 양자는 어느 한 쪽만이 있는 것이 아니고 양자를 같이 생각한 의미를 가지고 있다.

방위체력의 요소로 되어 있는 내장과 자율신경등의 조직과 그 기능이 조화도 건강을 유지시키는 데에 있어서는 조직과 기관의 기능을 정상적으로 유지시키기 위하여 어느 정도의 신체에 자극을 주는 신체적 활동이 필요한 것이다. 우리들이 말하는 건강은 행동체력에 의해서 발현되는 신체운동과 방위체력의 향상에 의해서 이루어진다. 따라서 건강이라고 말하는 것을 방위체력과 행동체력에서 보는 경우에는 다음 그림 8-2에서 행동체력과 방위체력에서 본 건강의 모식도로 나타내었다.

행동체력과 방위체력의 최소한의 생존에 필요한 수준을 확보하는 것에 의해서 우리들의 생존은 보장 되는 것이다. 그러나 건강상태를 유지하기 위해서는 일정이상의 방위체력과 행동체력이 생존에 필요한 체력의 수준을 확보 하지 않으면 안된다. 허약상태에 있는 경우에 신체활동이나 운동을 통하여 신체가 건강하다고 말하는 것을 그림 8-1을 가지고 설명하면 다음과 같다. 허약상태인 사람을 신체활동이나 운동을 통하여 방위체력의 일정수준이상까지 향상 시키어 나가면 방위체력의 그 효과는 비교적 좋고 그 양자는 지수관수적으로 향상되어 가는 성질을 가지고 있다. 여기에서 신체가 약한 상태라고 하는 것은 작은 신체활동을 통하여서도 신체가 건강하다고 말하는 실감을 얻을 수가 있다.

건강상태가 확보된 후에는 행동체력에 대한 방위체력의 향상율은 적게되며 양자는 급격하게 상승하고 신체운동이 신체에 의해서 적당한 운동량이라고 말하는 조건에서도 처음에는 행동체력의 향상과 함께 방위체력도 향상되어 간다. 그러나 운동량이 적정량을 넘게 되는 경우에는 신체에 무리가 되어 과중한 운동 또는 오버트레이닝이란 결과가 된다. 이러한 경우에는 행동체력과 방위체력에 저하를 가져온다. 그렇기 때문에 건강을 유지하기 위해서는 생존에 필요한 최소한의 수준에서 신체활동이나 운동을 시작하여야 한다. 그 이상을 넘게 되면은 예기치 않은 스포츠사, 돌연사, 운동중독증, 운동을 통한 장해 또는 동맥경화나 암등으로 이어질 수 가 있다.

또한 신체를 혹사시키면 시킬수록 체력이 개선되고 건강증진으로 이어진다는 잘못된 운동관으로 인하여 운동 후에 권태감이 생기고 다음날에 피로가 누적된다고 하는 것은 일단은 무리한 신체활동이나 운동을 실시하였다고 하는 증거가 되며 운동 후에 경쾌한 느낌이라던가 그 다음날 피로가 축적되지 않는 범위내에서의 운동은 방위체력을 향상시키는 운동방법인 것이다. 운동을 실시하여 방위체력과 행동체력이 좋아졌다고 하는 것은 결과적으로 인간의 신체에 의해서는 기력에 충실이요 기력에 충실은 질병과 싸워서 이길 수 있다고 말하는 체력의 향상을 의미한다.

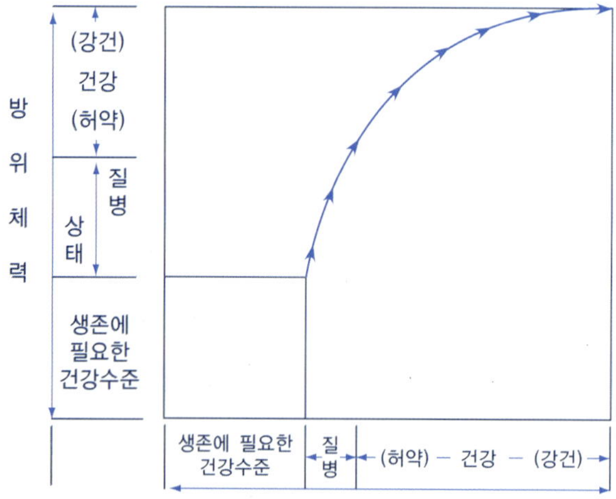

그림 8-2. 행동체력과 방위체력에서 본 건강의 모식도

4. 일반적 운동처방 시스템(운동처방 순서)

운동처방의 필요성과 목적 그리고 체력에 대하여 앞에서 기술하였다. 운동처방의 필요성과 목적에 따라서 운동처방을 실시하기 위하여 먼저 신체의 체력을 분석하기 위한 운동처방의 정의와 정의에 따른 용어 해설과 운동처방을 실시하기 위한 일련의 순서를 운동처방 시스템이라고 말한다.

1) 일반적 운동처방의 정의와 비만운동처방의 정의

① 일반적 운동처방의 정의

일반적 운동처방의 정의는 신체의 체력의 변화를 운동처방 시스템에 의거 분석하여 운동의 종류와 운동의 양을 처방 또는 운동을 지도하는 행위를 말한다.

② 비만운동처방의 정의

비만운동처방의 정의는 신체의 조성상태의 변화와 각종 신체의 영양 상태를 운동처방 시스템에 의거 분석하여 운동의 종류와 운동의 양을 처방하여 신체활동이나 운동을 지도하는 행위를 말한다.

2) 운동처방정의에 따른 용어 해설

신체의 체력이란 앞에서 체력의 구성요소에 대하여 기술하였다. 운동처방 시스템이란 운동처방을 실시하는 순서를 말하며 그 순서를 다음 그림 8-3에서 운동처방실시를 위한 순서와 그 순서에 따른 운동처방사 또는 운동지도사의 역할과 기능을 나타내었다.

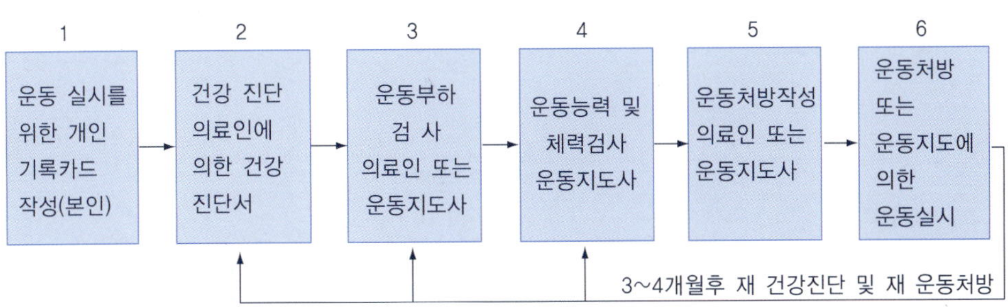

그림 8-3. 운동처방 순서

(1) 용어해설

① 비만이란 : 적정 체중을 유지하지 못하는 상태 체질량지수가 25㎡/kg 이상 또는 신체의 지방량에 25% 이상 인지를(여성은 남자보다 + 10% 이상) 말한다.

② 신체조성상태란 : 신체 가운데 1) 뼈의 치밀도, 2) 지방량의 %, 3) 활성조직량 등을 말한다.

③ 신체의 각종 영양 상태란 : 하루 음식물 섭취를 통한 에너지 섭취량과 일상생활과 운동 시의 에너지 소비량 관계의 분석(단순성 비만에서의 에너지 섭취량, 소비량의 균형)

④ 운동의 종류란 :

㉠ 전신적운동(유산소적운동, 무산소적운동, 유산소+무산소운동)

㉡ 국소근운동(등척성, 등장성, 단축성, 신장성, 등속성 운동 등에서 28가지의 국소근 운동에 의한 순환운동 혹은 복합운동)

㉢ 전신적 운동 + 국소근운동

㉣ 휴양 (놀이, 유희 등)

㉤ 조정운동(준비, 정리운동, 체조, 스트레칭 등)

⑤ 운동의 양이란 :

㉠ 운동의 강도 ⓐ 최대심박수 H.R, ⓑ 최대산소섭취량%, ⓒ 최대근력의 %, ⓓ 에너지대사율, ⓔ METs, ⓕ운동의 속도, ⓖ 주관적 운동강도 등을 말한다.

㉡ 운동의 시간(안정시에서 목표심박수까지 상승하는 시간 또는 운동의 속도〈템포〉 등을 말한다.)

㉢ 운동의 빈도(운동으로 인하여 소비된 신체의 여러 가지 성분이 과보상되는 시간과 피로가 회복시간등을 말한다.)

㉣ 운동의 기간(세포가 파괴되고 재생되는 근의 수복기간과 적혈구의 수명시간) 등을 말한다.

3) 운동처방 순서에 따른 각 항목의 역할과 기능

(1) 개인기록 카드작성

운동처방은 개인 각자의 체력에 따라 안전하게 운동을 행하여 운동의 효과를 얻기 위해서는 일련의 순서에 따라서 운동처방을 실시 할 필요가 있다. 운동처방을 실시하기 위한 개인기록카드 작성은 운동실시자의 각 개인의 건강의식을 포함하여 신체의 특성을 알아보기 위하여 작성하는 것이다. 개인기록카드에 중요한 기재란에는 성명, 연령, 성별, 직업

등을 포함하여 과거에 어떠한 질병에 걸렸는 가를 알아보기 위한 질병 기록표 또한 과거에 어떠한 운동을 실시하였는가를 나타내는 운동 경력에 대한 기록과 현재 실시하고 있는 신체활동이나 운동에 대한 종류나 현재의 컨디션상태, 식욕, 수면상태, 변비, 음주와 흡연 등의 상습유무등 생활습관의 상태와 현재복용하고 있는 약 등을 기록 할 필요가 있다.

또한 스포츠나 운동 등 과격한 전신운동은 신체의 모든 기관이 총동원되기 때문에 신체 모든 기관 가운데에 한 곳이라도 문제가 있으면 생명에 위험을 가져 올 수가 있기 때문에 주의 하여야 한다. 그렇기 때문에 질병 기록과 심장질환 고혈압증 기관지 천식 만성기관지염등의 호흡기계의 질병과 만성간염 또는 위장과 십이지장, 궤양 등의 소화기계의 질병, 신장질환, 당뇨병 등이 있는 경우에는 운동지도자는 물론 운동실시자도 자발적으로 과격하 스포츠나 운동은 피하지 않으면 안된다. 특히 비만자의 경우도 마찬가지이다. 운동의 효과를 얻기 위해서는 항상 즐겁고 재미있고 장기간 운동을 실시 할 수 있는 의욕이 필요한 조건이 되며 또한 운동의 종류도 흥미를 가지고 재미있게 할 수 있는 기호성 운동의 종류가 되어야 한다.

이러한 것을 알기 위해서는 과거나 현재 실시하고 있는 신체활동이나 운동의 종류등을 파악해두는 것도 좋다. 운동을 계속 실시하기 위해서는 운동뿐만 아니고 적당한 영양과 적당한 휴식등의 삼자가 균형을 유지하여야 되며 그러기 위해서는 현재의 컨디션과 식욕과 수면, 음주, 흡연 등의 생활습관과 태도 및 건강에 대한 의식조사가 필요하기 때문에 개인기록 카드를 작성하여야 한다.

(2) 건강진단(Medical Check)

최근에 정부에서는 의료인에 의한 운동처방을 의료법 및 건강보험법에 적용하여 운동처방을 할 수 있는 제도가 마련되었다. 그렇기 때문에 운동처방은 기본적으로 의료인이 의료기관에서 의료행위로써 운동이 필요한 사람을 대상으로 운동처방을 실시하여 의료효과를 올리고 있다. 체육계열이나 운동계열에서의 운동처방은 한정되어 있으며 의료인에 건강진단의 결과에 따라서 운동지도사는 운동지도안을 작성하여 운동을 실시하는 제도가 확립되어 가고 있다. 최근에는 학교체육에서도 교육과학기술부에서의 맞춤형 운동처방에 의한 운동지도는 학교와 보건소와 학생과의 유관관계에서의 신체활동을 통한 건강증진을 목적으로 이루어지고 있다. 이때에 의료인이 건강이라고 구분하는 것은 일반사람들이나 학생들에게 신체활동이나 스포츠나 체육활동을 실시 할때에 건강과 신체에 이상이 없는 자를 보통 건강한 사람이라고 판정하여 신체활동이나 운동을 실시 할 수 있도록 권장하는 것이 일반적인 예라고 말할 수 있다.

학교체육에 있어서는 수업 중과 과외활동에 의해서 운동으로 인한 스포츠사, 돌연사, 운동장해 등을 예방하기 위한 목적으로 건강을 진단 할 때에 보통의 의료인은 정기건강진단에서 수업이나 일상생활에 지장이 없으면 일단 건강하다고 판정을 하는 경우가 있다. 그러나 평소에 건강했던 사람도 자각적 증상이 없는데도 불구하고 갑자기 신체상태가 나빠져 운동을 실시해도 땀이 나지 않고 피부의 색깔이나 얼굴색이 창백하게 변화되는등 운동에 대한 생체의 조정기능이 갑자기 문제가 되어 가벼운 신체활동에 있어서도 돌연사나 운동장해 등을 일으킬 수가 있다.

평상시에 건강하다고 생각하였어도 갑자기 발열, 감기, 수면부족 또는 일반인에게서는 음주 다음날 컨디션상태가 나빠져 운동을 실시할 경우에 신체상에 문제가 되는 경우도 있다. 이런 때에는 체육교사나 운동지도자는 다시 한번 운동을 실시하기 전에 건강의 유무를 다시 한번 체크할 필요가 있다. 가벼운 운동에 있어서도 얼굴 색깔이나 피부색깔등이 변하는 것은 신체의 내부환경에 변화에 의해서 일어나기 때문에 이러한 신체내의 제반문제를 알아볼 수 있는 유일한 방법으로는 안정시에 맥박을 측정하여 보는 것이다.

맥박은 정신상태에 있어서도 민감하게 반응하기 때문에 먼저 맥박을 가지고 컨디션상태를 알아보고 운동실시여부의 지표로 맥박을 이용할 경우에는 정신적 긴장관계도 고려하여야 한다. 보통 맥박은 1분당 신생아는 125박 정도, 보통인은 1분 동안에 60~70박 정도가 되며 컨디션 상태에 문제가 있다고 생각되면 1분 동안에 약 80박 정도 이상이 된다. 안정시 맥박수가 1분 동안에 100박 이상이 되면 그날은 운동을 중지하고 학교보건의나 의료인에게 건강진단을 의뢰한다. 앞에서 말한 정신적상태에서는 안정시의 맥박에 3배 정도가 되기 때문에 참고하여 한다. 의료인이나 운동지도자는 운동 실시 여부에 대한 판단 기준을 ① 보통, ② 요주의, ③ 운동금지자로 각각 나누어 보통 폐결핵, 횡경막염, 기관지염, 선천성 변막증, 신장염, 위궤양, 바세도시병, 각기병, 급성전염병 등 질환별로 나눈다던가 의료인들이 수술 후나 질병중에 절대안정을 요한다고하는 권고사항이 그동안에는 있었으나 최근에는 이러한 환자나 질환과 질병이 있는데도 불구하고 절대안정이란 말을 사용하지 않는 경향이 있다.

이러한 의학적 소견에 대해서는 의료인 나름대로의 판단도 중요하지만 보통은 수술환자나 질환과 질병을 가진 사람들에게도 가벼운 산보나 걷기 또는 스트레칭이나 체조 등 조정운동을 실시하여 신체활동이나 가벼운운동을 통하여 질병의 조기 회복이나 조기치료에 도움이 된다는 연구결과에 의해서 절대안정이란 말을 사용하지 않는 것이 최근에의 의학계에 일반적인 경향으로 되고 있다. 학교시절에 신체활동이나 운동을 전혀하지 않고 지식편중적인 학교체육교육으로 인하여 학교를 졸업하고 사회에 진출하여 비활동적인 인생을 보내는 사람도 그동안은 적지 않다고 생각된다. 의료인에 의해서 가벼운 신체활동이나 운동을 허가 받아 일상생활에서 신체를 움직이는 습관을 붙여 가면 조금씩 운동량이 증가하여 운동량에 따른 신체의 반응은 곧 맥박과 혈압 등으로 이어지어 활력있는 인생을 보낼 수가 있다.

최근에 고령화사회를 맞이하여 생활습관병과 운동부족증으로 인한 반건강인(신체에 질환과 질병은 없어도 어딘지 모르게 신체에 이상이 있는 것 같이 생각되는 사람)들이 증가하고 있는 추세에서 신체활동이나 운동을 통하여 건강을 증진시키고 질환과 질병을 예방하기 위해서는 의료기관에서 의료인으로부터 정기적인 건강상태를 검사받고 현재 건강한가 건강하지 않은가를 확인한 다음에 운동지도를 받을 때에는 반드시 운동을 실시하기 전에는 본인의 안정시 맥박을 검사하는 것을 습관화하여 과학적인 준거에 의해서 운동과 신체활동을 실시 할 필요가 있다.

(3) 운동부하검사

운동부하검사는 국민건강증진법에서 운동지도인력이 담당할 수 있도록 법제화되어 있다. 이 목적은 잠재성 질환의 유무를 파악하여 평상시에 건강했던 사람도 신체활동이나 운동 중에 운동으로 인하여 운동장해와 돌연사, 스포츠사 등을 예방하기 위한 것이다. 그렇기 때문에 운동부하검사의 실질적인 목적은 운동을 얼마만큼 할 수 있는가를 검사하는 것을 목적으로 실시하는 것이 아니고 건강했던 사람 가운데에 잠재성질환의 유무를 알아 사전에 운동으로 인한 각종 사고를 예방하는데에 그 목적을 두고 있다. 평소에 신체활동이나 운동을 통하여 건강증진을 목적으로 걷기운동을 시작으로 해서 조깅이나 건강마라톤대회에 계속 출전하는 등 평소에 건강에 자신이 있다고 생각하는 사람가운데에 건강마라톤이나 울트라마라톤에 출전하여 24시간 내지는 48시간 안에 사망하는 경우도 있다고 하는 것이 최근에 연구보고 되었다. 이러한 문제는 운동 당사자에 잠재성질환을 평소에 가지고 있기 때문에 스포츠사, 돌연사를 일으킨다. 신체활동이나 운동이 일상생활화되어가고 있는 현 사회에서는 이러한 문제를 사전에 예방하기 위해서는 평소에 건강하다고 자부하는 사람도 반드시 운동부하검사를 전문가로 하여금 받아 볼 필요가 있다.

운동부하검사는 보통 트레이드밀이나 자전거 에르고미터 또는 운동장을 달리는 방법과 제자리에서 뛰게 하여 검사하는 방법 등이 있다. 이때 운동부하검사방법은 평소에 신체활동이나 스포츠 등을 실시하는 사람은 최대의 생리적한계의 상태에서 검사하는 방법을 통하여 신체내의 그 응답반응을 알아보기 위하여 운동부하심전도와 최대산소섭취량과 혈압의 반응에 의한 검사를 실시한 후에 신체활동이나 운동을 실시하여야 한다. 평소에 신체활동이나 운동과 거리가 먼 사람이라던가 비만인 등은 최대하에서 운동부하검사를 실시한다. 이러한 검사방법은 스포츠사, 돌연사 등에 원인이 심장혈관계가 중요한 사인으로 되어 있기 때문에 운동부하검사를 통하여 심장과 순환계 등의 응답반응 검사결과에서 심장과 순환기계의 기계적평가를 하여 어디에서 어디까지 얼마만큼 신체활동이나 운동을 할 수 있는가에 대한 운동의 범위를 결정하는 것이 운동부하검사의 목적이라고 할 수 있다. 결론적으로 잠재성질환 유무의 확인과 운동을 실시 할 수 있는 운동의 범위를 결정하는 것이 중요하다.

학교체육에서는 정기건강검진시에 건강에 의혹을 가지고 있는 사람에 대하여 운동처방 전문 의사로 하여금 검진을 받게 한다던가 또는 건강하다고 판정을 내린 사람에 있어서도 심장에 압박감이나 통증을 호소한다던가 평소에 호흡에 곤란한 증상, 맥박에 부정맥이 보여져 운동을 실시하면은 얼굴이 창백해진다던가 하는 등에 증상이 보여질 경우에는 일단 학교전문의사나 보건소의 심장내과전문의사 등으로부터 일단 검진을 받을 필요가 있다. 신체활동이나 운동을 통하여 문제가 되는 것은 보통 관상동맥에 허혈상태가 생기어 심장의 근에 산소부족이 생기기 때문이다. 이것을 알아보기 위해서는 일정의 운동부하검사를 통해서 기록된 운동부하심전도에 의해서 안정시에 나타나지 않은 잠재성질환의 유무를 판정할 수가 있다.

운동에 의해서 심장에 허혈상태가 계속되면은 심전도의 파형에 특이한 파형상태로 나타나 이것을 가지고 심장질환의 유무와 잠재성질환의 유무 등을 판정한다. 보통 운동부하검사를 일반적으로 실시 할 경우에는 마스터의 2단계법(Master's Two Step test)에 의해서 90초 동안에 기초적인 운동을 시작으로 3분간 운동을 하는 것에서 심전도상태를 운동 직 후 3분 후, 5분 후, 10분 후에 기록하여 심전도상에 이상소견의 유무와 안정시 심전도와의 비교를 하는 것이다. 보통 마스터는 관상동맥 질환의 기준을 첫째, ST강하가 파형에 관계없이 2mm(0.2mv) 이상, 둘째, ST강하가 비교적 길게 계속될 때 QX ÷ QT 가 50% 이상 혹은 QT의 비율이 1.08 이상일 때, 세 번째, ST강하 또는 ST가 수평등으로 판정하나 일반적으로는 QR의 파형이 정상적인 것과 비교하여 다를 경우에는 신경에 문제가 있으며 ST가 정상적인 파형과 다를때는 심근에 문제가 있는 것으로 판정하고 T파에 정상적인 파형과 다를 경우에는 심장으로 산소를 공급하는 관상동맥에 문제가 되어 산소공급부족으로 판정한다. 또한 운동부하 검사중에 피검자의 신체상에 문제가 발생할 때에는 운동부하검사를 즉각 중지해야 한다. 그 운동부하검사실시상 운동부하검사 중지기준을 다음 표 8-1에 나타내었다.

표 8-1. 운동부하시험중지 기준

1	자각증상	검사 중에 가슴에흉통, 흉부압박감, 식은땀의 자각증상이 출현하면중지, Borg(자각적운동강도)의 자각적 운동강도가 15 정도 되면 중지한다.
2	목표심박수도달	최대심박수 또는 최대하심박수 목표가 도달하면 중지한다. (220-연령)×0.8 칼보넨법 등 여러 가지 방법이 있다.
3	혈압관계	수축기 혈압이 220 이상이 되면 중지, 혈압이 저하되면 중지
4	심전도	QR, ST, T파 특히 ST의 하강시 또는 부정맥의 출현시 중지

운동부하검사 결과에 따른 역할과 기능은 심장질환에 관계되는 문제는 심장내과 혈관계의 전문의사의 역할이 되며 운동지도사는 심장질환에 대한 치료 목적이 아니고 잠재성질환의 유무에 대한 의료인의 판정에 의한 운동지도의 범위를 운동지도인력이 결정하여 의료인과 상호협조하에 안전하게 운동을 실시하여 운동의 효과를 올리는데 목적이 있다. 운동에 의한 불행한 사고를 예방하기 위해서는 운동부하검사를 통하여 운동의 범위를 결정할 때에는 운동지도안에 주의사항 또는 숙지사항등과 함께 보조운동등도 기록하여 운동지도사는 운동을 보다 안전하고 또는 운동실시기 기간 동안에 의욕적으로 계속 운동을 할 수 있도록 지도하여야 한다.

(4) 운동능력검사 또는 체력검사

운동능력검사와 체력검사의 차이점은 체력에 스킬(Skill)을 붙이는 것을 운동능력이라고 말하며 운동처방에서는 보통 운동능력검사라는 말을 사용한다. 스포츠계에서는 체력검사라고도 말한다. 운동처방에 있어서 신체활동이나 운동은 건강상태와 체력의 유지향상을 목표로 하는 체력의 구성목표에 대한 체력의 달성목표를 위한 운동능력검사가 되기 때문에 체력이란 주로 운동처방에서는 체력 가운데에 행동체력을 검사하여 개인의 체력 상태를 파악하는 것이다. 이때에 운동능력검사나 체력검사는 언제나 어디에서나 누구나 가볍고 안전하게 검사를 할 수 있는 항목이어야 한다. 또한 많은 사람들을 동시에 체력을 검사 할 수 있어야 된다.

일반적으로는 운동능력에 대한 검사치에 대한 재현성이 있어야 하고 검사자 및 피검자가 특별한 기술이 요구되지 않는 항목이어야 되며 검사치가 정규분포에 가까워야 된다는 것을 고려하지 않으면 안된다. 일반적으로 체력가운데에 행동체력의 구성요소로 되어 있는 근력, 순발력, 민첩성, 지구력, 유연성 및 교치성을 검사하여 체력가운데에 어느 요소가 좋고 어느 요소가 부족한 가를 평가 할 수 있어야 한다.

2006년 4월 교육과학기술부 학생건강안전과에서는 학교체육혁신방안에서 핵심요소로 되어 있는 맞춤형운동처방 방안에서 체력측정항목을 첫째, 심폐지구력(걷기, 달리기, 왕복달리기, 스텝테스트), 둘째, 신체조성상태(운동조절능력), 셋째, 근지구력(팔굽혀펴기, 윗몸일으키기, 줄넘기, 물구나무서기), 넷째, 유연성(체전굴, 체후굴) 등 4종목과 선택항목 2항목을 발표하였다. 이러한 체력측정항목을 정한 배경에는 지금까지의 운동능력과 운동기능의 향상을 목적으로 하는 체력측정항목에서 건강관련 체력 종목으로 대체한 내용이며 이러한 것을 측정할 시에는 건강군, 비만군, 질환군으로 나누어 검사할 수 있도록 배려하는 것이 바람직하다.

그리고 유아나 아동들에 기본체력과 신체의 움직임은 첫째, 자기의 신체조절능력 즉, 자기신체의 변화와 균형을 유지하기 위해서는 서고, 구부리고, 누워서 당기고, 굴러가고, 건너는 능력과 장소에 이동하는 동작 즉, 상, 하방향으로 오르고, 내리고, 붙잡고 오르고 내리고, 미끄러지고, 뛰어오르고 하는 능력과 수평방향으로 이동하는 동작인 기고, 걷고, 달리고, 뛰고, 스키핑, 갤로핑을 할수 있는 동작과 회전하는 동작 가운데에서는 피하고, 숨어들어가고, 빠져나가고, 숨고하는 동작 등의 신체움직임을 응용한 기초적인 내용과 물건을 이용하는 신체능력 가운데에는 무게를 이동하는 동작 가운데에서는 물건을 메고, 버팅기고, 움반하고, 떨어뜨리고 잡고, 얻고 하는 동작과 잡아서 채어잡는 동작은 붙들고 잡고 놓고 건너고 하는 동작 등과 두들기고 찌르고 던지고 차고 넘어지고 부딪치고 하는 동작을 기본으로 하여 체력을 분석할 필요가 있다.

또한 어린이들의 기본운동 패턴은 첫째, 자세제어 운동가운데에서는 서고, 눕고, 돌리고, 구르고, 뻗고, 신체를 흔들고, 늘어지고 균형을 잡고 하는등의 동작과 이동하는 운동 가운데에서는 걷고, 달리고, 뛰고, 기고, 미끄러지고, 오르고, 들어가고 하는 등의 동작과 조작운동 가운데에서는 찌르고, 차고, 던지고, 받고, 돌고, 흔들고, 당기고, 누르고 하는등의 어린이들에 대한 기본운동 패턴을 종합하여 3~5세까지는 주로 즐겁게 신체를 움직이게 하는 능력, 6~7세는 신체를 움직이며 놀게 하는 능력, 8~10세는 스포츠를 통하여 기본적인 기술을 배우는 능력검사를 실시하는데 이때에 운동능력검사(체력검사)시의 체력검사항목의 문제점은 객관도(측정자가 바뀌어도 동일한 수치가 나와야 된다.), 타당도(검사목적이 분명하여야 한다.), 신뢰도(측정치의 재현성과 표준성에 있어서 평가에 대한 기준치를 얻을 수 있어야 한다.)가 있어야 한다.

노인의 체력의 경우에 있어서는 노인의 체력을 신체적의존형, 신체적허약형, 신체적자립형, 신체적적성형, 신체적 엘리트형으로 체력을 나눈다. 구체적인 내용은 ① 신체적의존형이란 activities of daily living(일상생활동작능력) 노인들이 기본적 일상생활을 하는 데에 있어서 신체의 동작능력을 타인에 도움이 필요한 자(2008년도 7월 1일부로 시행하는 요양보호사제도확립), ② 신체적 허약형이란 노인이 일상생활동작능력은 충족하나 쇼핑이나 식사 같은 신체의 동작에 타인의 도움이 필요한 자, ③ 신체적 자립형이란 노인이 ADL(일상생활동작능력) 은 만족하나 전신지구력이 필요하여 신체활동에 참가가 어려운 자, ④ 신체적 적성형이란 노인이 전신지구력에 필요한 신체활동에 있어서 참가는 가능하나 순발력이 필요하여 신체활동이 어려운자, ⑤ 신체적 엘리트이란 노인이 스포츠나 신체활동을 다 함께 참가할 수 있는 체력의 수준을 갖은 자 등으로 노인들에 체력을 나누어 신체활동이나 운동을 지도 할 필요가 있다.

일반적으로 이러한 노인들에 체력을 알아보기 위한 검사를 운동능력(Motor Fitness) 검사라고 말한다. 주로 노인들의 체력 가운데에 운동능력의 기본적 검사항목으로는 형태에서는 신장, 체중, 피하지방 등을 검사하고 근력계에서는 악력, 배근력, 각신전력 등을 검사한다. 유연성에서는 장좌체전굴, 윗몸앞으로 굽히기 등과 전신협조성에서는 통상 보행속도와 최대보행속도를 측정하는데 걷기의 속도는 분속 72m, 보폭 74cm 정도, 자기신장의 47% 정도의 보폭으로 걷는 능력 등을 검사한다. 이러한 운동능력검사는 헬스프로모션 헌장이 채택괸 이후 주로 선진국에서는 체력을 검사 할때에 Physical Fitness와 Medical Fitness검사로 나누어 예방의학과 치료의학 측면에서 노인들의 체력을 분석하여 운동지도라고 하는 학문영역에서 운동능력 검사 또는 체력검사로 발전되어 왔다.

또한 일반적인 체력검사시에 검사의 수치에 대한 데이터를 정리할 때에는 운동능력평가기준 또는 체력검사기준을 작성하여야 한다. 검사의 기준을 작성할 시에는 먼저 개인 개인데 대한 데이터를 가지고 평균과 표준편차, 유의사, 상관, 직선회귀(Regression)과 T득점 등을 작성하여 체력평가 기준표를 만들어 이용하는데 기본적으로는 기본운동능력 평가작성시에는 표본수와 검사의 수치가 정기분포에 가까워야 한다. 정기분포가 안될때에는 실측치의 수치를 대수로 변환시킨다. 즉, logx 또는 $\sqrt{x}$ 그리고 x^2으로 변환시켜 정기분포를 만들어 운동능력 및 체력의 5단계 평가표를 작성하여 사용한다. 그동안 필자는 보건복지가족부에서 시행한 국민건강증진사업의 일환으로 운동능력을 평가할 수 있는 체력측정 항목에 따른 연구결과를 연령별, 성별로 나타내는 것을 표 8-2~표 8-15에서 나타내었다. 각 측정항목에 대한 연령별, 성별 측정 결과를 기초로 하여 국민건강증진을 위한 운동능력의 체력의 5단계 평가기준표 8-2~8-15까지를 작성하여 사)한국운동지도협회를 통하여 이미 개발하여 보급한 내용들이다.

표 8-2. 상지의 근력 지표인 악력에 대한 연령별, 성별 측정결과

항 목		연 령	14~16세	17~19세	20~29세	30~39세	40~40세	50~59세	60~69세	남녀별 인 원	총인원
남자	N(명)		43	45	31	36	60	27	24	266명	559명
	악력(R) (kg)	M ± SD	33.23 ± 7.77	40.51 ± 6.06	46.95 ± 8.62	45.52 ± 5.68	43.73 ± 5.57	41.83 ± 4.43	40.81 ± 4.09		
	악력(L) (kg)	M ± SD	31.45 ± 6.66	37.87 ± 5.40	43.90 ± 9.18	43.44 ± 5.93	41.97 ± 5.98	38.61 ± 4.56	38.50 ± 3.38		
여자	N(명)		35	40	37	50	58	43	30	293명	
	악력(R) (kg)	M ± SD	24.86 ± 4.25	27.21 ± 3.96	27.66 ± 3.42	29.30 ± 4.65	28.99 ± 4.40	26.27 ± 4.80	24.18 ± 4.59		
	악력(L) (kg)	M ± SD	23.41 ± 4.47	24.84 ± 3.35	26.26 ± 3.90	27.96 ± 4.61	26.25 ± 4.33	25.14 ± 5.41	22.85 ± 4.38		

표 8-3. 허리 힘의 기준인 배근력의 연령별, 성별 측정결과

항 목		연 령	14~16세	17~19세	20~29세	30~39세	40~40세	50~59세	60~69세	남녀별 인 원	총인원
남자	N(명)		43	45	31	36	60	27	24	266명	559명
	배근력 (kg)	M ± SD	93.70 ± 23.91	117.76 ± 18.50	136.81 ± 28.17	132.22 ± 25.96	131.35 ± 20.33	119.48 ± 23.10	108.79 ± 18.05		
여자	N(명)		35	40	37	50	58	43	30	293명	
	배근력 (kg)	M ± SD	58.23 ± 16.42	64.10 ± 15.10	71.32 ± 19.34	62.42 ± 19.97	66.40 ± 17.23	65.70 ± 19.76	56.57 ± 14.95		

표 8-4. 하지의 근력 지표인 각력에 대한 연령별, 성별 측정결과

항목 \ 연령			14~16세	17~19세	20~29세	30~39세	40~40세	50~59세	60~69세	남녀별 인원	총인원
남자	N(명)		43	45	31	36	60	27	24	266명	559명
	각력(R) (kg)	M ± SD	50.42 ± 12.79	66.889 ± 10.66	70.76 ± 11.17	67.48 ± 13.19	60.12 ± 13.78	58.70 ± 12.12	51.73 ± 8.80		
	각력(L) (kg)	M ± SD	49.53 ± 12.82	65.34 ± 10.33	67.98 ± 12.08	47.37 ± 13.18	59.29 ± 14.08	59.73 ± 12.88	41.19 ± 8.09		
여자	N(명)		35	40	37	50	58	43	30	293명	
	각력(R) (kg)	M ± SD	34.18 ± 6.48	41.48 ± 8.27	37.11 ± 7.94	36.44 ± 8.22	36.09 ± 7.89	32.82 ± 8.66	30.97 ± 6.08		
	각력(L) (kg)	M ± SD	33.58 ± 5.71	40.65 ± 8.62	36.43 ± 8.79	35.84 ± 8.08	35.71 ± 8.78	32.07 ± 7.64	29.30 ± 5.68		

표 8-5. 순발력의 지표인 수직도에 대한 연령별, 성별 측정결과

항목 \ 연령			14~16세	17~19세	20~29세	30~39세	40~40세	50~59세	60~69세	남녀별 인원	총인원
남자	N(명)		43	45	31	36	60	27	24	266명	559명
	수직도 (cm)	M ± SD	45.88 ± 6.80	54.84 ± 7.42	53.87 ± 6.82	48.89 ± 7.73	45.07 ± 7.17	38.15 ± 7.27	33.33 ± 6.09		
여자	N(명)		35	40	37	50	58	43	30	293명	
	수직도 (cm)	M ± SD	32.74 ± 5.07	34.38 ± 5.61	33.46 ± 4.66	32.96 ± 4.46	30.40 ± 4.17	26.58 ± 3.89	24.00 ± 3.62		

표 8-6. 전신반응의 지표에 대한 연령별, 성별 측정결과

항목 \ 연령			14~16세	17~19세	20~29세	30~39세	40~40세	50~59세	60~69세	남녀별 인원	총인원
남자	N(명)		43	45	31	36	60	27	24	266명	559명
	전신반응 (초)	M ± SD	0.319 ± 0.039	0.309 ± 0.035	0.307 ± 0.059	0.317 ± 0.076	0.334 ± 0.062	0.379 ± 0.085	0.366 ± 0.075		
여자	N(명)		35	40	37	50	58	43	30	293명	
	전신반응 (초)	M ± SD	0.395 ± 0.056	0.386 ± 0.058	0.345 ± 0.052	0.353 ± 0.056	0.349 ± 0.060	0.404 ± 0.079	0.447 ± 0.093		

표 8-7. 민첩성의 지표인 사이드 스텝의 연령별, 성별 측정결과

항 목 \ 연 령			14~16세	17~19세	20~29세	30~39세	40~40세	50~59세	60~69세	남녀별 인원	총인원
남자	N(명)		43	45	31	36	60	27	24	266명	559명
	사이드 스텝 (초)	M ± SD	32.93 ± 4.52	35.80 ± 3.79	36.06 ± 6.75	34.17 ± 5.30	31.00 ± 5.57	26.70 ± 3.47	25.25 ± 4.78		
여자	N(명)		35	40	37	50	58	43	30	293명	
	사이드 스텝 (초)	M ± SD	29.94 ± 4.92	32.28 ± 6.58	35.95 ± 5.70	33.84 ± 5.14	32.17 ± 4.31	29.28 ± 4.11	27.23 ± 3.55		

표 8-8. 평행성의 지표인 눈감고 외발서기 연령별, 성별 측정결과

항 목 \ 연 령			14~16세	17~19세	20~29세	30~39세	40~40세	50~59세	60~69세	남녀별 인원	총인원
남자	N(명)		43	45	31	36	60	27	24	266명	559명
	눈감고 외발서기 (cm)	M ± SD	34.47 ± 44.52	42.96 ± 57.72	38.87 ± 57.77	24.19 ± 21.57	21.42 ± 31.77	12.63 ± 14.86	5.46 ± 3.71		
여자	N(명)		35	40	37	50	58	43	30	293명	
	눈감고 외발서기 (cm)	M ± SD	29.23 ± 43.52	36.23 ± 42.23	24.08 ± 22.96	25.98 ± 36.65	18.87 ± 21.20	10.51 ± 20.64	7.27 ± 6.44		

표 8-9. 유연성의 지표인 장좌체전굴의 연령별, 성별 측정결과

항 목 \ 연 령			14~16세	17~19세	20~29세	30~39세	40~40세	50~59세	60~69세	남녀별 인원	총인원
남자	N(명)		43	45	31	36	60	27	24	266명	559명
	장좌 체전굴 (cm)	M ± SD	27.47 ± 9.36	34.47 ± 7.48	32.32 ± 10.82	32.23 ± 7.10	34.33 ± 7.66	27.28 ± 9.60	28.75 ± 9.01		
여자	N(명)		35	40	37	50	58	43	30	293명	
	장좌 체전굴 (cm)	M ± SD	29.83 ± 8.15	33.71 ± 9.02	37.04 ± 8.27	37.42 ± 8.24	36.69 ± 6.10	36.90 ± 7.93	38.06 ± 5.20		

표 8-10. 유연성의 지표인 체후굴의 연령별, 성별 측정결과

항 목 (연 령)			14~16세	17~19세	20~29세	30~39세	40~40세	50~59세	60~69세	남녀별 인 원	총인원
남자	N(명)		43	45	31	36	60	27	24	266명	559명
	체후굴 (cm)	M ± SD	47.41 ± 7.47	53.08 ± 6.84	50.10 ± 7.11	44.71 ± 9.82	43.03 ± 7.71	38.59 ± 7.31	31.58 ± 5.27		
여자	N(명)		35	40	37	50	58	43	30	293명	
	체후굴 (cm)	M ± SD	46.09 ± 7.29	47.41 ± 6.34	47.58 ± 5.75	44.40 ± 6.81	40.67 ± 7.85	36.55 ± 6.86	31.12 ± 5.72		

표 8-11. 근지구력의 지표인 윗몸일으키기의 연령별, 성별 측정결과

항 목 (연 령)			14~16세	17~19세	20~29세	30~39세	40~40세	50~59세	60~69세	남녀별 인 원	총인원
남자	N(명)		43	45	31	36	60	27	24	266명	559명
	윗몸 일으키기 (회)	M ± SD	22.79 ± 4.04	24.78 ± 3.07	24.55 ± 5.78	22.78 ± 4.26	20.33 ± 4.61	15.41 ± 4.10	14.63 ± 3.73		
여자	N(명)		35	40	37	50	58	43	30	293명	
	윗몸 일으키기 (회)	M ± SD	16.57 ± 4.53	16.50 ± 4.12	18.41 ± 6.55	15.18 ± 5.30	11.31 ± 5.28	7.58 ± 6.10	7.03 ± 4.48		

표 8-12. 호흡 순환기의 운동강도지표의 최대심박수의 연령별, 성별 측정결과

항 목 (연 령)		14~16세	17~19세	20~29세	30~39세	40~40세	50~59세	60~69세	남녀별 인 원	총인원
남자	N(명)	43	45	31	36	60	27	24	266명	559명
	M ± SD	181.72 ± 12.90	177.56 ± 10.6	171.00 ± 10.88	166.60 ± 14.52	152.14 ± 15.85	47.84 ± 14.12	141.50 ± 14.92		
여자	N(명)	35	40	37	50	58	43	30	293명	
	M ± SD	176.34 ± 9.84	177.85 ± 8.31	167.65 ± 14.92	160.49 ± 13.26	149.96 ± 16.85	133.50 ± 17.27	138.77 ± 17.48		

표 8-13. 전신지구력의 지표인 최대산소섭취량의 연령별, 성별 측정결과

항 목 \ 연 령		14~16세	17~19세	20~29세	30~39세	40~40세	50~59세	60~69세	남녀별 인 원	총인원
남자	N(명)	43	45	31	36	60	27	24	266명	559명
	M ± SD	54.98 ± 0.40	53.75 ± 0.26	49.84 ± 1.38	45.14 ± 1.69	39.66 ± 1.67	33.70 ± 1.54	28.50 ± 1.49		
여자	N(명)	35	40	37	50	58	43	30	293명	
	M ± SD	37.55 ± 0.18	37.09 ± 0.11	35.55 ± 0.56	33.48 ± 0.72	31.37 ± 0.70	29.28 ± 0.53	29.22 ± 3.41		

표 8-14. 유연성의 지표인 체후굴의 연령별, 성별 측정결과

항 목 \ 연 령		14~16세	17~19세	20~29세	30~39세	40~40세	50~59세	60~69세	남녀별 인 원	총인원
남자	N(명)	43	45	31	36	60	27	24	266명	559명
	M ± SD	181.72 ± 12.90	177.56 ± 10.6	171.00 ± 10.88	166.60 ± 14.52	152.14 ± 15.85	47.84 ± 14.12	141.50 ± 14.92		
여자	N(명)	35	40	37	50	58	43	30	293명	
	M ± SD	176.34 ± 9.84	177.85 ± 8.31	167.65 ± 14.92	160.49 ± 13.26	149.96 ± 16.85	133.50 ± 17.27	138.77 ± 17.48		

표 8-15. 호흡순환기능의 지표인 maximum oxygen intake : VO_2max(최대산소섭취량)의 연령별, 성별 측정결과

항 목 \ 연 령		14~16세	17~19세	20~29세	30~39세	40~40세	50~59세	60~69세	남녀별 인 원	총인원
남자	N(명)	43	45	31	36	60	27	24	266명	559명
	M ± SD	54.98 ± 0.40	53.75 ± 0.26	49.84 ± 1.38	45.14 ± 1.69	39.66 ± 1.67	33.70 ± 1.54	28.50 ± 1.49		
여자	N(명)	35	40	37	50	58	43	30	293명	
	M ± SD	37.55 ± 0.18	37.09 ± 0.11	35.55 ± 0.56	33.48 ± 0.72	31.37 ± 0.70	29.28 ± 0.53	29.22 ± 3.41		

다음 표는 앞의 표 8-2~표 8-15까지의 연령별, 성별 측정 결과를 기초로 하여 국민건강증진을 위한 운동능력 체력의 5단계 평가기준표 8-16~8-29까지로 나타내었다.

표 8-16. 남자 14~16세용 체력의 5단계 평가 기준표

단 계 항 목 별		1단계 (매우약함)	2단계 (보통보다 못함)	3단계 (보통)	4단계 (보통보다 좋음)	5단계 (매우 좋음)
전신 지구력 (ml/kg/min)		54.37 이하	54.38~54.77	54.78~55.18	55.19~55.58	55.59 이상
악 력 (kg)	R	21.5 이하	21.6~29.3	29.4~37.1	37.2~44.9	45.0 이상
	L	21.4 이하	21.5~28.1	28.2~34.8	34.9~41.6	41.7 이상
배근력(kg)		57.6 이하	57.7~81.7	81.8~105.8	105.9~129.7	129.8 이상
각 력 (kg)	R	31.1 이하	31.2~43.9	44.0~56.8	56.9~69.6	69.7 이상
	L	30.2 이하	30.3~43.0	43.1~55.9	56.0~68.7	68.8 이상
수 직 도(cm)		35.6 이하	35.7~42.4	42.5~49.3	49.4~56.1	56.2 이상
윗몸일으키기(회)		16 이하	17~20	21~24	25~28	29 이상
눈감고외발서기(sec)		3.8 이하	3.9~17.2	17.3~30.7	30.8~44.2	44.3 이상
전 신 반 응(sec)		0.379 이하	0.378~0.340	0.339~0.300	0.299~0.261	0.260 이상
사이드스텝(회)		25 이하	26~30	31~35	36~39	40 이상
체 전 굴(cm)		13.3 이하	13.4~22.7	22.8~32.2	32.3~41.6	41.7 이상
체 후 굴(cm)		36.1 이하	36.2~43.6	43.7~51.1	51.2~58.6	58.7 이상

책임연구기관 : 사)한국운동지도협회(한국체육대학교 운동처방실)
※ 참고사항 : 본 연구결과는 보건복지가족부 국민건강증진기금 지원에 의한 연구

표 8-17. 여자 14~16세용 체력의 5단계 평가 기준표

단 계 항 목 별		1단계 (매우약함)	2단계 (보통보다 못함)	3단계 (보통)	4단계 (보통보다 좋음)	5단계 (매우 좋음)
전신 지구력 (ml/kg/min)		37.27 이하	37.28~37.45	37.46~37.64	37.65~37.82	37.83 이상
악 력 (kg)	R	18.4 이하	18.5~22.6	22.7~27.0	27.1~31.3	31.4 이상
	L	16.6 이하	16.7~21.1	21.2~25.6	25.7~30.1	30.2 이상
배근력(kg)		33.5 이하	33.6~49.9	50.0~66.4	66.5~82.8	82.9 이상
각 력 (kg)	R	24.4 이하	24.5~30.9	31.0~37.4	37.5~43.9	44.0 이상
	L	25.0 이하	25.1~30.7	30.8~36.4	36.5~42.1	42.2 이상
수 직 도(cm)		25.1 이하	25.2~30.2	30.3~35.2	35.3~40.3	40.4 이상
윗몸일으키기(회)		9 이하	10~14	15~18	19~23	24 이상
눈감고외발서기(sec)		6.3 이하	6.4~17.3	17.4~27.3	27.4~37.7	37.8 이상
전 신 반 응(sec)		0.480 이하	0.479~0.424	0.423~0.367	0.366~0.311	0.310 이상
사이드스텝(회)		21 이하	22~26	27~32	33~37	38 이상
체 전 굴(cm)		17.6 이하	17.7~25.7	25.8~33.8	33.9~41.8	41.9 이상
체 후 굴(cm)		35.1 이하	35.2~42.4	42.5~49.7	49.8~57.0	57.1 이상

책임연구기관 : 사)한국운동지도협회(한국체육대학교 운동처방실)
※ 참고사항 : 본 연구결과는 보건복지가족부 국민건강증진기금 지원에 의한 연구

표 8-18. 남자 17~19세용 체력의 5단계 평가 기준표

항목별 \ 단계		1단계 (매우약함)	2단계 (보통보다 못함)	3단계 (보통)	4단계 (보통보다 좋음)	5단계 (매우 좋음)
전신 지구력 (ml/kg/min)		53.34 이하	53.35~53.61	53.62~53.88	53.89~54.15	54.16 이상
악력 (kg)	R	31.3 이하	31.4~37.4	37.5~43.5	43.6~49.6	49.7 이상
	L	29.7 이하	29.8~35.2	35.3~40.6	40.7~46.0	46.1 이상
배근력(kg)		89.9 이하	90.0~108.4	108.5~126.9	127.0~145.4	145.5 이상
각력 (kg)	R	50.8 이하	50.9~61.5	61.6~72.2	72.3~82.9	83.0 이상
	L	49.8 이하	49.9~60.1	60.2~70.4	70.5~80.7	80.8 이상
수직도(cm)		43.6 이하	43.7~51.1	51.2~58.5	58.6~65.9	66.0 이상
윗몸일으키기(회)		20 이하	21~23	24~26	27~29	30 이상
눈감고외발서기(sec)		5 이하	6~15	16~28	29~34	35 이상
전신반응(sec)		0.363 이하	0.362~0.327	0.326~0.292	0.291~0.256	0.255 이상
사이드스텝(회)		29 이하	30~33	34~37	38~41	42 이상
체전굴(cm)		23.2 이하	23.3~30.7	30.8~38.2	38.3~45.7	45.8 이상
체후굴(cm)		42.8 이하	42.9~49.7	49.8~56.5	56.6~63.3	63.4 이상

책임연구기관 : 사)한국운동지도협회(한국체육대학교 운동처방실)
※ 참고사항 : 본 연구결과는 보건복지가족부 국민건강증진기금 지원에 의한 연구

표 8-19. 여자 17~19세용 체력의 5단계 평가 기준표

항목별 \ 단계		1단계 (매우약함)	2단계 (보통보다 못함)	3단계 (보통)	4단계 (보통보다 좋음)	5단계 (매우 좋음)
전신 지구력 (ml/kg/min)		36.97 이하	36.98~37.03	37.04~37.14	37.16~37.20	37.21 이상
악력 (kg)	R	21.1 이하	21.2~25.1	25.2~29.2	29.3~33.2	33.3 이상
	L	19.6 이하	19.7~23.0	23.1~26.5	26.6~29.9	30.0 이상
배근력(kg)		41.4 이하	41.5~58.5	56.6~71.6	71.7~86.7	86.8 이상
각력 (kg)	R	29.0 이하	29.1~37.3	37.4~45.6	45.7~53.9	54.0 이상
	L	27.7 이하	27.8~36.4	36.5~45.0	45.1~53.6	53.7 이상
수직도(cm)		25.9 이하	26.0~31.6	31.7~37.2	37.3~42.8	42.9 이상
윗몸일으키기(회)		10 이하	11~14	15~18	19~22	23 이상
눈감고외발서기(sec)		4 이하	5~15	16~26	27~36	37 이상
전신반응(sec)		0.474 이하	0.473~0.416	0.415~0.357	0.356~0.299	0.298 이상
사이드스텝(회)		22 이하	23~28	29~35	36~42	43 이상
체전굴(cm)		20.1 이하	20.2~29.1	29.2~38.2	38.3~47.2	47.3 이상
체후굴(cm)		37.9 이하	38.0~44.2	44.3~50.5	50.6~56.8	56.9 이상

책임연구기관 : 사)한국운동지도협회(한국체육대학교 운동처방실)
※ 참고사항 : 본 연구결과는 보건복지가족부 국민건강증진기금 지원에 의한 연구

표 8-20. 남자 20~29세용 체력의 5단계 평가 기준표

항 목 별 \ 단 계		1단계 (매우약함)	2단계 (보통보다 못함)	3단계 (보통)	4단계 (보통보다 좋음)	5단계 (매우 좋음)
전신 지구력 (ml/kg/min)		47.75 이하	47.76~49.14	49.15~50.53	50.54~51.92	51.93 이상
악 력 (kg)	R	33.9 이하	34.0~42.6	42.7~51.3	51.4~60.0	60.1 이상
	L	29.9 이하	30.0~39.2	39.3~48.5	48.6~57.8	57.9 이상
배근력(kg)		94.3 이하	94.4~122.6	122.7~150.9	160.0~188.2	188.3 이상
각 력 (kg)	R	53.8 이하	53.9~65.1	65.2~76.4	76.5~87.7	87.8 이상
	L	49.7 이하	49.8~61.9	62.0~74.1	74.2~86.3	86.4 이상
수 직 도(cm)		43.5 이하	43.6~50.4	50.5~57.3	57.4~64.2	64.3 이상
윗몸일으키기(회)		15 이하	16~21	22~27	28~33	34 이상
눈감고외발서기(sec)		5 이하	6~15	16~25	26~35	36 이상
전 신 반 응(sec)		0.397 이하	0.396~0.337	0.336~0.277	0.276~0.217	0.21 이상
사이드스텝(회)		25 이하	26~32	33~39	40~46	47 이상
체 전 굴(cm)		15.9 이하	16.0~26.8	26.9~37.7	37.8~48.6	48.7 이상
체 후 굴(cm)		39.2 이하	39.3~46.4	46.5~53.6	53.7~60.7	60.9 이상

책임연구기관 : 사)한국운동지도협회(한국체육대학교 운동처방실)
※ 참고사항 : 본 연구결과는 보건복지가족부 국민건강증진기금 지원에 의한 연구

표 8-21. 여자 20~29세용 체력의 5단계 평가 기준표

항 목 별 \ 단 계		1단계 (매우약함)	2단계 (보통보다 못함)	3단계 (보통)	4단계 (보통보다 좋음)	5단계 (매우 좋음)
전신 지구력 (ml/kg/min)		34.70 이하	34.71~35.26	35.27~35.83	35.84~36.39	36.40 이상
악 력 (kg)	R	22.4 이하	22.5~25.9	26.0~29.4	29.5~32.5	33.0 이상
	L	20.2 이하	20.3~24.2	24.3~28.2	28.3~32.2	32.3 이상
배근력(kg)		42.1 이하	42.2~61.5	61.6~80.9	81.0~100.3	100.4 이상
각 력 (kg)	R	25.0 이하	25.1~33.0	33.1~41.0	41.1~49.0	49.1 이상
	L	23.0 이하	23.1~31.9	32.0~40.8	40.9~49.7	49.8 이상
수 직 도(cm)		26.2 이하	26.3~31.0	31.1~35.8	35.9~40.6	40.7 이상
윗몸일으키기(회)		8 이하	9~15	16~21	22~28	29 이상
눈감고외발서기(sec)		3 이하	4~14	15~24	25~35	36 이상
전 신 반 응(sec)		0.425 이하	0.424~0.372	0.371~0.319	0.319~0.266	0.265 이상
사이드스텝(회)		27 이하	28~33	34~38	39~44	45 이상
체 전 굴(cm)		24.5 이하	24.6~32.8	32.9~41.1	41.2~49.4	49.5 이상
체 후 굴(cm)		38.7 이하	38.8~44.6	44.7~5.5	50.6~56.4	56.5 이상

책임연구기관 : 사)한국운동지도협회(한국체육대학교 운동처방실)
※ 참고사항 : 본 연구결과는 보건복지가족부 국민건강증진기금 지원에 의한 연구

표 8-22. 남자 30~39세용 체력의 5단계 평가 기준표

항 목 별 \ 단 계		1단계 (매우약함)	2단계 (보통보다 못함)	3단계 (보통)	4단계 (보통보다 좋음)	5단계 (매우 좋음)
전신 지구력 (ml/kg/min)		42.58 이하	42.59~44.28	44.29~45.98	45.99~47.69	47.69 이상
악 력 (kg)	R	36.9 이하	37.0~42.6	42.7~48.3	48.4~54.0	54.1 이상
	L	34.5 이하	34.6~40.4	40.5~46.3	46.4~52.2	52.3 이상
배근력(kg)		93.1 이하	93.2~119.1	119.2~145.2	145.3~171.2	171.3 이상
각 력 (kg)	R	47.6 이하	47.7~60.8	60.9~74.1	74.2~87.3	87.4 이상
	L	47.5 이하	47.6~60.8	60.9~74.0	74.1~87.2	87.3 이상
수 직 도(cm)		37.3 이하	37.4~45.0	45.1~52.7	52.8~60.4	60.5 이상
윗몸일으키기(회)		16 이하	17~20	21~24	25~29	30 이상
눈감고외발서기(sec)		7 이하	8~19	20~32	33~45	46 이상
전 신 반 응(sec)		0.432 이하	0.431~0.356	0.355~0.279	0.278~0.203	0.202 이상
사이드스텝(회)		26 이하	27~31	32~36	37~42	43 이상
체 전 굴(cm)		21.5 이하	21.6~28.6	28.7~35.7	37.8~42.8	42.9 이상
체 후 굴(cm)		29.9 이하	30.0~39.7	39.8~49.6	49.7~59.4	59.5 이상

책임연구기관 : 사)한국운동지도협회(한국체육대학교 운동처방실)
※ 참고사항 : 본 연구결과는 보건복지가족부 국민건강증진기금 지원에 의한 연구

표 8-23. 여자 30~39세용 체력의 5단계 평가 기준표

항 목 별 \ 단 계		1단계 (매우약함)	2단계 (보통보다 못함)	3단계 (보통)	4단계 (보통보다 좋음)	5단계 (매우 좋음)
전신 지구력 (ml/kg/min)		32.39 이하	32.40~33.11	33.12~33.84	33.85~34.56	34.57 이상
악 력 (kg)	R	22.2 이하	22.3~26.9	27.0~31.6	31.7~36.3	36.4 이상
	L	21.0 이하	21.1~25.6	25.7~30.2	30.3~34.9	35.0 이상
배근력(kg)		32.3 이하	32.4~52.3	52.4~72.4	72.5~92.4	92.5 이상
각 력 (kg)	R	24.0 이하	24.1~32.2	32.3~40.5	40.6~48.7	48.8 이상
	L	23.6 이하	23.7~31.7	31.8~39.8	39.9~47.9	48.0 이상
수 직 도(cm)		26.2 이하	26.3~30.7	30.8~35.2	35.3~39.7	39.8 이상
윗몸일으키기(회)		7 이하	8~12	13~17	18~23	24 이상
눈감고외발서기(sec)		4 이하	5~13	14~21	22~30	31 이상
전 신 반 응(sec)		0.438 이하	0.437~0.382	0.381~0.325	0.324~0.269	0.268 이상
사이드스텝(회)		25 이하	26~31	32~36	37~41	42 이상
체 전 굴(cm)		25.0 이하	25.1~33.2	33.3~41.5	41.6~49.7	49.8 이상
체 후 굴(cm)		34.1 이하	34.2~40.9	41.0~47.8	47.9~54.6	54.7 이상

책임연구기관 : 사)한국운동지도협회(한국체육대학교 운동처방실)
※ 참고사항 : 본 연구결과는 보건복지가족부 국민건강증진기금 지원에 의한 연구

표 8-24. 남자 40~49세용 체력의 5단계 평가 기준표

항 목 별 \ 단 계		1단계 (매우약함)	2단계 (보통보다 못함)	3단계 (보통)	4단계 (보통보다 좋음)	5단계 (매우 좋음)
전신 지구력 (ml/kg/min)		37.13 이하	37.14~38.81	38.82~40.49	40.50~42.17	42.18 이상
악 력 (kg)	R	35.1 이하	35.2~40.8	40.9~46.5	46.6~52.2	52.3 이상
	L	32.8 이하	32.9~38.9	39.0~45.0	45.1~51.1	51.2 이상
배근력(kg)		100.7 이하	100.8~121.1	121.2~141.5	141.6~161.9	162.0 이상
각 력 (kg)	R	39.2 이하	39.3~53.1	53.2~67.0	67.1~80.9	81.0 이상
	L	47.9 이하	48.0~52.1	52.2~66.3	66.4~80.5	80.6 이상
수 직 도(cm)		34.1 이하	34.2~41.4	41.5~48.7	48.8~56.0	56.1 이상
윗몸일으키기(회)		13 이하	14~17	18~22	23~27	28 이상
눈감고외발서기(sec)		4 이하	5.~16	17~28	29~39	40 이상
전 신 반 응(sec)		0.430 이하	0.429~0.366	0.365~0.302	0.301~0.238	0.237 이상
사이드스텝(회)		22 이하	23~28	29~33	34~39	40 이상
체 전 굴(cm)		22.5 이하	22.6~30.3	30.4~38.1	38.2~45.9	46.0 이상
체 후 굴(cm)		31.2 이하	31.3~39.0	39.1~46.8	46.9~54.6	54.7 이상

책임연구기관 : 사)한국운동지도협회(한국체육대학교 운동처방실)
※ 참고사항 : 본 연구결과는 보건복지가족부 국민건강증진기금 지원에 의한 연구

표 8-25. 여자 40~49세용 체력의 5단계 평가 기준표

항 목 별 \ 단 계		1단계 (매우약함)	2단계 (보통보다 못함)	3단계 (보통)	4단계 (보통보다 좋음)	5단계 (매우 좋음)
전신 지구력 (ml/kg/min)		30.31 이하	30.32~31.01	30.02~31.72	37.73~32.42	32.43 이상
악 력 (kg)	R	22.3 이하	22.4~26.7	26.8~31.2	31.3~35.6	35.7 이상
	L	19.8 이하	19.9~24.1	24.2~28.4	28.5~32.7	32.8 이상
배근력(kg)		40.5 이하	40.6~57.7	57.8~75.0	75.1~92.2	92.3 이상
각 력 (kg)	R	24.2 이하	24.3~32.1	32.2~40.1	40.2~47.9	48.0 이상
	L	22.4 이하	22.5~31.2	31.3~40.1	40.2~48.9	49.0 이상
수 직 도(cm)		24.0 이하	24.1~28.2	28.3~32.5	32.6~36.7	36.8 이상
윗몸일으키기(회)		6 이하	7~10	11~15	16~19	20 이상
눈감고외발서기(sec)		2 이하	3~12	13~23	24~33	34 이상
전 신 반 응(sec)		0.454 이하	0.453~0.385	0.384~0.315	0.314~0.246	0.245 이상
사이드스텝(회)		24 이하	25~30	31~34	35~38	39 이상
체 전 굴(cm)		27.5 이하	27.6~33.6	33.7~39.7	39.8~45.8	45.9 이상
체 후 굴(cm)		28.8 이하	28.9~36.7	36.8~44.6	44.7~52.5	52.6 이상

책임연구기관 : 사)한국운동지도협회(한국체육대학교 운동처방실)
※ 참고사항 : 본 연구결과는 보건복지가족부 국민건강증진기금 지원에 의한 연구

표 8-26. 남자 50~59세용 체력의 5단계 평가 기준표

항 목 별 \ 단 계		1단계 (매우약함)	2단계 (보통보다 못함)	3단계 (보통)	4단계 (보통보다 좋음)	5단계 (매우 좋음)
전신 지구력 (ml/kg/min)		31.37 이하	31.38~32.92	32.93~34.47	34.48~36.02	36.03 이상
악 력 (kg)	R	35.0 이하	35.1~39.5	39.6~44.0	44.1~48.5	48.6 이상
	L	31.5 이하	31.6~36.2	36.3~40.9	41.0~45.6	45.7 이상
배근력(kg)		84.6 이하	84.7~107.8	107.9~131.0	131.1~154.2	154.3 이상
각 력 (kg)	R	40.3 이하	40.4~52.5	52.6~64.7	64.8~76.9	77.0 이상
	L	40.1 이하	40.2~53.1	53.2~66.1	66.2~79.1	79.2 이상
수 직 도(cm)		27.0 이하	27.1~34.4	34.5~41.8	41.9~49.2	49.3 이상
윗몸일으키기(회)		9 이하	10~13	14~17	18~21	22 이상
눈감고외발서기(sec)		3 이하	4~14	15~25	26~36	37 이상
전 신 반 응(sec)		0.508 이하	0.507~0.422	0.421~0.336	0.335~0.250	0.249 이상
사이드스텝(회)		20 이하	21~23	24~27	28~31	32 이상
체 전 굴(cm)		14.7 이하	14.8~24.4	24.5~34.1	34.2~43.8	43.9 이상
체 후 굴(cm)		27.4 이하	27.5~34.8	34.9~42.2	42.3~49.6	49.7 이상

책임연구기관 : 사)한국운동지도협회(한국체육대학교 운동처방실)
※ 참고사항 : 본 연구결과는 보건복지가족부 국민건강증진기금 지원에 의한 연구

표 8-27. 여자 50~59세용 체력의 5단계 평가 기준표

항 목 별 \ 단 계		1단계 (매우약함)	2단계 (보통보다 못함)	3단계 (보통)	4단계 (보통보다 좋음)	5단계 (매우 좋음)
전신 지구력 (ml/kg/min)		28.48 이하	28.49~29.01	29.02~29.55	29.56~30.08	30.09 이상
악 력 (kg)	R	19.0 이하	19.1~23.8	23.9~28.7	28.8~33.5	33.6 이상
	L	16.9 이하	17.0~22.3	22.4~27.8	27.9~33.2	33.3 이상
배근력(kg)		35.9 이하	36.0~55.7	55.8~75.6	75.7~95.4	95.5 이상
각 력 (kg)	R	19.7 이하	19.8~28.4	28.5~37.5	37.6~45.8	45.9 이상
	L	20.6 이하	20.7~28.2	28.3~35.9	36.0~43.5	43.6 이상
수 직 도(cm)		20.7 이하	20.8~24.6	24.7~28.5	28.6~32.4	32.5 이상
윗몸일으키기(회)		4 이하	5~8	9~12	13~17	18 이상
눈감고외발서기(sec)		4 이하	5~9	10~14	15~19	20 이상
전 신 반 응(sec)		0.524 이하	0.523~0.445	0.444~0.365	0.364~0.286	0.285 이상
사이드스텝(회)		22 이하	23~27	28~31	32~35	36 이상
체 전 굴(cm)		25.0 이하	25.1~32.9	33.0~40.8	40.9~48.7	48.8 이상
체 후 굴(cm)		26.2 이하	26.3~33.1	33.2~40.0	40.1~46.9	47.0 이상

책임연구기관 : 사)한국운동지도협회(한국체육대학교 운동처방실)
※ 참고사항 : 본 연구결과는 보건복지가족부 국민건강증진기금 지원에 의한 연구

표 8-28. 남자 60~69세용 체력의 5단계 평가 기준표

항 목 별 \ 단 계		1단계 (매우약함)	2단계 (보통보다 못함)	3단계 (보통)	4단계 (보통보다 좋음)	5단계 (매우 좋음)
전신 지구력 (ml/kg/min)		28.48 이하	28.49~29.01	29.02~29.55	29.56~30.08	30.09 이상
악 력 (kg)	R	34.6 이하	34.7~38.7	38.8~42.8	42.9~46.9	47.0 이상
	L	32.6 이하	32.7~36.5	36.6~40.4	40.5~44.3	44.4 이상
배근력(kg)		81.6 이하	81.7~99.7	99.8~117.8	117.9~135.9	136.0 이상
각 력 (kg)	R	38.4 이하	38.5~47.2	47.3~56.1	56.2~64.9	64.0 이상
	L	39.0 이하	39.1~47.1	47.2~55.2	55.3~63.3	63.4 이상
수 직 도(cm)		24.1 이하	24.2~30.2	30.3~36.3	36.4~42.4	42.5 이상
윗몸일으키기(회)		9 이하	10~12	13~16	17~20	21 이상
눈감고외발서기(sec)		3 이하	4~6	7~10	11~13	14 이상
전 신 반 응(sec)		0.480 이하	0.479~0.403	0.402~0.291	0.290~0.254	0.253 이상
사이드스텝(회)		17 이하	18~22	23~27	28~32	33 이상
체 전 굴(cm)		15.2 이하	15.3~24.2	24.3~33.3	33.4~42.3	42.4 이상
체 후 굴(cm)		23.6 이하	23.7~28.9	29.0~34.2	34.3~39.5	39.6 이상

책임연구기관 : 사)한국운동지도협회(한국체육대학교 운동처방실)
※ 참고사항 : 본 연구결과는 보건복지가족부 국민건강증진기금 지원에 의한 연구

표 8-29. 여자 60~69세용 체력의 5단계 평가 기준표

항 목 별 \ 단 계		1단계 (매우약함)	2단계 (보통보다 못함)	3단계 (보통)	4단계 (보통보다 좋음)	5단계 (매우 좋음)
전신 지구력 (ml/kg/min)		27.40 이하	27.41~27.99	28.00~28.59	28.60~29.18	29.19 이상
악 력 (kg)	R	17.2 이하	17.3~21.8	21.9~26.5	26.6~31.1	31.2 이상
	L	16.2 이하	16.3~20.6	20.7~25.1	25.2~29.5	29.6 이상
배근력(kg)		34.0 이하	34.1~49.0	49.1~64.1	64.2~79.1	79.2 이상
각 력 (kg)	R	21.8 이하	21.9~27.9	28.0~34.0	34.1~40.1	40.2 이상
	L	20.7 이하	20.8~26.4	26.5~32.1	32.2~37.8	37.9 이상
수 직 도(cm)		18.5 이하	18.6~22.1	22.2~25.8	25.9~29.4	29.5 이상
윗몸일으키기(회)		3 이하	4~7	8~10	11~13	14 이상
눈감고외발서기(sec)		1 이하	2~8	9~15	16~23	24 이상
전 신 반 응(sec)		0.588 이하	0.587~0.495	0.494~0.401	0.400~0.308	0.307 이상
사이드스텝(회)		20 이하	21~25	26~29	30~33	34 이상
체 전 굴(cm)		30.2 이하	30.3~35.4	35.5~40.7	40.8~45.9	50.0 이상
체 후 굴(cm)		22.5 이하	22.6~28.2	28.3~33.9	34.0~39.6	39.7 이상

책임연구기관 : 사)한국운동지도협회(한국체육대학교 운동처방실)
※ 참고사항 : 본 연구결과는 보건복지가족부 국민건강증진기금 지원에 의한 연구

이상 운동능력검사나 체력검사를 실시하여 연구한 결과를 체력에 구성요소에 따른 연령별, 성별로 각각 나눈 결과 표 8-16~표 8-29와 같다. 이 수치를 근거로 평균 및 표준편차를 작성하여 운동능력 및 체력의 5단계 평가 기준표를 작성한다. 체력의 5단계 평가 기준표를 작성할 때에는 체력 가운데에 먼저 보통에 해당되는가(3단계), 보통보다 못한가(2단계), 매우 약한가(1단계) 또는 보통보다 좋은가(4단계), 매우 좋은가(5단계)에 대한 평가기준표를 작성한다. 그리고 검사자가 체력평가 기준치의 어디에 해당되는가를 평가할 수 있도록 한다. 결과적으로는 검사자가 피검자에 대한 5단계 체력평가기준가운데에 체력의 구성요소 항목마다 전체가 다 5단계 평가기준에 들어 있어 만족되었다고 한다면 그대로 현상태를 유지하는 운동처방을 작성하고 만약에 3단계라고 한다면 4단계, 5단계로 갈 수 있도록 하는 방법으로 각각의 체력기준요소마다 운동처방을 작성한다.

(5) 운동처방작성

운동처방 작성시에는 먼저 운동실시자에 대한 운동의 기호 또는 운동 실시자에 대한 하루의 생활습관과 생체에 관한 리듬과 특정한 운동기구나 보조음식 등을 이용하게 하여서는 안된다. 즉, 하루의 본인의 일상생활 가운데에 언제, 어디서나, 손쉽게 신체활동이나 운동을 할 수 있도록 하는 운동처방이 작성되어야 한다.

그리고 개인기록카드의 내용과 의료인의 건강검진에 따른 운동 실시 여부에 대한 의견서 그리고 운동부하검사결과에 대한 기록표 또한 개인 운동능력(체력검사)검사결과와 이를 평가할 수 있는 운동능력 또는 체력의 5단계 평가 기준표가 준비되어 있어야 한다. 운동지도안 작성 시에는 숙지사항, 주의사항, 보조운동, 기타사항 등을 사전에 알려주면서 기록한다.

또한 운동실시에 따른 운동효과의 결과를 예측 할 수 있도록 운동실시전과 운동효과에 대한 결과표를 한눈에 알아 볼 수 있도록 운동경과표도 작성하여야 한다. 그리고 운동지도안에는 ① 체력에 대한 구체적인 코멘트를 비롯하여 ② 운동의 종류, ③ 운동의 양을 정확하고 과학적인 준거에 의하여 기록한다. 운동처방에서 사용되는 운동의 종류는 보통 5가지로 요약하며 각각 운동의 종류에 대한 운동의 형식에 내용은 다음과 같다.

① 운동의 종류와 운동의 형식

운동의 종류와 운동의 형식은 첫째, 전신적 운동 가운데의 운동의 형식은 유산소적 운동, 무산소적 운동, 유산소적 운동과 무산소적 운동이 혼합된 운동을 말한다. 여기에서 유산소적 운동은 주로 속보, 조깅, 오래달리기, 천천히 수영하기, 자전거타기운동, 에어로빅스 운동등을 말하며 무산소적 운동에는 주로 단거리 달리기, 빠르게 수영하기 등 젖산성 기구를 이용하여 신체에 젖산을 많이 축적하는 리피테이션 운동이나 젖산에 견디어 낼 수 있는 템포런닝(Tempo Running) 등이 있다. 유산소적운동과 무산소적운동이 혼합된 운동의 형식은 주로 인터벌 운동등에 운동의 형식을 말한다.

둘째, 국소적 근운동에서의 운동의 형식은 근수축양식에 의한 등척성 운동, 등장성 운동, 단축성 운동, 신장성 운동, 등속성 운동의 종류를 말하며, 노인들을 대상으로 하는 경우에 있어서는 국소적 근운동에는 보통 28가지의 운동의 형식으로 나누어 근수축양식을 이용한 근력운동의 형식이 있으나 주로 자기신체를 이용한 운동의 형식을 이용하여 운동의 형식을 이용하여 운동을 실시한다.

셋째, 전신운동과 국소근 운동을 혼합한 운동의 종류 가운데의 운동의 형식은 주로 순환운동, 복합운동, 또는 서키트운동형식 등을 말한다.

넷째, 레크레이션 운동가운데에 운동의 형식은 주로 운동프로그램을 음악과 함께 놀이화, 유희화 시키어 의욕을 가지고 신체활동이나 운동을 하는 무용운동형식 등을 말한다.

다섯째, 조정운동 가운데에 운동의 형식은 주로 준비운동, 정리운동, 유연체조, 라디오체조, 직장체조, 스트레칭, 전도예방체조, 골다공증 예방체조 등을 말한다.

② 운동의 양

운동처방 시에 체력에 관한 코멘트와 운동의 종류가 결정되면 그 다음에는 운동의 양을 구체적으로 처방 또는 지도한다. 운동의양이란 운동의 강도, 운동의 시간, 운동의 빈도, 운동의 기간 등을 말한다. 먼저 운동처방에서 이용되는 운동 강도는 절대강도를 사용하지 않고 개인 개인의 최대치에 대한 상대강도를 사용하는데, 첫째, 운동강도의 종류는 ㉠ 최대심박수, ㉡ 최대산소섭취량에 대한 %, ㉢ 최대근력의 %, ㉣ 에너지 대사율, ㉤ Mets, ㉥ 운동의 속도, ㉦ 주관적운동 강도 등을 이용한다. 둘째, 운동의 시간은 신체활동에 주어지는 운동부하가 목표심박수에 도달하고 유지되는 시간을 말하며 주로 심박수를 가지고 운동시간을 결정한다. 그리고 근 운동에서는 들어 올리는 속도(템포)와 횟수 또는 세트 수 등을 말한다. 셋째, 운동의 빈도는 일주일에 몇 회 정도 운동을 실시하는 가를 말한다. 운동으로 인하여 신체내부에 있는 여러 가지의 신체내의 성분이 소비되고 과보상이 되는 시간을 말하며 운동으로 인한 피로물질이 신체내에서 제거되어 피로가 회복되는 시간 등을 말한다. 넷째, 운동의 기간은 근 세포가 파괴되고 재생되는 단백질의 수복기간과 적혈구의 수명 등을 말한다.

(6) 운동의 적응과 응용

앞의 내용에서 운동의 종류를 5가지와 운동의 형식을 요약하여 기술하였다. 맨 먼저 운동의 종류 가운데에 전신적 운동을 실시할 경우에 대표적인 운동의 형식은 유산소적 운동(Aerobic Exercise)이다. 이 유산소적 운동이라고 하는 것은 개인의 체력요소 가운데 에서도 전신 지구력을 향상시킬 목적으로 운동을 실시하기 때문에 전신 지구성 운동이라고도 부르고 있다. 유산소적 운동을 또한 에어로빅스 운동(Aerobic Exercise)이라고 부르며 「Aero」는 Air라든가 gas와 같은 것으로 공기라든가 산소를 의미하는 것이다.

이 운동의 대표적인 것은 산보, 속보(에어로빅스 운동), 조깅, 마라톤 등과 같은 전신 지구성 운동이며 요즘 사회에서 행하고 있는 에어로빅스 댄스도 이 유산소적 운동에 속하는 것이다. 간단히 설명하면 이 운동은 말초의 근육을 움직여 폐와 심장 및 혈관계의 활동을 활발하게 하여 신체 전체의 신진대사를 왕성하게 하는 것이다. 산소의 소비와 생성에서 보면 유산소적 운동은 신체에서 소비된 산소의 양과 운동 중 섭취한 산소의 양이 대개 같은 것이다. 따라서 이 운동양식의 특징은 오래 계속할 수 있다는 것이다. 유산소적 운동의 특징은 산소가 있는 상태에서 근수축이 계속되는 것으로 근수축을 화학반응에서 보면 산소는 반응을 일으키는 직접적인 에너지는 아니고 반응을 일으키는 모체로써 활동을 하고 있는 것이다.

근수축을 일으키는 직접적인 에너지원은 근육 중에 포함되어 있는 아데노신 3인산(ATP)이라고 말하는 고에너지의 “인산화합물”이다. 또한 이 ATP는 3.7~4.3mmol/kg, PC(Phospho Creatine)이며 CP는 14.7~18.0mmol/kg으로 ATP보다 CP가 약 3배가 있으며 100m를 만약 9.9초로 달린다면 0.43mol의 ATP가 필요하며 이것을 1분으로 환산하면 2.6 mol에 해당되며 마라톤 풀코스를 달린다면 150mol의 ATP가 필요하다.

다음 그림 8-4는 ATP가 1개의 인산을 방출해서 아데노신 2인산(ADP)이 될 때에의 모식도의 그림이다. ATP 말단의 인산 결합이 떨어져나가 ADP가 될 때 높은 에너지가 방출된다.

이 열량은 ATP 1mol 당 7~12cal/mol로 되어 있다. 이 높은 에너지가 근수축과 신경전도 등을 일으키는 직접 에너지원이 된다. 그러나 고 에너지를 발생하는 ATP는 근육 중에 약간(1.0~2.0g/100g 근육)밖에 포함되어 있지 않다. 거기에서 아데노신 2인산이 아데노신 3인산에 재합성이 되지 않는 한 운동은 계속 할 수가 없게 된다. 운동을 오래 계속하는 것은 ATP의 분해와 재합성이 반복되어질 필요가 있으며 생화학에서는 이 반응을 공액반응(Coupling reaction)이라고 부르며 ATP가 분해되어 ADP로 분해 되었다가 다시 ATP로 복귀하는 것이다. 특히 ATP가 재합성되는 과정을 에너지 획득대사라고 부르며 운동생리학에서는 중요한 의미를 가지고 있다.

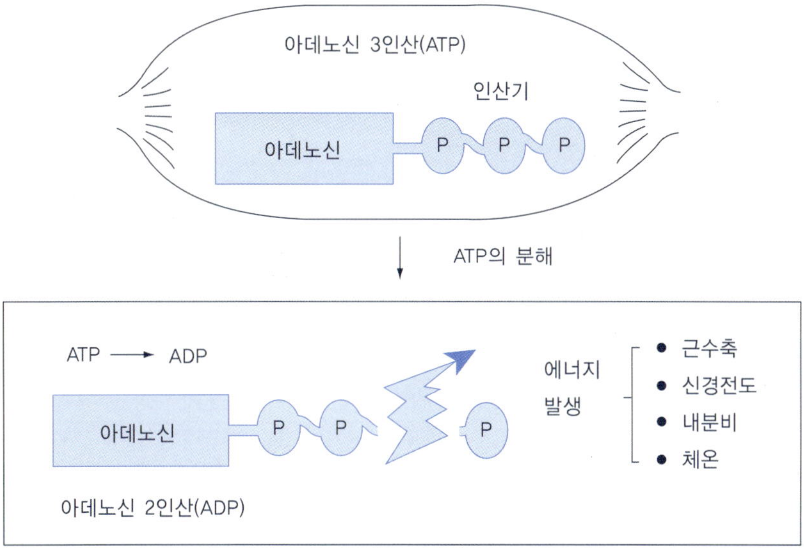

그림 8-4. 근중의 아데노신 3인상과 아데노신 3인산의 분해

(Fox, 堀居 개정에 의함)

이 에너지 획득대사에는 세 가지가 있으며 산소가 없어도 이 반응이 일어나는 것과 산소가 있어야 이 반응이 일어나는 것이 있다. 유산소적 운동이란 유산소하에서 일어나기 때문에 ATP의 재합성이 계속되는 한 운동을 계속 할 수가 있다. ATP가 1mol 합성되는 것에 필요한 산소의 양은 글리코겐의 연소에서 3.5ℓ, 지방에서는 4.0ℓ이다.

유산소적 운동에는 매분 1mol의 ATP가 공급되며 잘 운동된 경우에는 1.5mol의 ATP를 공급하는 것도 가능하다. 체중 60kg인 사람이 매분 200m를 달리는 것에 필요한 산소의 양은 매분 2.5ℓ이며 매분 300m 이상 고강도로 달리는 마라톤의 경우에는 2시간 20분 정도 달렸다고 해도 매분 약 3.5ℓ이다. 따라서 유산소적 운동에는 글리코겐과 지방이 신체에 축적되어 있는 한 운동을 계속 할 수 있다는 것을 쉽게 이해할 수가 있다.

다음 그림 8-5는 TCA 사이클 발견자의 이름을 따서 Krebs회로라고 일반적으로 말하고 있는데 이 TCA사이클을 1933년 Margaria는 이 회로를 비젖산성, 젖산성, 유산소성 기구로 나누었으며 1966년에는 Margaria는 이 기구를 비젖산성기구 젖산성기구 유산소성 기구에 대한 에너지 공급 용량과 에너지 생산속도를 생화학적으로 실험연구발표 하였다. 1979년에 Margaria는 이 기구를 이용하는 스포츠 과학과 운동처방에 기초적 원리가 되었다.

즉, 비젖산성 기구를 생화학적으로 기술할 때 ① 아데노신 3인산(ATP)이 하나의 인산을 잃어버려 아데노신 2인산(ADP)이 된다. 이때 발생하는 에너지가 근이 수축에너지 가 된다. ② 크레아틴인산(CP)이 분해해서 크레아틴(C)과 인산(P)이 된다. 이때 발생하는 에너지는 ADP가 ATP로 복구되기 위하여 이용되어진다. 에너지 공급 용량은 체중 1kg당 100kcal이며 에너지 생산 속도는 1초당 체중 1kg당 13kcal로써 에너지 공급용량 100kcal ÷ 13kcal는 7.7초이다. 비젖산성 기구에 있어서 근육의 ATP는 3.7~4.3mmol/kg이다. 그리고 크레아틴인산 CP는 14.7~18.0mmol/kg 이므로 ATP의 3배이다. 그러므로 짧은 시간에 에너지 소모되고 만다.

한편 젖산성기구란 ① 크레아틴이 초성포도산이 되고 다시 젖산이 될 때에 발생하는 에너지는 ADP가 ATP에 복구되기 위하여 이용되어진다. 초성포도산은 젖산이 되기 때문에 근육 중에 젖산이 축적된다. ② 크레아틴(C)이 인산(P)을 얻어 크레아틴인산(CP)이 되기 위해서는 ATP가 ADP에 분해 할 때 발생하는 에너지가 이용되어진다.

에너지 공급 용량은 230kcal/kg이며 에너지 생산속도는 7kcal/kg/sec로 에너지 공급 용량 ÷ 생산속도를 하면 33초가 된다. 그러므로 무산소성 기구와 유산소성 기구에 한계는 최대로 근수축을 할 경우에 약 41초가 한계가 된다. 이것을 젖산으로 계산하면 근육이 젖산의 견뎌낼 수 있는 최대의 젖산의 용량은 130g이다. 인간이 100m를 최대로 달린다고 하면 매 초당 3g의 젖산이 근육에 축적하게 된다. 그러므로 젖산으로 무산소성 기구와 유산소성 기구의 한계는 130g ÷ 초당 3g = 약 43초가 된다.

이상의 반응은 산소가 필요없이 행하여지기 때문에 이것을 무산소성 반응(anaerobic reaction)이라고 말한다. 또한 축적된 젖산은 산소에 의해서 산화되어 그 일부는(1/5)초성포도산을 거쳐 물과 이산화탄소에 분해되어 그 때 발생하는 에너지에 의해 젖산의 나머지 4/5가 다시 글리코겐으로 복원된다.

마지막으로 유산소성 기구에서 운동을 실시하는 것을 유산소적 운동이라고 부르며 유산소적 운동을 가지고 운동처방을 실시하면 유산소적 운동처방이라고 말한다. 유산소성 기구에서의 에너지공급량은 체중 1kg당 3.6칼로리이며 신체내에 에너지가 있는 한 산소를 이용하여 계속 운동 할 수가 있다. 1979년 Maigaria가 스포츠 과학과 운동처방의 기초적으로 응용 할 수 있는 것을 그림 8-5에서 해당 및 TCA사이클을 이용한 에너지 획득기구로 나타내었다.

그림 8-5에서 비젖산성 기구, 젖산성 기구, 유산소성 기구로 나누어 지는 것을 운동의 적용과 응용을 실제로 현장에서 실시 할 때에는 운동목적에 따라서 ① 비젖산성 운동, ② 젖산성 운동, ③ 유산소적 운동, 그리고 ④ 유산소적 운동과 무산소적 운동을 혼합한 운동의 종류로 나눌 수가 있다.

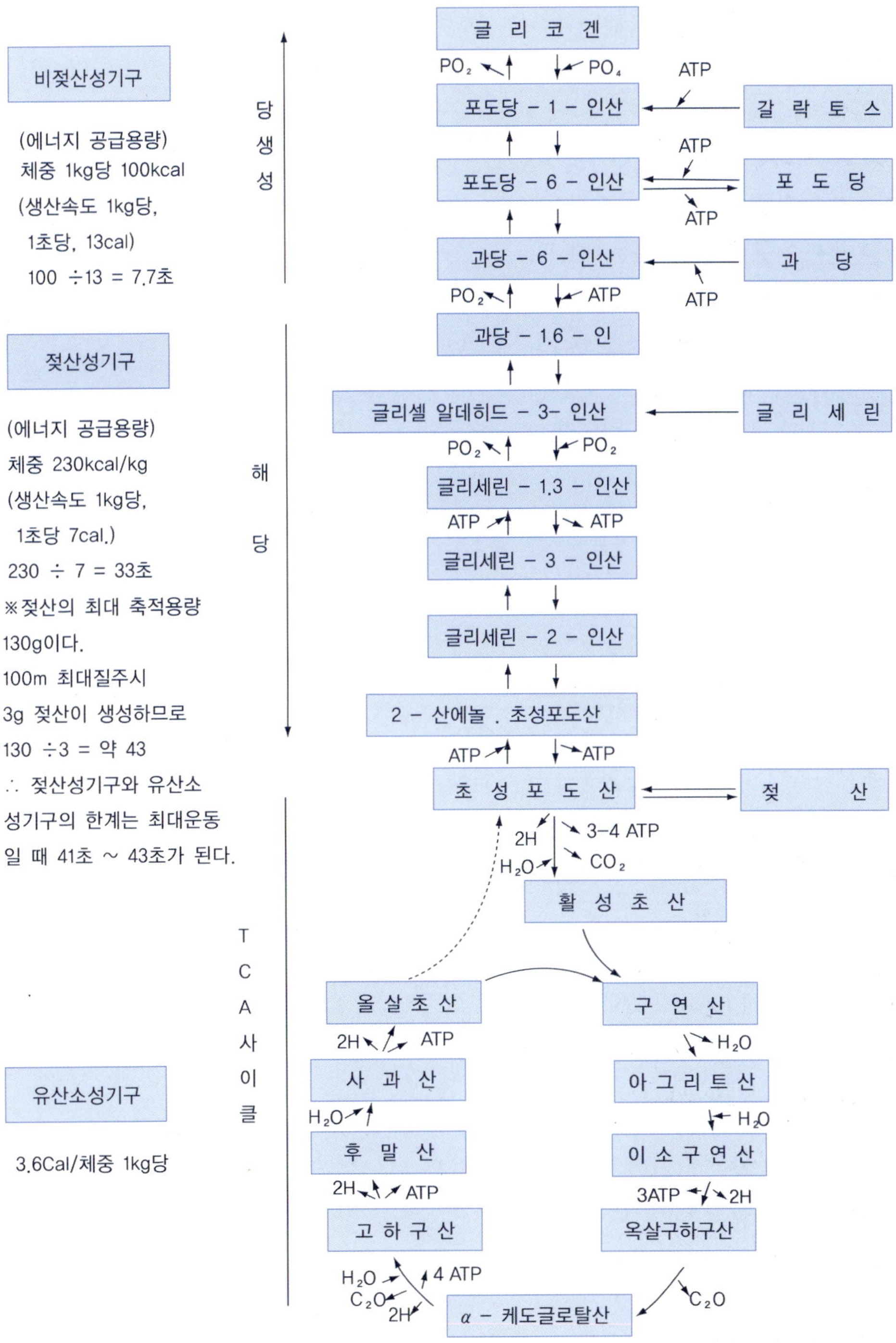

그림 8-5. 해당 및 TCA 사이클을 이용한 에너지 획득기구

제8장에서는 그림 8-5에 의거 전신적 운동을 유산소적 운동과 무산소적 운동 그리고 유산소 + 무산소적으로 나누어 운동의 방법에 대한 이론성은 아래와 같이 정리하였다.

1. 유산소적 운동의 이론성
   1) 유산소적 운동의 입문과정
   2) 유산소적 운동의 초급과정
   3) 유산소적 운동의 중급과정
   4) 유산소적 운동의 상급과정
   5) 유산소적 기구와 무산소성 기구를 혼합한 운동

2. 무산소적 운동에 대한 이론성

5. 전신적 운동에 대한 이론성

1) 유산소 운동의 이론성

(1)유산소적 운동의 입문과정

유산소적 운동에 의미는 앞에서 설명하였으나 다시 한번 간단하게 설명한다면 유산소적 운동은 말초의 근육을 움직여 폐와 심장과 혈관계의 활동을 활발하게 하는 것에서 신체전체의 신진대사를 왕성하게 하는 것이다. 이 운동에 특징은 운동을 오랫동안 길게 할 수 있다는 것이며 산소가 있는 상태에서 근수축이 계속 이루어 질 수 있으며 운동 중에 소비된 산소의 양과 운동 중에 섭취한 산소의 양이 대개 같은 것이다. 이 유산소 운동을 실시 할 때에는 대상자에 따라서 또는 운동의 목적에 따라서 운동의 강도는 각각 다르다.

운동처방 시에 운동의 부하조건으로 말할 때에는 ① 운동의 강도와 ② 운동의 시간과 ③ 운동의 빈도 및 ④ 운동의 기간이라고 하는 4가지의 조건은 개인 개인의 체력에 따라서 합리적으로 처방되어야 한다. 신체가 무리하지 않고 고통과 피로를 느끼지 않기 위해서는 적당한 운동 강도와 운동의 시간이 운동실시자의 신체에 잘 맞아야 한다. 그러기 위해서 운도의 강도를 가벼운 운동, 중정도의 운동, 강한 운동으로 나누어 운동을 실시 할 수 있도록 나타낸 것이 표 8-31에서 운동강도의 %와 연령별 심박수로 나타내었다. 표 8-30에서는 운동 강도와 운동의 시간의 배합을 가벼운 운동, 중정도의 운동, 강한 운동으로 나누어 운동의 강도에 따라서 운동의 시간은 5분, 10분, 15분, 30분, 60분으로 나누어 운동의 강도를 최대심박수를 %로 나타내었다.

표 8-30. 운동강도와 운동시간의 배합 비율

운동의 종류 \ 운동의 시간	5분	10분	15분	30분	60분
가벼운 운동	70%	65%	60%	50%	40%
중정도 운동	80%	75%	70%	60%	50%
강한 운동	90%	85%	80%	70%	60%

표 8-31. 운동강도%와 연령별 심박수와의 관계

강도(%) \ 연 령	20~29세	30~39세	40~49세	50~59세	60~69세
100%정도	195~191 박/분 정도	190~186 박/분 정도	185~181 박/분 정도	181~176 박/분 정도	176~171 박/분 정도
90%정도	176~172 박/분 정도	171~167 박/분 정도	167~163 박/분 정도	163~159 박/분 정도	158~154 박/분 정도
80%정도	156~153 박/분 정도	152~149 박/분 정도	148~145 박/분 정도	145~141 박/분 정도	140~137 박/분 정도
70%정도	137~134 박/분 정도	133~130 박/분 정도	130~127 박/분 정도	127~123 박/분 정도	123~119 박/분 정도
60%정도	117~115 박/분 정도	114~112 박/분 정도	111~109 박/분 정도	109~106 박/분정도	105~102 박/분 정도
50%정도	98~96 박/분 정도	95~93 박/분 정도	93~91 박/분 정도	91~88 박/분 정도	88~85 박/분 정도
40%정도	78~75 박/분 정도	76~74 박/분 정도	74~73 박/분 정도	73~71 박/분 정도	70~68 박/분 정도

(자료출처 : 성동진, 한강시민공원 스포츠교실의 생활체육활동에 관한 보고서, 1992년)

유산소적 운동에서는 신체기능 가운데에 호흡순환기능이 운동에 적응 할 수 있는 최저의 운동 시간은 약 5~6분 정도의 사이이다. 전신지구력을 양성하기 위해서는 5분 정도의 시간을 이용한다면 이때에 표 8-30에서 가벼운 운동은 70% 정도이며 이때의 심박수는 표 8-31에 나타난 심박수를 이용하다. 중정도의 운동은 80% 정도의 심박수, 강한 운동은 90% 정도의 심박수가 상승하여 유지되는 시간이 필요하다. 실제로 운동을 실시 할 때에는 각 개인의 체력의 수준, 연령, 성별 또는 운동의 목적에 따라서 운동의 시간과 강도가 다 다르다. 그렇기 때문에 유산소적 운동을 실시 할 때에는 유산소적 운동의 과정을 입문과정, 초급과정, 중급과정, 상급과정으로 나누어 운동을 지도 하는데 맨 먼저 유산소적 입문과정이란 주로 그 대상자가 체력이 약한 사람, 지금부터 운동을 하려고 하는 사람, 운동과 거리가 먼 사람, 비만자, 운동부족자 등을 대상으로 하여 앞으로 본격적으로 운동을 실시하기 위한 준비기간으로 생각하면 된다.

예를 들면, 대상자 가운데에서 보통의 심박수가 70~100박/분 정도의 일상생활을 하는 사람이 조금씩 신체를 움직여 심박수가 120박/분 정도로 운동을 실시하면 차츰 심장과 폐의 기능의 효율을 높이는데에 운동의 목적이 있다. 이때에 준비운동과 정리운동을 확실하게 실시 하여야 하며 이때 운동 강도는 약 40~50% 정도로 운동기간은 약 10주 정도 실시하는 것을 유산소적 운동의 입문과정이라고 한다.

(2) 유산소적 운동의 초급과정

유산소적 운동의 초급과정이란 입문과정을 마치고 어느 정도 운동에 대한 습관과 체력에 자신감이 생기어 보통 정도의 전신지구력을 가진 사람을 대상으로 한다. 이때는 가벼운 운동 강도 또는 중정도의 운동강도로 주 2회의 빈도로 5주 정도 운동을 실시하면은 전신지구력이 개선 될 수가 있다. 이때 최소한의 운동 시간은 5~10분 정도 달릴 수 있는 능력을 말하며 운동의 강도는 최소한 70% 정도가 된다. 유산소적 운동의 초급과정을 이용하여 보통 비만운동처방을 실시 한다.

비만운동처방의 목적은 주로 신체내에 있는 축적지방을 신체활동과 운동을 통하여 신체내에 있는 지방을 연소시키기 위한 운동의 목적이다.

2) 축적지방의 연소(비만)를 목적으로 한 유산소적 운동에 대한 이론성

오늘날 고단백질, 고지방식, 가공식품 등으로 인한 영양과다와 운동부족에 의하여 비만이나 비만증이 생긴다. 비만이 되면은 피하지방만이 아니고 혈관과 근육에도 지방이 축적되며 또한 간장과 심장등의 내장등에 모든 기관에도 지방이 부착된다. 이러한 현상이 오늘날 소위 생활습관병 또는 성인병에 요인이 되어 신체에 축적된 지방을 신체활동이나 운동을 실시 한 것에서 효율적으로 지방을 연소시켜 이상체중을 유지한다고 하는 것이 현대인의 교양이라고 말 할 수 있다. 우리들에 신체의 피하와 여러 가지의 장기에 지방이 축적되어 신체에서 이용되는데 축적된 지질 가운데에는 중성지방, 인지질, 당지질, 스테로이드 등이 있다. 이 가운데에 인체의 지방이 대부분을 차지하고 있는 것은 중성지방이며 이 중성지방은 3개의 지방산과 Glycerol과 결합된 트리그리세이드(Trighceride)이다. 일반적으로는 중성지방이 운동에너지로 사용된다고 생각하나 실제로 직접적인 운동 에너지원이 되는 것은 지방산이다.

그렇기 때문에 지방산이 분해되어 지방산과 Glycerol로 나누어진다. 중성지방을 분해시키는 것은 리파아제(Lipase)라고 말하는 효소가 있다. 중성지방은 리파아제의 작용에 의해서 지방산과 Glycerol로 분해되어 혈중에 방출시키고 혈중에 방출된 지방산은 알부민(Albumin 단백질)과 결합해서 유리지방산(Free fatty Acid, FAA라고 함)이 된다. 유리지방산은 낮은 강도에서 중정도의 운동 강도에서의 유산소성 운동의 에너지원으로 사용된다. 중성지방이 리파아제의 작용에 의해서 지방산과 Glycerol로 분해되는 과정은 다음과 같다. 지방산의 연소율이 높은 것은 최대산소섭취량의 50~60% 정도 이하의 운동강도이다. 중성지방의 분해효소로 되어 있는 리파아제의 분비의 항진은 저강도 운동강도에서 중정도의 운동강도에서 운동 중에 항진된다.

혈청유리지방산의 농도는 중정도의 운동강도까지는 운동강도에 비례해서 상승한다. 또한 운동시간이 길어지면은 혈청유리지방산의 수치는 상승한다. 이론적으로는 리파아제의 분비의 항진과 함께 혈청유리지방산은 증가한다. 따라서 운동 강도와 운동 시간과의 관계에서 보면 혈청유리지방산의 증가경향과 리파아제의 분비량의 증가경향은 같은 결과로 나타난다고 생각된다. 신체의 지방을 연소 시킬때에는 운동의 강도가 강한운동을 일반적으로 생각하나 지방산을 에너지원으로 하는 운동은 실제로는 운동강도가 낮으며 중간정도에서의 운동강도로 운동을 오랫동안 계속 운동을 실시하는 것이다.

그림 8-6에서는 운동강도에 대한 지방산과 당질의 연소비율을 나타내었다.

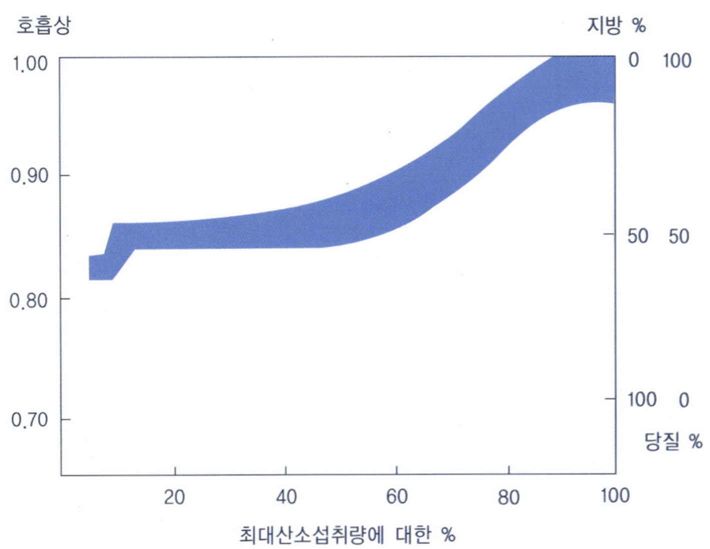

그림 8-6. 운동강도에 대한 지방과 당질의 연소 비율

그림 8-6에서의 운동강도에 대한 지방산과 당질의 연소비율을 나타낸 결과에서 최대산소섭취량의 90% 이상이 되는 강한 운동에서는 주로 에너지원으로서 당질을 대부분 사용한다. 지방산이 사용되는 연소의 비율은 최대산소섭취량의 60~80% 정도가 피크가 되며 그 이하의 낮은 강도에서도 똑같이 지방산의 연소비율은 높다. 지방산의 연소와 탄수화물의 연소를 다음 그림 8-7에서 나타난바와 같이 운동의 초기에는 주로 연료공급은 당질이 되나 운동을 계속함에 따라서 지방의 연소가 주체가 된다.

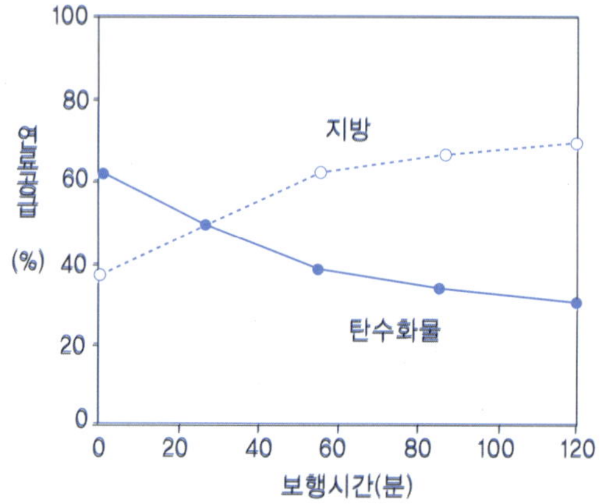

그림 8-7. 운동초기는 당질이 주체가 되아 운동이 계속되면 지방의 연소가 주체가 된다.

그림 8-7에서 나타난 바와 같이 걷기운동에서는 운동을 20분 정도 걷기 운동을 실시할 때에 당질과 지방산이 교체되고 20분 경과 후부터가 지방산의 연소 비율은 서서히 상승한다. 그렇기 때문에 비만운동 처방을 목적으로 할 때에 걷기운동은 중정도의 운동강도로 최대산소섭취량의 50~60% 정도의 운동 강도로 20분 이상 걷는 것이 바람직하다. 보통 50~60%의 운동강도는 감각적으로 속보 또는 옆사람과 말하면서 천천히 달리는 정도의 운동강도가 된다.

(1) 유산소운동의 중급과정

유산소적 운동의 중급과정이란 유산소적 운동의 초급과정을 마친 사람으로서 전신지구력이 높은 사람들을 말한다. 주로 전신지구력에 자신이 있는 사람은 5000m를 빠른 사람은 20분 정도 늦은 사람은 30~40분 정도 달리는 것이 가능한 사람을 말한다.

(2) 유산소적 운동의 상급과정

유산소적 운동의 상급과정이란 조깅에서 건강 마라톤에 출전할 수 있는 정도에 사람을 말한다. 주로 달리는 데에 자신감이 있어서 5000m에서는 20분 정도 분속으로는 1분당 250m 정도 달릴 수 있는 사람으로 이러한 사람들은 말초의 근육과 모세혈관망등이 발달하여 산소운반의 효율이 좋아 높은 속도로 달려도 견딜 수 있는 사람을 말한다. 분당 250m 이상의 높은 속도로 15~20km 정도로 달려도 심장과 폐가 견딜 수 있으며 무릎과 하퇴부, 발등에 운동장해를 일으키지 않는 사람을 유산소적 운동의 상급과정이라고 말한다.

(3) 유산소성 기구와 무산소성 기구를 혼합한 운동

이 대표적인 운동의 형식은 인터벌 운동이라고 하는데 인터벌 운동시에는 다음 사항이 문제가 된다. 첫째, 급주기에 의한 운동강도와 질주거리, 둘째, 안주기에 의한 지속시간, 셋째, 급주기와 완주기의 반복횟수가 문제가 된다.

3) 무산소적 운동(Anaerobic Exercise)

무산소적 운동은 운동강도가 높고 산소가 섭취되지 않는 상태에서 운동이 계속되는 것을 말한다. 이 운동에는 2가지의 종류로 나눈다. 하나는 크레아틴 인산성의 대사과정에서의 운동이며 이 대사과정의 특성은 최대 7~8초 동안에 운동이 끝나는 것을 말한다. 또 하나는 젖산성 대사과정에서의 무산소적 운동이며 이 운동의 최대시간은 33초 정도이다. 무산소적 운동이 끝난 후에 여분으로 섭취하는 산소를 산소부채(Oxygen Debt)라고 부른다. 산소부채량의 크고 작은 것에 따라 무산소적 운동 능력이 좋고 나쁜 것을 결정하는 지표가 된다. 무산소적 운동에서의 산소부채는 비젖산성 산소부채와 젖산성 산소부채로 나누는데 비젖산성 산소부채는 보통 4ℓ 정도가 되며 이 산소는 크레아틴인산의 재합성과 그 밖의 운동에 의하여 생리적으로 사용된 것을 되돌리기 위한 산소를 말하는데 그 비율은 ① 산화미오글로빈을 위하여 0.5ℓ 정도와 산화헤모글로빈을 위하여 0.5ℓ 합계 1ℓ, ② 체온상승과 아드레날린(호르몬의 분비)을 위한 1ℓ, ③ 호흡근과 심장을 위하여 1ℓ, ④ 크레아틴인산 재합성을 위하여 1.0~1.5ℓ 정도를 운동 후에 4ℓ 정도를 섭취하게 된다.

또한 글리코겐이 초성포도산에서 젖산을 분해할 때 방출하는 에너지로 사용된다. 따라서 운동량이 크면 클수록 젖산이 근육과 혈액 중에 축적되어 운동이 종료되면 이 축적된 젖산을 처리하기 위하여 사용되는 산소가 젖산성 산소부채라고 말한다. 글리코겐이 분해되고 젖산이 생성되는 경우와 젖산의 처리를 위하여 산소가 어느 정도 필요한가를 고려한다면 산소 1ℓ당 8.1g의 젖산을 처리하기 때문에 2mol(180g)을 처리하기 위해서는 산소는 22.2ℓ가 필요하게 된다.

비젖산성운동은 주로 Repetition운동이며 이 운동을 실시 할때는 ① 운동의 강도, ② 운동의 시간과 거리, ③ 운동의 휴식시간, ④ 반복횟수등이 중요하며 앞장 그림 8-5를 참고한다. 젖산성 대사과정에서의 운동은 Repetition운동을 이용할 경우 ① 운동의 강도(급조기), ② 운동의 시간과 거리, ③ 휴식시간, ④ 반복횟수 등도 그림 8-5를 참고한다.

4) 국소근 운동

국소근 운동에는 근 수축양식에 의하여 운동을 실시 하는데 ① 등척성 운동, ② 등장성운동, ③ 단축성 운동, ④ 신장성 운동, ⑤ 등속성 운동으로 크게 5가지로 나누며 이 양식을 이용하여 하체, 체간, 팔, 목부위에 대한 운동을 기본으로 하며 고령화사회에서의 폐용성근위축 등을 목적으로 하는 고령자들을 대상으로 할 때의 신체를 28가지 국소근으로 나누어 자기 체중을 이용하여 국소근 운동을 실시한다.

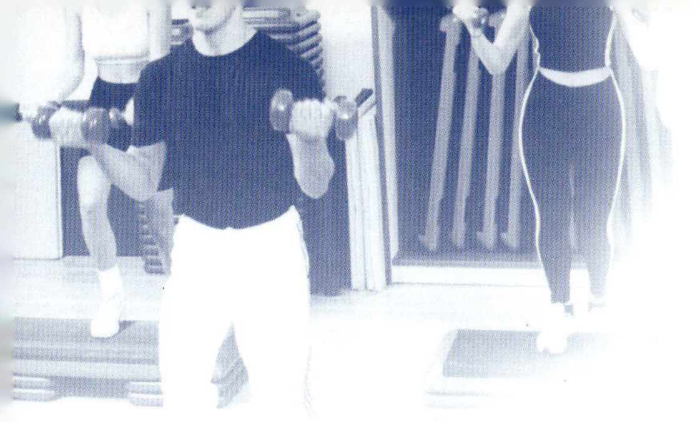

제 9 장 비만운동처방

1. 신체의 지방량에 관한 기초지식

오늘날 고도산업사회에 의한 산업의 기계화, 교통망의 발달과 식생활 개선에 의한 영양과다는 일상생활에서의 신체활동과 운동부족에서 오는 단순성 비만자가 증가되고 있다. 첨단적인 의료정보 또는 의료기술에 발달과 예방의학과 치료의학에 충실, 그리고 정부에 완벽에 가까울 정도의 의료제도의 확립에도 불구하고 사회에서는 고혈압증과 당뇨병, 협심증, 뇌경색, 뇌졸중 등 소위 생활습관병 또는 성인병 등이 증가하여 개인이나 가정 그리고 국가에서의 의료비증가현상은 사회적, 국가적 문제로 대두되고 있는 현실이다.

이러한 질환과 질병은 일상생활에서 자각증상이 없기 때문에 문제가 된 이 후에 신경을 쓰는 경우가 보통이라고 생각된다. 이러한 위험인자는 주로 유전, 성별, 각 층의 연령별로 나타나는 인자(Mon-Modifiable Risk factor)와 신체의 지방량의 증가, 비만 등의 개선에 여지가 있는 인자(Modifiable Risk factor)로 나눌 수가 있다. 일반적인 인자로써 개선의 여지가 있는 것을 다음 7가지로 정리한다.

1) 고혈압

WHO의 고혈압 분류에 속하는 수축기 혈압 160mmHg, 확장기 혈압 95mmHg에 해당되는 45세~68세까지의 남성을 대상으로 한 조사의 결과에서는 남성은 정상혈압자와 비교하여 허혈성심질환에 해당되는 자가 약 4배, 뇌경색이나 뇌졸중에 있어서는 약 6배 정도의 사망률을 나타난다고 보고되고 있다.

2) 혈청콜레스테롤(고지혈증)

혈청 콜레스테롤이 260mg/dℓ 이상인 사람은 220mg/dℓ 이하인 사람과 비교할 때 약 7배의 심근경색에 대한 위험이 있다고 보고되고 있다. 그러나 최근에서는 중성지방(트리그리세리드)이 높으면 HDL콜레스테롤(높은치가 좋다)이 낮은 수치로 나누어 중성지방은 2차적인 인자로 의미를 부여하고 있다.

3) 혈청중성지방

혈청 콜레스테롤과 같이 HDL콜레스테롤의 낮은 수치에 의한 2차적 인자로써 의미를 부여하며 혈청중성지방의 이상유무에 대한 판정치는 150~200mg/dℓ이며, HDL콜레스테롤 치가 40mg/dℓ 이하가 되면은 문제가 없다고 말하고 있다.

4) 흡연

흡연은 혈소판의 응고와 혈압의 상승, HDL콜레스테롤의 저하를 일으키기 쉽기 때문에 관상동맥(심장을 움직이게 하는 동맥) 경화성의 질환의 요인이 된다. 특히 남성의 경우에는 흡연량이 증가함에 따라서 심장질환의 원인이 된다고 보고되고 있다.

5) 당뇨병

당뇨병이 없는 사람과 비교하여 당대사에 이상이 있는 사람은 뇌경색의 발증률은 2배가 된다고 보고되고 있다. 당뇨병 환자의 사인을 분석하면 심혈관계의 합병증에 의한 케이스가 약 76%로 대단히 높다.

6) 스트레스와 A형 성격

강한 스트레스는 혈관벽의 수축을 일으키고 여기에 대응해서 말초혈관 저항이 높아져 혈압이 상승하게 된다. A형 성격이라고 하는 것은 Friedmamn 및 Rosenman들이 주창한 경쟁심과 공격형인 사람으로 보통은 다혈질적인 성격을 가지고 있는 사람을 말한다. A형 성격의 인간은 인간관계에 있어서도 스트레스를 받아 관상동맥질환의 발생률도 높다고 말한다.

7) 커피

커피는 미국의 보스톤지역에 의한 조사에서 하루에 6잔 이상을 섭취할 경우에는 심근경색이 많다는 연구보고가 있다. 일상생활에서의 커피의 과음과 흡연은 허혈성 심질환의 발생을 촉진한다는 연구보고에 의해서 과도한 섭취는 지향하여야 한다.

2. 내장지방과 생활습관병

내장지방이 많은 사람은 생활습관병의 발병률이 높다. 내장지방은 CT촬영(X-선 촬영)과 MRI(전자파 촬영)검사에 의해서 얻어지는 신체의 단면상에서 정확하게 판단 할 수가 있다. 그러나 일반적으로 이러한 의료장비의 이용목적은 조직자체의 이상유무를 확인 하는 것이며 비만검사시에 내장지방의 검사를 위해서는 권고 할만한 장비라고 생각된다. 한편 허리둘레가 큰사람이 내장지방이 많다고 하는 것이 증명되어 허리둘레와 히프의 비율(W/H 비율)을 이용하여 남자는 1.0, 여자는 0.9를 넘은 사람은 위험도가 있다고 말한다.

내장지방에 관해서는 남성보다도 여성이 많으며 나이가 증가함에 따라서 증가된다. 한편 운동을 실시하는 사람의 경우에는 내장지방이 적은 사람이 많으며 총지방량에 대한 내장지방의 비율을 볼 때에 일본의 스모선수와 장거리 달리기 선수와의 비교에서 쉽게 알 수 있다. 신체활동이나 운동에 의해서 내장지방의 축적을 억제 할 수 있는 가능성이 있다고 생각된다.

3. 비만이 되기 쉬운 라이프 스타일

보통 비만이 되기 쉬운 사람과 비만이 잘 되지 않는 사람이 있다고들 하는데 비만이 되기 쉬운 사람은 보통 첫째, 양친이 비만인 경우, 둘째, 어린이 시기에 비대한 사람, 셋째, 신체활동이나 운동을 싫어하는 사람, 넷째, 기름진 음식이나 단 음식을 선호하는 사람, 다섯째, 면학파 또는 주스나 콜라 등 탄산음료 등을 좋아하는 사람 또는 식사를 빠르게 한다던가 식사의 횟수를 적게 하여 한번에 폭식을 하는 사람 또는 야식과 간식을 많이 하는 사람 그리고 마시는 것과 먹는 걸로 스트레스를 발산하는 사람 등 환경적 요인에서 비만이 되기 쉬운 경우가 많다. 그러나 내장지방 축적 경향과 안정시 대사율, 칼로리 위주의 식생활 등은 보통유전인자로 생각할 수 있다.

4. 신체지방량에 평가

신체의 신체조성상태를 검사하여 신체내의 지방량이 어느 정도인가를 계산하여 신체내 지방량의 평가는 앞장 제1장과 제7장에 의한 결과와 다음 표 9-1과 표 9-2, 표 9-3에서의 기본적인 신체지방량의 평가표를 나타내었다.

표 9-1. 기본적인 신체 지방량

지방량 (%) / 기 본	신체내지벙량	비고
인간의생리적한계	5% 정도	남자와 여자의 차이는 여자가 지방이 10% 정도가 많다
국제적 스포츠선수	10% 정도	
일반인	20% 정도	
비만군	25% 정도 이상	

표 9-2. 일반인을 대상으로 한 신체지방량기준

남자지방량 %	여자지방량 %	지방량 기준판정	비고
14~23% 정도	17~27% 정도	적정체중(이상체중)	
25~30% 정도	30~35% 정도	경도의 비만	
30~35% 정도	35~40% 정도	비만	
35% 이상	40% 이상	극도의 비만	

(자료출처 : 운동처방을 위한 이론과 실체 일본 공영출판사, 2008년)

표 9-3. 일반인을 대상으로 한 신체지방량기준

BMI	판정기준
〈20	저체중
≧20〉24	보통 표준체중
≧24〈26.4	과체중
≧26.4	비만체중

(자료출처 : 운동처방을 위한 이론과 실체 일본 공영출판사, 2008년)

특히 표 9-3에서 BMI가 22.0일 때에 나병률이 가장 적으며 BMI(Body Mass Index)는 신장과 체중을 이용하여 간편하게 비만도를 평가 할 수 있는 방법이나 이것은 국가와 민족에 따라 그 평가기준은 다르다고 말 할 수 있다. BMI = 체중(kg)/신장^2(m)이다. 예를 들자면 체중이 70kg, 신장이 175cm일 경우 BMI는 70(kg)/(1.75)^2 = 22.87이 BMI가 된다.

5. 비만운동처방의 실제

비만운동처방을 실시 할 때에 운동처방사나 운동지도사는 기본적으로 운동처방 시스템을 이용한 결과를 가지고 운동처방을 작성하여 운동을 지도한다. 이때에 기본적으로 필요한 것은 운동처방시스템 각 항목에 따른 검사결과표 즉, ① 개인기록카드, ② 의료인에 건강진단 확인서(운동실시 여부에 관한 확인), ③ 운동부하검사결과표, ④ 운동능력검사결과표, ⑤ 운동능력검사판정기준표 등 기타참고자료를 가지고 운동처방 및 운동지도안을 작성한다. 이때에 기본적으로 비만운동처방 작성시에는 숙지사항 및 주의사항을 기록하여야 한다. 숙지사항에 대해서는 개인기록카드에 이미 기록되어 있고, 주의사항은 체중조절을 위한 체중감량 시에 필용한 주의 사항이다.

먼저 영양학적 사고방식과 운동처방에 따른 운동에 이론성에 대한 주의 사항을 기록한다. 영양학적 사고에 대한 주의 사항은 섭취칼로리 제한과 사우나에 의한 탈수문제와 생리적 한계 이상으로 감량시에 대한 주의사항과 영양에 균형문제등을 기록한다. 첫째, 식사(섭취 칼로리 제한)시의 문제점을 기록하는데 그 문제점으로는 ① 산소소비량의 저하, ② 체온조절기능의 장해, ③ 신장의 혈류량 감소와 신장의 노과량 감소, ④ 간장의 글리코겐 고갈, ⑤ 전해질 배출 증가에 따른 문제가 된다.

둘째, 사우나에 의한 탈수에 의한 감량을 실시 할 때의 문제로써는 ① 근력의 저하, ② 전신지구력의 저하, ③ 혈장 및 혈액량의 감소, ④ 심박수의 상승, ⑤ 1회 박출량 및 심박수의 저하가 문제가 되므로 이러한 문제점에 대한 대책을 주의시킬 필요가 있다.

셋째, 인간의 생리적 한계 즉, 지방량의 5% 이하로 체중을 조절 할 경우에는 ① 혈장량의 감소, ② 최대산소섭취량의 저하, ③ 신체의 권태감, ④ 신체수분량 감소 및 혈액의 농축이라던가 심박출량의 저하, ⑤ 심박수의 증가는 체액성분의 감소와 전신지구력의 저하와 신체반응시간에 연장이 오기 때문에 주의 하지 않으면 안된다.

넷째, 영양문제에 있어서는 하루 중에 섭취하는 일상생활에서의 영양에 균형을 유지시키는 것이 중요하다. 다시 말하면 단백질을 20% 정도, 지방은 40% 정도, 탄수화물 40% 정도로 균형있는 식생활이 중요하며, 인간에 기초대사량과 일생생활 시에 탄수화물섭취 즉, 당질 섭취를 제한해서는 안된다. 영양문제에서 각종 영양소에 대한 신체내에서의 역할과 기능은 제6장에서 이미 기술하였다.

이상의 숙지사항 및 주의사항을 참고로 하여 비만운동처방을 실제로 시행 할 경우에는 두가지가 중요한 포인트가 된다. 첫째는 영양학적 사고에 의한 하루의 에너지 총 섭취량에 대한 기본적인 사고, 둘째는 신체활동이나 운동을 통한 운동학적 사고에 의한 에너지 소비이다. 이 두 가지에 포인트에 대하여 본서의 제1장에서는 비만과 비만증의 정의, 비만의 생리, 비만의 원인, 비만 검사방법 등을 기술하였고, 제2장에서는 비만 예방을 위한 신체의 각종 에너지대사의 이론성, 제3장에서는 일상생활과 운동시의 에너지 소비량 계산법, 제4장에서는 하루 중에 에너지 총 섭취량에 대한 진단을 실시하기 위하여 식품의 종류 17가지와 식품성분분석표 1080가지에 대한 에너지를 100g당 100Cal로 나타내어 그 식품성분 가운데에 당질, 지질, 단백질, 무기질, 수분등에 관한 정보를 기초로 하여 건전한 식생활습관에 대한 영양에 균형을 이해하면서 섭취한 음식물을 진단하는 방법을 기술하였다.

제5장에서는 운동처방사나 운동지도사 또는 비만자가 현장에서 손쉽게 하루 중에 본인에 하루 중의 에너지 총 소비량을 진단 할 수 있는 방법과 계산법을 기술하였다. 제6장에서는 하루 중 섭취한 각종 영양소에 대한 역할과 기능을 스포츠 영양학적과 운동처방 입장에서 기술하였다.

제7장에서는 신체의 조성상태 가운데에 신체의 골격이 되는 골의 형성상태에 중요한 요소가 되는 칼슘문제와 체중조절에 필요한 검사하는 방법을 본서에서는 신체조성상태 검사방법을 최 첨단적인 검사방법으로부터 시작하여 누구나 어디에서나 손쉽게 검사할 수 있는 하나의 방법 가운데에 신체조성상태의 검사방법을 UP시킨 것이 20cm 줄자를 가지고 검사하는 방법이다.

간단하게 20cm 줄자로 하나만으로도 신체조성상태를 근육량과 지방량을 검사한 결과를 가지고 비만운동처방의 기본원리를 ① 영양학적의 기본적인 사고와 ② 운동학적인 기본적인 사고로 나누어 기술한 것이 본서의 특징이라고 말 할수 있다.

1) 영양학적의 기본적인 사고

영양학적의 기본적인 사고의 기초는 제1장에서는 비만과 비만증의 정의, 비만의 생리, 비만의 원인, 비만 검사방법과 제2장에서의 각종 에너지 대사의 기본, 제4장 하루 총 에너지 섭취량에 대한 진단과 진단법, 제6장 각종영양소에 대한 신체의 역할과 기능, 제7장에서 신체조성상태 검사방법과 결과 등을 참고한다.

2) 운동학적의 기본적인 사고

운동학적의 기본적인 사고는 제2장에서의 신체의 에너지대사의 기본과 제3장에서 일상생활과 하루 중에 신체활동과 운동에 의한 각종 에너지 소비량 검사방법과 제4장에서 하루 중에 에너지 섭취량에 대한 식품의 종류 17가지와 식품성분표 1,080가지를 참고, 제5장에서는 하루 중의 에너지 총 소비량을 검사하는 검사방법과 진단법, 제7장에서의 신체조성상태 검사 방법과 결과처리, 제8장에서 운동처방의 기본적인 시스템 등을 기초로 한다.

3) 신체의 지방감량 목표를 설정

체중조절을 위한 감량을 실시 할 경우 먼저 영양학적 문제를 기초로 고려할 때에 하루 음식물섭취를 통한 하루 중의 에너지섭취량의 칼로리의 균형을 고려한다. 우리들의 일상생활을 영유하고 생명을 유지하기 위해서는 일단 외계로부터 음식물을 섭취하여 일정한 양의 에너지가 필요하다. 즉, 인간의 생명을 유지하기 위한 최소한의 에너지의 기초대사로부터 운동이나 작업을 하기 위한 운동대사에 이르기까지 하루 중에 에너지섭취와 에너지소비의 균형이 이루어져야 한다. 에너지소비와 섭취가 어떻게 이루어져 있는가를 알아볼 수 있는 유일한 방법이 체중을 일단 측정하는 것이다. 이 체중을 측정하는 결과에 의해서 신체조성상태를 알아볼 수가 있다.

신체조성상태라고 하는 것은 신체 가운데에 주가 되는 골격과 이 골격을 받쳐주는 근육과 에너지를 공급해주는 지방량을 말한다. 다시 말하면 근육의 세포는 우리가 일상생활이나 운동을 실시할 때 힘을 발휘하고 이 힘을 발휘할 때 근의 신경에 자극을 주어 근육을 수축시키는데 필요한 에너지를 발생 시키는 것은 제지방세포나 탄수화물이다. 이 때에 그 원료가 되는 것이 글리코겐과 지방이다. 신체를 효율적으로 움직이기 위해서는 신체내에 있는 지방을 어느 정도 유지시켜야 일상생활이나 운동시에 최고로 힘을 발휘하여 컨디션을 유지 할 수 있도록 하는 것이 비만운동처방이다.

비만운동처방이란 결과적으로 두 가지의 요인에 의해서 결정된다. 하나는 하루 중에 섭취한 총에너지 섭취량과 일상생활이나 운동시에 소비되는 에너지 소비에 균형을 유지하는 데에 그 목적이 있다. 이 균형이 무너질 경우에 즉, 하루 중에 섭취한 총 에너지 섭취량이 소비량보다도 많을 경우에는 그 여분의 에너지는 지방조직 가운데에 지방이라고 말하는 형태를 가지고 신체내에서 축적지방이 되어 신체조성상태에 변화가 생긴다.

다시 말하면 축적지방이 많게 되면 신체지방량이 높게 되어 비만이나 비만증으로 이어진다는 것을 의미한다. 동시에 일상생활에서 신체활동이나 운동량이 저하하면 우리 신체내에 있는 근은 폐용성 근위축상태가 되어 체중도 줄어들게 된다. 따라서 음식물을 통한 총 하루의 에너지 섭취의 증가는 동시에 일상생활에서 신체활동의 저하를 가져오는 동시에 지방량의 증가도 가져오게 된다.

한편으로는 반드시 그렇다고는 말 할 수 없으나 이러한 두 가지 문제가 결코 체중에 미치는 영향과는 같다고 볼 수 는 없다. 다음 그림 9-1에서 나타나는 바와 같이 체중과 신체조성태를 일정하게 유지하기 위해서는 하루에 섭취한 총에너지 섭취량과 하루에 소비하는 에너지소비량과의 균형을 이루어야 적정체중 즉, 이상체중을 유지할 수 있다.

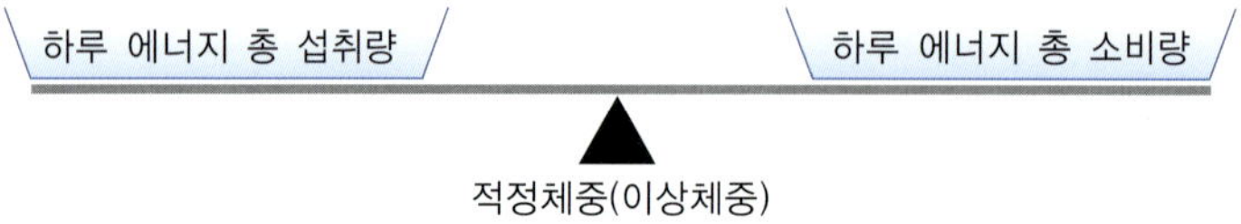

그림 9-1. 하루 에너지 총 섭취량과 하루 에너지 총 소비량의 균형

한편 에너지 섭취량을 증가시키고 신체활동이나 운동량을 감소시키면 지방이 증가가 된 만큼 신체내의 근육량의 감소(신체활동을 실시하지 않은 결과로 인한 근위축상태)로 인하여 체중 자체가 증가시킨다고는 말 할 수 없다. 바꾸어 말하면 축적지방의 증가에 의한 체중의 증가는 신체활동이나 운동량으로 인하여 에너지소비 저하에 의한 제지방조직 즉, 근육량의 감소에 의한 차이에 의한 것이다라고 말 할 수 있다.

그렇기 때문에 체중의 변화만을 가지고서는 신체조성상태의 변화를 알 수가 없다. 하루에 총섭취칼로리를 감소시키면 반대의 방향으로 균형이 무너지게 된다. 다음 그림 9-2에서 하루 중 일상생활이나 운동량을 줄이고 섭취칼로리를 증가시키면 신체조성상태 가운데에 지방량이 급속하게 증가되는 것을 나타내었다.

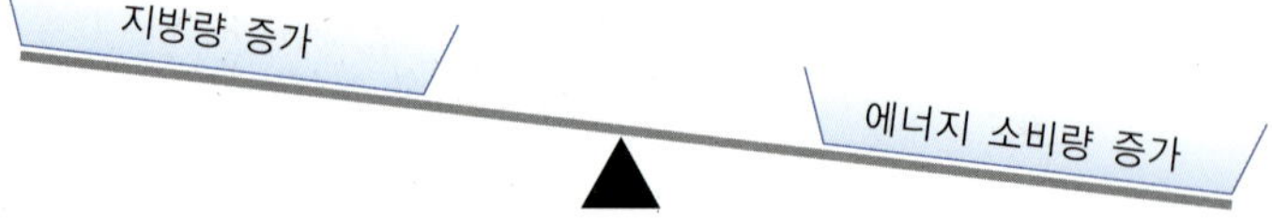

그림 9-2. 에너지 소비량의 감소는 지방량 증가로 나타난다.

결론적으로 하루에 총 섭취칼로리를 감소시키면서 하루 중 신체활동이나 운동량을 증가시키면 체중은 감소하나 내용적으로 보면 지방만이 아니고 근 조직도 감소하게 된다. 이러한 경우에는 에너지섭취칼로리와 신체활동이나 운동을 통한 신체 전체의 에너지의 균형에 관한 문제가 생기게 된다. 우리의 신체는 섭취칼로리가 적게 되면은 혈당치가 저하되고 이 혈당치가 저하되면 신체내에 호르몬의 분비가 일어나 근육에서 글리코겐과 지방을 연소시킨다는 점에서는 대단히 중요한 문제가 된다.

일상생활에서 하루의 총 에너지의 섭취칼로리양을 저하시키면 간장에서 글리코겐을 방출하여 신경계에 에너지원을 공급하는 활동을 담당하는 호르몬 가운데에서 근조직의 단백질을 분해하는 작용을 가지고 있는 호르몬이 근단백질을 분해시키기 위하여 생긴 아미노산은 혈액을 매개체로 하여 간장으로 보내져 포도당으로 변하여 진다.

이러한 여러 가지 결과에 의해서 여분으로 만들어진 포도당은 지방의 형태로 변하여 간장에 축적하게 된다. 이상과 같이 설명한 결과에서 하루 중에 신체활동이나 운동을 통하여 총 에너지소비 칼로리를 증가시키고 하루 중에 에너지섭취칼로리양도 감소시키는 방법은 신체의 축적지방량의 감소는 빠르게 그 효과가 나타난다. 이러한 점을 응용하여 본서에서는 ① 영양학적 사고에서는 음식물섭취를 조절하고, ② 운동학적 사고에서는 신체활동이나 운동을 통하여 하루 중에 에너지를 소비시키는 방법을 가지고 운동처방을 실시한다. 일반적으로 음식물을 통한 식사조절에 한 방법으로 이용되는 식이요법을 통한 일시적인 감식방법 즉, 하루 중에 총섭취칼로리 제한은 실제적으로는 신체의 지방량을 높이는 결과가 나타나기 때문에 신체의 지방량을 줄이기 위한 다음과 같은 지침이 필요하다.

4) 신체의 지방량을 감소시키기 위한 영양학적 지침

(1) 체중의 감소는 신체내의 축적지방을 감소시켜야 한다.

(2) 신체지방량을 감소 시키기 위해서는 ① 섭취칼로리의 제한과 ② 소비칼로리증가에 기초를 둔다.

(3) 축적지방을 감소시키는 방법으로는 신체에 자각적 증상이나 무리가 없이 일상생활을 할 수 있는 범위내에서의 과학적인 준거가 필요하다.

(4) 연령별, 직업별, 신체의 특성에 따라 각 개인개인에 에너지 섭취량과 에너지소비량을 진단하여야 한다. 에너지 섭취량에서의 기본은 첫째, 생명을 유지하기 위한 최소한의 에너지인 기초대사량이 필요하다.(제2장에서 각종 에너지대사를 참고) 둘째, 일상생활이나 운동 또는 직장생활에서의 필요한 에너지 공급과 제3장에서 에

너지소비량을 계산하는 방법과 진단법 셋째, 발육과 특히 임산부에 필요한 신체의 조직의 수복과 에너지 공급에 필요한 기본적인 영양소 제4장 식품의 종류와 식품 성분표를 참고하여 단백질, 지방, 탄수화물 등의 섭취 영양에 균형을 참고한다.

5) 비만운동처방에 의한 지방감량의 실제

체중감량의 목표를 설정할 때에는 먼저 제1장에서 비만검사방법과 제7장에서 신체조성상태를 알아보기 위한 비만검사를 실시하기 위한 여러 가지 방법중에서 본서의 특징으로 UP시킨 것이 20cm 줄자를 이용하여 신체조성상태를 검사한 결과를 가지고 앞장에서 제시한 신체지방량 평가기준 표 9-1~표 9-3까지를 참고하여 감량목표를 설정한다.

참고로 본서에 의한 체중감량목표를 정할 때에는 항상 인간의 생리적한계의 Fat%가 5%이라고 하는 점과 인간의 생명을 유지하기 위한 최소한의 에너지기초대사량과 정상적인 일상생활을 유지시키기 위해서 감량계획을 작성되어야 한다는 것과 신체의 영양에 균형 즉, 단백질, 지방질, 탄수화물, 무기질에 대한 적정한 영양 섭취에 균형을 유지시켜야 된다고 하는 것을 비만운동처방 시에 주의사항 혹은 숙지사항으로 제시한다.

만약에 체중 감량기준을 생리적인 한계까지 지방량을 감소시키는 체중감량목표라고 한다면 생리적인 한계의 지방량은 5%이기 때문에 본인이 신체조성상태 검사결과에서 지방량이 10%라고 할 경우는 5%가 지방감량목표가 된다. 또한 현재 25%가 지방량이라고 한다면 생리적인 한계까지 감량목표를 설정한다면 20%가 지방의 감량목표가 되며 일반인을 기준으로 한다고 하면 5% 정도가 지방감량목표가 된다. 이때 남자와 여자와의 차이는 여자가 10% 정도 Fat% 많다.

축적지방 5% 정도를 감량목표로 설정할 때 축적지방 5%는 지방량이 몇 kg이 되는 가는 앞장 제7장에서 신체조성상태를 구하는 Brožek공식에 의하여 먼저 지방량 = (4.570 ÷ 신체밀도(x)-4.142) × 100을 하면 신체 총지방량 %가 나온다. 이 지방량 %에 의거 신체내의 지방량 = 체중 × 앞에서 구한 Fat % ÷ 100을 하면 신체내의 지방량 kg이 나온다. 또한 제지방량(근육량 또는 활성조직량 LBM) = 체중 - 지방량을 하면 제지방량이 계산된다. 이러한 절차에 의해서 지방량 5kg을 감량할 때에 지방량 5kg은 지방량 1g당 보통 8~9Cal이기 때문에 지방 1g을 8Cal로 계산한다면 지방 5kg에 대한 총 칼로리로 계산 할 때에 지방5kg × 8Cal = 40,000Cal가 된다.

이 4만 칼로리를 ① 영양학적인 사고와 ② 운동학적인 사고를 이용하여 소비시킨다고 할 때 필자의 경험과 과학적인 방법으로는 연령과 직업에 따라서 또는 신체상태에 따라서 대부분 다르기 때문에 보통 일반적인 방법을 이용한다면 참고로 독자의 이해를

도와주기 위하여 앞으로 계속 기술하는 문장에서 영양문제는 ①의 기호를 붙이고 신체활동과 운동문제는 ②란 기호를 붙이면서 기술한다.

① 영양학적 사고에서 50% 정도의 섭취칼로리의 제한과 ② 신체활동이나 운동에서의 운동학적 사고에 의한 소비칼로리를 50% 정도로 각각 나눌 때에 총소비칼로리 목표인 지방량 5kg을 계산하면 총 4만 Cal를 소비시키기 위한 목표가 100%라고 할때에 두가지의(영양과 운동) 에너지를 소비시키는 방법으로 배정한다고 할 때에 ① 영양에서는 50%는 2만 칼로리를 섭취 영양에서 제한시키고, ② 신체활동이나 운동을 통하여 50%인 2만 칼로리를 소모시킨다는 결론이다.

그러나 이러한 논리는 일반적인 필자의 독창적인 논리이다. 비만자나 나이가 들어가면 들어갈수록 일상생활에서 신체를 움직이는 것을 싫어하는 사람이 있다. 또는 운동과 거리가 먼 사람, 병원에서 막 퇴원한 사람, 노인들과 체력이 약한 사람 그리고, 평소에 운동부족자 등은 일반적으로 실시하는 ① 영양에서 50%, ② 운동에서 50%의 비율을 바꾸어야 된다. 다시 말하면 ① 영양에서의 총 섭취칼로리의 비율을 높게 조절하고, ② 신체활동이나 운동에 비율을 적게 하는 것이 이상적인 감량방법이라고 생각한다.

예를 들면, ① 영양에서 60%, ② 운동에서 40% 또는 ① 영양에서 70%, ② 운동에서 30% 등으로 나누어 체중을 조절하는 방법을 말한다. 이때에 하루의 에너지 총 섭취량에 관한 칼로리제한 시에 ① 영양상에 문제는 제4장에서 하루 중 에너지 총 섭취량에 대한 진단법과 계산법을 참고한 다음 식품의 종류에 따른 식품성분표를 참고하여 조절한다. 그리고 ② 신체활동과 운동을 통한 하루에너지소비량에 관계되는 문제는 제2장에서 일상생활과 운동시에 소비되는 에너지 소비량에 관한 진단과 하루 중 총 에너지소비량 계산법 등을 참고하고 제5장에서의 하루에너지 소비량을 간단하게 계산하는 방법을 참고하면 된다.

총 에너지소비량 4만 칼로리를 며칠간, 몇 달간에 걸쳐서 신체에 무리가 없이 에너지섭취와 소비를 시킨다고 할 때에는 보통 성인의 경우는 하루에 총 500Cal 정도를 ① 영양과 ② 운동으로 소비한다. 즉, 하루 총 500Cal를 다시 ① 영양에서 하루에 250Cal, ② 신체활동이나 운동에서 250Cal 총 500Cal를 하루에 소비시키는 목표를 말한다.

그러나 청년의 경우에는 하루에 총 1,000Cal 정도를 다시 ① 영양에서 500Cal 제한시키고, ② 신체활동이나 운동을 통하여 500Cal를 하루에 총 1,000Cal를 소모시킨다고 할 때 청년의 경우에는 4만Cal ÷ 하루 1,000Cal = 40일이란 체중감량기간이 나온다.

한편 일반인으로 계산한다면 4만Cal ÷ 하루 500Cal = 80일 체중감량기간이 된다. 이렇게 계산결과에 의해서 청년의 경우 신체의 지방량 5kg을 감량하는 기간은 40일이 되고 일반인은 80일이 된다. 체중감량기간에 대하여 선행 연구에 의하면 일반인의 경우에는 10일 정도의 기간에 보통 6%의 지방량 감소가 적정하다고 보고되고 있으나 대상자에 따라서, 사람에 따라서, 직업에 따라서 전부 다르다.

운동처방시 주의하여야 할 것 중에 하나는 인간의 욕구 가운데에 하나가 식욕이기 때문에 본인이 좋아하는 음식물을 제한시켜서는 안된다고 생각된다. 그렇기 때문에 ① 하루에 500Cal의 음식물을 통한 섭취칼로리의 제한을 위하여 먼저 제4장에 있는 식품성분표를 보고 식사의 습관과 태도를 지도하는데에 오늘날 영양관련지도에 포인트라고 생각 할 수가 있다.

위에서 일반청년들을 대상으로 하는 체중의 감량을 실시할 때에 하루에 총 1,000Cal를 소비칼로리로 할 때에 ① 영양에서 50%(500Cal), ② 신체활동이나 운동에서 50%(500Cal)로 나눌 때에 ① 영양에서 하루에 500Cal의 식사조절을 시킬 때에 먼저 운동처방 시스템 제1에서 개인기록카드 작성표를 보고 본인의 기호식품과 생활습관 또는 싫어하는 식품과 좋아하는 식품 등이 있는 가를 확인한다.

기호식품 가운데에 만약에 하루에 자판기에서 판매하는 커피를 10잔을 마신다고 할 때에 일상생활 동안에 식생활습관을 변화시키는 것이 ①에서의 영양학적 기본적인 사고 방식이다. 자판기 커피한잔에 식품성분표를 보면 35Cal 정도로 나타나 있다. 하루 중 섭취하는 총 자판기 커피10잔 × 35Cal = 350Cal가 된다. 이때에 본인의 기호식품인 자판기 커피를 마시지 말라고 한다면 누가 운동처방을 받으려고 하겠는가?

본인의 기호식품을 그대로 유지한 체 자판기커피 속에 들어 있는 프림과 설탕을 제외하면은 인스턴트커피인 블랙커피음료수로 대체한다면 인스턴트커피는 칼로리가 제로이다. 그러므로 커피는 마시되 프림과 설탕을 제외하고 인스턴트커피를 마시는 쪽으로 지도하면은 350Cal를 영양에서 조절할 수가 있다.

다시 말하면 일상적인 식사를 평상시와 같이 그대로 유지한 체 그 음료수로 섭취하는 자판기커피에서 350Cal를 조절하고 나머지 150Cal는 고칼로리를 저칼로리로 섭취시킨다던가 또는 식사 시에 저칼로리부터 고칼로리의 순서로 식사하는 방법을 지도한다던가 하루 총 에너지섭취량을 아침, 점심, 저녁으로 고르게 나누어 식사를 할 수 있도록 배분한다던가 가공식품 또는 고단백질, 고지방식을 되도록 이면 자연식으로 섭취 할 수 있도록 지도한다던가 특히 육류나 생선류 등에서는 주로 인성분이 많이 들어 있어서 이러한 식품을 일명 산성식품이라고 말한다. 산성식품 대신에 칼슘이 들어 있는 야채 등에 알카리성 식품을 섭취하게 하는 방법을 고려한다.

앞장에서 설명한 바와 같이 우리가 일상적으로 말하는 오늘날에 보양식등에는 인성분인 산성식품 등이 많이 포함되어 있다고 생각되기 때문에 이러한 산성식품이 많이 들어 있는 식품을 섭취하는 경우에 있어서는 알카리성인 야채류와 과일 등에 많이 들어있는 칼슘성분과 적당한 비율로 섭취하는 식사 및 영양지도가 오늘날 사회적 문제로 되고 있는 골다공증문제라던가 어린이들에 골형성관계와 치아관계 문제를 풀어나갈 수 있는 한 방법이라고 생각된다.

또한 현대사회에 있어서의 음식물의 섭취는 식사의 양보다는 식사의 내용을 질적으로 하여 영양에 균형을 항상 유지하고 소화흡수가 잘 될 수 있도록 식사지도 또는 영양지도를 한다던가하면은 나머지 150Cal에 대한 문제는 총 ① 영양학적 사고에 의한 하루에 500Cal 조절은 간단하게 이루어질 수 있다고 생각된다.

② 신체활동과 운동을 통한 50%인 500Cal소비를 위한 일상생활과 운동은 앞장 제3장과 제5장에서 일상생활과 운동시에 소비되는 칼로리를 1분당, 체중 1kg당 하루 1,440분에 대한 소비칼로리를 간단하게 계산 할 수 있는 계산법과 진단법을 설명하였다. 이 자료를 이용한다면 걷고, 달리는 속도를 1분당으로 소비되는 칼로리는 먼저 60m를 1분 동안에 산보를 하였을 경우 체중 1kg당 소비되는 칼로리는 0.078Cal이다. 그리고 속보로 1분당 80m 정도를 걷는다고 할 때에 소비되는 칼로리는 1분당 체중 1kg당 0.097Cal이다.

그리고 100m를 급보로 1분 동안에 걸었을 경우에 소비되는 칼로리는 0.115Cal가 된다. 친구들과 이야기를 하면서 보통 1분 동안에 1,200m 정도 조깅을 실시하면 1분당 체중 1kg당 0.134Cal가 소모되고 달리기를 1분 동안에 1,400m 정도로 달리는 경우에는 1분당 체중 1kg당 0.153Cal가 소비된다. 이상과 같은 과학적인 데이터에 의거 체중 60kg인 사람이 1분당 120m로 20분간 달렸을 때에 소비되는 칼로리를 계산한다면 체중 60kg × 1분당 120m 달리는 속도에 1분당으로 소비되는 칼로리는 0.134Cal ×20분 달린 시간 = 약 160.8Cal가 된다.

이때 20분간 달리고 난 후에 땀을 흘리고 갈증이 나서 콜라나 사이다 등 400cc 정도의 양의 음료수를 마셨다고 한다면 제4장에 있는 식품의 종류와 1,080가지의 식품성분표 가운데에 음료 및 주류에서 콜라는 100cc당 39Cal이며 사이다는 100cc당 40Cal로 나타났다.

참고로(음료수 cc에 대한 양을 이해하기 위하여 시중 약국에서 판매되고 있는 음료수 또는 피로회복음료수는 보통 한 병에 100cc 정도이다.) 달리고 난 후에 400cc 정도의 양에 대한 칼로리는 약 160Cal 정도가 되기 때문에 20분간 약 160.8Cal 에너지를 소비하고 피로회복을 위하여 또는 갈증으로 인하여 마신 사이다나 콜라의 섭취량에 대한 칼로리가 160Cal가 되기 때문에 체중감량을 위하여 애써 시간을 소비하고 운동을 실시한 체중감량 결과는 무의미하게 된다.

그렇기 때문에 달리고 난 다음에 섭취하는 콜라나 사이다 대신에 순수한 물을 섭취하였다고 한다면 160.8Cal가 반드시 그렇다고는 말할 수 없으나 계산적으로는 축적지방이 소비되었다고 생각된다. 운동 후 음료수로써 콜라나 사이다를 배제하고 순수한 물로 섭취하였다고 한다면 운동 중에 소비한 160.8Cal를 지방으로 환산한다면 20g 정도가 된다. 하루에 20분간 운동실시 후 음료수를 물로 대체 할 경우 지방 20g × 운동 기간 40일 = 약 800g 정도의 축적지방을 조절 할 수 있다고 생각된다.

이상과 같은 체중감량을 위한 영양섭취의 방법과 내용이 ① 영양학적 사고로 하루 총 섭취칼로리 가운데에서 500Cal를 조절하는 방법이다. 그리고 ② 신체활동이나 운동을 통하여 하루에 총 소비칼로리 가운데에 500Cal를 소비시키는 방법은 제3장과 제5장을 참고한다면 다음과 같다.

신체내에 있는 축적지방을 소비시키기 위한 대표적인 운동의 종류는 전신적운동이며 이 가운데에 대표적인 운동이 유산소적 운동이다. 이 유산소적 운동의 형식을 가지고 운동의 양인 ① 운동의 강도, ② 운동의 시간, ③ 운동의 빈도, ④ 운동의 기간을 적용하여 비만운동처방을 실시하는 것이 비만운동처방의 기본이다. 이때에 주의할 사항은 신체를 혹사시키면 혹사시킬수록 또는 신체활동이나 운동을 많이 하면 할수록 신체의 조성상태 가운데에 지방량이 줄어들어 체중을 감량 할 수 있다고 하는 사고방식은 버려야 한다.

유산소적 운동 가운데에 운동형식 중에 산보는 1분당 60m 정도를 걸을 때에 소비되는 칼로리는 1분당 체중 1kg당 0.078Cal이며 속보는 1분당 80m 정도를 걷는 것을 말하며 이때에 소비되는 칼로리는 1분당 체중 1kg당 0.097Cal이다. 급보라고 하는 것은 1분당 100m 정도를 걷는 것을 말하며 이때에 소비되는 칼로리는 1분당 체중 1kg당 0.115Cal이며 조깅은 보통 1분당 120m정도로 달리는 것을 말하며 이때에 소비되는 소비칼로리는 1분당 체중 1kg당 0.134Cal가 되며 런닝은 보통 1분당 140m 정도로 달리는 것을 말하며 이때 소비되는 칼로리는 1분당 체중 1kg 당 0.153Cal가 소비된다.

1분 동안에 보통 140m 이하의 속도로 달리는 것을 에어로빅걷기운동이라고 말한다. 즉, 유산소적 운동이다. 1분당 140m 이상으로 달리는 경우에는 무산소적 운동이 되기 때문에 보통 비만운동처방 시에는 무산소적 운동은 사용하지 않는다.

이상과 같은 운동의 형식을 이용 할 때 ① 운동의 강도와 ② 운동의 시간과 ③ 운동의 빈도 ④ 운동의 기간에 대한 이론성은 다음과 같다. 먼저 운동의 양을 결정 할 때에의 기본은 축적지방의 소비가 중요하다. 축적지방을 소비시키기 위한 운동 강도의 결정의 기초는 호흡상을 기준으로 하는 것이 원칙이다.

호흡상에 대한 이론은 이미 앞장에서 설명한 바와 같이 비단백호흡상이 높아지면 주로 신체내에 있는 탄수화물이 주로 소비되고 비단백호흡상이 낮아지면은 신체내에 있는 지방의 소비비율이 높게 된다. 축적지방을 소비하기 위한 호흡상에 기본은 보통 일상생활 시에는 0.85에서 0.86 정도가 된다. 호흡상 0.85라고 하는 의미는 신체내에 있는 에너지원인 탄수화물이 50.7%가 사용되며 지방은 49.3%가 소비된다는 의미이다.

운동을 실시하여 생리적인 한계가 호흡상 1.0이라고 하는 의미는 운동중에 탄수화물이 100% 사용되고 지방이 제로라고 하는 의미를 가지고 있다. 참고로 보통걷기를 20~25분 정도를 걸었을 때에는 지방이 50%, 탄수화물이 50% 정도 사용되기 때문에 보통의 걷기를 할 때에는 20분 이상을 걸어야 신체내에 있는 축적지방이 에너지원으로 사용된다는 그동안의 연구결과를 전제로 한다고 할 때에 노인이나 비만자 또는 운동과 거리가 먼 사람, 지금부터 운동을 할려고 하는 사람, 운동부족자, 병원에서 막 퇴원한 사람 등이 20분 이상을 걷는다고 하는 것은 신체에 장해를 가져올 수 있기 때문에 이러한 사람을 대상으로 하여 비만운동 처방을 실시 할 경우에는 ① 입문과정, ② 초급과정, ③ 중급과정, ④ 상급과정 등으로 나누어 대상자에 따라서 운동을 실시하여야 한다.

그리고 대상자에 따라서 숙지사항과 주의사항 등을 확실하게 알려주어 비만운동처방에 의한 운동장해가 발생하여서는 안된다. 만약에 정부에서 운동처방사 또는 운동지도사제도가 확립되는 경우에는 운동으로 인한 신체의 장해나 스포츠사 돌연사 문제에 대한 책임소재에 따른 법적문제로 이어질 수 있다고 하는 사실을 명심하여야 한다.

(1) 운동강도의 설정은 항상 상대적운동강도를 사용하며, 이때에 운동강도를 결정 할 때에는 최대심박수에 대한 % 나 최대산소 섭취량에 대한 % 또는 Mets 등 운동강도의 종류 7가지 중에 하나를 선택하는데 보통은 심박수를 가지고 운동강도를 결정할 때에 주의사항은 심박수는 국가와 민족에 따라서 다 다르기 때문에 학문적 근거와 거리가 먼 국가에서 발표한 내용을 가지고 국내에서 사용한다면 자칫하면 오해의 소지는 물론 운동 실시자에 신체상에 문제가 될 수도 있다는 사실을 알아야 한다. 보통 운동강도는 40~50% 또는 50~60% 또는 60~70% 정도를 이용하는 것이 보통의 비만운동처방 시에 사용되는 운동강도이다.

(2) 운동의 시간은 막연하게 5~10분 정도, 10~15분 정도, 15~20분 정도라고 운동시간을 정해서는 안된다. 신체의 내부환경을 알아볼 수 있는 유일한 방법은 심박수이기 때문에 안정시심박수에서 목표심박수까지 상승하여 유지되는 시간을 운동시간으로 정하는 것이 바람직하다고 필자는 생각된다.

(3) 운동의 빈도 운동의 빈도는 일주일에 몇 번 운동을 실시하는 가에 대한 횟수를 말한다. 앞에서 청년의 경우 지방량 5kg을 하루에 1,000Cal를 ① 영양학적사고로 500Cal, ② 운동학적 사고로 500Cal 총 1,000Cal를 무리없이 감량하기 위한 감량목표를 하루에

1,000Cal로 결정하였다고 한다면 신체의 지방량을 총 환산하면 4만칼로리 ÷ 하루소비목표칼로리 1,000칼로리 = 40일이 된다. 이 숫자는 계산상으로 40일이 운동의 기간이 되나 40일 동안을 계속하여 운동을 실시하면 권태감이나 운동으로 인한 신체장해가 생길 수 있으므로 일주일에 최소한 한번정도 이상을 신체활동이나 운동을 실시하는 시간과 기간으로하여 월, 화, 수, 목, 금, 토, 일로 나누어 운동시간 40일간을 조정하는 것이 바람직하다.

(4) 운동의 기간은 위의 계산식에서 나온 40일을 전후로 조정하는 것이 바람직하다.

결론적으로 운동의 종류와 운동의 형식은 수요자에 맞도록 탄력성이 있게 운동을 지도하는 것이 운동지도사의 역할과 기능이다. 이상과 같이 비만운동처방의 원리를 설명하였다.

오늘날에 비만의 원인에 대하여 비만은 야간에 이루어진다고 하여 아침은 많은 양의 식사를 하고 저녁에는 적게 식사를 한다고 하는 소위 "Night - Denting Syndrome"라고 하는 사고는 야식의 고칼로리 섭취가 인슐린에 분비를 높이고 글루카곤의 분비를 저하시켜서 지방의 합성을 촉진시키어 비만의 한 원인이 된다고 하는 동물실험에 의한 근거와 한번에 많은 양에 식사를 섭취함으로써 생기는 비만발생의 이유는 인슐린분비증가에 의한 지방합성계의 활성상승 에너지 이용의 효율화등에 의한 것과 스트레스나 불안 고민, 슬픔등으로 인한 정상인의 경우에 있어서는 오히려 식욕을 억제하는 작용을 하나 이러한 욕구 불만을 음식물의 섭취행동으로 전가된다는 이론성과 아침식사는 이화작용, 저녁식사는 동화작용에 의해서 저녁식사를 적게 하는 경우 등 이러한 내용들은 대부분 다 비만으로 연결된다고 하는 사실을 알아야 한다.

그러므로 아침, 점심, 저녁 또는 스낵 등을 하루에 섭취하는 총 에너지 섭취량과 일상생활이나 운동을 통하여 하루의 총에너지의 소비량의 균형을 이루는 것이야 말로 비만의 예방과 체중조절을 하는 지름길이라고 필자는 생각한다.

이상의 이론성을 가지고 다음과 같은 체중조절을 위한 감량 계획표를 작성할 필요가 있다. 지방감량목표의 작성은 신체조성상태의 검사결과를 가지고 작성하는데 그 예는 다음 그림 9-3~그림 9-6과 같다.

지방감량표의 기본내용은 성명, 생년월일, 감량목표, 신체조성상태의 변화, 기간 등이다. 그리고 참고로 비만운동처방을 위한 기초자료와 양식은 다음과 같다.

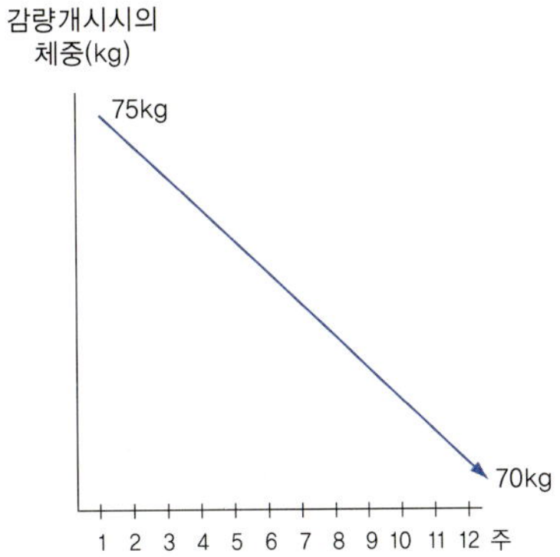

그림 9-3. 체중의 변화

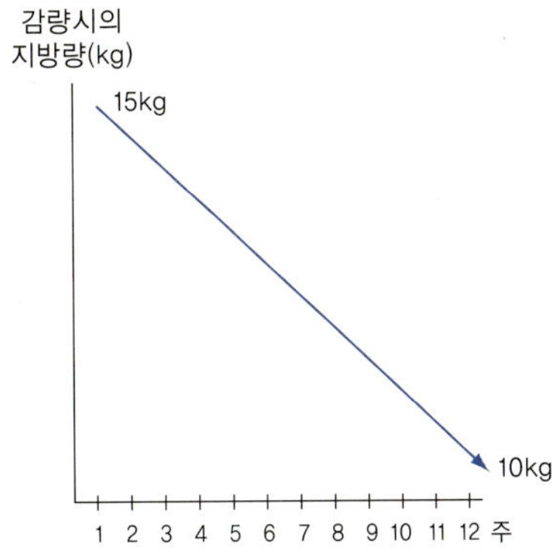

그림 9-4. 지방량의 변화

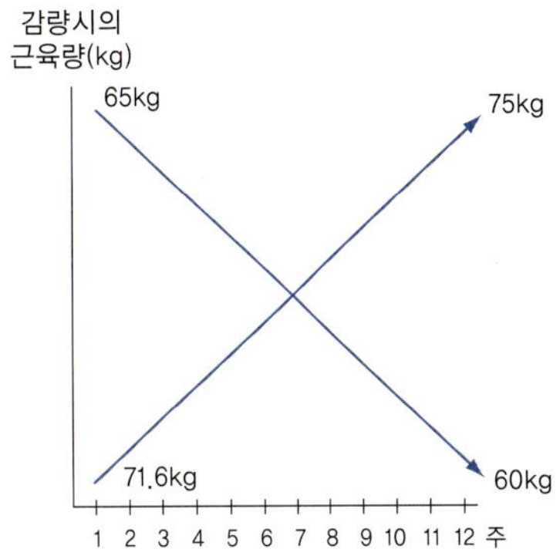

그림 9-5. 근육량의 변화

표 9-4. 영양의 섭취와 소비 칼로리 비교

주	① 하루 섭취 칼로리	② 운동시 소비 칼로리	③ 섭취와 소비의 차이
1			
2			
3			
4			
5			
6			
7			
8			
9			
10			
11			
12			

참고 : 비만운동처방을 위한 기초자료와 양식

1) 신체의 조성상태 검사표(표 9-5)

표 9-5. 신체조성상태검사표 양식 (한국체육대학교 운동처방실 작성)

신체조성상태 검사에 의한 기록표
① 성 명 : ________________ ② 연 령 : ________________
③ 생년월일 : ______________ ④ 체 중 : ________________(kg)
⑤ 이상체중예측치 : __________(kg) ⑥ 감량 또는 증량 : __________(kg)
⑦ 피하지방 두께
1회 측정치 ______mm 2회 측정치 ______mm 3회 측정치______mm 평균치 :______mm
⑧ 상완배부
1회 측정치 ______mm 2회 측정치 ______mm 3회 측정치______mm 평균치 :______mm
⑨ 견갑골하
1회 측정치 ______mm 2회 측정치 ______mm 3회 측정치______mm 평균치 :______mm
⑩ 피하지방두께에서 예측된 신체지방률 ______% 와 지방량 ______kg
⑪ 제지방량(근육량 혹은 활성조직량) _______(kg)
⑫ 이상체중(적정체중) _______(kg) 목표체중 또는 감량목표를 결정한다.

2) 감량계획표에 중요한 기록내용(표 9-6)

① 성명, ② 생년월일, ③ 지방감량목표, ④ 지방감량을 시작할 때의 신체조성상태, ⑤ 하루 에너지 기초대사량, ⑥ 하루 총 에너지 섭취량, ⑦ 하루 총 에너지소비량

표 9-6. 감량계획표 (한국체육대학교 운동처방실 작성)

감량계획표
① 성 명 : ________________ ② 생년월일 : ________________
③ 지방감량목표 : ④ 지방감량을 시작할 때의 신체조성상태
⑤ 하루 에너지 기초대사량 : ⑥ 하루 총 에너지 섭취량
⑦ 하루 총 에너지소비량 :

표 9-7. 에너지 섭취량 진단 기록표

식사	음식물섭취명	양	칼로리
아침			
점심			
저녁			
하루 중 간식량			
합계 총 섭취			

표 9-8. 에너지 소비칼로리 진단 기록표

활동의 종류	지속시간	소비칼로리
일상생활, 운동등 신체활동에 관한 24시간	하루 1440분에 관한 10분단위 혹은 5분, 1분단위 또는 초단위	
계 총 소비칼로리		총 소비 kg

표 9-9. 에너지 섭취칼로리와 소비칼로리에 관한 차이

섭취, 소비 / 날 짜	하루섭취칼로리	하루소비칼로리	증감	비고

참고문헌

1. 성동진 : 국민건강증진을 위한 운동지도인력 양성 및 활용 방안, 1999년도 건강증진 연구사업 최종보고서. 1999
2. 성동진 : 국민건강증진을 위한 운동지도사업의 제도개선 방안에 관한 연구(건강증진기금 연구사업) 2005
3. 성동진 : 국민건강증진을 위한 운동능력평가기준표 개발
사)한국운동지도협회, 보건복지가족부 (국민건강증진기금사업에 의거)2000
4. 성동진 : 국민건강증진과 운동처방의 현주소, 정책 세미나 국민건강증진과 운종처방사 제도도입. 3-10, 1998
5. 성동진 : 국민건강증진을 위한 운동지침서
사)한국운동지도협회, 보건복지가족부 (국민건강증진기금사업에 의거) 2001
6. 성동진 : 성인병 예방 관리를 위한 운동지도지침서
사)한국운동지도협회, 보건복지가족부 (국민건강증진기금사업에 의거) 2002
7. 성동진 : 스포츠 영양학 고려의학 2001
8. 성동진 : 헬스운동지도지침서 사)한국운동지도협회, 보건복지가족부
(국민건강증진기금사업에 의거) 2003
9. 성동진 : 운동처방론 고려의학 2005
10. 성동진 : 운동지도사 연수교재 고려의학 2005
11. 성동진 : 운동지도사 매뉴얼 고려의학 2007
12. 성동진 : 운동이 고령 고혈압증환자의 강압에 미치는 영향, 한국운동지도협회 창설기념 제1회 학술 심포지엄. 14-19, 1999
13. 성동진 : 한강시민공원 스포츠 교실의 생활체육활동에 관한 Project 보고서 1992
(서울시민 생활국 생활체육과)
14. 성동진 : 한국보건소에서의 운동사업 발전 방안에 관한 연구, 국민건강증진을 위한 운동지도사업의 발전전략 한국운동지도협회 8주년 부설 학회 3주년 창설기념 국제학술세미나. 89-108, 2007
15. Ahlman, K., & Karvonen, M.J. Weight reduction by sweating in wrestlers and its effect on physical fitness. The Journal of Sports Medicine and Physical Fitness, 1961, 1, 58-62.
16. AHRENS, E. H., HIRSCH, J., OETTE, K., FARQUHAR, J. B., STEIN, Y.: Trans.

Ass. Amer. Physicians, 74 : 134, 1961

17. ALLEN, R. J. L. and LEAKY, J. S. : Brit. J. Nutrition, 20 : 339, 1966
18. AMA Committee on the medical aspects of sports, wrestling and weight control. Journal of the American Medical Association, 1967,201, 541-543.
19. ANTAR, M. A. and OHLSON, M. A. : J. Nutrition, 85 : 329, 1965
20 Asayama K, et al : Criteria for medical intervention in obese children : A new definition of 'Obesity disease' in Japanese children. Pediatr Int, 45 : 642-646, 2003
21. ÅSTRAND, P. O. : Fed. Proc., 26 : 1772, 1967
22. BALDWIN, K. M., et al. : Am. J. Physiol., 225 : 962, 1973
23. Baumgartner, R. N., Wm. C. Chumlea and A.F. Roche : Bioelectric impedance for body composition. Exercise and sport Sciences Reviews Vol.18. edited by Pandolf, K. B. and J. O. Holloszy. American College of Sports Medicine Series. Williams & Wilkins. 193-224, 1990
24. Behnke, A. R., E. F. Osserman and W. C. Welhan : Lean body mass. Its clinical significance and estimation from excess fat and total body water determinations. Arc. Internal Med. 91 : 585-601, 1953
25. Behnke, A. R., E. G. Fenn and W. C. Welhan : The specific gravity of healthy mem. J. A. M. A. 118 : 495-498, 1942
26. BEHNXE. A. R.. et a1.: Fed. Proc., 12. 13. 1953.
27. BERGSTRÖM, J., et al. : Acta Physiol. Scand., 71 : 140, 1967
28. BERGSTRÖM, J., et al. : Nature, 210 : 309, 1966
29. BEST, C. H. and PARTRIDGE. R.C. : Proc. Roy. Soc., London, B 105 : 323, 1930
30. BEST, W. R. : Fed. . Proc., 12, 178, 1953
31. BOCK, A. V., et al. : J. Physiol., 66 : 162, 1928
32. Bock; W.E., Fox, E.L., & Bowers, R The effect of acute dehydration upon cardiorespiratory endurance. The Journal of Sports Medicine and Physical Fitness, 1967, 7, 62-72.
33. Boileau, R. A., J. H. Wilmore, T. G. Lohman, M. H. Slanghter and W. F. Riner: Estimation of body density from skinfold thickness, body circumferences and

skeletal widths in boys aged 8 to 11 years : Comparison of two samples. Human Biol. 53 : 575-592. 1981

34. Borkan, G. A., D. E. Hults and R. J. Glynn : Role of longitudinal change and secular trend in age differences in male body dimensions. Human Biol. 55 : 629-641, 1983

35. Bosco, J. S., Terjung, RL., & Greenleaf, J. E. Effects of progressive hypohydration on maximal isometric muscular strength. The Jour-nal of Sports Medicine and Physical Fitness, 1968, 8, 81-86.

36. Boyd, E. : The specific gravity of the human body. Human Biol. 5 : 646-672, 1933

37. Bradfield, R. B., Y. Schutz and A. Lechtig : Skinfold changes with weight loss. Am. J. Clin. Nutr. 32 : 1756, 1979

38. Bray, G. A., F. L. Greenway, M. E. Molitch, W. T. Dahms, R. L. Atkinson and K. Hamilton: Use of anthropometric measure to assess weight loss. Am. J. Clin. Nutr. 31 : 769-773. 1975

39. Brodie, D. A. : Techniques of measurement of body composition, Part I. Sports Med. 5 : 11-40, 1988

40. Brožek, J. : Body measurements, including skinfold thickness, as indicators of body composition. Techniques for Measuring Body Composition, edited by Brožek, J. and A. Henschel. Washington, D. C. National Academy of Sciences National Research Council, 3-35, 1961

41. Brožek, J., and A. Keys: The evaluation of leanness-fatness in man : Norms and interrelationships. Br. J. Nutr. 5 : 194-206, 1951

42. Brožek, J., F. Grande, J. T. Anderson and A. Keys : Densitometric analysis of body composition : Revision of some quantitative assumptions. Ann. N. Y. Acad. Sci. 110 : 113-140, 1963

43. Buskirk, E. R. : Underwater weighing and body density : A review of procedures. Techniques for Measuring Body Composition, edited by Brožek, J. and A. Henschel. Washington, D. C. : National Academy of Sciences National Research Council, pp. 90-106, 1961

44. CARLSON, L. A., et al. : Europ. J. Clin. Invest., 1 : 248, 1971

45. CARLSON, L. A., et al. : Handbook of Physiology V., Adipose Tissue, p. 625, 1965

46. CARLSON, L. A., et al. : J. Lab. Clin. Med., 61 : 724, 1963

47. Centers for Disease Control and Prevention : Prevalence of overweight among children, adolescents, and adults-United States, 1988-1994. MMWR Morb Mort Wkly Rep, 46 : 199-202, 1997

48. CHRISTENSEN, E. H. : Arbeitphysiol., 4 : 128, 1931

49. CHRISTENSEN, E. H. and HANSEN, O. : Skand. Arch. Physiol., 81: 160, 1939

50. Clarke, H. H., L. R. Geser and S. B. Hunsdon : Comparison of upper arm measurements by use of roentgenogram and anthropometric techniques. Res. Quart. 27 : 379-385, 1956

51. Clarke, K.S. Predicting certified weight of young wrestlers: A field study of the Tcheng-Tipton method. Medicine and Science in Sports, 1974,6, 52-57.

52. COBB, L. A. and JOHNSON, W. P. : J. Clin. Invest., 42: 800, 1963

53. Cole TJ, et al : Establishing a standard definition for child overweight and obesity worldwide : international survey. Br Med J, 320 : 1240-1243, 2000

54. CONSOLAZIO, C. F., et al. : J.Appl. Physiol., 19 : 265, 1964

55. CONSOLAZTO, C. F., et al. : Am. J. Clin., Nutrition, 18 : 443, 1966

56. Costill, D.L., & Sparks, K.E. Rapid fluid replacement following thermal dehydration. Journal of Applied Physiology, 1973,34, 299-303.

57. Costill, D.L., Cote, R, MiHer, E., MiHer, T., & Wynder, S. Water and electrolyte replacement during repeated days of work in the heat. Aviation, Space, and Environmental Medicine, 1975, 46, 795-800.

58. DAHL L. K. : New Engl. J. Med., 258 : 1152, 1958

59. Deskins, W. J., D. C. Winter, H. P. Sheng and C. Garza : Use of a resonating cavity to measure body volume. J. Acoust. Soc. Amer. 17 : 756-758, 1985

60. Deurenbers et al : Asians are different from Caucasians and from each other in their body mass index/body fat per cent relationship. Obes Rev, 3 : 141-146, 2002

61. DILL, B. B., et al. : Am. J. Physiol., 111 : 21, 1935

62. Döbeln, W. von : Human standard and maximal metabolic rate in relation to fat

free mass. Acta Physiol. Scand. 37. suppl 126, 7956

63. DOHM, G. L., et al. : Am. J. Physiol., 223 : 783, 1972
64. DOHM, G. L., et al. : Can. J. Biochem., 51 : 849, 1973
65. Durnin, J. V. G. A. and J. Womersley : Body fat assessed from total body density and its estimation from skinfold thickness' measurements on 481 men and women ag-ed from 16 to 72 years. Br. J.Nutr. 32: 77-97, 1974
66. Durnin, J. V. G. A. and Wormersley, J. : Body fat from total body density and its estimation from skinfold thicknesses : Measurments on 481 men and women aged 16 to 72 years. Br, J. Nutr. 32 : 77, 1974
67. EDINGTON, D. W. and COSMOS, A. C. : J. Appl. Physiol., 23 : 715, 1972
68. EPPINGER, H.: Zschr. f. Klin. Med., 133 : 1, 1938
69. Eriksen, F.G. Interscholastic wrestling and weight control: Current plans and their loopholes. Proceedings of the Eighth National Conference on the Medical Aspects of Sports, Chicago, AMA, 1967, pp. 34-39.
70. ERSHOFF, B. H. and LEVINE, E. : Federation Proc., 14 : 431, 1955
71. EULER, U. S.. et al. : Acta Physiol. Scand. 26 : 183, 1952
72. Examination Committee of Criteria for 'Obesity Disease' in Japan ; Japan Society for the Study of Obesity : New criteria for 'obesity disease' in Japan. Circ J, 66 : 987-992, 2002
73. EXTON, J. H. and PARK, C. R. : J. Biol. Chem., 242 : 2622, 1967
74. FAERY. P. and TEPPERMAN, J.: Am. J. Clin. Nutrition, 23: 1059. 1970.
75. FERRO-LUZZI, G. et al. : Reports of the First International Symposium on Athletes' Nutrition, Leningrad Research Institute of Physical Culture, 1976
76. FEYDERS, S. : J. Nutrition, 9: 457, 1935
77. Flegal KM, et al : Excess deaths associated with underweight, overweight, and obesity. JAMA, 293 : 1861-1867, 2005
78. Forbes, G. B and A. M. Lewis : Total sodium, potassium and chloride in adult men. J. Clin Invest. 35 : 596-600, 1956
79. Forbes, G. B. : Human Body Composition. Springer-Verlag, a) pp. 5-100, b) 179, 1987
80. Forbes, G. B., J. Gallup and J. B. Hursh : Estimation of total body fat from

potassium-40 content Science 133 : 101-102, 1961

81. Forbes, R. M., A. R. Cooper and H. H. Mitchell : The composition of the adult human body as determined by chemical analysis. J. Biol. Chem. 203 : 359-366, 1953
82. Forbes, R. M., H. H. Mitchell and A. R. Cooper : Further studies on the gross composition and mineral elements of the adult human body. J. Biol. Chem. 223 : 969-975, 1956
83. FRIEDBERG, S. J., et al.: J Lipid Res., 4 : 34, 1963
84. FRIEDBERG, S. J., et al.: J. Clin. Invest., 39 : 215, 1960
85. FRÖBERG, S. O. and MOSSFELDT, F. : Acta Physiol. Scan., 82 : 167, 1971
86. GALE, J.B. and NAGLE, F. J. : Nature, 232 : 342, 1971
87. Gallagher D, et al : Healthy Percentage body fatranges : an approach for developing guidelines based on body mass index. Am J Clin Nutr, 72 : 694-701, 2000
88. Garn, S. M. : Radiographic analysis of body composition. Techniques for Measuring Body Composition, edited by Brožek, J. and A. Henschel. National Academy of Sciences National Research Council. Washington, D.C., PP. 36-58, 1961
89. Garn, S. M. and E. L. Gorman : Comparison of pinch caliper and teleoroent -genogrammetric measurements of subcutaneous fat. Human Biol. 28 : 407-413, 1956
90. GLICKMAN, N., MITCHELL, H. H., et a1. : J. Nut., 36, 41, 1948
91. GnEEN R., et al. : Amer. J. Med., 45 : 336, 1968
92. GOLLINICK, P. D. and KING, D. W. : Am. J. Physiol., 216: 1502, 1969
93. Grande, F. Nutrition and energy balance in body composition studies. In J. Brozek & A. Henschel (Eds.), Techniques for measuring body composition. Washington, DC : National Academy of Sciences and
94. GUSTAFSSON, B., QUENSEL, C. E., LANKE, L., LUNDQVIST, C., GRAIINE, H., GONOW, B. E., KRASSE, B.: Acta Odont. Scand., 11 : 232, 1954
95. Häggmark, T., E. Jansson and B. Svane : Cross-sectional area of the thigh muscle in man measured by computed tomography. Scand. J. Clin. Lab. Invest.

38 : 355-360, 1978

96. Hannan WJ, et al : Body mass index as an estimate of body fat. Int J Eat Disord, 18 : 91-97, 1995

97. HANSEN, A. E., et al. : J. Nutrition, 66 : 565, 1958

98. Hattori K, et al : Assessment of body composition by using anew chart method. Am J Hum Biol, 9 : 573-578, 1997

99. HAVEL, R. J : J. Clin. Invest., 42 : 1054, 1963

100. HAVEL, R. J., et al. : J. Appl. Physiol., 23 : 9.0. 1951.

101. HAVEL. R. J. et al. : J. Appl. Physiol., 19 : 613. 1961

102. HEANEY, R S. and SKILLMAN, T. G. : J. Lab. Ctin. Med., 64 : 29, 1964

103. Hedley AA, et a : Prevalence of overweight and obesity among US children, adolescents, and adults, 1999-2002. JAMA, 291 : 2847-2850, 2004

104. HERBERT, J. O., CONLSON, R. A., HERNANDEZ, T. : Comp. Biochem. Physiol., 17: 583, 1966

105. HERMANSEN, L. : Med. Sci. Sports, 1: 32, 1969

106. HERMANSEN, L. and WACHTOLOVA, M. : J. Appl. Physiol., 30 : 360, 1971

107. HETTINGER, T. and MULLER, E. A. : Arbeitphysiol., 15 : 111, 1953

108. Heymsfield SB, et al : Evaluation of total and regional adiposity, pp. 33-79. In : Bray GA, et al eds, Handbook of Obesity : Etiology and Pathophysiology, Marcel Dekker, 2004

109. Heymsfield, S. B., R. P. Olafson, M. H. Kutner and D. W. Nixon : A radiographic method of quantifying protein-calorie under nutrition. Am. J. Clin. Nut. 32 : 693-702, 1979

110. HODGES, R. E. and KREHL, W. A. : Am. J. Clin. Nutrition, 17: 334, 1965

111. HOFF, H. E. : Am. J. Physiol., 131 : 615, 1941

112. Hoffer, E. C., C. K. Meador and D. C. Simpton : Correlayion of whole body impedance with total body water volume. J.Appl. Physiol. 27 : 531534, 1969

113. Holland, G. N., B. C. Hawkes and W. S. Moore : NMR tomography of the brain. Caronal and sagittal sections. J. Comput. Assist. Tomogr. 4 : 429-433, 1980

114. HOLLOSZY, J. O. : J. Biol. Chem., 242 : 2278, 1967

115. HOLLOSZY, J.O., et al. : Biochem. Biophys. Res. Commun., 40: 1368, 1970

116. Hounsfield, G. N. : Computerized transverse axial scanning tomography. Part 1. Description of system. Br. J. Radiol. 46 : 1016-1022, 1973

117. HOWITT, M. K. : Am. J. Clin. Nutrition, 8 : 451, 1960

118. Howley, E.d. and B. D. Franks : Health/Fitness Instructor' s Handbook. Human Kinetics Publishers, Inc, 53-54, 1986

119. HULTMAN, E. : Circulation Res., XX and XXI, Suppl. I : 99, 1967

120. HUNTER. M. H., et al. : Science. 150 : 1051, 1965

121. ISSEKUTZ, B., Jr., et al. : J. Nutrition, 79 : 109, 1963

122. ISSELBACUER, K. J. : Gastroenterology, 50 : 78, 1966

123. Jackson, A. S. and M. L. Pollock: Generalized equations for predicting body density of women. Med. Sci. Sports 12 : 175-182, 1980

124. Jackson, A. S. and M. L. Pollock: Generalized equations for predicting for body density of men. Br. J. Nutr. 40 : 497-504. 1978

125. Jackson, A. S. and M. L. Pollock: Practical assessment of body composition. Phys. Sportsmed. 13(5) : 76-90, 1985

126. Jackson, A. S. and M. L. Pollock: Steps toward the development of generalized equations for predicting body composition of adults. Can. J. Appl. Spt. Sci. 7 : 189-196, 1982

127. JAKOWLEW, N. N. : Thcorie und Praxis der Körperkultur. 7 : 533, 1958

128. KARLSSON, J. and SALTIN, B. : J. Appl. Physiol., 31 : 203, 1971

129. Katch, F. I. and V. I. Katch: Measurement and prediction errors in body composition assessment and the search for the perfect prediction equation. Res. Quart. 51 : 249-260, 1980

130. KENDRICK-JOHNS, J. and PERRY, S. V. : Nature, 208 : 111, 1965

131. KEYS, A. & BROZEK, J.: Physiol. Rev, 33 : 245, 1953

132. Keys, A. and J. Brožek : Body fat in adult man. Physiol. Rev. 33 : 245-325, 1953

133. Keys, A. and J. Brožek: Body fat in adult man. Physiol. Reviews 33 : 245-325, 1953

134. KEYS, A., GRANDE, F., ANDERSON, J. T. : Proe. Soc. Exptl. Biol. Med., 106 :

555, 1961

135. Kitagawa, K., H. Furuta and H. Matsuoka : Total body fat assessment by magnetic resonance imaging, skinfold caliper, and ultrasound in varsity male throwers. New Horizons of Human Movement by 1988 Seoul Olympic Scientific Congress Organizing Committee (In press).

136. Kodama, A. M. : In vivo and in vitro determinations of body fat and body water in the hamster. J. Appl. Physiol. 31 : 218-222, 1971

137. Kreisberg, R. A., B. Bowdoin and C. K. Meador : Measurement of muscle mass in humans by isotopic dilution of creatine-40C. J. Appl. Physol. 28 : 264-267, 1970

138. Kuo, P. T. and BOSSETT, D. R. : Ann. Intern. Med., 62: 1199, 1965

139. LEHMANN, G.: Prallt. Arbeitsphysiologie, p. 132, 1953

140. Lohman, T. G. : skinfold and body density and their relation to body fatness : Review. Human Biol. 53 : 181-225, 1981

141. Lohman, T. G., M. H. Slaughter, R. A. Boileau, J. Bunt and L. Lussier : Bone mineral measurements and their relation to body density in children, youth and adults. Human Biol. 50 : 667-679, 1984

142. Lohman, T. G., R. A. Boileau and M. H. Slaughter : Body composition in children and youth. Advances in Pediatric Sport Sciences, edited by Boileau, R. A. Human Kinetics Publishers, Inc. 31-32, 1984

143. Malina, R. M. : Bioelectric methods for estimating body composition : An overview and discussion. Human Biol. 59 : 329-335, 1987

144. Manson JE, et al : Body weight and longevity. Areassessment. JAMA, 257 : 353-358, 1987

145. MARGARIA, R.: J. Sp. Med. Phy. Fit., 3 : 145, 1953

146. Martin, A. D., W. D. Ross, D. T. Drinkwater and J. P. Clays : Prediction of body fat by skinfold caliper : Assumptions and cadaver evidence. Int. J. Obesity 9 suppl (1) : 31-39, 1985

147. Matiegka, J. : The testing of physical efficiency. Am. Phys. Anthrop. 4 : 223-230, 1921

148. Matsuzawa Y, et al : Simple estimation of ideal body weight from body mass

index with the lowest morbidity Diabetes Res Clin Pract, 10: S159-S164, 1990
149. Maughan, R. J., J. S. Watson and J. Weir : Relationship between muscle strenght and muscle cross-sectional area in male sprinters and endurance runners. Eur. J. Appl. Physiol. 50 : 309-318, 1983
150. MAYS, R. W. & SCOULAR, F. I. : J. Am. Diet. Assoc., 39, 225~227, 1961
151. McArdle, W. D., F. I. Katch and V. L. Katch : Exercise Physiology, 2nd ed. Lea & Febiger. 495-496, 1986
152. McGANDY, R. B., HEGSTED, D. M., STARE, F. J.: New Engl. J. Med., 277 : 186, 241, 1967
153. McILWAIN, H.: Biochemistry and the Central Nervous System, p. 6, 1955
154. MILLER, A. T. & BLYTH. C. S. : J. Appl. Physiol., 6 : 311, 1953
155. Mitchell, H. H., T. S. Hamilton, F. R. Steggerda and H. W. Bean : The chemical composition of the adult human body and its bearing on the biochemistry of growth. J. Biol. Chem. 158 : 625-637, 1945
156. MITCHELL, H. S.and DODGE, W. M. : J. Nutrition, 9: 39, 1935
157. MORPURGO, B.: Virchow Arch. f. Path. Anat., 150 : 522, 1897
158. Morse, W. and J. S. Soeldner : The measurement of human adipose tissue mass, edited by, Renold, A. E. and G. F. Cahill. Handbook of Physiology Section 5 : Adipose Tissue. American Physiological Society. Washington, D. C., 653-659, 1965
159. NAGAKINE, S. & SUZUKI, S.: Human Biology, 36, 8, 1964
160. Nagamine, S. and S. Suzuki : Anthropometry and body composition of Japanese young men and women. Human Biol. 36 : 8-15, 1964
161. NATH, N., HARPER, A. E., ELVEHJEM, C. A. : Proe. Soc. Exptl. Biol. Med., 102 : 571, 1959
162. NÖCKER, J. : Der Sportarzt, 10 : 239, 1959
163. OSBORNE, T. B. and MENDEL, L. B. : J. Biol. Chem., 17 : 325, 1914
164. Osserman, E. F., G. C. Pitts, W. C. Welham and A. R. Behnke : In vivo measure-ment of body fat and body water in a group of normal men. J. Appl. Physiol. 2 : 663-639, 1950
165. Pace, N. and E. N. Rathbun : Studies on body composition. III. The body

water and chemically combined nitrogen content in relation to fat content. J. Biol. Chem. 158 : 685-691, 1945

166. Pařiz ková, J : Total body fat and skinfold thickness in children. Metab. 10 : 794-807, 1961

167. PAŘIZKOVÁ, J. and STANKOVÁ, L.: Brit. J. Nutrition, 18 : 325, 1964

168. Parsons, F. G. : The thickness of the living scalp. J. Anat. 63 : 427-429, 1929

169. PATTENGALE, P. K. and HOLLOSZY, J. O. : Am. J. Physiol., 213 : 783, 1967

170. PETREN, J., et al. : Arbeitphysiol., 9 : 376, 1934.

171. PRUETT. E. D. R. : J. Appl. Physiol. 29 : 809. 1970

172. Rathbun, E. N. and N. Pace : Studies on body Composition. I. The determination of total body fat by means of the body specific gravity. J. Biol. Chem. 158 : 667-676, 1945

173. REICHARD, G. A., et al.: J. Appl. Physiol., 16 : 789, 1961

174. REPORTER, M. C. and HARRIS, R. S. : J. Am. Oil Chem. Soc., 38: 47, 1961

175. RINZLER, S. H. : N. Y. Acad. Med., 44 : 936. 1968

176. Ritt, E. F. and R. O. Sawtell : Growth studies by roentgen ray. Am. J. Phys. Anthrop. 14 : 1-8, 1930

177. Roche, A. F. : Some aspects of the criterion methods for the measurement of body composition. Human Biol. 59 : 209-220, 1987

178. ROSENBERG, H. R., CULIK, R, ECKERT, R E. : J. Nutrition, 69 : 217, 1959

179. ROSENSWEIG, N. S. and HERMAN, R. H. : Am. J. Ciln. Nutrition, 22 : 99, 1969

180. SALTIN, B. and KARLSSON, J.: Advan. Exptl. Med. Biol., 11 : 289, 1971

181. SANPIETRO, A. and RITTENBERG, D. : J. Biol. Chem., 201 : 457, 1953

182. Schloerb, P. R., B. J. Friis-Hansen, I. S. Edelman, A. K. Solomon and F. D. Moore : The measurement of total body water in the human subject by deuterium oxide dilution. J. Clin. Invest. 29 : 1296-1310, 1950

183. Siri, W. E. : Body composition from fluid spaces and density : analysis of method. Techniques for Measuring Body Composition, edited by Brožek, J. and A. Henschel. Washington, D. C. : National Academy of Sciences National Research Council, 223-244, 1961

184. Siri, W. E. : Body volume measurement by gas dilution. In Techniques

for Measuring Body Composition, edited by Brožek, J. and A. Henschel. Washington, D. C. : National Academy of Sciences National Research Council, 108-117, 1961

185. Sloan, A. W., J. J. Burt and C. S. Blyth : Estimation of body fat in young women. J. Appl. Physiol. 17 : 967-970, 1962
186. Soberman, R. J., B. B Brodie, B. B Levy, J. Axelrod, V. Hollander and J. M. Steele : The use of antipyrine in the measurement of total body water in man. J. Biol. Chem. 179 : 31-42, 1949
187. SPITZER. J. J. and Gold, M. : Am. J. Physiol., 206 : 159, 1964
188. Steinkamp, R. C., N. L. Cohen, W. E. Siri, T. W. Sargent and H. E. Walsh : Measures of body fat and related ology. J. Chronic Dis. 18 : 1279-1289, 1965
189. SUZVKI, H., et al. : Acta Endocrinol, EO : 161, 1965.
190. Talbot, N. B. : Measurement of obesity by the creatinine coefficient. Am. J. Disease Children 55 : 42-50, 1938
191. Tanaka S, et al : Change of body composition in about eight years among Japanese university students. J Nutr Health Aging, 3 : 165-168, 1999
192. Tanaka S, et al : Ethnic differences in abdominal visceral fat accumulation between Japanese, African-Americans, and Caucasians : a metaanalysis. Acta Diabetol, 40 : S302-S304, 2003
193. Tanaka S, et al : Is adiposity at normal body weight welevant for cardiovascular disord, 26 : 176-183, 2002
194. Tanaka S, et al : Sex differences in the relationships of abdominal fat to cardiovascular disease risk among normal-weight white subjects, Int J Obes Relat Metab Disord, 28 : 320-323, 2004
195. Tcheng, T.K., & Tipton, C.M. Iowa wrestling study: Anthropometric measurements and the prediction of a "minimal" body weight for high school wrestlers. Medicine and Science in Sports, 5 : 1-10, 1973
196. The IDF consensus worldwide definition of the metabolic syndrome. Available at : http://www.idf.org/webdata/docs/IDF_Metasyndrome_definition.pdf
197. Tipton, C. M., Tcheng, T. K., & Zambraski, E. J. Iowa wrestling study : Weight classification systems. Medicine and Science in Sports, 8 : 101-104, 1976

198. Tipton, C.M. Current status of the Iowa Wrestling Study. The Predicament, p.7, 1973

199. Tipton, C.M. Unpublished calculations on Iowa High School Wrestlers using height and weight surface area nomogram. (Consalazio, C.F., Johnson, R.E., & Pecora, L.J. Physiological measurements of metabolic junctions in man. New York, McGraw-Hill, 1963, p.27, which was constructed from the Dubois-Meech formula published in Archives for Internal Medicine, 17 : 863-871, 1916), plus the metabolic standards for age used by the Mayo Foundation Standards that were published by Boothby, Berkson, and Dunn in American Journal of Physiology, 116 : 467-484, 1936

200. Tipton, C.M., & Tcheng, T.K. Iowa wrestling study : Weight loss in high school students. Journal of the American Medical Association, 214 : 1269-1274, 1970

201. Tipton, C.M., Tcheng, T.K., & Paul, W.O. Evaluation of the Hall Method for determining minimum wrestling weights. The Journal of the Iowa Medical Society, 59 : 571-574, 1969

202. Tokunaga, K., Y. Matsuzawa, K. Ishikawa and S. Tarui : A navel technique for the determination of body fat by computed tomography. Int. J. Obesity 7 : 437-445, 1983

203. TURPEINEN, O., et al. : Am. J. Clin. Nutrition, 21: 255, 1968

204. Vaccaro, P., Zauner, C. W., & Cade, J. R. Changes in body weight, hematocrit and plasma protein concentration due to dehydration and rehydration in wrestlers. Medicine and Science in Sports, 7 : 76, 1975

205. Van Itallie, T. B., K. R. Segal, M.-U. Yang and R. C. Funk : Clinical assessment of body fat content in adults : Potential role of electrical impedance methods. Report of the Sixth ROSS CONFERENCE on Medical Research. Ross Laboratories, 5-9, 1985

206. WAHREN, J., et al. : J. Clin. Invest., 50 : 2715, 1971

207. Wedgwood, R. J. : Inconstancy of the lean body mass. Ann. N. Y. Acad. Sci. 110 : 141-152, 1963

208. Wedgwood, R. J. : Inconstancy of the lean body mass. Ann. N. Y. Acad. Sci. 110 : 141-152, 1963

209. Whittingham, P. D. G. W. : Measurement of tissue thickness by ultrasound. Aerospace Med. 33 : 1121-1128, 1962

210. WHO Expert Consultation : Appropriate body mass index for Asian populations and its impli cationd for policy and intervention strategies. Lancet,n 363 : 157-163, 2004

211. WHO/IASO/IOTF : The Asia-Pacific perspective : Redefining Obesity and its Treatment.Health Communications Australia Pty Lyd, 2000

212. Widdowson, E. M., R. A. McCance and C. M. Spray : The chemical composition of the human body. Clin. Sci. 110 : 113-125, 1951

213. Wilmore, J. H. : Body Composition and sport medicine : Research considerations. Body-Composition Assessments in Youth and Adults. Report of the Sixth ROSS CONFERENCE on Medical Research. Ross Laboratory, 78-86, 1985

214. Wilmore, J. H., & Behnke, A. An anthropometric estimation of body density and lean body weight in young men. Journal of Applied Physiology, 27 : 25-31, 1969

215. Wilmore, J. H., R. N. Cirandola and D. L. Moody : Validity of skinfold and girth assessment for predicting alterations in body composition. J. Appl. Physiol. 29 : 313-317, 1970

216. WISEMAN, G. : Absorption from the intestine, p.246 Academic Press, 1964

217. World Health Organization : Obesity : Preventing and Managing the Global Epidemic. World Health Organization, 1997

218. Wormersley J., J. V. G. A. Durnin, K. Boddy, M. Mahaffy : Influence of muscular development, obesity, and age on fat-free mass of adults. J. Appl. Physiol. 41 : 223-229, 1976

219. YAKOWLEV, N. N. : Vop. Pitan., 20, 47-51, 1961

220. YAMAGATA, N., IWASliDIA, K. : Bull. Inst. Publ. Health., 11 : 131, 1962

221. YUDKIN, J. and RODDY, J.: Am. J. : Clin. Nutrition, 20 : 503, 1967

222. Zambraski, E. J., Foster, D. T., Gross, P. M., & Tipton, C. M. Iowa wrestling study : Weight loss and urinary profiles of collegiate wrestlers. Medicine and Science in Sports, 8 : 105-108, 1976

223. Zambraski, E. J., Tipton, C. M., Tcheng, T. K., jordan, H. R., Vailas, A. C., & Callahan, A. K. Changes ih the urinary profiles of wrestlers t:Jdot to and after competition. Medicine and Science in Sports, 7 : 217 -220, 1975

224. ZUNTZ, N.: Oppenheimers Handbuchder Biochemie, 4 : 849, 1911

225. Zwiren, L., J. S. Skinner and E. R. Buskirk : Use of body density and various skinfold equations for estimating small reductions in body fatness. J. Sports, Med. 13 : 213-218, 1973.

226. 健康・榮養情報研究會：國民榮養の現狀平成14年厚生勞働省國民榮養調査結果. 第一出版, 2004

227. 高橋信次 編著：圖解コンピュータ斷層法. 秀潤社, 3-4, 1979

228. 廣瀬進：「體力科學」6：30, 39, 1956

229. 廣原紀惠ほか：日本人の5-17 歲における身長, 本重および本格指數の評價基準. 學校保健硏究, 42：505-513, 2001

230. 橋本タ二：國立榮養硏究所硏究報告書 昭和 34 年

231. 久田和子：幼兒, 兒童, 生徒の皮脂厚に關する硏究 第1編 幼兒, 兒童, 生徒の皮脂厚. 日本小兒科學會雜誌 81：940-950, 1977

232. 宮野：山岡著『スポーツマンの榮養學』より引用, 柴田書店, 1960

233. 吉池信男ほか：Body Mass Index に基づく肥溝の程度と糖尿病, 高血壓, 高血壓症の危険因子との關連一多施設共同硏究による疫學的檢討. 肥滿硏究, 6：4-17, 2000

234. 吉村壽人：「榮養と食糧」7：199, 1955

235. 吉村壽人ほか：「生化學」 29：143, 1957

236. 吉村壽人ほか：「榮養と食糧」 14：224, 1961

237. 大森憲太ら：『國民榮養の 基準に 關する硏究』p.5, 第1一出版 1954

238. 鈴木(僕), 長嶺, 橋本：『スポーツマンの食事のとり方』日本體育協會 1975

239. 鈴木(僕). 沼尻 , 石井：「勞働科學」27：15, 1950

240. 鈴木(愼), 長嶺 , 他：「榮養學雜誌」18：17, 1960

241. 鈴木(愼). 長嶺 , 他：「榮養學雜誌」18：17, 1960

242. 鈴木(愼). 長嶺 , 他：「榮養學雜誌」19：196, 1961

243. 鈴木僕次ㅅ, 長嶺晋吉 , 他：「榮養學雜誌」8, 170, 1950：9, 97, 128, 159, 162, 1951

244. 鈴木愼次郎, 長嶺普吉 , 他：「榮養學雜誌」9, 12, 1951; 10, 71, 1952; 10, 137, 1953
245. 鈴木愼次郎, 太田富貴雄, 大島壽美子：「體育科學」4：31, 1915
246. 鈴木一正, 早川德子：「榮養學雜誌」 18：305, 320, 326, 1960
257. 米山良昌, 杉田直樹：『代謝』3：318, 1968
258. 白井：「體力科學」 11：61-65, 1962
259. 白井：「體力科學」11：118-122, 1962
260. 白井：「體力科學」11：130-134, 1962
261. 白井：「體育學研究」2(3), 1956
262. 白井洋三郎：『國民榮養の 基準に 關する研究』p. 21, 第1一出版 1954
263. 福永哲夫：超音波法による單位面積あたりの筋力の算出. 體育學研究 14：28-32, 1969
264. 北川 薰：肥滿者の脂肪量と體力. 杏林書院, a) 14, b) 31-32, 1984
265. 北川 薰：子どもの身體組成. 體育の科學 39：840-845, 1989
266. 北川 薰, 船越 謙, 菅嶋康浩, 松岡弘記：皮脂厚からの脂肪量推定の檢討. 體力科學 33：494, 1984
267. 北川 薰, 山本高司, 石河利寛, 中村憲彰, 通井忠昭：10歲から12歲の思春期前男女の身體組成と身體密度推定式. 體育科學 16：7-14, 1988
268. 山間：『スポーツマンの榮養學』柴田書底, 1960
269. 山間宮章一：『スポーツマンの榮養學』柴田書店, 1960. 「榮養學ハンドプ yク』 p. 1026, 技報堂 , 昭 49.
270. 山地廉平：「日本生理誌」 13：476, 1951
271. 山添三郎ほか：「勞働科學」 27：554, 1951
272. 石澤正一ら：「福岡醫誌」51：690, 1960
273. 沼尻幸吉：『活動のエネルギト一代謝』勞働科學研究所出版 , 昭和 49年
274. 小宮秀一, 佐藤方彦, 安河內 朗: 體組成の科學. 朝倉書店, 21-46, 1988
275. 松澤佑次ほか：新しい肥滿の判定と肥滿症の診斷基準. 肥滿研究, 6：18-28, 2000
276. 神谷保男：「榮養と食糧」 9：18, 112, 1956
277. 伊藤けい子ほか：BMIを用いた小兒肥滿の判定. 肥滿研究, 8 :268-272, 2002
278. 日本肥滿學會編：小兒の肥滿症マニュアル.醫齒藥出版, 2004
279. 日本體育協會スポーツ科學研究所：同上文獻內

280. 長嶺 , 他：昭和 35 年度「國立榮養研究所研究報告」p.76-78
281. 長嶺 , 他：昭和 50 年度 「日本體育協會スポーツ科學研究報告」 "スポーツ選手における貧血の發生と予防に關する研究(第1報)"
282. 長嶺晋吉, 山川喜久江, 大島壽美子, 一之瀬幸男, 磯部しづ子, 汁啓介, 松崎悅子, 鈴木愼次郎：小・中學生徒の体組成(Body Composition) に關する研究. 國立榮養研究報告, 昭和42・43年2, 1967・1968
283. 長嶺晋吉他：スポーツ選手における貧血の發生と予防 に關する研究(第1報). 昭和 50 年度, 「日本體育協會スポーツ科學研究報告」p.1
284. 田中茂穗：體重と身長を用いた肥滿判定法 -體格指數法と標重準法-. 日本臨, 61(增刊號6)：351-356, 2003
285. 竹田義郎：『榮養學』p. 37, 1973, 朝倉書店
286. 眞野 勇：NMR 診斷法 一基礎から臨床まで一. 秀潤社, 11-64, 1984
287. 青木純一郎ほか：「本力科學」 16：133, 1967
288. 村田光範：こどもの肥滿 第二版. 日本小兒醫事出版社, 1999
289. 湯淺景元, 福永哲夫：B モード超音波法による皮下脂肪厚測定の正確度. 體力科學 36：31-35, 1987
290. 河谷淸敬：「體力科學」4：59, 1954
291. 戶田嘉秋：『國民榮養の 基準に 關する研究』p.30, 第1一出版 1954
292. 厚生省：「日本人の榮養所要量」昭和 44 年
293. 厚生省：昭和 54 年改訂『日本人の榮養所要量』第1出版
294. 厚生省公衆衛生局榮養課：昭和 50 年改訂 「日本人の榮養所要量」
295. 厚生省公衆衛生局榮養媒監：「日本人の榮養所要量」昭和 50年. 54年
296. 黑田善雄 , 他：日本體育協會スポ -_ 科學研究報告, 1973
297. 橫堀：「體カ科學」11：123-129, 1962
298. 滯本：日本体育協會「栄養調査報告(オリンピック第二次候補強化合宿)」 1960
299. メタボリックシンロ一ム診斷基準檢討委員會：メタボリックシンドロ一ムの定義と診斷基準. 日內會誌, 94：188-203, 2005

운동처방론과 스포츠영양학을 기초로 한
비만운동처방론

정가 20,000원

ISBN 978-89-7043-717-0

2009년 11월 5일 1판 1쇄 인 쇄
2009년 11월 10일 1판 1쇄 발 행

저 자 : 성 동 진

발 행 자 : 최 병 진

발 행 처 : 도서출판 **고 려 의 학**
(110-524) 서울시 종로구 명륜4가 91
Tel. 765-0333 / 0337
Fax. 743-2288
등록번호 : 제 1-519호 1978. 6. 29.